大方
sight

绝美中国博物手绘

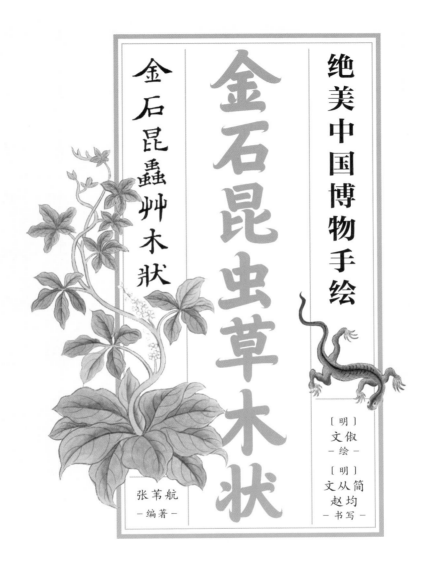

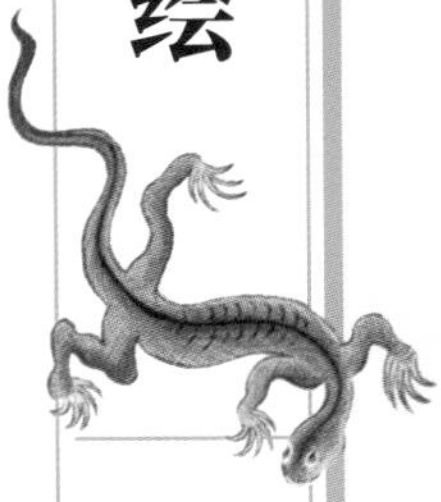

[明]
文俶
—绘—

[明]
文从简
赵均
—书写—

金石昆虫草木状

金石昆蟲艸木狀

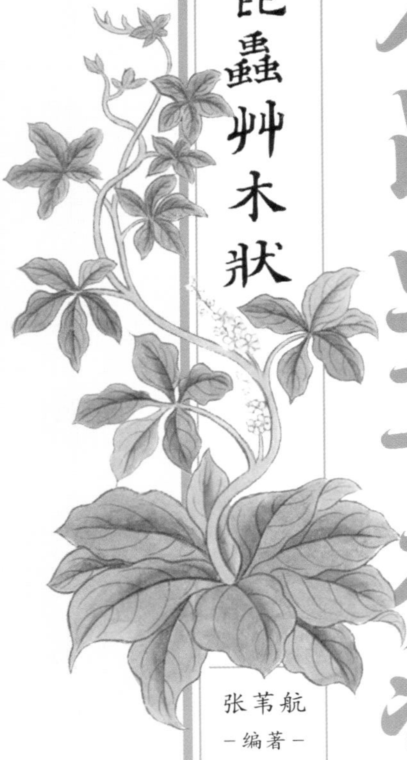

张苇航
—编著—

中信出版集团 | 北京

目录

金石

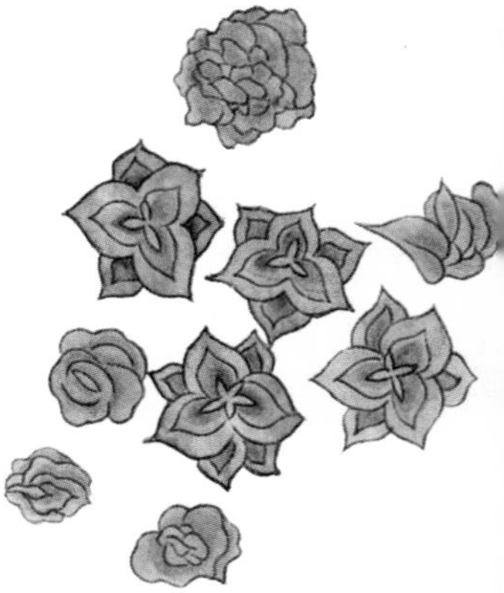

鱼虫

兽

禽

草

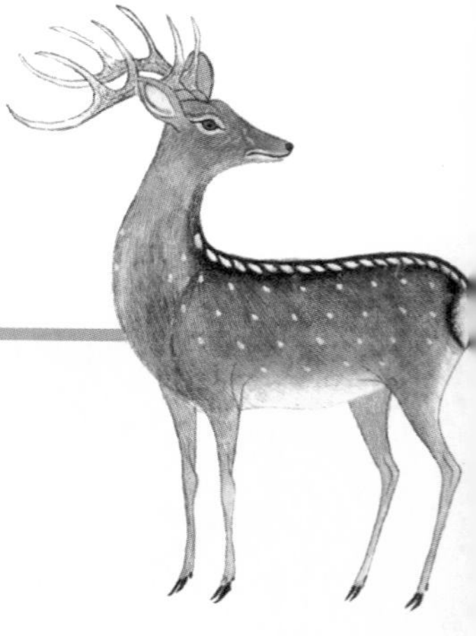

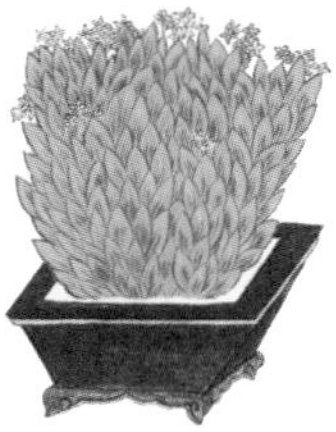

外草　外木蔓

木

菜

果

米谷

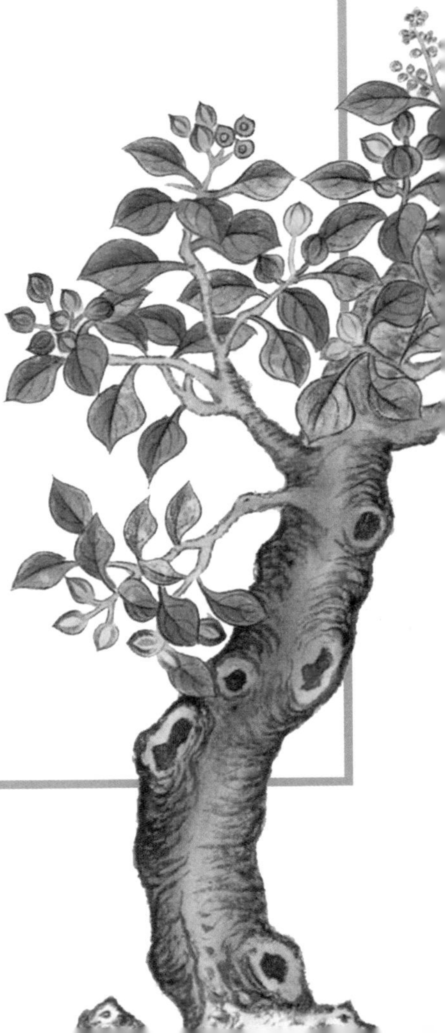

前言

丹青状灵药

张苇航

寒山隐芝兰

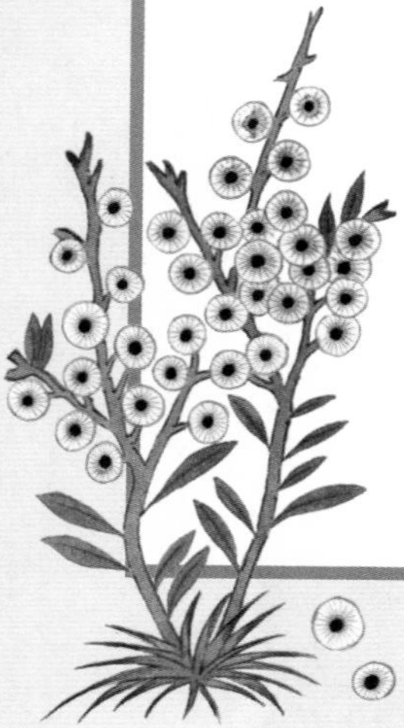

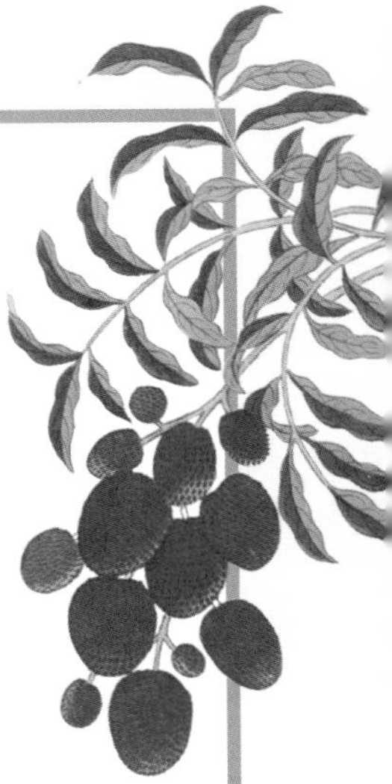

明崇祯七年，也就是 1634 年，苏州西郊寒山别业，在晚明江南剩余不多的安宁岁月中，《金石昆虫草木状》的绘制者文俶度过了她生命中的最后时光，享年四十岁。

寒山，支硎山西南延伸的余脉上一座海拔不足百米的小山，地理位置原不起眼。如果说支硎山因东晋高僧支遁的隐居而闻名，那么寒山便是因晚明文士赵宧光的开拓经营而名动天下。赵宧光，字水臣，是宋太宗赵光义第八子元俨的后裔。朝代更迭，荣华已逝，文采风流却代代相传。赵宧光自号凡夫，终生不仕，借为父守孝居于寒山，与妻陆卿子一起根据山势辟荒拓土，疏泉架壑，筑成寒山别业，成为吴中名胜之一。夫妻二人隐居其间，读书著文，招友论道，共度余生。

赵宧光是当时著名的学者和文人，精通文字学，工篆书。其妻陆卿子，按钱谦益之说，“学殖优凡夫远甚”，诗名更著，词章翰墨流布一时，著有《考槃集》《云卧阁稿》《玄芝集》等，与徐媛并称“吴门二大家”。他们的儿子赵均，字灵均，同样博学多才，尤擅文字金石之学；曾学于著名画家文从简，并得其青眼，娶文从简之女文俶为妻，使寒山别业又迎来了一位以绘画而名昭当世的才女。“父子篆学，姑诗妇画”，两代伉俪交相辉映在明末江南的文艺巅峰之上。

与历史上闪现的如流星般的才女们相比，关于文俶，我们已经知道的似乎不少：明代著名女画家，字端容，长洲人。出身名门，其高祖父便是以诗、文、书、画“四绝”而冠著当朝的文徵明，曾祖父文嘉、祖父文元善、父亲文从简皆以画闻名。所嫁亦是望族名士，品貌相称，琴瑟和调。与丈夫赵均育有一女赵昭，传其画技。她的生活轨迹如同她绘画的笔触，工整而简丽，在旁人的赞誉中徐徐展现。但对于文俶本人，她的样貌，她的言行，她的情感，却未留下更多的直观记录。对她生平的叙述，最详细、最形象的当属钱谦益受她的女儿赵昭所托，为赵灵均撰写的墓志铭。从这篇铭文中，我们推测出文俶的生年：“崇祯甲戌六月，端容卒，年四十有一”，按当时的习惯朝前倒推，文俶约生于万历二十三年（1595）；我们知道文俶的品貌才德：“端容明诗习礼，既馈而公姑赞贺”，“端容性明惠，所见幽花异卉、小虫怪蝶，信笔渲染，皆能摹写性情，鲜妍生动”；我们了解到文俶的作品和影响力：“图得千种，名曰《寒山草木昆虫状》，摹‘内府本草’千种，千日而就，又以其暇画《湘君捣素》《惜花美人图》，远近购者填塞，贵姬季女，争来师事，

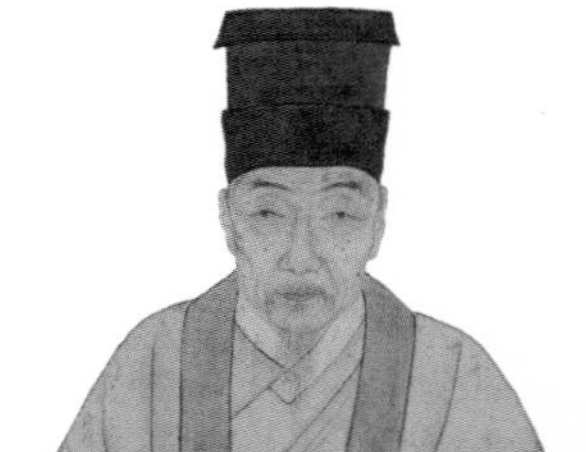

文徵明小像

相传笔法”；我们可窥得夫妻间的日常：“灵均入而玩，其妻施丹调粉，写生落墨，画成，手为题署，以别真赝，日晏忘食，听听如也”；我们更是发现文俶治家理事之能力远超其夫，赵宧光去世后，宾客益进而家境益落，灵均文人习气素重，不理家事，“酒食衹饬，旨蓄庀具，晨夕百须，靡不出端容十指中，灵均不知其所由办也”。在文俶的操持下，赵灵均放手俗务，得以“荡涤情志，隐居放言者十余年”。在文俶去世后的第七年，即崇祯十三年（1640），赵灵均亦卒，时年五十岁。钱氏感慨文俶“伉俪之贤，才藻之美”堪比李易安，而夫妇二人“其才可以耦，其穷亦可以老”，“生同志，死同穴”的结局更胜于赵明诚与李清照，唯“天不与之寿”。客观来看，这篇以赵灵均名义却大写特写文俶的墓志铭颇有些偏题，却从一个侧面显示出文俶在寒山赵家及明末画坛的重要地位，同时也反映了女性在明代文化生活中逐渐增强的主动性和独立性。文俶作为闺秀才女的代表，在当时是被仰慕、追随的榜样。

《金石昆虫草木状》共二十七卷，有图一千三百一十六幅，绘千余种本草，包括草木、金石、虫鱼禽兽、米谷菜果等类。由文俶绘图，其父文从简在每幅图画的右上部题名，其夫赵均于书前作序，并有张凤翼、杨廷枢、徐汧三篇序言。赵均之序写于万历庚申五月，

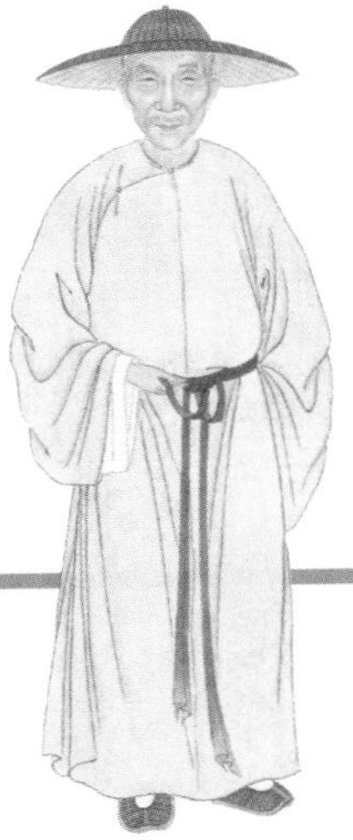

钱谦益小像

即万历四十八年（1620），其中提到这些画是文俶在丁巳（1617）至庚申年间绘制的，历时千余日，是摹绘“内府本草图汇秘籍”而为之。这里的“内府本草”即指明代唯一的官修本草，载本草一千八百一十五种，并配有工笔彩绘药图一千三百六十七幅的《本草品汇精要》。该书共四十二卷，由明太医院院判刘文泰、徐镇等主持编撰，内容脱胎于北宋《证类本草》，在《本草图经》的基础上进行敷色精绘并补充品类。但书成后深藏宫廷，因此在本草学术上影响有限；又由于其图绘精工，常被有幸得获者作为花草画的粉本进行摹绘。文俶此本便是内容最全、质量最高的一部。有学者认为，文俶所据的蓝本，有可能来自文徵明的摹本。其后，还有周祜、周禧（又作周淑祜、周淑禧）姊妹依照文俶《本草品汇精要》绘制的《本草图谱》，惜仅存残卷五册。文俶所绘《金石昆虫草木状》，虽以《本草品汇精要》之图为底本，但无论是线条、设色，还是画面安排，皆“点染写生，自出新意”，一洗原先图谱的匠气，而注入更多文人画的生气和意蕴。按赵均序言，即使是原图谱中如铜弩弓、故麻鞋等日用之物及陶冶盐铁诸图，经精工绘制，也无俗气；又“若五色芝、古铢钱、秦权等类，则皆肖其设色，易以古图，珊瑚、瑞草诸种，易以家藏所有，并取其所长，弃其所短”。可见文俶在绘图时绝非依样画葫芦，而是参入自己的理解进行再创作。又从该画卷少设题辞、不用钤章、不加说明等特点看，文俶绘画非为利益交往等目的，而多为自娱。按张凤翼之序，《金石昆虫草木状》后由其侄子张方耳以千金购入，时间不晚于崇祯四年（1631）；杨廷枢之序又述张方耳与赵灵均之交谊，并在灵均去世后“为之营其丧葬，报其夙愤，恤其弱女”，以示文俶此画卷所托得人。

展眼而望，从《金石昆虫草木状》画成，寒山之“芳春盛夏，素秋严冬”历历已逾四百载，绮谷幽岩依旧，芝兰药草尚芳。丹青健笔，不应藏之名山，理当示于后世。今将《金石昆虫草木状》重新整理，补充部分遗漏条目，纠正个别不妥分类，如将原来置于“虫鱼部”的猬皮、牡鼠和鲮鲤甲，原来置于“禽部”的伏翼（即蝙蝠）归入“兽部”，使之更符合专业认识；又依照《本草纲目》《本草图经》《二如亭群芳谱》等古籍，以及参照《中国现代植物志》等资料，每大类著有“导读”，并简选一些代表性的本草，从博物学的角度，挖掘传统之美，作为点缀，使读者在欣赏文俶绘画艺术的同时，体味我们的本草文化。

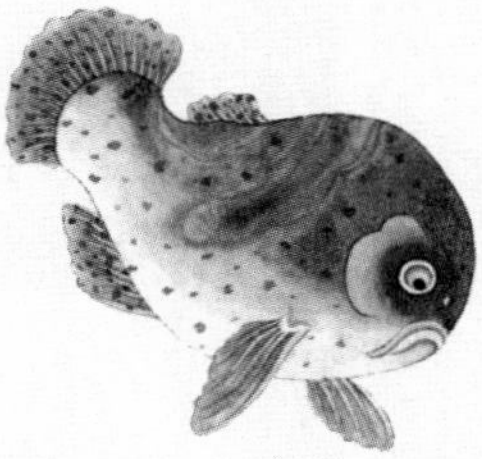

張鳳翼 序

徐沂 序

楊廷樞 序

趙均 序

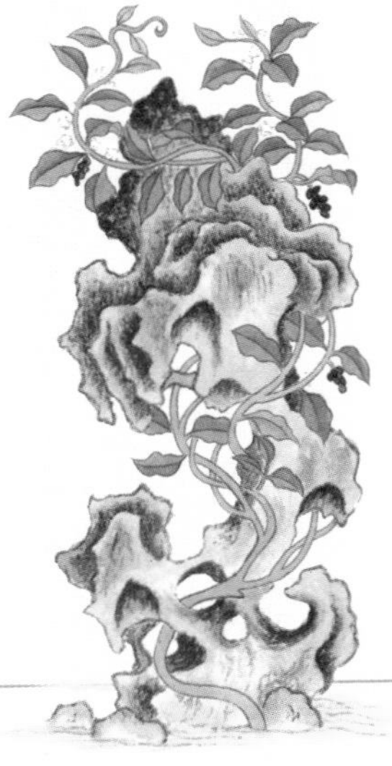

更二若巳據絕頂趙夫人彥可之女作配靈均幼傳家學留心意匠扇頭尺幅求之經歲未易入手及其于歸趙氏探宋元之名筆而技益進是冊告成三歷寒暑于畫家十三科可謂無所不備矣予雖酷嗜圖畫能言其意然觀是冊而欲即其得力之

張鳳翼

序

先子方耳知余夙有書畫之癖出其所藏趙夫人畫金石昆蟲草木狀亦予其爲册十有二爲幅千有餘靈均爲之序述而紀其目夷可爲之標題而楷其名一則用墨一則用硃序目之書法遠追松雪近擬六如而標題之點畫遒勁縣待詔而進于率

評其画猶非易〻況於宇宙之
内隨舉一物而肖其形又無不
各極其精妍耶以閨門之秀而
有此誠堪與蘇若蘭之織錦衛
夫人之書法並垂不朽矣方耳
以千金購得之人以為用價過
昂自吾視之直若以一粟一麻
而易夜光之璧也千金易得兹

處一一爲之頌揚將以爲道子之龍寧王之馬則生霧袞塵足以畫之而是冊不止此也將以爲董羽之水韋偃之石則銀河青嶂足以繫之而是冊不止此也至於黃筌之輕色寫生摩詰之得心應手亦泥于花木之一家而不及乎他也繇是言之品

楊廷樞 序

張與趙年家也，方耳靈均又年家兄弟中
之甚厚者。靈均夫人畫金石昆蟲艸木，狀
甫畢，四方求觀者，寒山之中若市。名公
鉅卿咸願以多金易之，靈均一槩不許，恐所
托非人，將彼不可問也。獨方耳有請而不拒，
不惟不拒，且欣喜現于辭色，曰：昔顧長康
以所畫寄桓南郡，南郡啟封竊去，詭以
妙畫通靈爲解。今而後庶幾可免此誚也夫。

畫不易有況又有靈均彥可之筆相附而彰耶三絶之稱洵不誣矣方耳寶之龍泉太阿之氣不能禁其不達斗牛善以守之雖有雷豐城無如我何也辛未十月上浣鳳翼題

徐沂

序

詩為有聲之畫〻為無聲之詩昔人言之人皆知之而有未盡知者謂詩之能寫其景畫之能得其情也若是則肖物之畫非景咏物之詩非情也抑豈知物之有形有質者皆〻可變者也詩之描摹刻畫者皆其不一也昔人言之未嘗不盡其意令人解之得而失其一矣張子方耳以家藏趙夫人畫命余題跋其筆法之精工大司馬象風公暨吾

方耳以其拒他人而不拒匹也酬之以千金及靈均身後為之營喪葬報其夙憤卹其弱女又賫吾伯紓金戢雪曹太史為方耳作義士傳以誌其事余亦有詩贈之蔡因方耳以趙夫人畫倩予題一二語聊復及之蓋夫毛工意象之妙共家大司馬公言之詳矣予復何贅崇禎壬申五月既望吳趨楊廷樞維斗氏題

趙均

序

金石昆蟲草木狀敘

夫金石昆蟲鳥獸草木雖往往有之然可儲爲天府之珍留爲人間之祕又能積爲起居服食之所需性靈命脉之所關係者則惟溪山大澤實生之實育之第吾人舉足不出跬步即遊歷名山而蟲魚草木得其偏而遺其全者亦多有之矣嘗閱勝國鄭氏通志謂成伯璵有毛詩草木蟲魚圖

友維斗言之詳矣而未有言及此者予故特舉以標于首後之學者倘有志于格物以致其知坐一室之中如涉九州四海之廣其必觀此而有得也夫 勿齋徐沂題於清淨園林之秋水閣

辟土敗天公故麻鞵以及陶冶鹽鐵諸圖
即與此書不倫然取其精工一用成案在
所未刪也若五色芝古銖錢秦權等類則
皆肖其設色易以古圖珊瑚瑞草諸種易
以家藏所有益取其所長棄其所短耳與
今世盛傳唐慎微氏證類圖經對若天淵
等猶玉石余内子文俶自其家待詔公累
傳以評鑒翰墨研精緗素世其家學因爲

原平仲有靈秀本草圖顧野王有符瑞圖
孫之柔有瑞應圖侯亶有祥瑞圖竇師綸
有內庫瑞錦對雉鬬羊翔鳳遊麟圖又于
符瑞有靈芝玉芝瑞草諸圖今皆逸而不
傳矣若嵇含南方草木狀則有其書而無
其圖者碎錦片璧將何取耶此金石昆蟲
草木狀乃即今 內府本草圖彙祕籍爲
之中閒如雪華菊水井泉垣衣銅弩牙東

求〻易獲耳亦若干卷附之簡末

萬曆庚申五月既望趙均書于寒山蘭閨

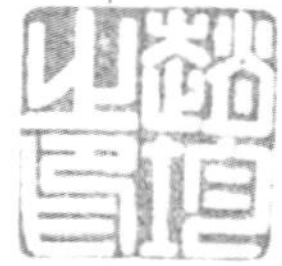

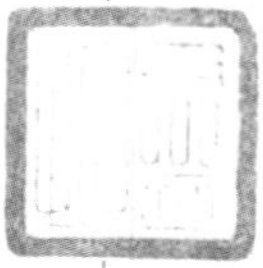

圖此始于丁巳紀于庚申閱千又餘日乃得成帙凡若干卷雖未能焕若神明頓還舊觀然而殊方異域山海奇珍羅寘目前自足多矣余家寒山芳春盛夏素秋嚴冬綺谷幽巖怪麗奇葩亦未云乏復爲山中草木蟲魚狀以續之如稍經世眼易辨繪事家所褻習者皆所未遑也務以形似求之物各有志〻各以時俾後覽觀案圖而

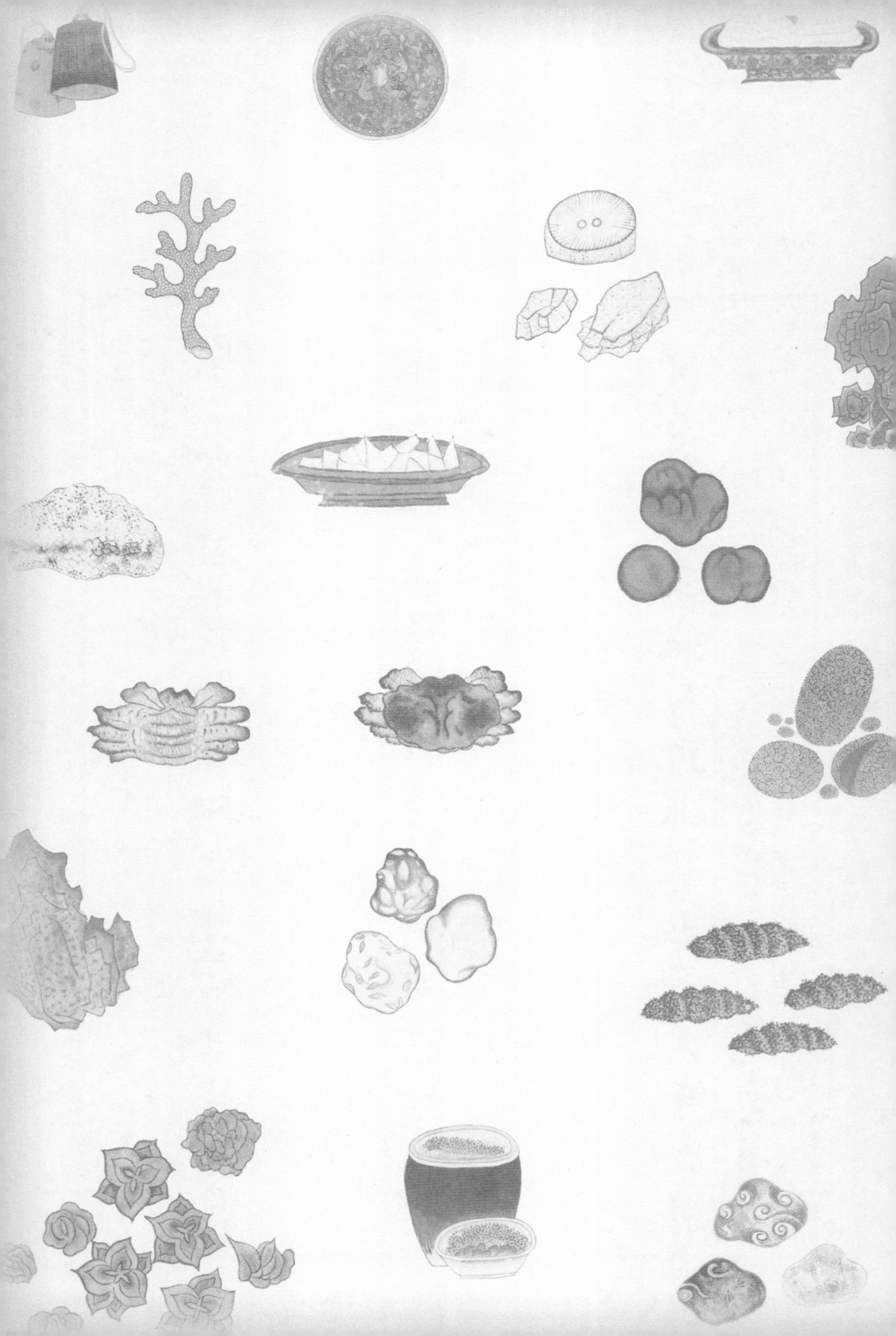

金石

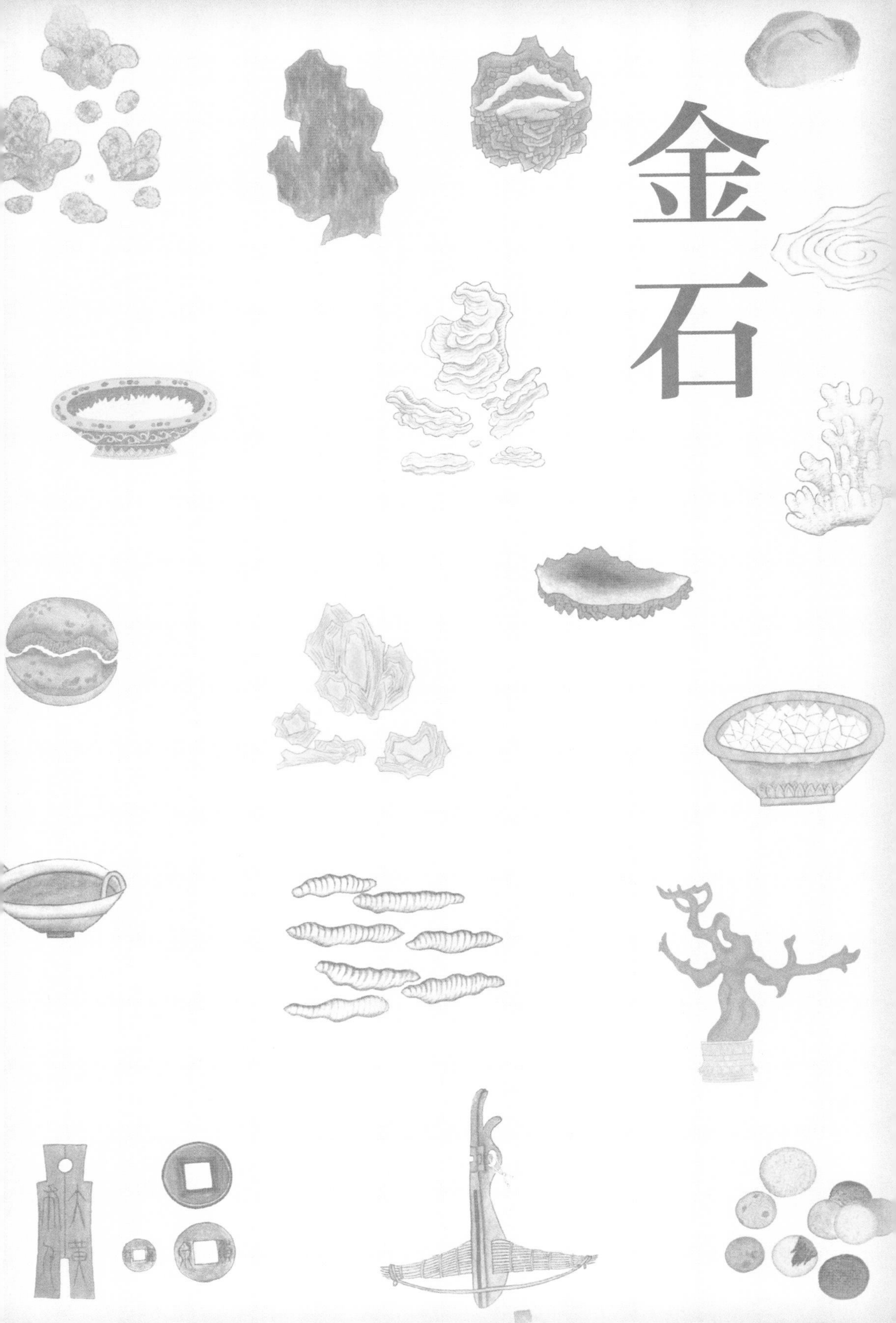

丹砂金玉　造化之精

何谓“金石”？就是金属和石头。在古人的思维中，此二者是自然界中存在最长久、性质最坚固的事物，又往往根据外形的美恶、性质的精粗、珍稀还是常见等因素将它们分出高低品类。如李时珍《本草纲目》言：“石者，气之核，土之骨也……其精为金为玉，其毒为矾为砒。”在现代分类中，金石类即相当于矿物。

我国关于金石类的研究历史悠久，《神农本草经》三品分类中皆首列“玉石”，《本草纲目》将“金石部”细分为金、玉、石、卤四类；《本草品汇精要》在《神农本草经》三品分类原则的基础上，又将石类按其特性分别归入“石之石”“石之水”“石之土”“石之金”等类。《金石昆虫草木状》中的图谱主要以《本草品汇精要》为蓝本描摹而成，因此其品类和排列顺序与之基本一致。

本书金石类共分三卷，卷一共收录四十八种，分属《本草品汇精要》卷一“玉石部上品之上”与卷三“玉石部中品之上”（《本草品汇精要》卷二“玉石部上品之下”中的图谱未见）。据《神农本草经》“上品”名录，本书收录有丹砂、云母、玉、矾石、消石、滑石、石胆、空青等；“中品”收录有雄黄、硫黄、石膏、方解石、石钟乳、金、银、密陀

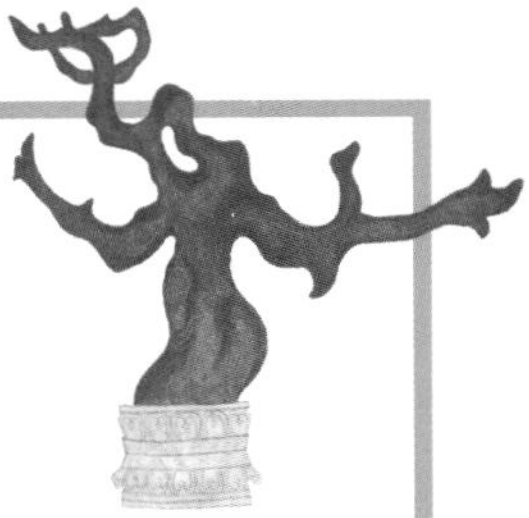

僧、珊瑚、马瑙等。

“金石部”中将“丹砂”列为首位。丹砂习称朱砂，原产于我国中西部与西南一带，以辰州（今湖南沅陵）所产最佳，故又名“辰砂”。《说文解字》释“丹”为“巴越之赤石”，“象采丹井”之形，从“辰州丹砂”一图中可大致见其样貌。丹砂主含硫化汞，加热后可生成水银，作为炼丹的重要材料，历来为方士道家所重视，因此《神农本草经》与《本草品汇精要》皆将其作为最重要的上品。但以今日的眼光看，古人的经验与认知方法存在一定局限性，绝不可拘泥。天然朱砂经水飞炮制后，呈极细粉末状，可入丹药或外用，传统认为有安神镇静、解毒明目等作用。但《神农本草经》称其“无毒”的说法实属不妥，“主身体五脏百病”“久服通神明不老”的功效亦皆是在道家文化影响下的夸大其词。其后成书的《吴普本草》即指出“有毒”，《药性论》更是明确说“有大毒”，提示不可过量或长期使用。

“石之美者”为“玉”，玉向来为国人所推崇。儒家言“君无故玉不去身”，而道家以玉为服食的原料，企盼能获得与玉石一样坚实而温润的生命力。中原之玉，早期产于蓝田、南阳等地，至北宋时资源已近耗竭，所用之玉多是从西域于阗（今新疆和田）而来。服食之玉，以纯白为佳，捣如米粒大的“玉屑”，或以醋等溶媒化为浆液而服用，认为有润心肺、清热生津的作用，外用摩擦，可去面身瘢痕。《开元天宝遗事》中记载杨贵妃含玉咽津，以解肺渴，或有其事。但历来帝王与道士无论烧丹饵玉祈求长生，还是用金缕玉衣殓葬希望肉身不朽，皆是虚妄。葛洪《抱朴子》中所说“服金者，寿如金；服玉者，寿如玉”，只是古人取象比类的附会，万勿成为健康与疗愈的寄托。

“金石部”上品中又见数种以“消”命名的矿物药，包括消石、芒消、朴消、马牙消及生消等。按李时珍对朴消的“释名”，“此物见水即消，又能消化诸物，故谓之消”。后来，“消”与“硝”二字逐渐混用不分，现在则惯用“硝”字。《神农本草经》记载消石和朴消为两种药物，但二者色泽质地相似，在天然产出的矿物中往往混杂，且消石和朴消都因煎炼时可产生芒刺状结晶而有“芒消”的别名，因此无论在文献记载还是临床使用中，多有分辨不清之处。但据陶弘景对“真消石”烧之有青紫烟起的描述，可以明确消石的主要成分是硝酸钾，即李时珍所述“兵家用作烽燧火药”的原料，也是后世所说的“火硝”。生消亦是此类。而朴消、芒消、马牙消等另属一类，主要成分为含水硫酸钠。原矿生山崖上，以青白色为佳，亦杂黑斑，经初步煎炼所得的粗制品称作“朴消”；经溶化淋汁、再次煎炼，凝结成细芒者称为“芒消”；如形成四五棱晶体如牙状，如白石英有玉样光泽者，称为“马牙消”，又称“英消”。如果将朴消或芒消加入甘草、萝卜等辅料再次炼制并风化，使其失去水分，形成轻白粉末状，便制成“玄明粉”，又名“风化消”，成分为无水硫酸钠，后文图中对这一炮制过程描绘颇详。这些名为“消”的药物虽按成分可大致分为钠化合物和钾化合物两大类，并且归入“上品”，称为“无毒”，但还是要谨慎，不可滥用。

“金石部”中品以“雄黄”为首，又有“雌黄”与之相配，传统认为一生山之阳、一生山之阴，故有不同名称，但其实二者往往共生，雄黄色偏橘红，雌黄色泽鲜黄，以此为别。雄黄有一定毒性，古代医家与道士均将其作为杀毒辟邪的重要药物。端午节时，多地有饮雄黄酒的习俗，还用雄黄酒涂抹在小儿面部与手足心，认为可以解毒辟秽、防治蛇虫伤害。民间传说中，白娘子就是饮用了雄黄酒而现出蛇的原形的。雌黄虽然也有解毒杀虫的作用，但更多制成颜料，或用作“涂改液”修改错别字，因此有“信口雌黄”的成语。从现代研究看，雄黄与雌黄均属砷的化合物，雄黄的主要成分为二硫化二砷，雌黄的主要成分为三硫化二砷，外用皆可治疗疮疡等皮肤病，但内服必须谨慎。

卷一所绘金石类药物，还有一大类以石膏、石钟乳为代表的钙类化合物。如生于岩穴下垂者名石钟乳，盘结在石上的粗大根盘名殷孽，中段稍细或有孔的部分为孔公孽，钟乳滴溅在石上形成花状即是石花，凝成笋状即是石床，名虽有异，但皆是钟乳一类，成分以碳酸钙为主，功效与用法也大同小异。其余如金、银等贵金属，珊瑚、玛瑙等宝石，硫黄、磁石等天然矿物，水银、灵砂等人工制品，无论有无毒性，在传统中医药学中皆被认为有一定功效。

空青 信州　　曾青

雄黃 階州　　水窟雄黃 階州

石硫黃 廣州　　土硫黃 榮州

雌黃 階州　　石膏 汾州

方解石　　凝水石 德順軍 汾州

石鍾乳 道州　　殷孽

孔公孽　　石花

石牀　　長石

金石昆蟲艸木狀　　金石一

丹砂　辰州　宜州　　雲母　江州　兗州

玉　　玉屑

玉泉　　礬石　晉州

消石　　芒消

朴消　　玄明粉

馬牙消　　生消

滑石　濠州　道州　　石膽　信州

珊瑚廣州

馬瑙

理石　　磁石 慈州

玄石　　陽起石 齊州

礪石　　桃花石 信陽軍

石腦　　石蠏 南恩州

金屑 益州　　生金 信州

銀屑 饒州　　生銀 饒州

水銀硃砂　　水銀粉

靈砂　　蜜陀僧 廣州

江州雲母

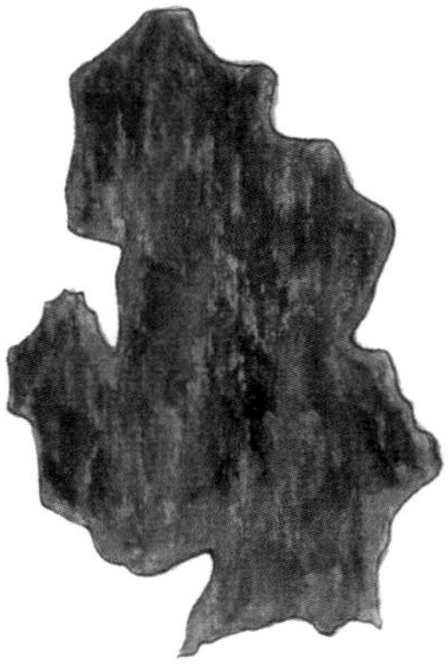

辰州丹砂

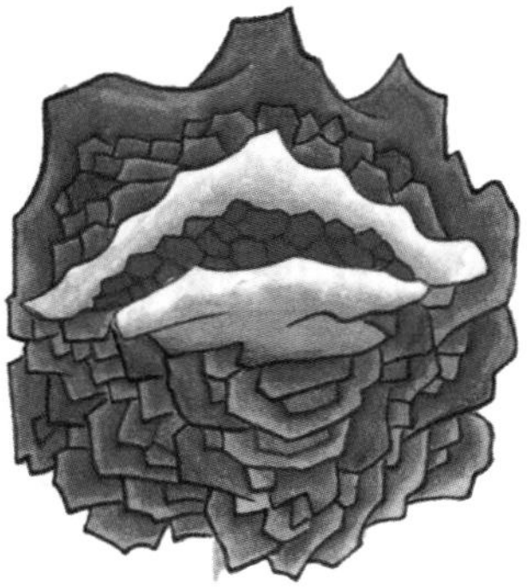

兗州雲母

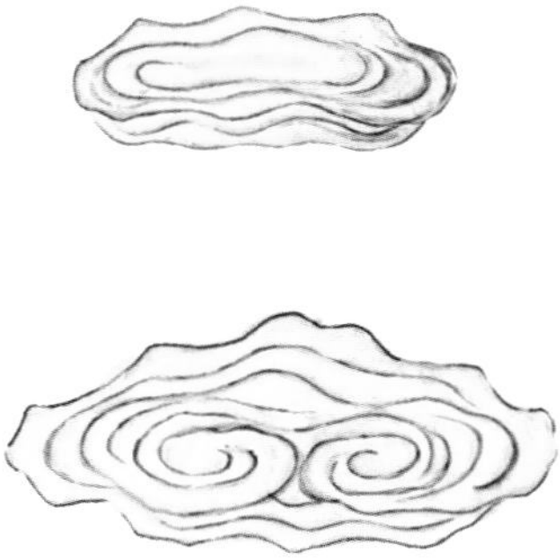

宜州丹砂

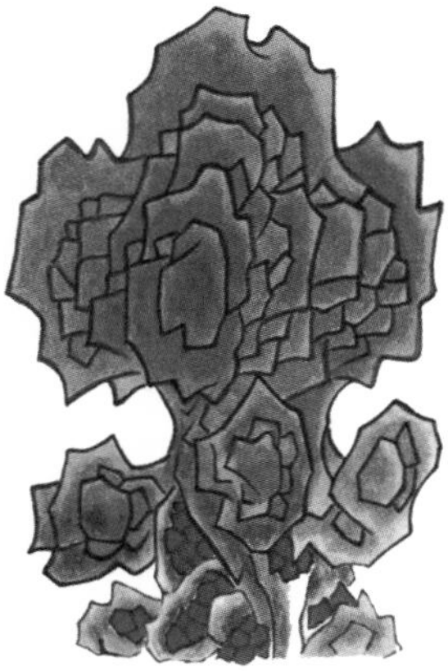

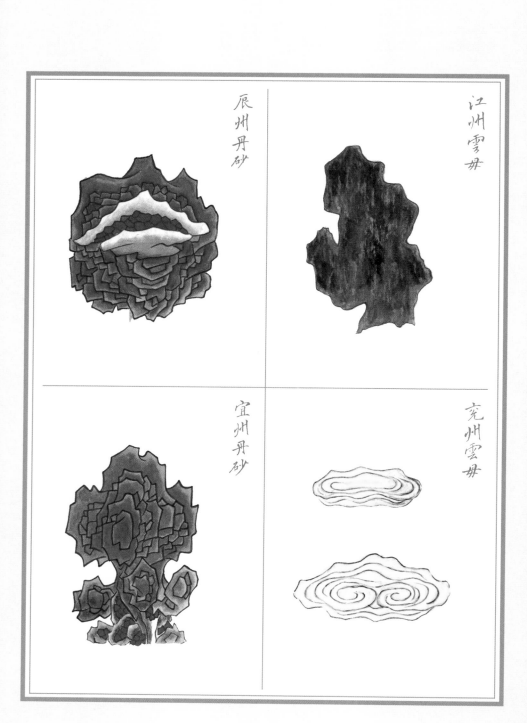

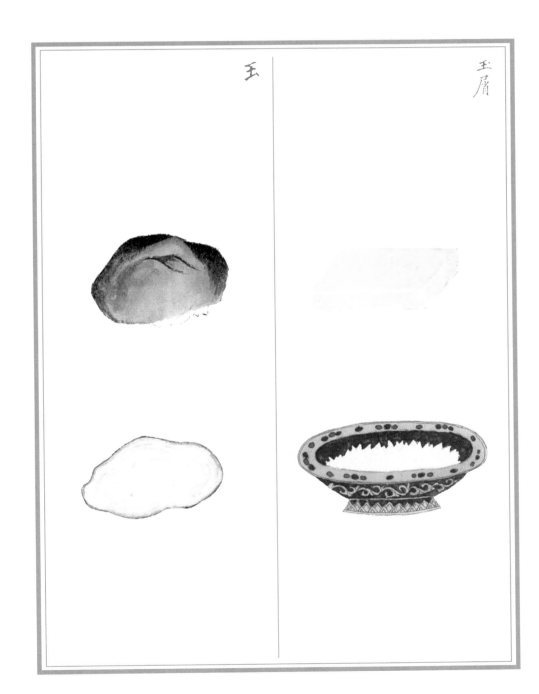

玉屑

玉

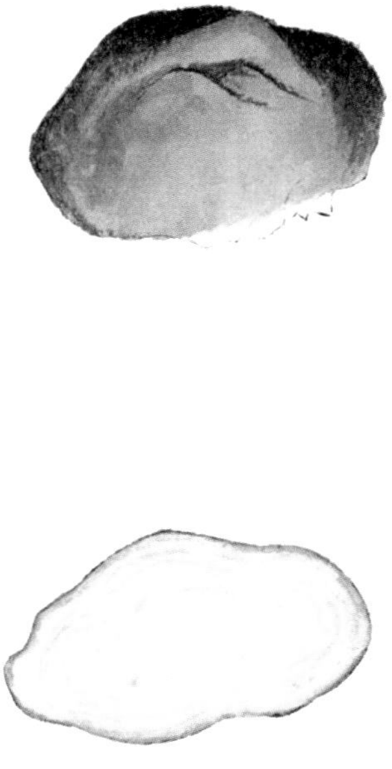

涂朱甲骨——丹砂

丹砂即朱砂，别名辰砂，辰即辰州，在今天的湖南省沅陵县。关于朱砂的记载已有两千五百多年的悠久历史。在我国古代地理著作《山海经·南山经》中记载："柜山，西临流黄，北望诸毗，东望长右。英水出焉，西南流注于赤水，其中多白玉，多丹粟。"丹粟即丹砂（朱砂），随着时代的推衍，朱砂又有繁多的雅名，诸如日精、太阳、朱雀、神砂、鹿簌、仙朱、真珠、赤丹、赤帝髓等。《本草纲目》中记载："丹砂以辰、锦者为最。麻阳即古锦州地。佳者为箭镞砂，结不实者为肺砂，细者为末砂。色紫不染纸者，为旧坑砂，为上品；色鲜染纸者，为新坑砂，次之。"北宋苏颂称："今出辰州、宜州、阶州，而辰砂为最。生深山石崖间，土人采之，穴地数十尺始见其苗，乃白石，谓之朱砂床。"（《本草纲目》引用）也就是说湖南辰州的质量最好，故又名辰砂。

古代许多女子喜欢在眉间点朱砂，那一点鲜红犹如少女的悠悠情怀，十分美丽。但少有人知道，朱砂在那时用来磨墨，可以磨出彩墨。"涂朱甲骨"指的就是把朱砂墨涂嵌在甲骨文的刻痕中，看起来就比较醒目，这种做法已有几千年的历史了。

朱砂用作颜料，染成的红色非常纯正、鲜艳。《史记·货殖列传》中记载："巴寡妇清，其先得丹穴，而擅其利数世，家亦不訾。清，寡妇也，能守其业，用财自卫，不见侵犯。秦皇帝以为贞妇而客之，为筑女怀清台。"一位名叫清的寡妇，她的祖先在巴郡（今重庆江北区）挖掘丹矿，世代经营，成为当地巨贾。由此可见，在秦汉之际，朱砂已得到广泛应用。1972 年，长沙马王堆汉墓出土的大批彩绘印花丝织品中，有不少花纹就是用朱砂绘制成的，这些织物虽经两千多年，但出土后色泽依然鲜艳无比。

东汉之后，为寻求长生不老丹而兴起的炼丹术，逐渐开始运用化学方法生产朱砂，使其成为我国最早采用化学方法炼制的颜料。人造朱砂还是我国古代重要的外销产品，曾远销至日本等国。

秦汉时代，方士盛行，他们诡言用金石、朱砂等炼丹，可制成长生不老之药。三国时期著名道家葛玄，道教尊其为葛仙翁，又称太极仙翁，及其重孙葛洪（283—363）均擅于炼丹术。葛洪曾闻交趾（古地名，泛指五岭以南）出丹砂，于是携带子侄到广州，止于罗浮山炼丹，他所写的《抱朴子》是一本炼丹术专著，其中详细记载了所谓的运用朱砂炼丹服食，养生成仙之法。《抱朴子》中有这样一段描述：临沅县廖氏家，“世世寿考，或出百岁，或八九十。后徒去，子孙多夭折。他人居其故宅，如旧，后累世寿考。由此乃觉是宅之所为，而不知其何故，疑其井水殊赤，乃试掘井左右，得古人埋丹砂数十斛，去井数尺，此丹砂计因泉渐入井，是以饮其水而得寿，况乃饵炼丹砂而服之乎”！这一段说得神乎其神，但也侧面说明当时炼丹盛行。

当然，也有不少有识之士竭力反对炼丹长寿术，并强加痛斥。例如东汉经学家郑玄将朱砂同石胆、雄黄、矾石、磁石共列为“五毒之石”，并指出：“丹砂见火，则毒等砒硇，服之必毙。”由于服食含有朱砂的不老丹、长生药而死的王公贵族，历代史料中不乏记载。时至今日，借助朱砂炼丹服食成仙长寿的传言，早已一去不复返了。

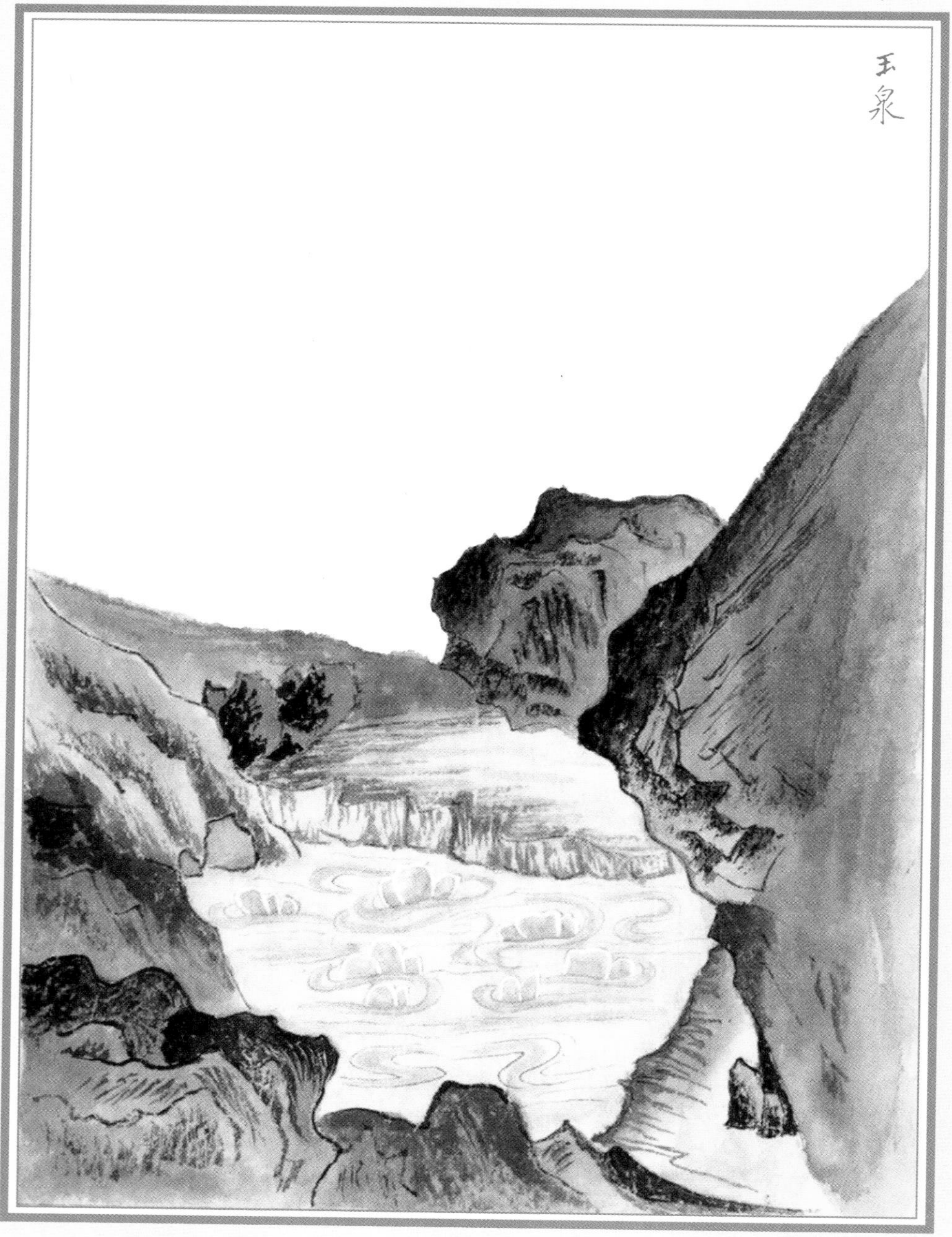
玉泉

消石

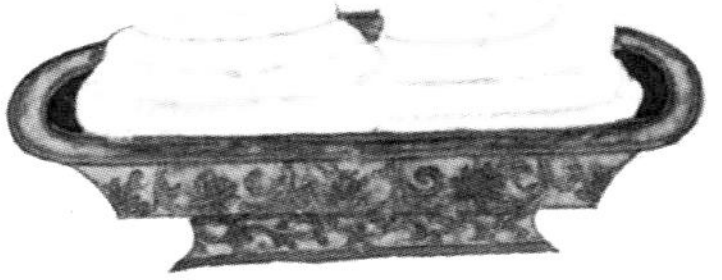

晋州礬石

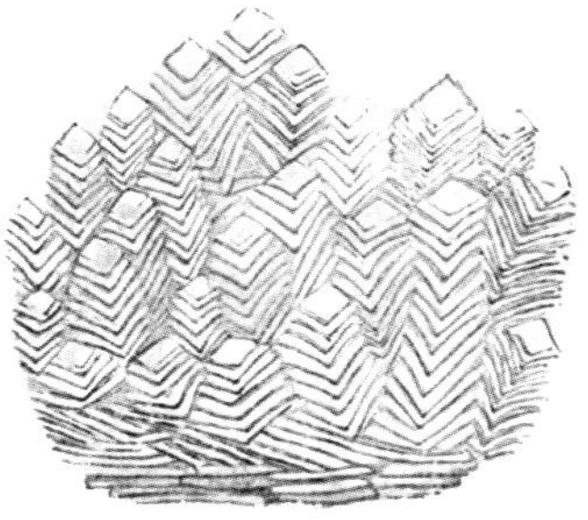

芒消

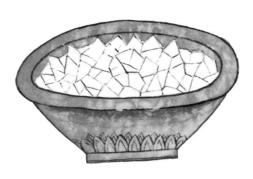

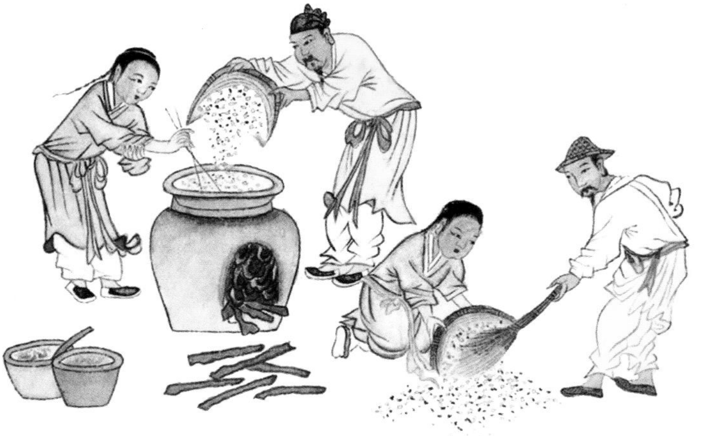

朴消

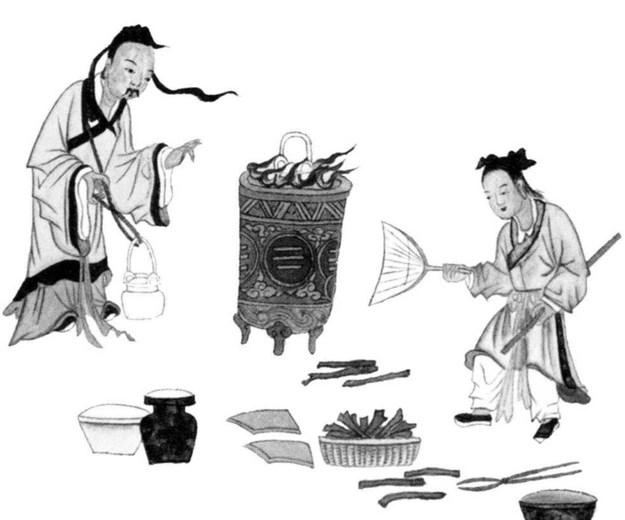

玄明粉

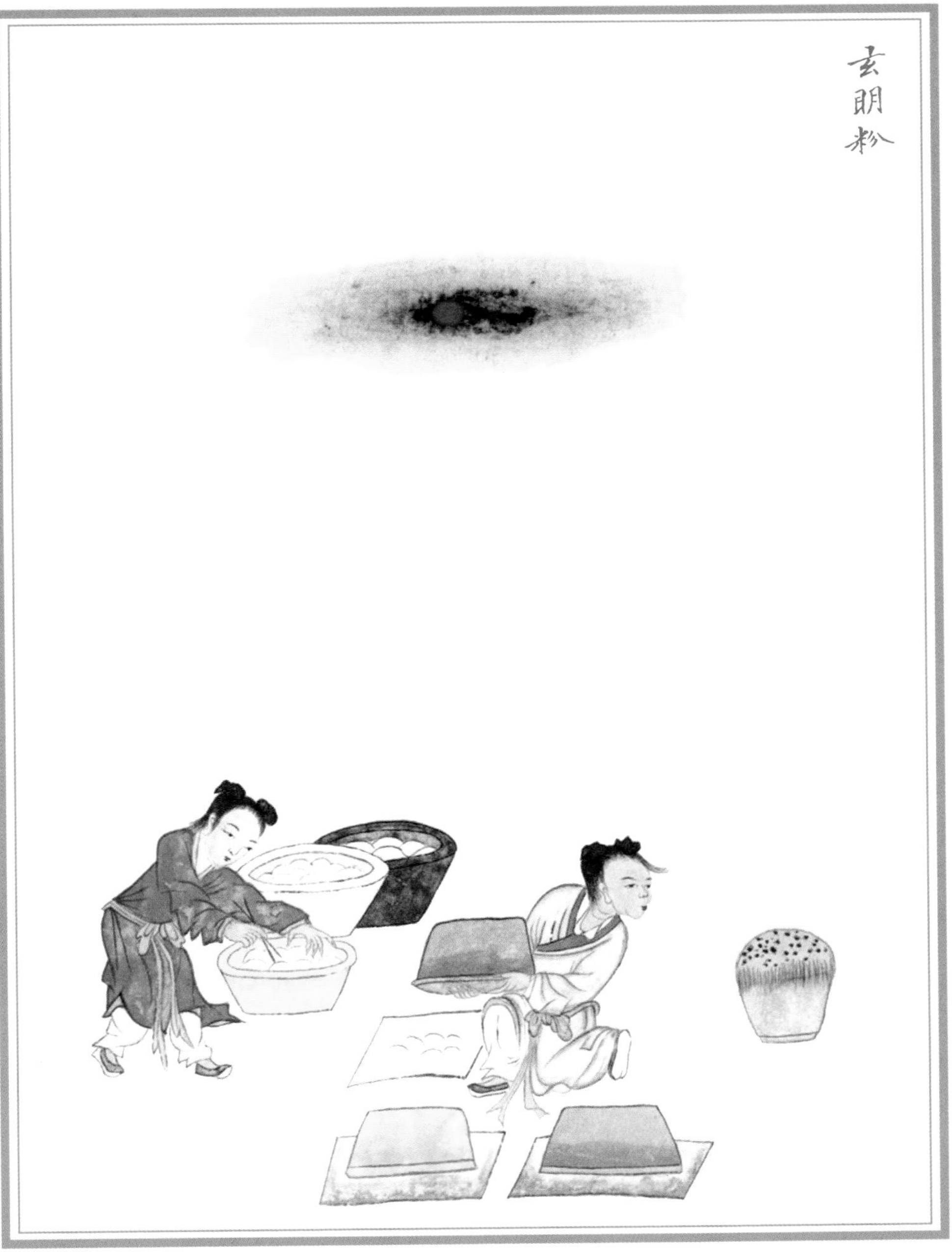
玄明粉

馬牙消

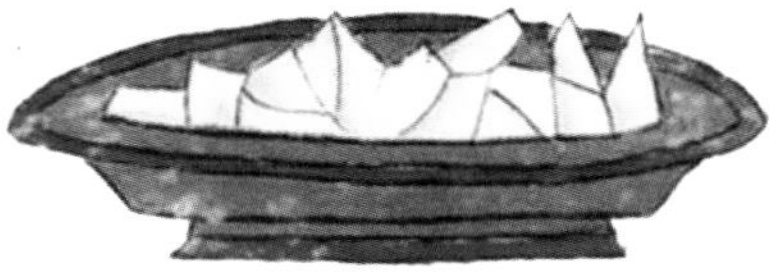

生消

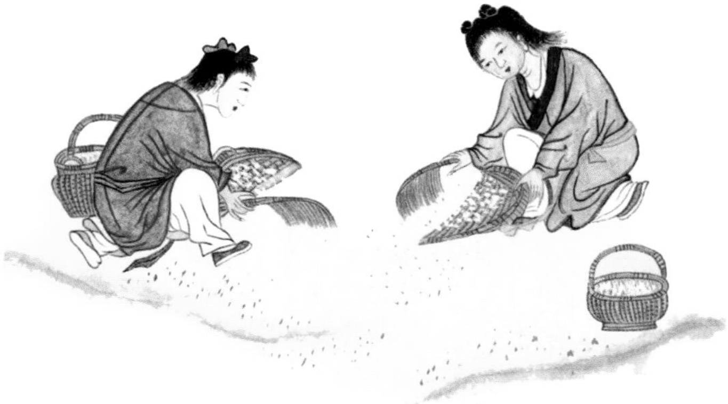

道州滑石

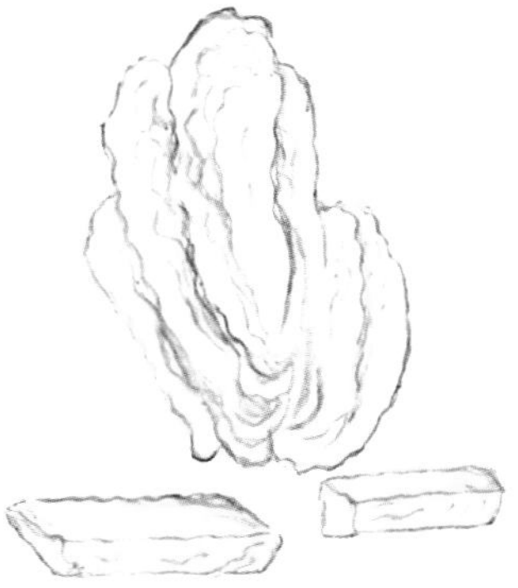

濠州滑石

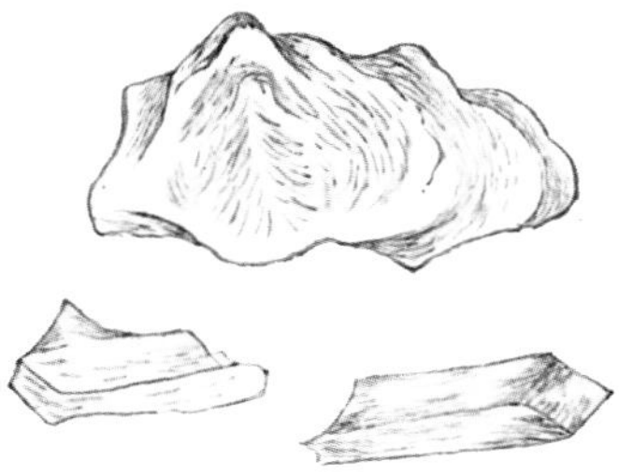

信州石膽

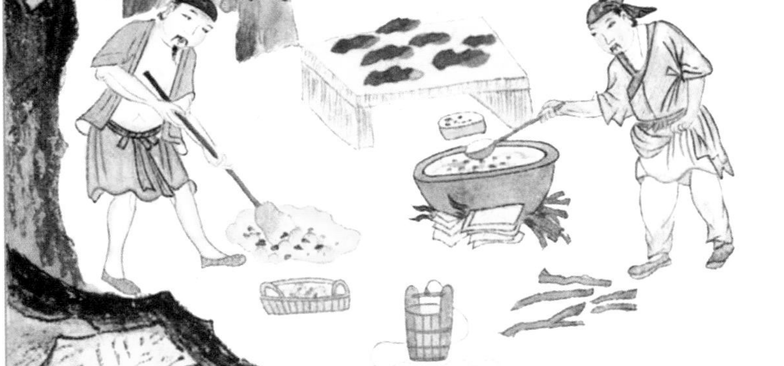

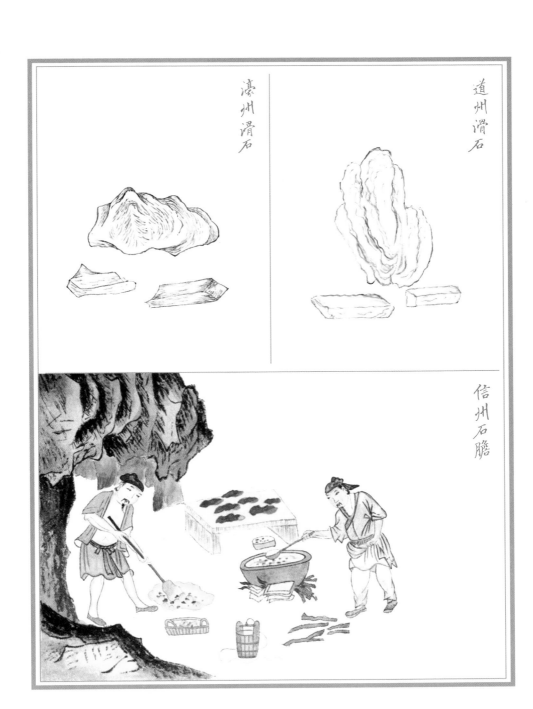

信州空青

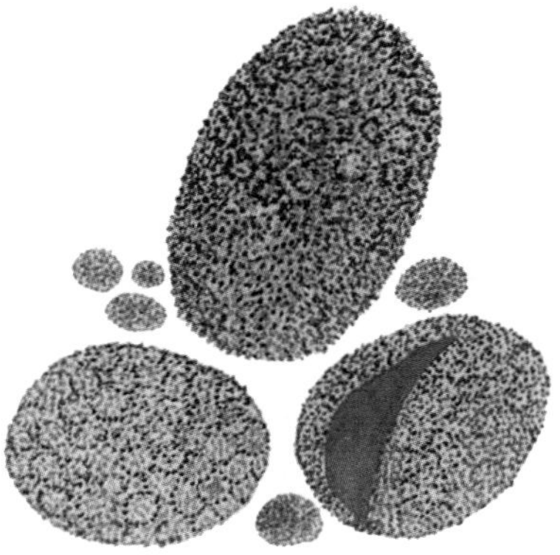

階州雄黃

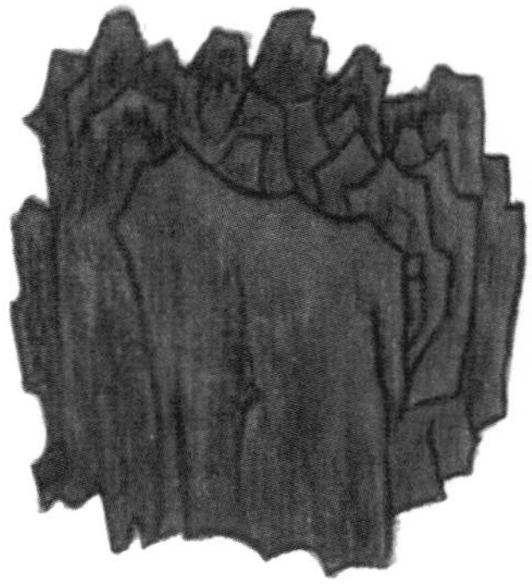

曾青

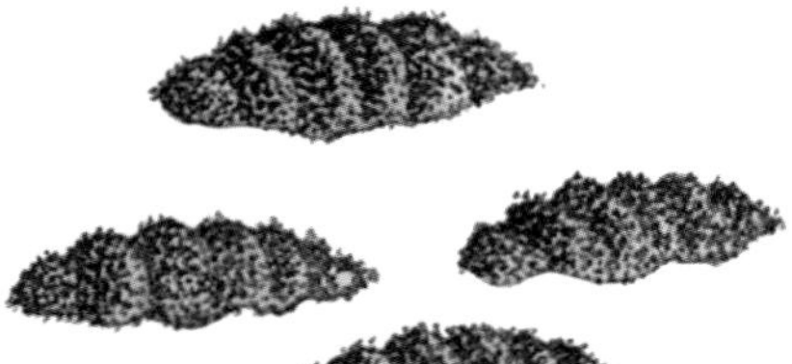

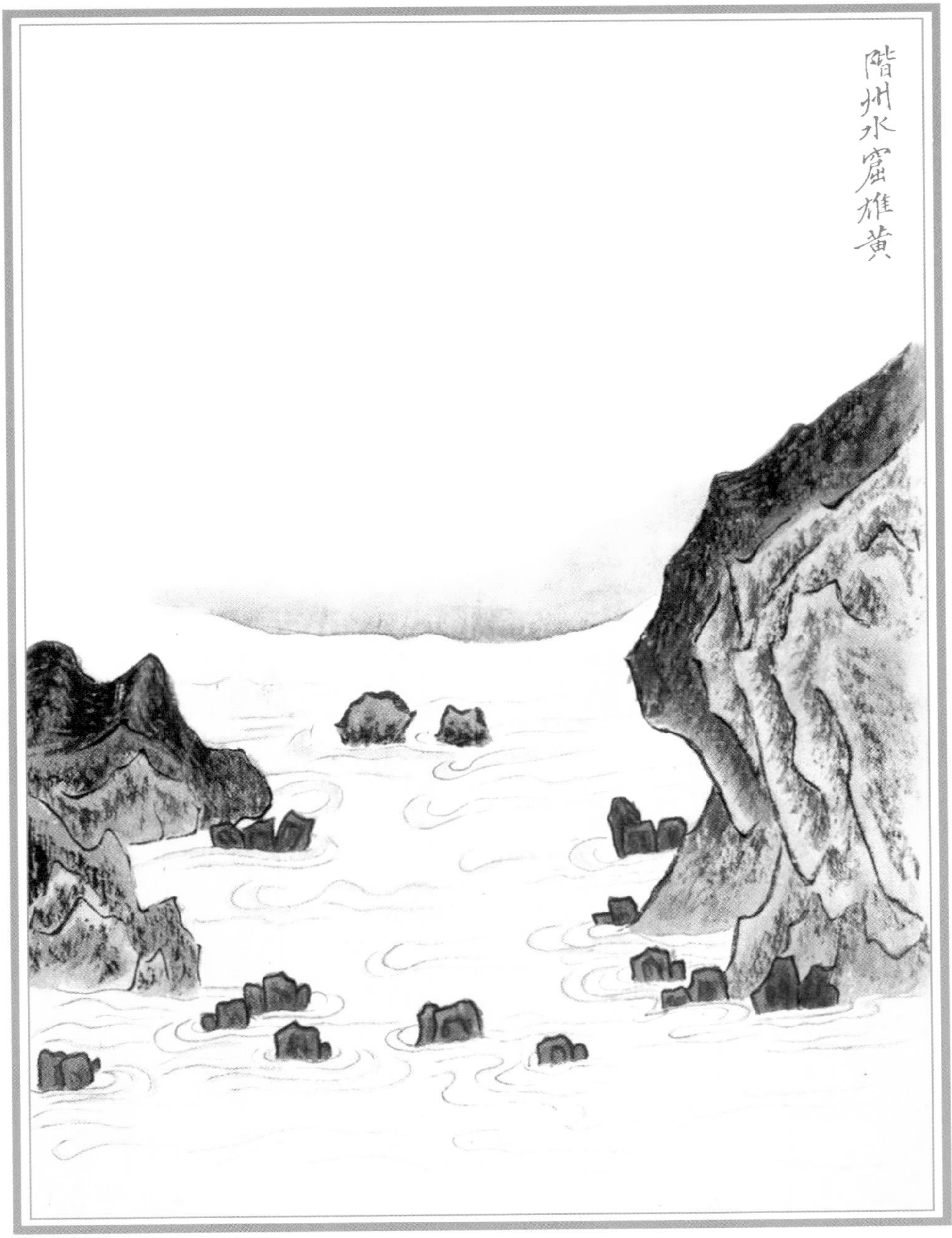
階州水窟雄黄

毒虫克星——雄黄

雄黄,最早见于我国先秦时期的重要古籍——《山海经》，其中《西山经》和《中山经》中“雄黄”一词出现达十五次之多。如《西山经》：“又西百五十里，曰高山。其上多银，其下多青碧、雄黄，其木多棕，其草多竹。”“又西五百里，曰皇人之山。其上多金玉，其下多青雄黄。”《中山经》：“又东一百五十里，曰夫夫之山，其上多黄金，其下多青雄黄。”

关于“雄黄”一名的由来，三国魏吴普《吴氏本草》的说法比较有道理：“山阴有丹雄黄，生山之阳，故曰雄，是丹之雄，所以名雄黄也。”雄黄，学名为四硫化四砷，又称作石黄、黄金石、鸡冠石，是砷的硫化物矿物之一，通常为橘黄色粒状固体或橙黄色粉末，常与雌黄（三硫化二砷）、辰砂等共生。雄黄加热到一定温度后被氧化为三氧化二砷，俗称砒霜，有剧毒，也是古代演义小说中常出现的“谋杀工具”。

古代先民们很早就开始利用雄黄来驱杀毒虫，如宋代类书《太平御览》：“《玄中记》曰：‘员丘之上多大蛇，以雄黄精压之。’《淮南万毕术》曰：‘夜烧雄黄，水虫成列来。水虫闻烧雄黄气，皆趋火死。’”这一认识逐渐演变为端午节时用雄黄酒来避鬼邪、防虫害、杀百毒。端午节饮雄黄酒、用雄黄酒点额，在明代已经成为流行的习俗。俗语云：“饮了雄黄酒，病魔都远走。”古人认为用雄黄酿成雄黄酒，在端午这一天饮用能驱邪解毒。这大概是因为端午节及节后，开始进入盛夏，暑气蒸腾，这时隐藏在地下的毒气上升，疫病容易萌发。明代谢肇淛随笔札记《五杂俎》称："古人岁时之事，行于今者，独端午为多：竞渡也，作粽也，系五色丝也，饮菖蒲也，悬艾也……而又以雄黄入酒饮之，并喷屋壁、床帐，婴儿涂其耳鼻，云以辟蛇虫诸毒。"由于小孩不能喝雄黄酒，大人就会用手蘸酒在小孩面庞、耳鼻、手心、足心涂抹一番。清代学者郑珍《端午念阿卯》诗："入户桃阴夕照移，久看蒲粽念娇儿……嫩绿胡孙高蹋臂，雄黄王字大通眉。""雄黄王字大通眉"这句诗，把端午节时用雄黄酒在小孩额头上写一个大大的"王"字的习俗很形象地描述了出来。不过，饮用雄黄酒已被现代医学认为不可取。端午饮雄黄酒虽然是我国的重要民俗，但考虑到其毒性，我们还是尽量不要自制雄黄酒或者饮用雄黄酒。

在古代，雄黄还有另一个用途——炼丹的原料，甚至有"雄黄千岁，化为黄金。服食黄金，命曰真人"（《神仙服饵丹石行药法》）的说法。魏晋时期，有一种当时的士族痴迷的丹药五石散。据东晋炼丹家葛洪所述，五石散的成分为丹砂、雄黄、白矾、曾青、慈石。雄黄赫然在列。五石散可以让人出现幻觉，忘掉心中的烦恼，所以盛行于魏晋时期，被那些名士们狂热追捧。实际上它是一种可以让人癫狂的毒药，服此药致瘫而死者不计其数。

李时珍《本草纲目》称："生山之阴，故曰雌黄。《土宿本草》云：阳石气未足者，为雌；已足者，为雄，相距五百年而结为石。造化有夫妇之道，故曰雌、雄……雌黄、雄黄同产，但以山阴、山阳受气不同分别。"雌黄外表呈透明的柠檬黄色、金黄色或棕黄色。由于其粉末为浅黄色，可用于涂抹书上的文字，故被古人作为改字用途。北宋科学家沈括《梦溪笔谈》："馆阁新书净本有误书处，以雌黄涂之。尝校改字之法：刮洗则伤纸，纸贴之又易脱，粉涂则字不没，涂数遍方能漫灭。唯雌黄一漫则灭，仍久而不脱。"用雌黄涂改错字，不仅见效快，而且长时间不脱落。成语"信口雌黄"大概就是如此而来。

廣州石硫黃

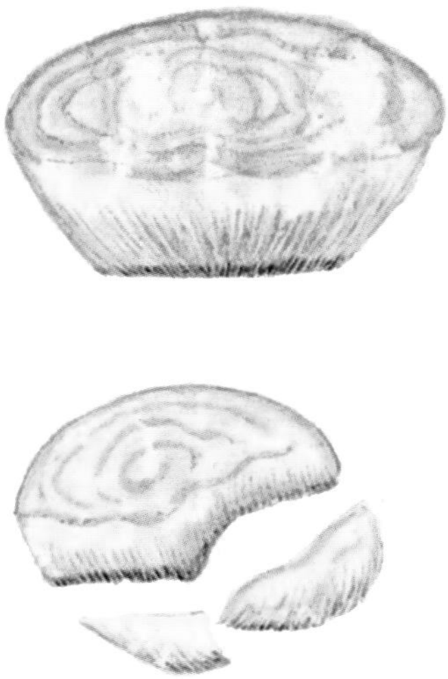

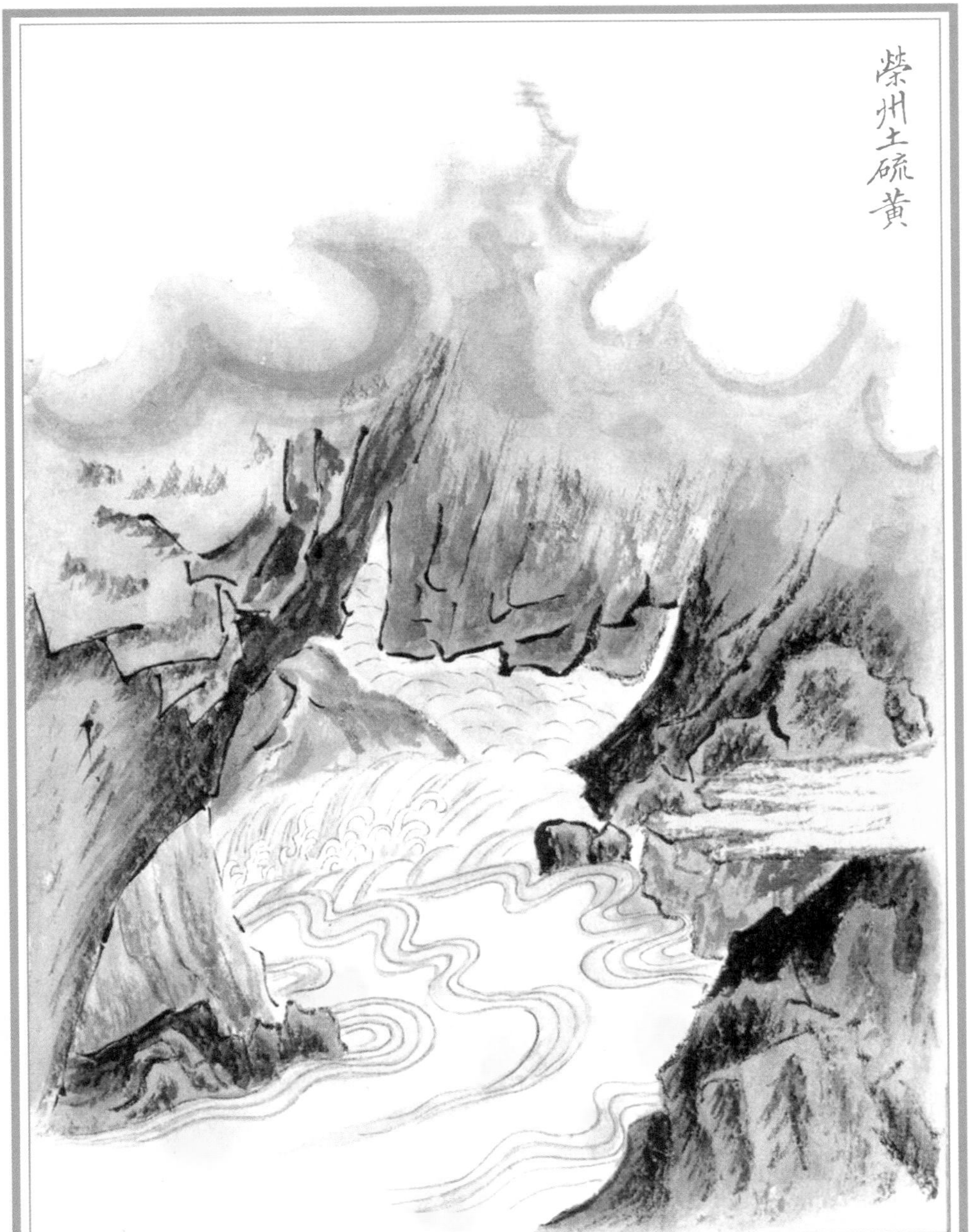
榮州土硫黃

方解石

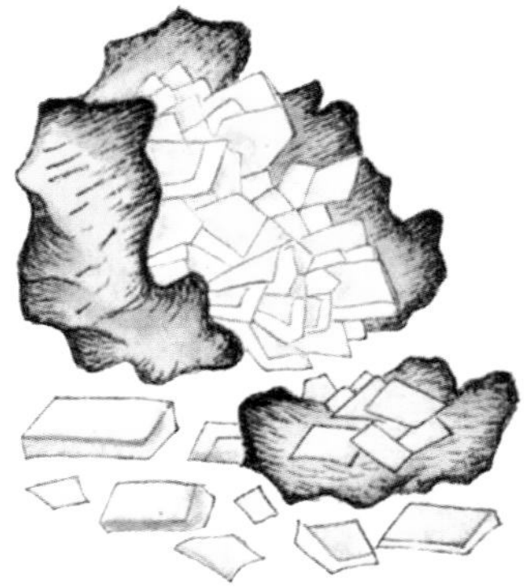

階州雌黄

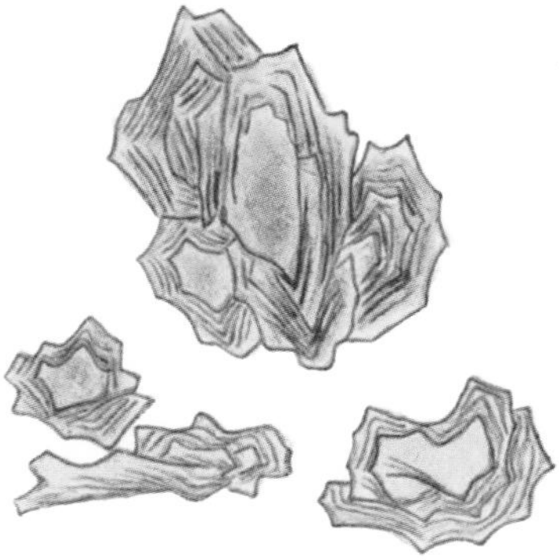

德順軍凝水石

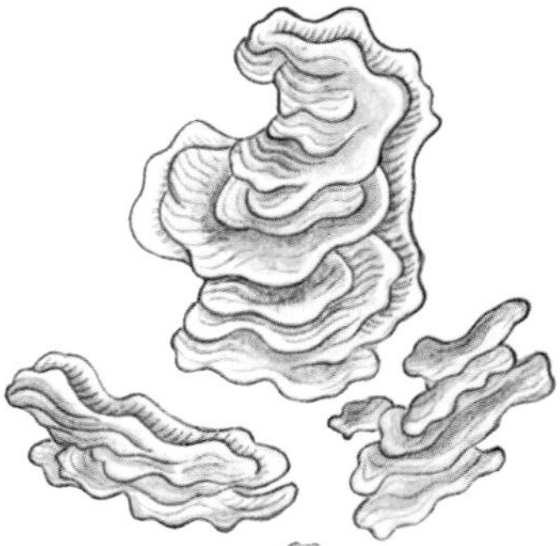

汾州石膏

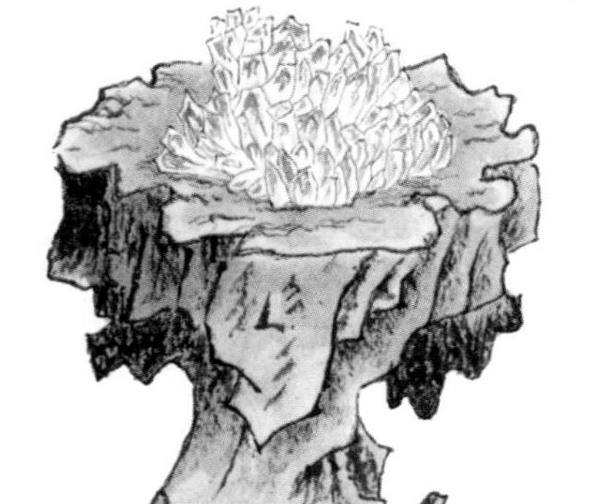

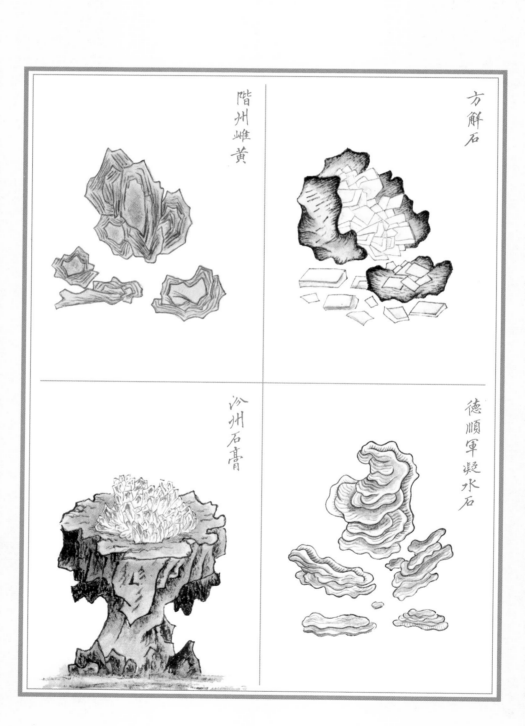

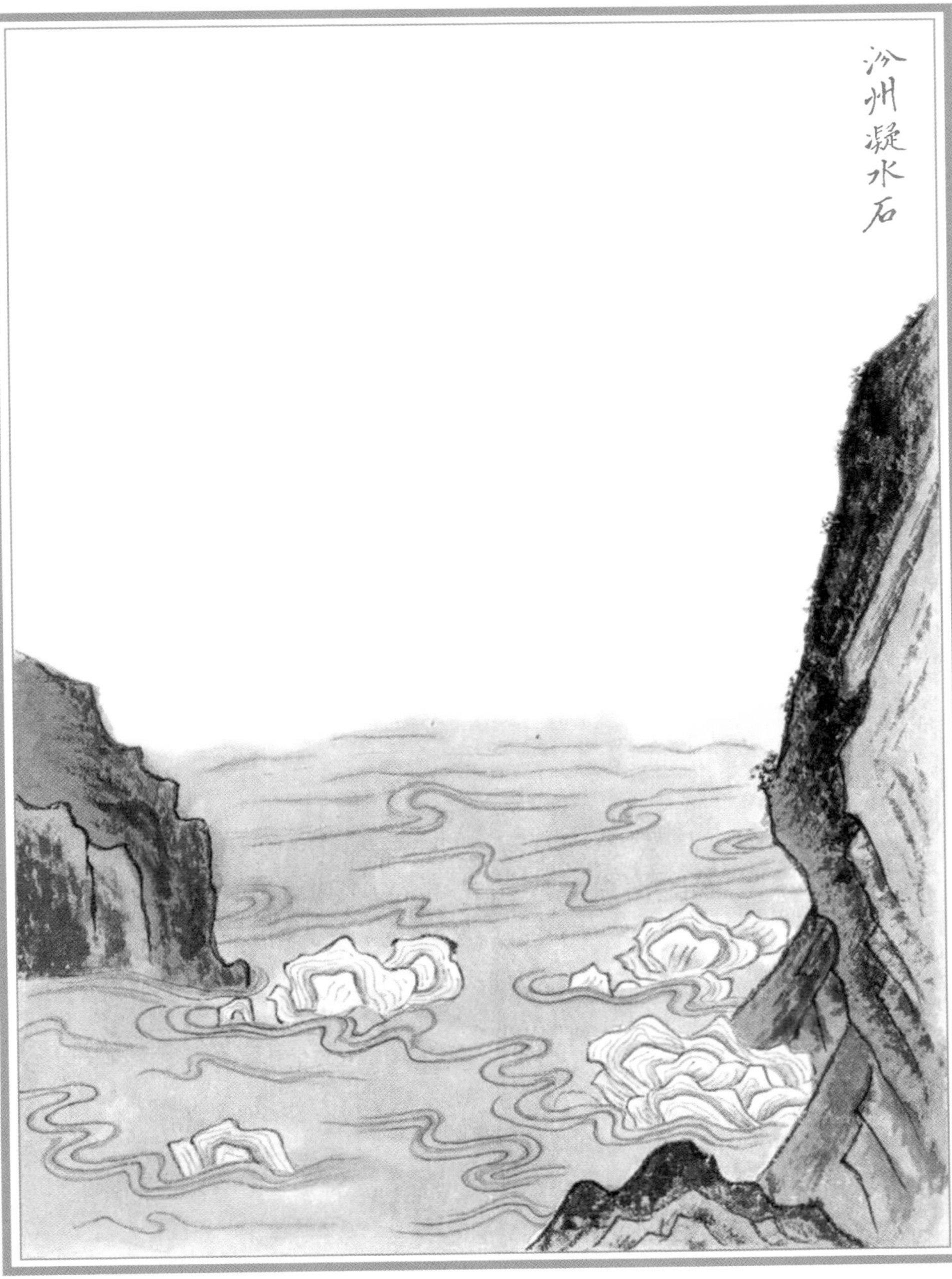
汾州凝水石

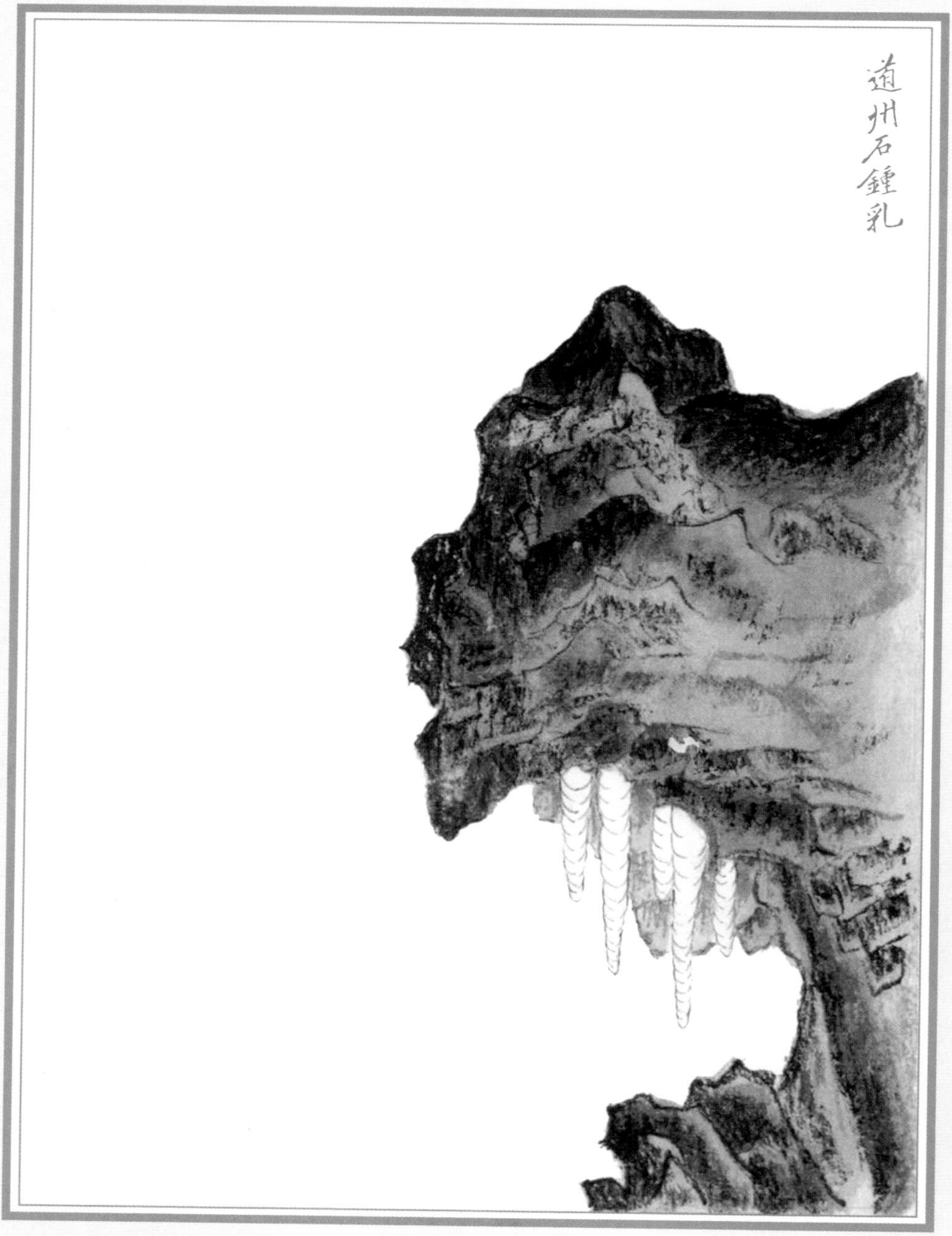
道州石鍾乳

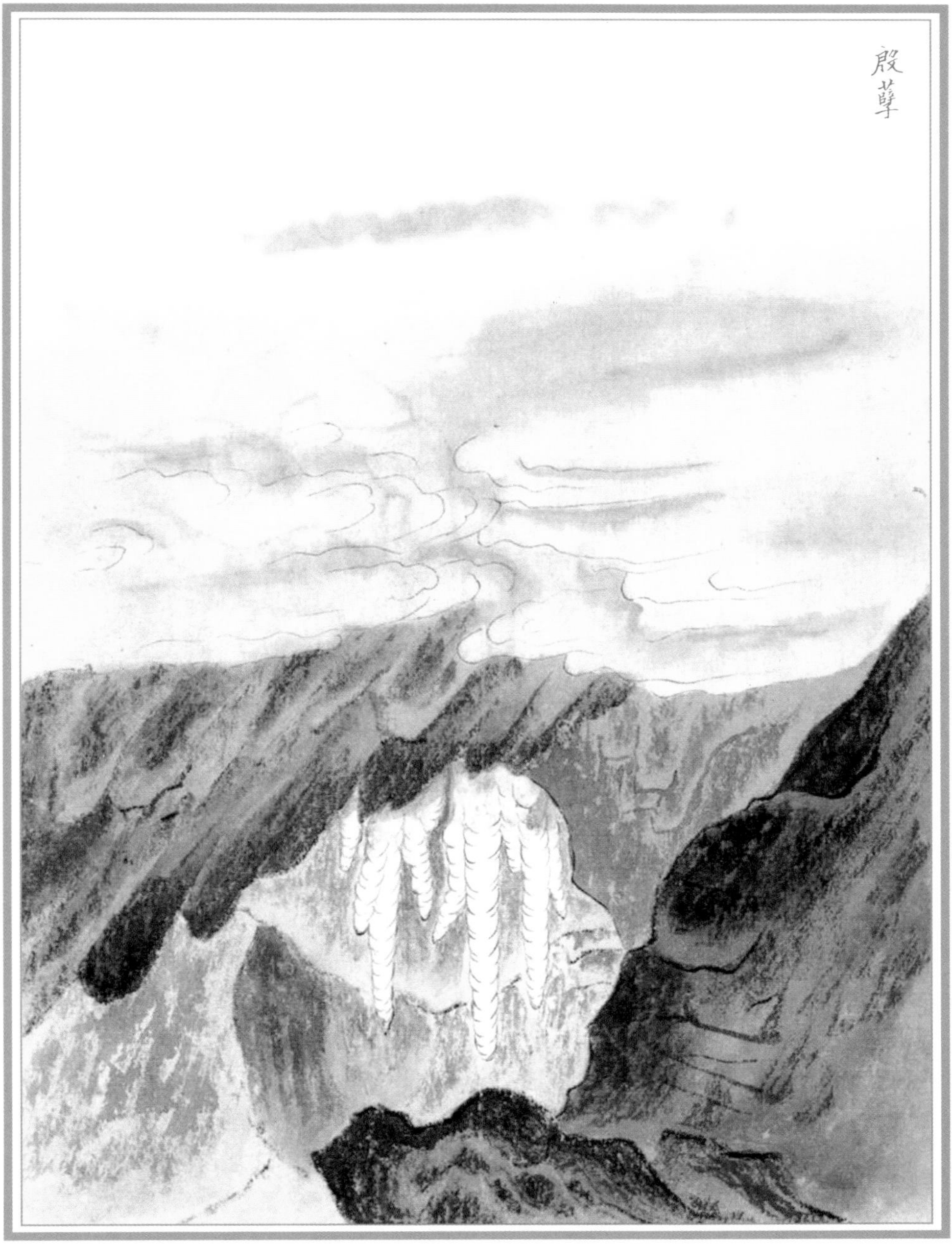
殷孽

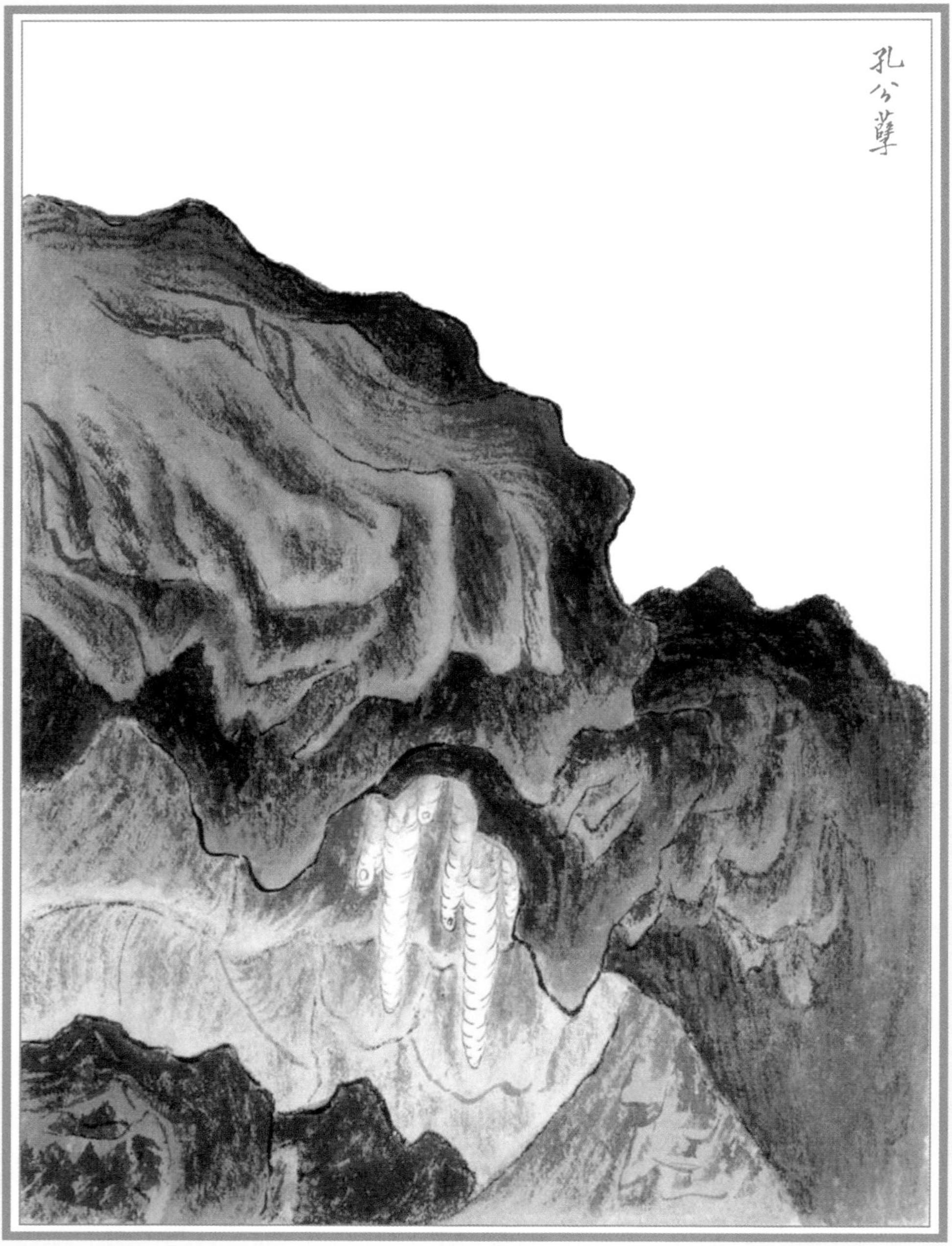
孔公孽

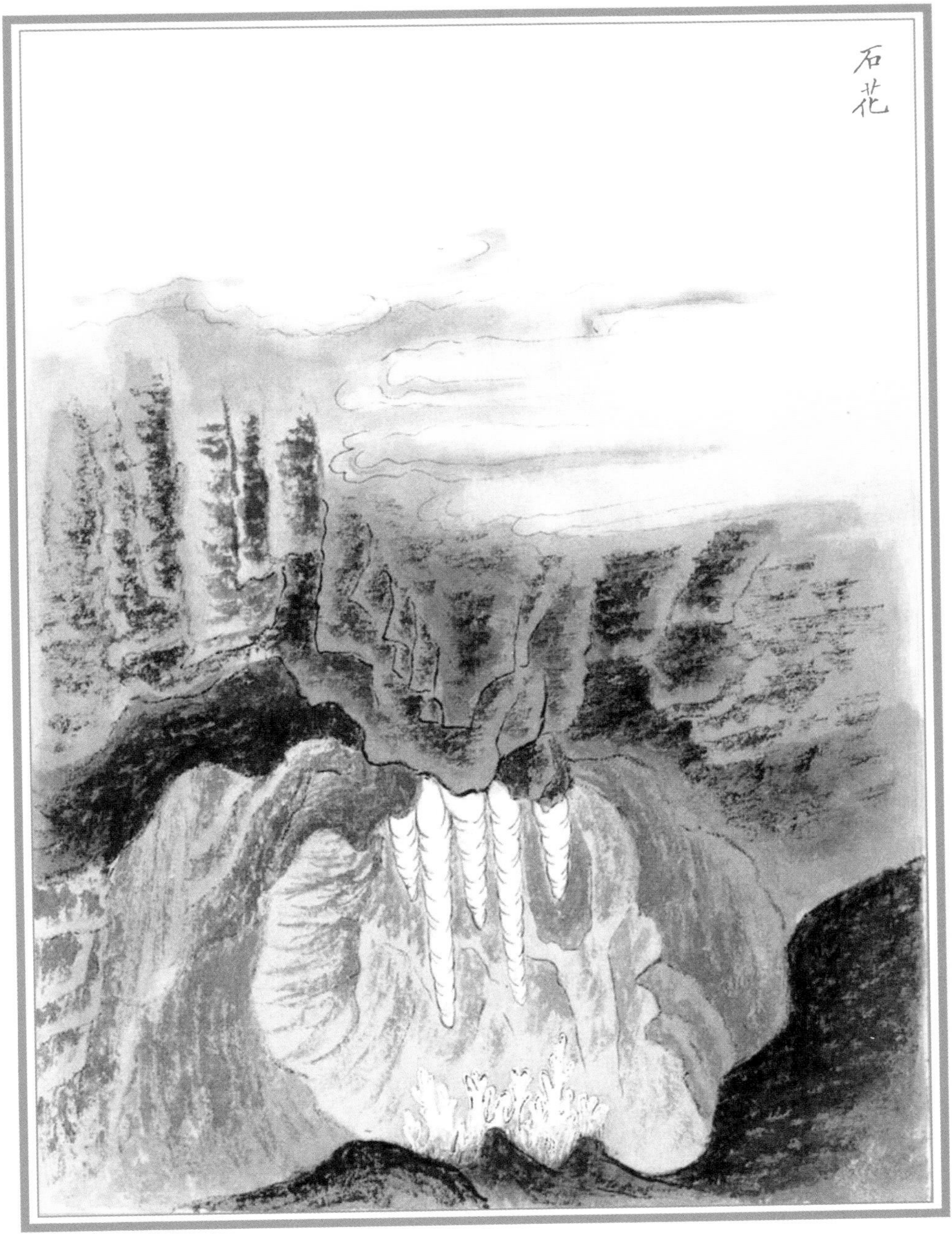
石花

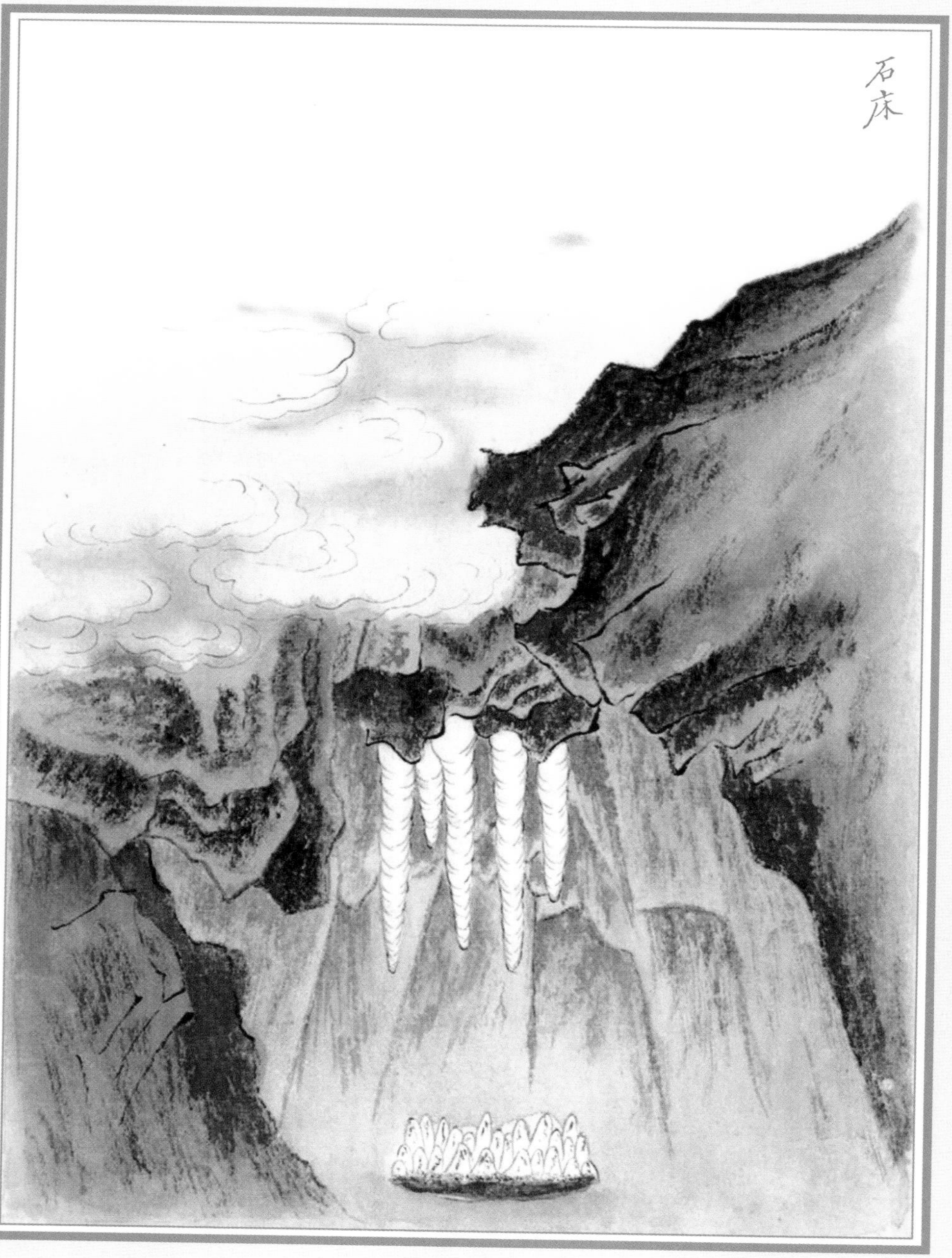
石床

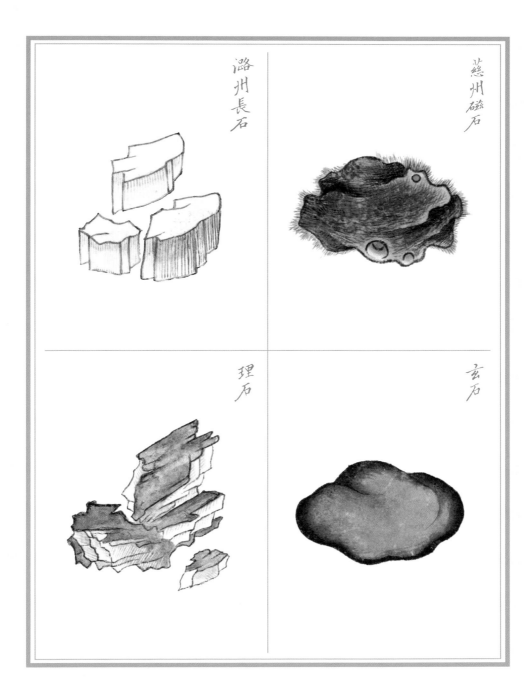

慈州磁石

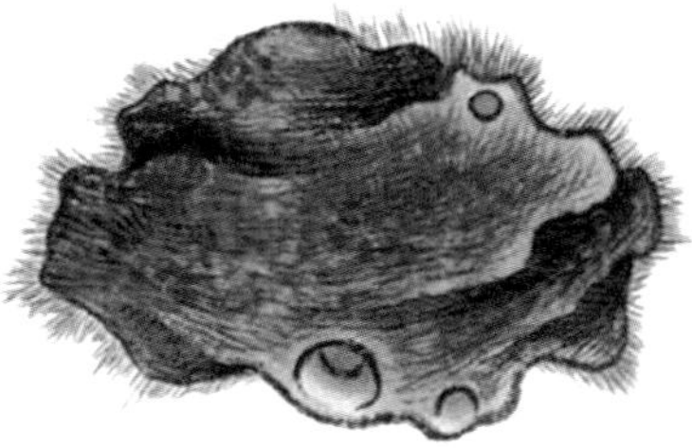

潞州長石

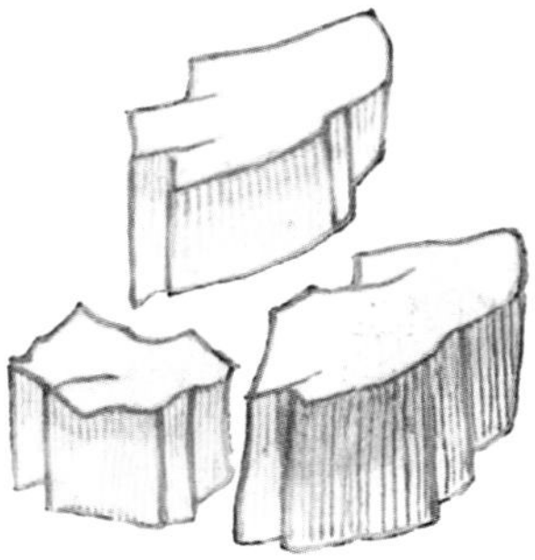

玄石

理石

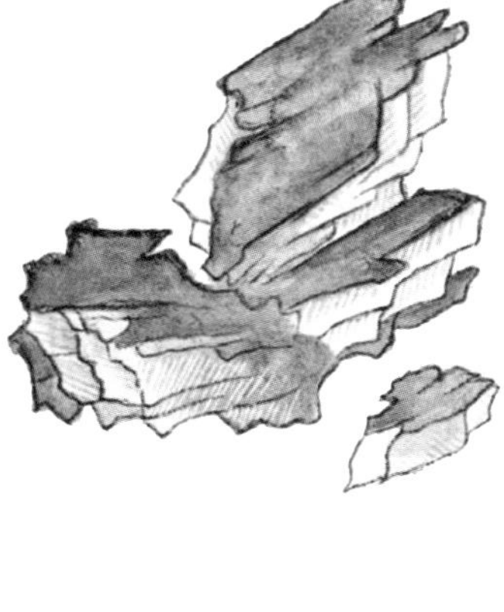

礪石

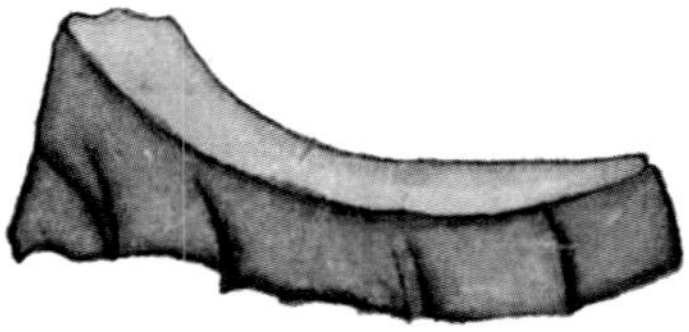

陽起石

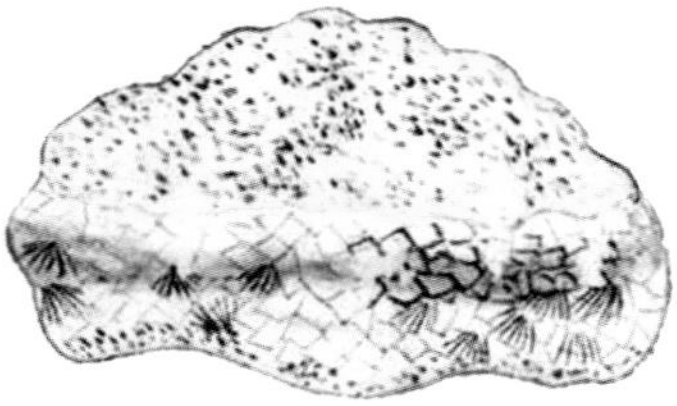

信陽軍桃花石

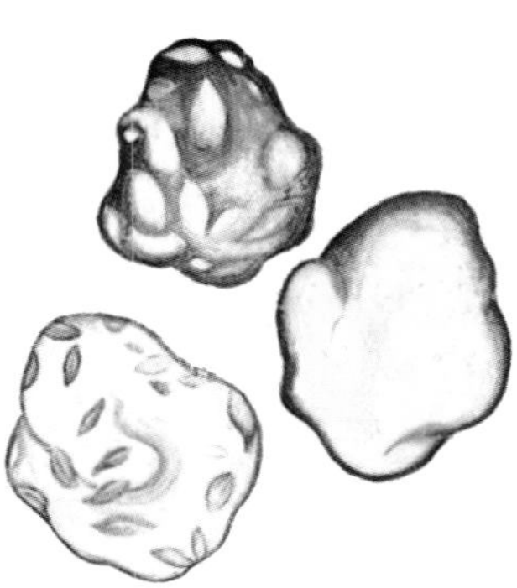

齊州陽起石

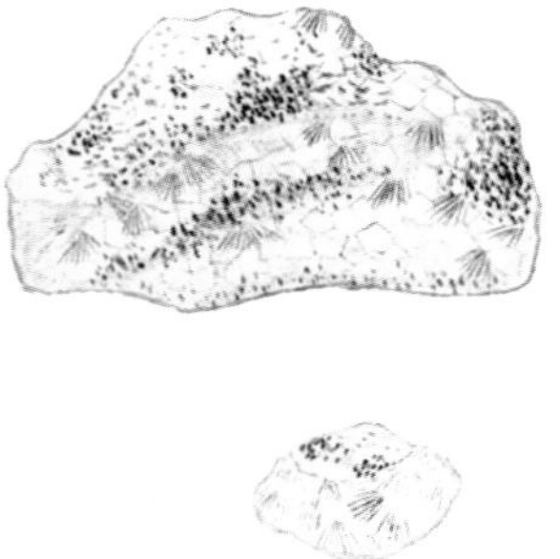

石腦

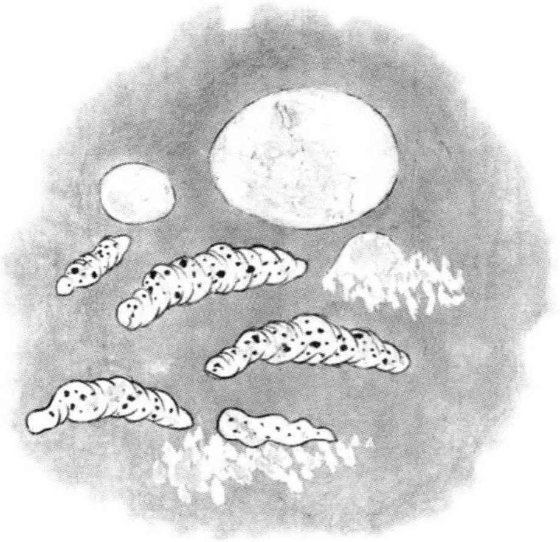

南恩州石蟹

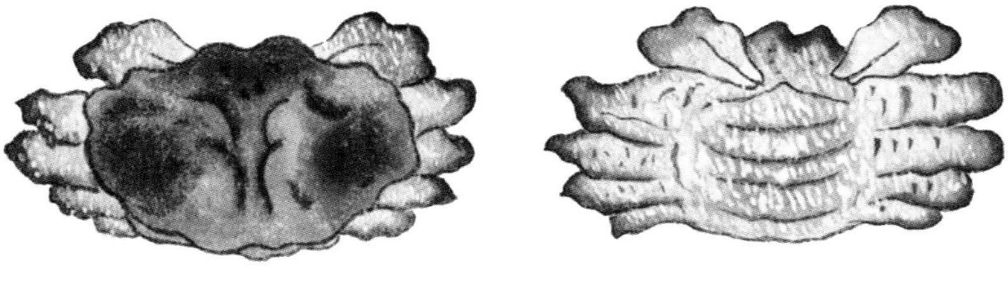

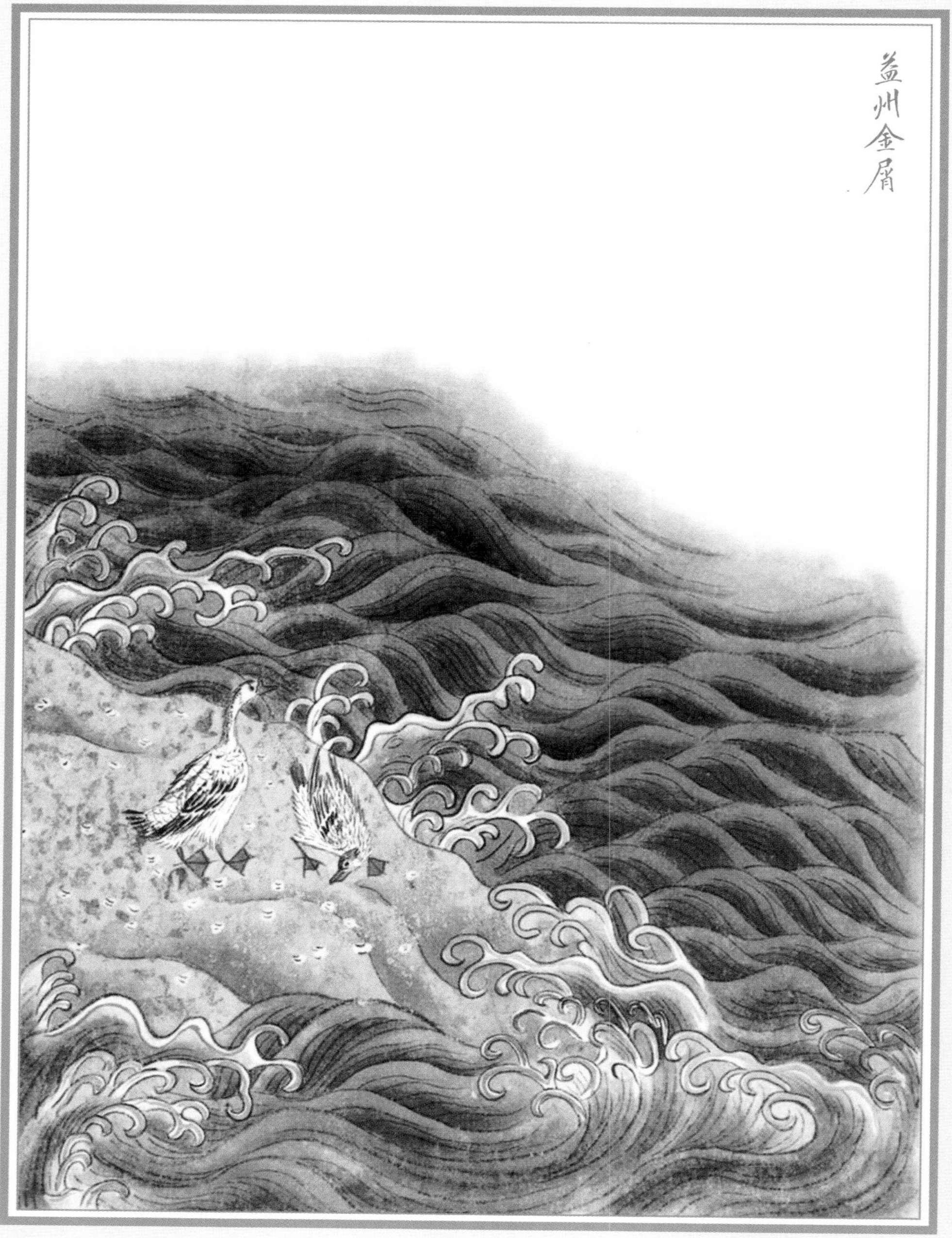
益州金屑

信州生金

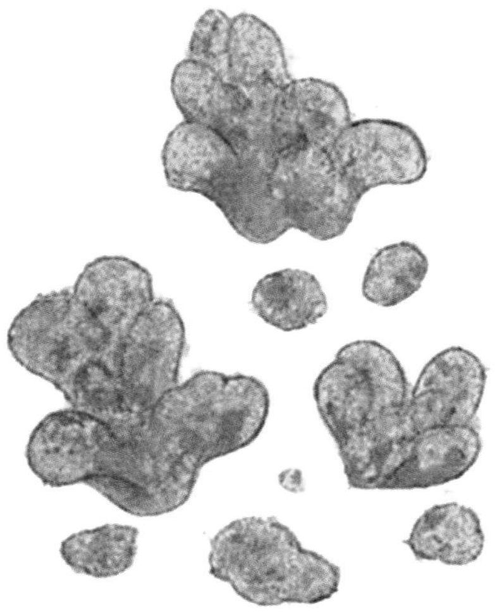

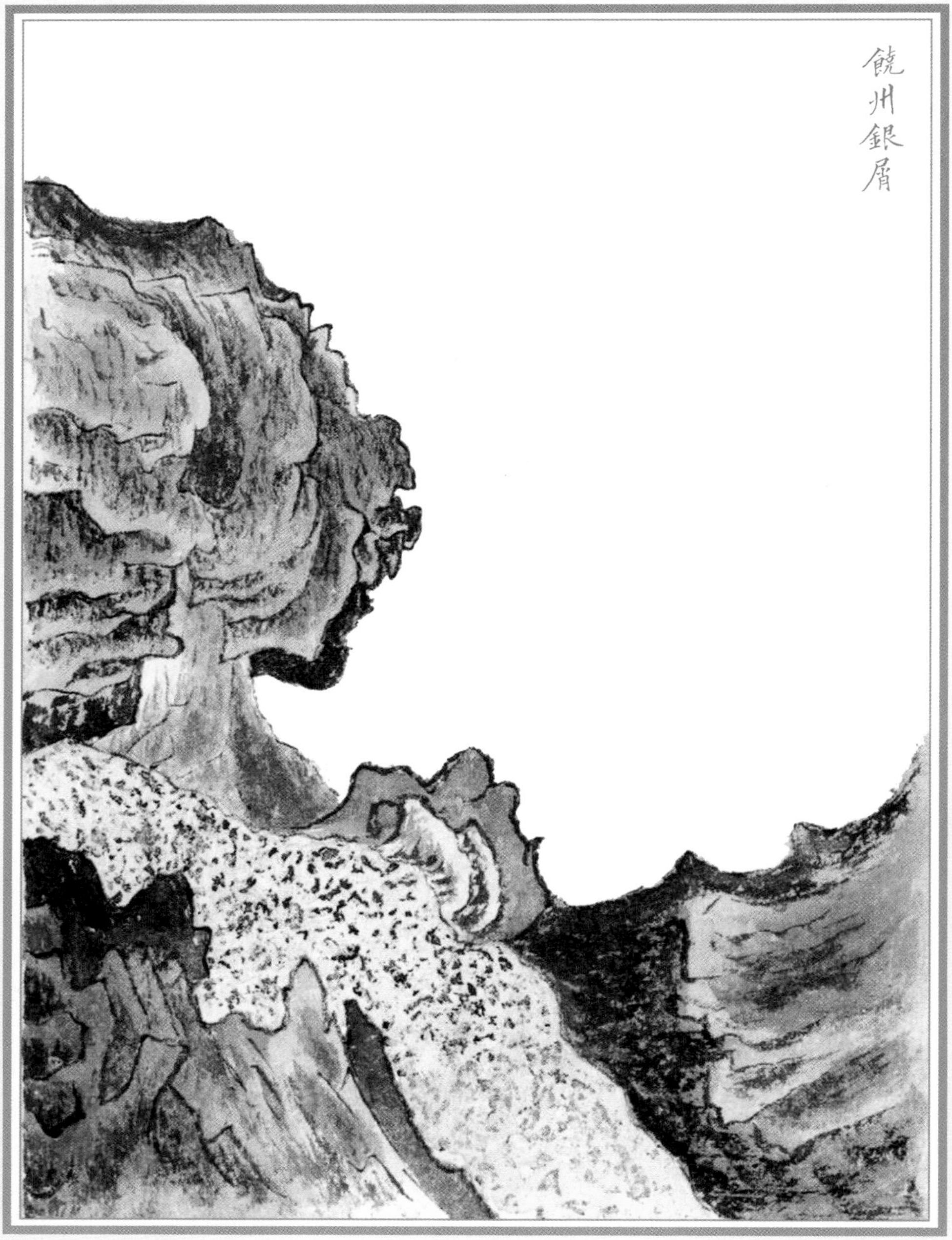
饒州銀屑

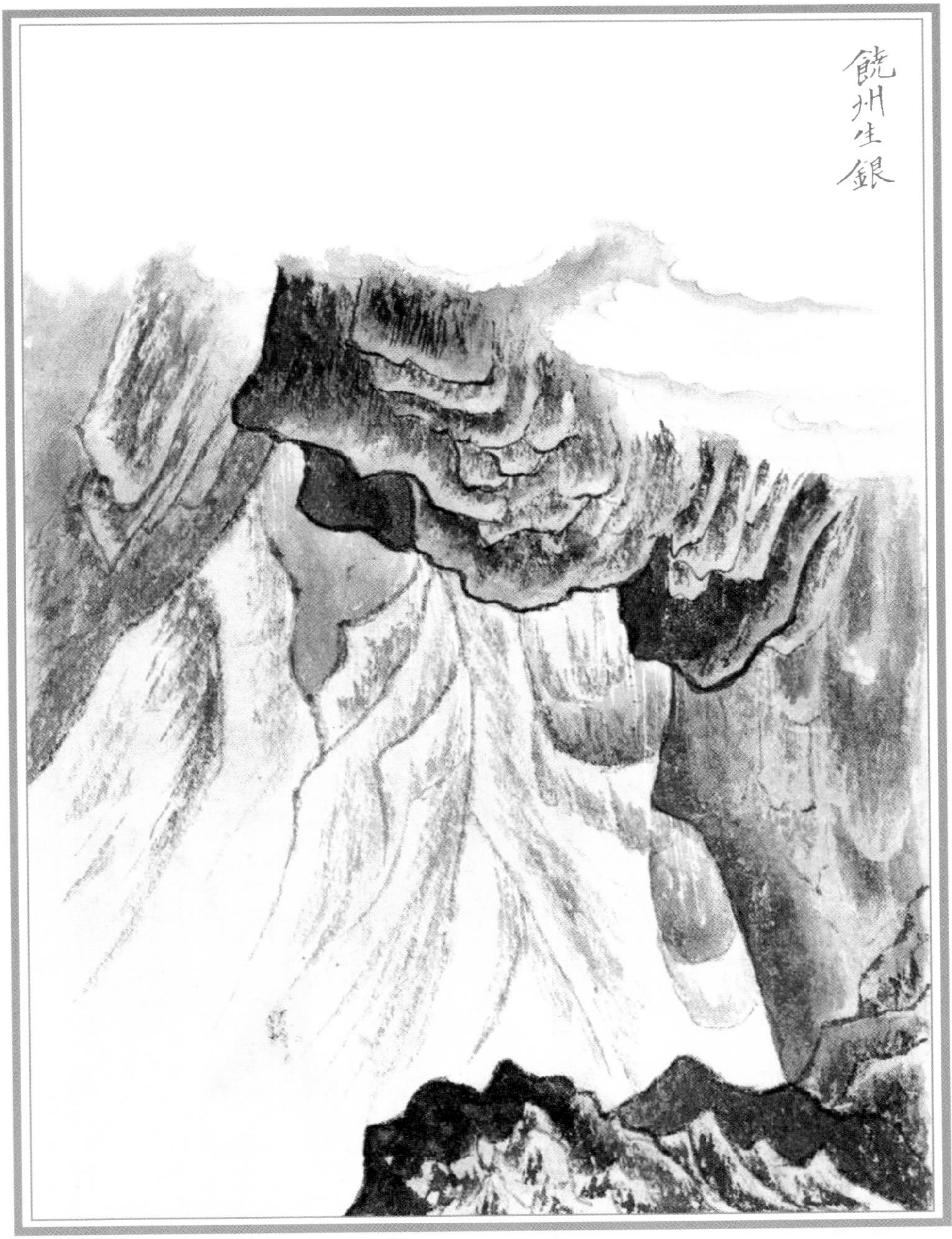
饒州生銀

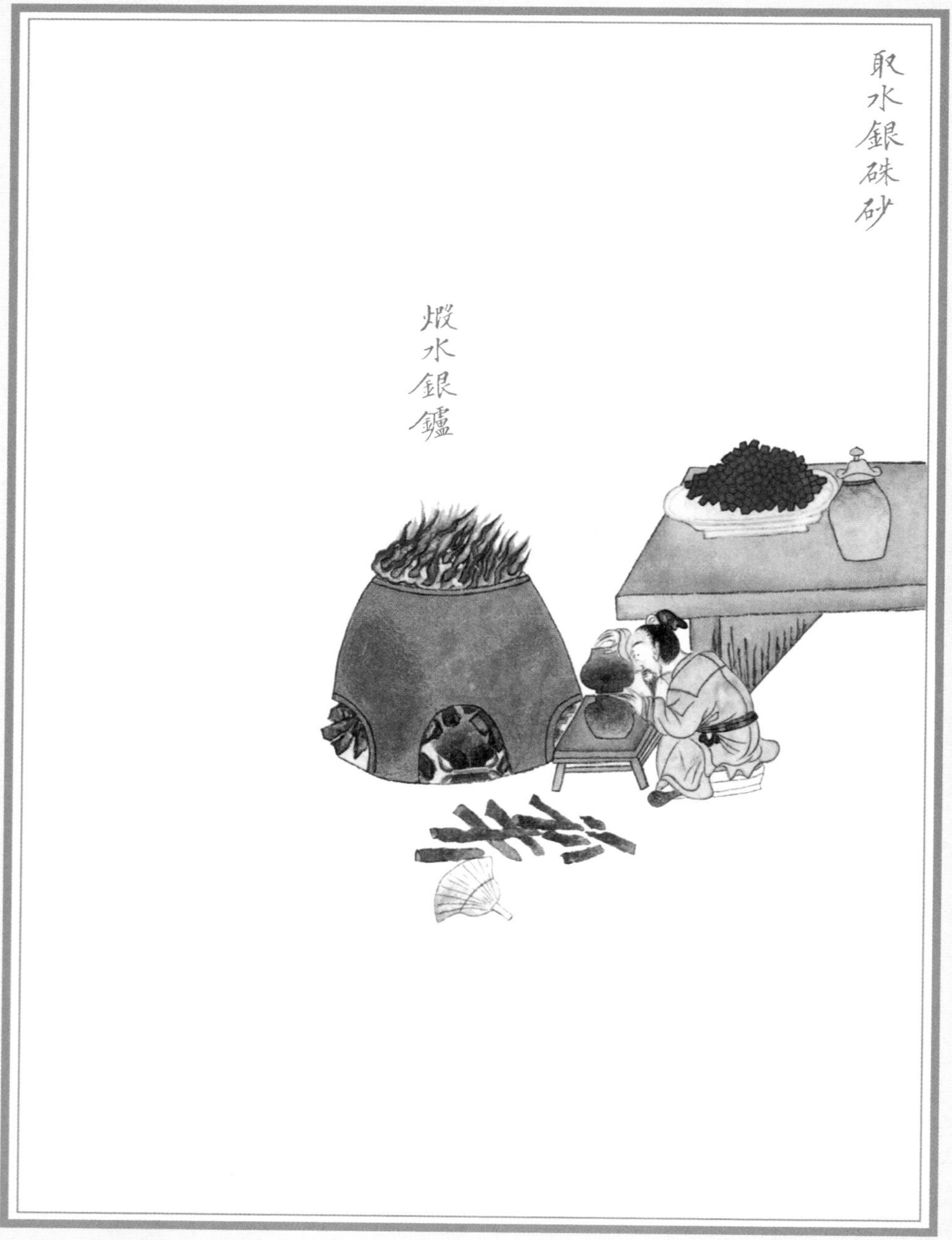
取水銀硃砂
煆水銀鑪

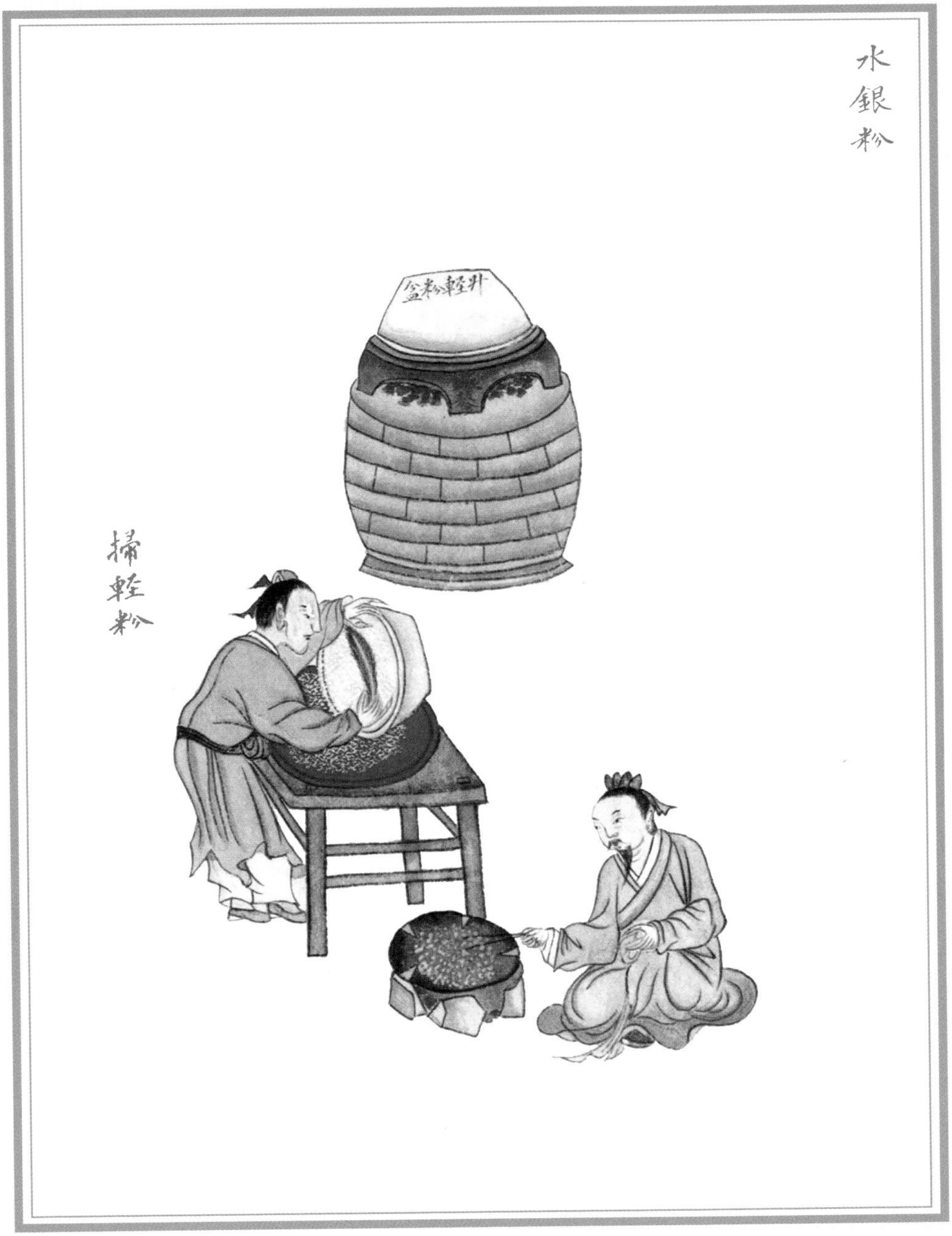
水銀粉
升輕粉盆
掃輕粉

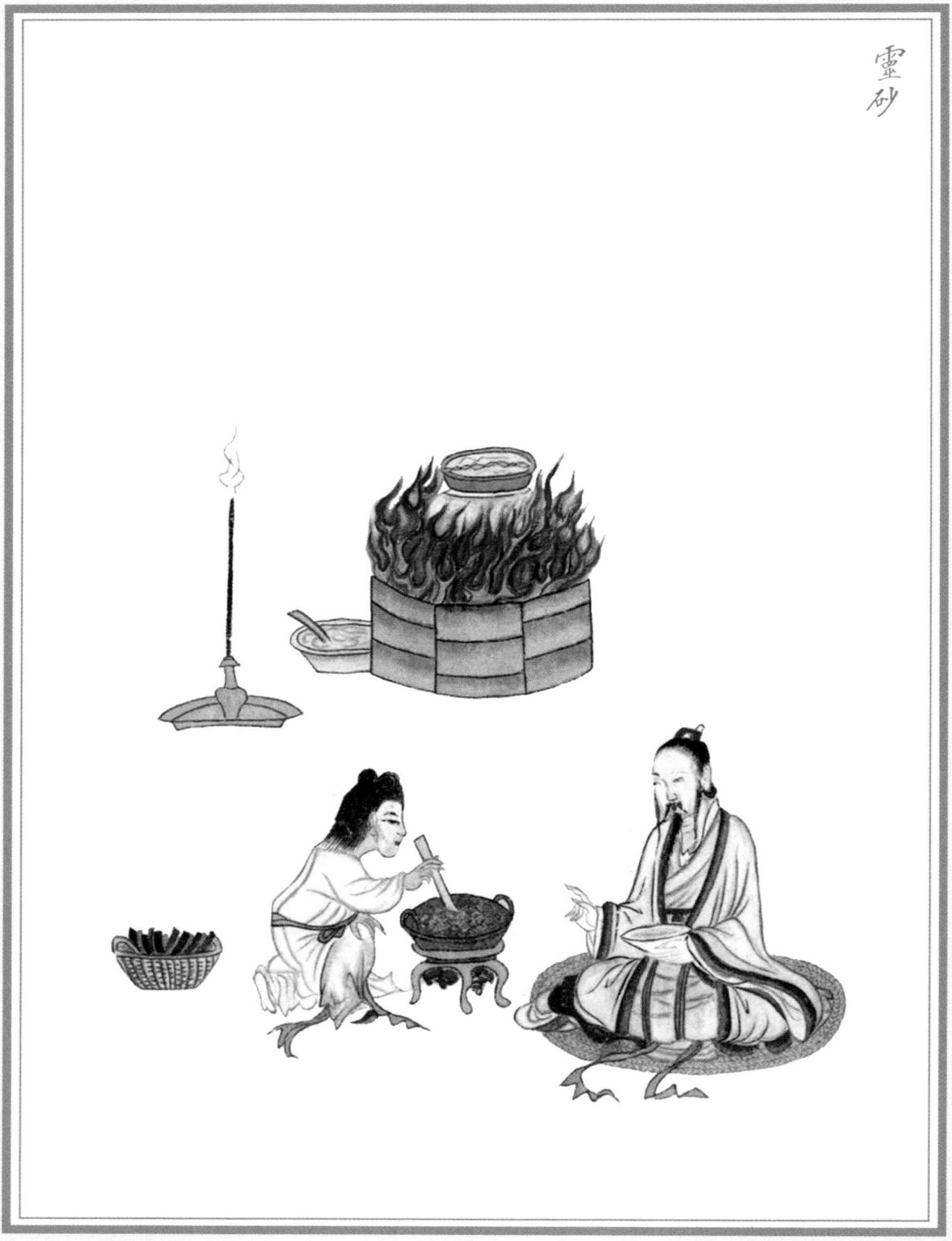
靈砂

廣州蜜陀僧

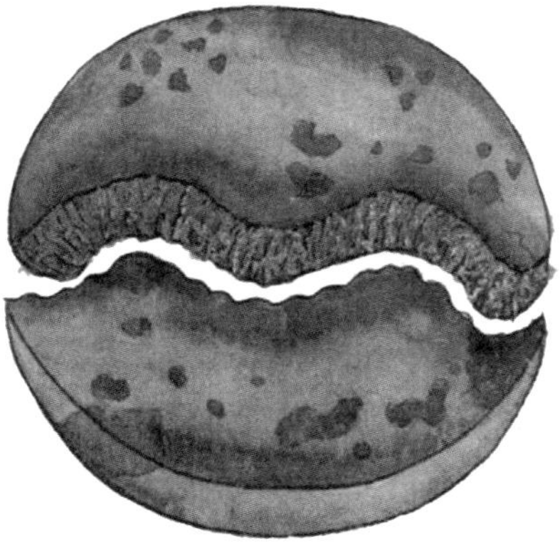

廣州珊瑚

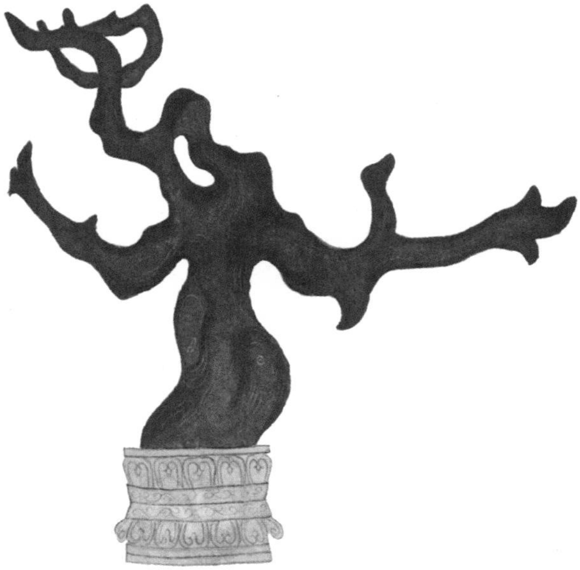

馬瑙

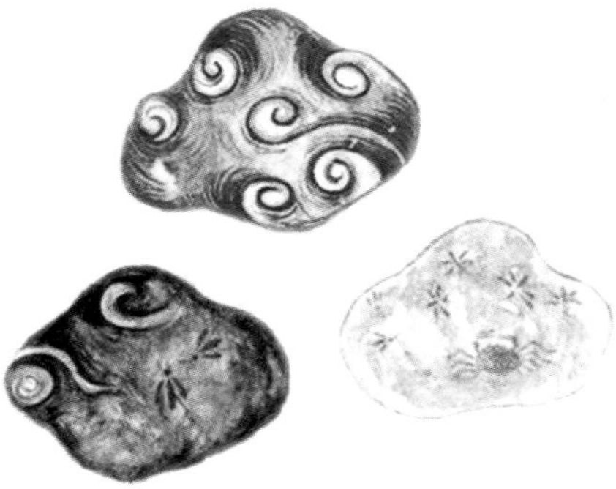

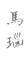

盐铁水土　各有所长

“金石部”卷二，收录药物四十五种，分别出自《本草品汇精要》卷四“玉石部中品之下”与卷五“玉石部下品之上”。与前卷相比，其记载的中品药物主要包括盐、铁两大类，在日常生活中更为常见。而下品药物正如《神农本草经》所说，“主治病以应地，多毒，不可久服”，以祛除邪气为主，如石灰、礜石、砒霜、铅丹等，并且收入少数水、土类可入药者。

盐与铁，是古代社会中最重要的两类经济物资，从春秋时政府就开始实现垄断专营，这从本草书中对其采集、炮制及种类的详细记载亦可反映出来。盐在《本草品汇精要》中有食盐、大盐、卤咸、戎盐、光明盐之分，本书简化为光明盐与海盐两种，前者指产于山崖间的天然结晶体，光明纯净，杂质较少，不用煎炼即可使用；后者须从海水中提取。书中并绘有煎炼食盐与海水晒盐两幅图以作说明。又将同产于西北盐碱地的太阴玄精石（主要成分为硫酸钙，与石膏同类）、盐精（寒水石的别称）及绿盐（铜的氯化物）并附于后。

对于铁这一金属的认识和利用，是随着冶炼和锻造技术的发展而逐步深入的。根据其性能和加工，便产生“有生有熟，有钢有精，有落有粉，并华粉、胤粉之类”（《本草品汇精要》卷四）的区别。初经炼制、含碳量最高的为生铁；反复锻打后成为熟铁，又称柔铁或鑐铁；生熟相杂而炼，硬度和韧度均加强，可铸刀剑锋刃者，为钢铁；打铁时产生的细屑为铁落；炼铁炉灰烬中的铁矿粉尘为铁精；生铁或钢铁飞炼后而得的细粉为铁粉；将铁片洒上盐水，浸入醋瓮中生锈，将铁锈研成细粉，即是铁华粉；将铁浸在水中，日久形成青黑或棕褐色浆液，即是铁浆。这些铁的功效与用法随各自性质也有一定区别。铁的各类制品，如秤锤、马衔、车辖（即车轴两端用于固定的铁销钉）等，以及用来润滑车釭与轮毂的油膏亦用来入药，其中不仅有各类铁化合物产生的实际作用，也夹杂着古人同类比附的思维方式，如认为润泽车轴的脂膏可治胎位不正的难产之类，我们今日应理性客观地看待。

卷二属下品的矿物药，大多毒性或刺激性较强，特别是含砷、汞、铅等元素的药物。但若对症，可起到“以毒攻毒”的良好效果，如石灰、礜石、硇砂等皆可去腐生新，常用来治疗疮疡等外科病、皮肤病，砒霜一药更是经现代研究发现具有明显的抗肿瘤机制，其提取物已投入急性早幼粒细胞白血病的临床治疗中，疗效得到世界医疗界的公认。

此外，传统医方中一些常用的土类与水类，也被归入“金石部”下品。如土类有东壁土、赤土、白垩，以及形态与土类似的赤铜屑、铜青、代赭等矿物；水类有井华水、菊花水、地浆、腊雪、泉水、半天河等。数量虽较《本草品汇精要》与《本草纲目》等书有所精简，但用图画形象地描绘出各品的产出环境、形态特征与制备方法。如菊花水，按《本草图经》记载出于南阳郦县北潭水，其水源处山崖上遍生各色菊花，花瓣落入水中，使得水为菊味，甘美异常。相传太尉胡广久患风羸之疾（相当于中风后的肢体痿痹无力），常饮此水而愈；附近居民亦因久饮菊花水而长寿。又如半天河，指积于树洞、竹篱等高处的雨水，因其未落地，而被认为具有“乾阳之气”，古人将其用于治疗，今人不可盲目效法。

若参照《本草品汇精要》的文字记载，亦可发现图谱中仍有个别药物存在认知不一的现象。如卷二最后一味药物青琅玕，便有两种不同的看法。一说琅玕是昆仑山的仙树，上结如珠玉的果实，因此琅玕又指似珠玉的美石，青色入药最佳，原产蜀郡与西北于阗国等地，与琉璃类似；另一说认为青琅玕生于海底，上有孔窍，初出水时微红，后逐渐变成青色，与珊瑚同类。《本草品汇精要》将青琅玕的性质归入“水之木”，倾向于珊瑚之说，后又附琉璃、玻璃二物，图谱所绘显然也是一种珊瑚；而《本草纲目》二说并列，认为“在山为琅玕，在水为珊瑚”，即产自西北山中或东部沿海山崖间的为琅玕，生于海底而捞取者为珊瑚。目前，中药学将鹿角珊瑚作为青琅玕入药，但同时又有将孔雀石这类含铜的高品质青绿色矿石称为青琅玕者，可见对青琅玕的认识仍不统一。

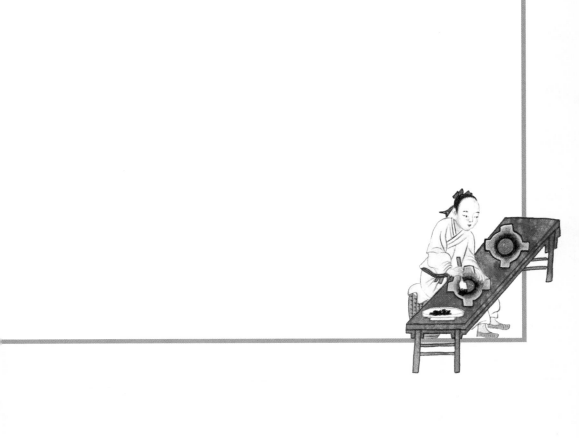

馬銜
車轄
釭中膏
車脂
銀膏
黑羊石 兗州
白羊石 兗州
石蛇 南恩州
石灰
礜石 偕州 潞州
砒霜 信州
碙砂
鉛
鉛丹
粉錫
錫灰

金石昆蟲艸木狀

光明鹽　海鹽

太陰玄精 解州　鹽精

綠鹽　柔鐵

生鐵　鐵粉

鋼鐵　鐵落

鐵華粉　鐵精

鐵漿　秤錘

東壁土　赤銅屑
錫銅鏡鼻　銅青
代赭　赤土
石鷰永州　井華水
菊花水　地漿
臘雪　泉水
半天河　白堊
青琅玕

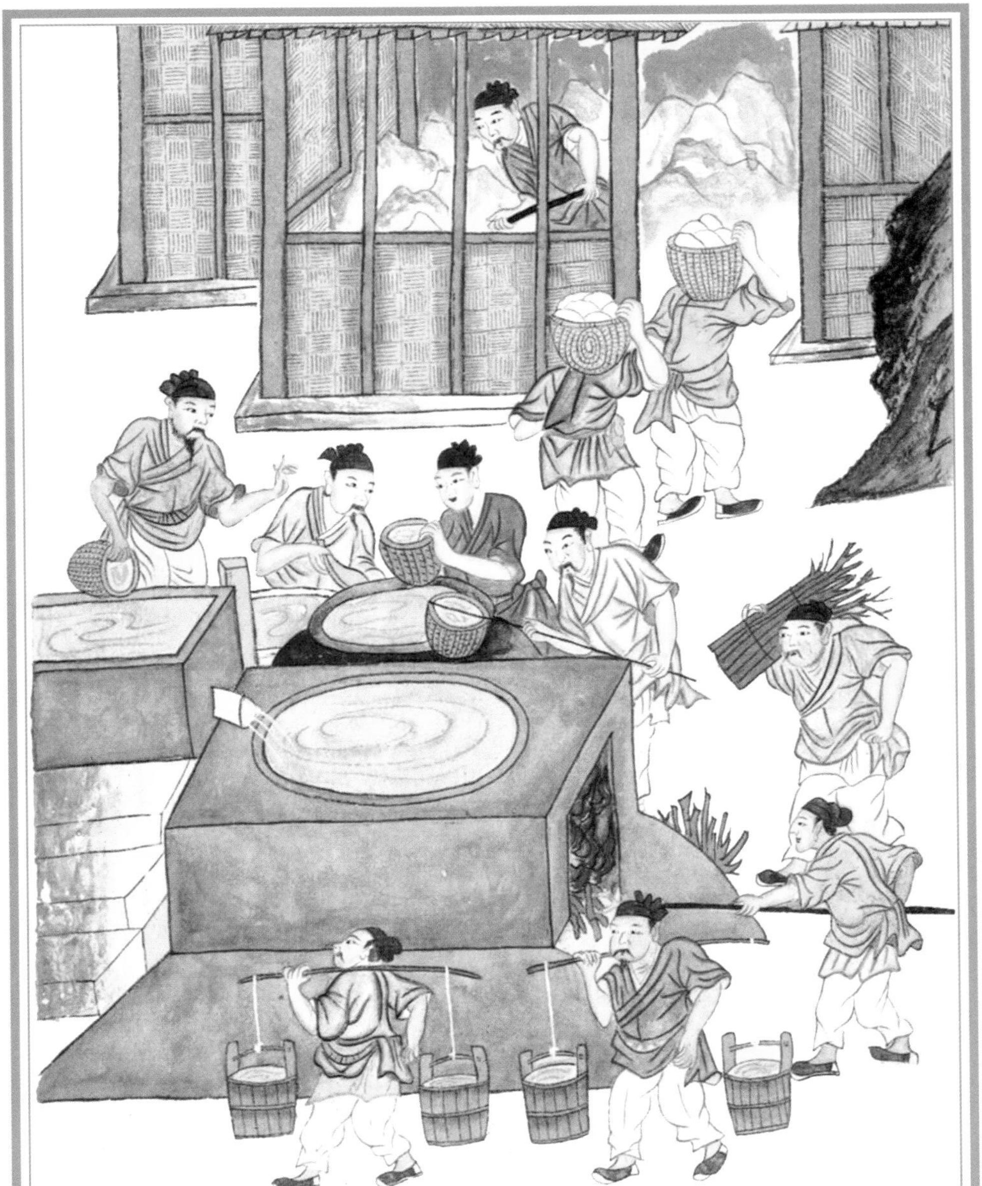

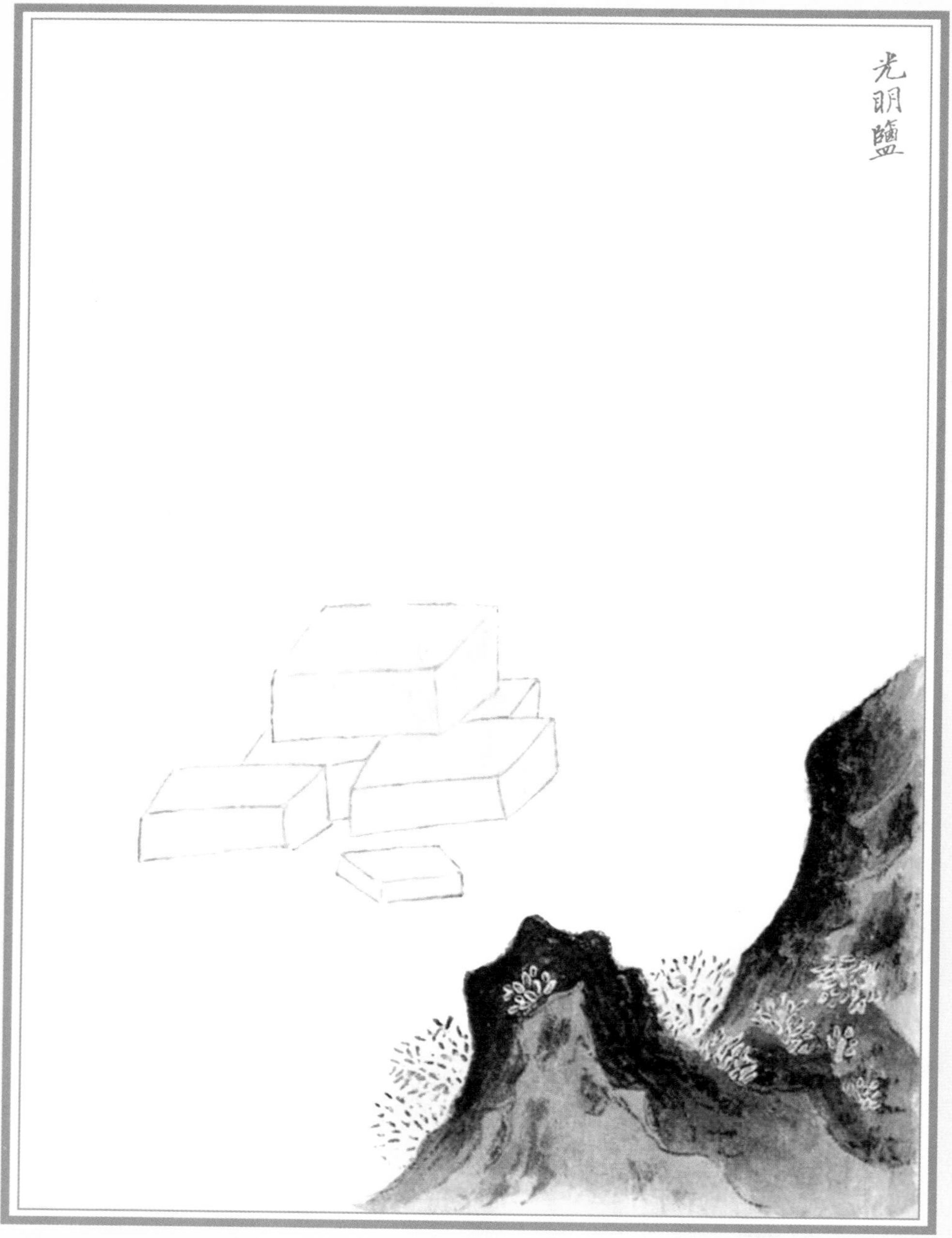
光明鹽

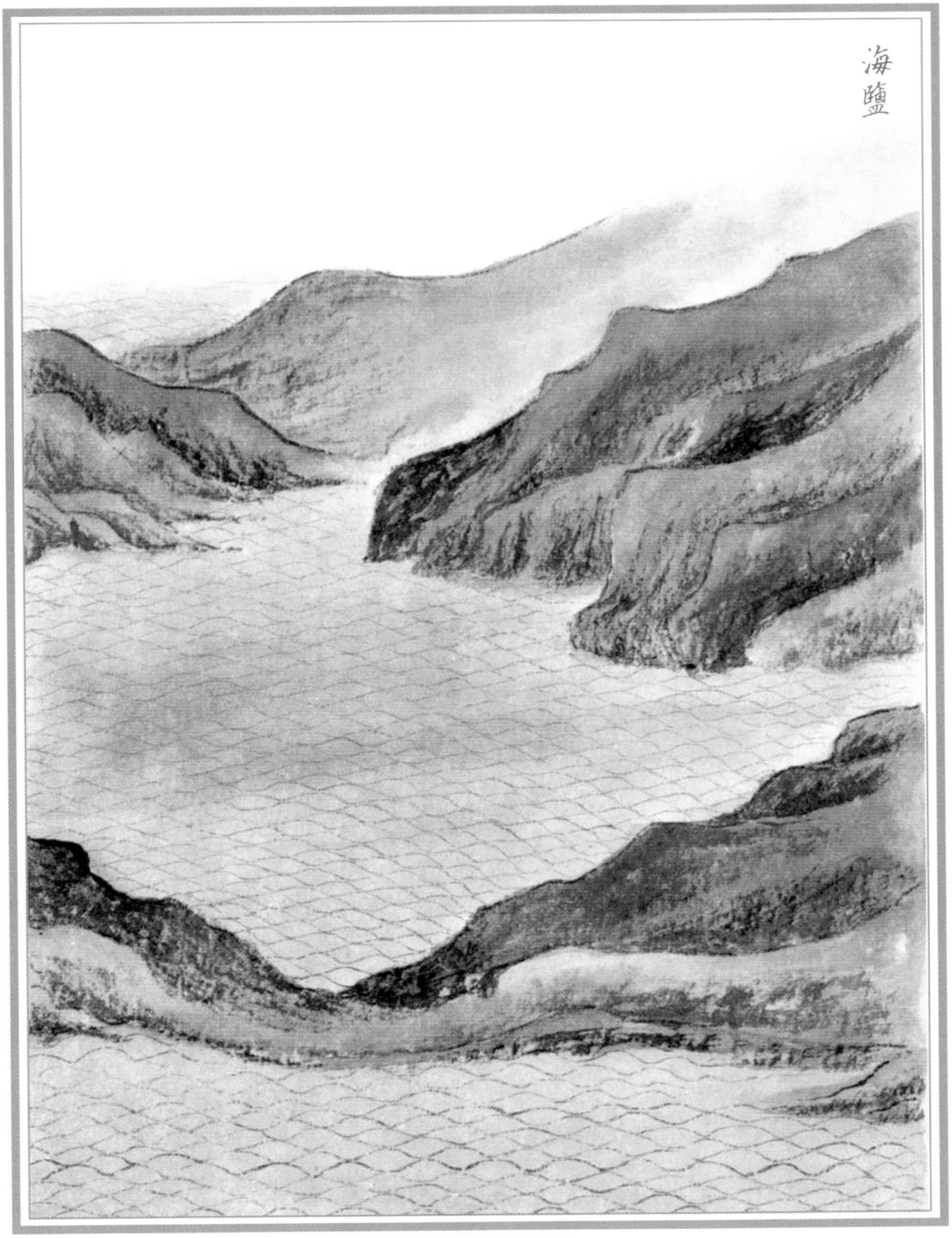
海鹽

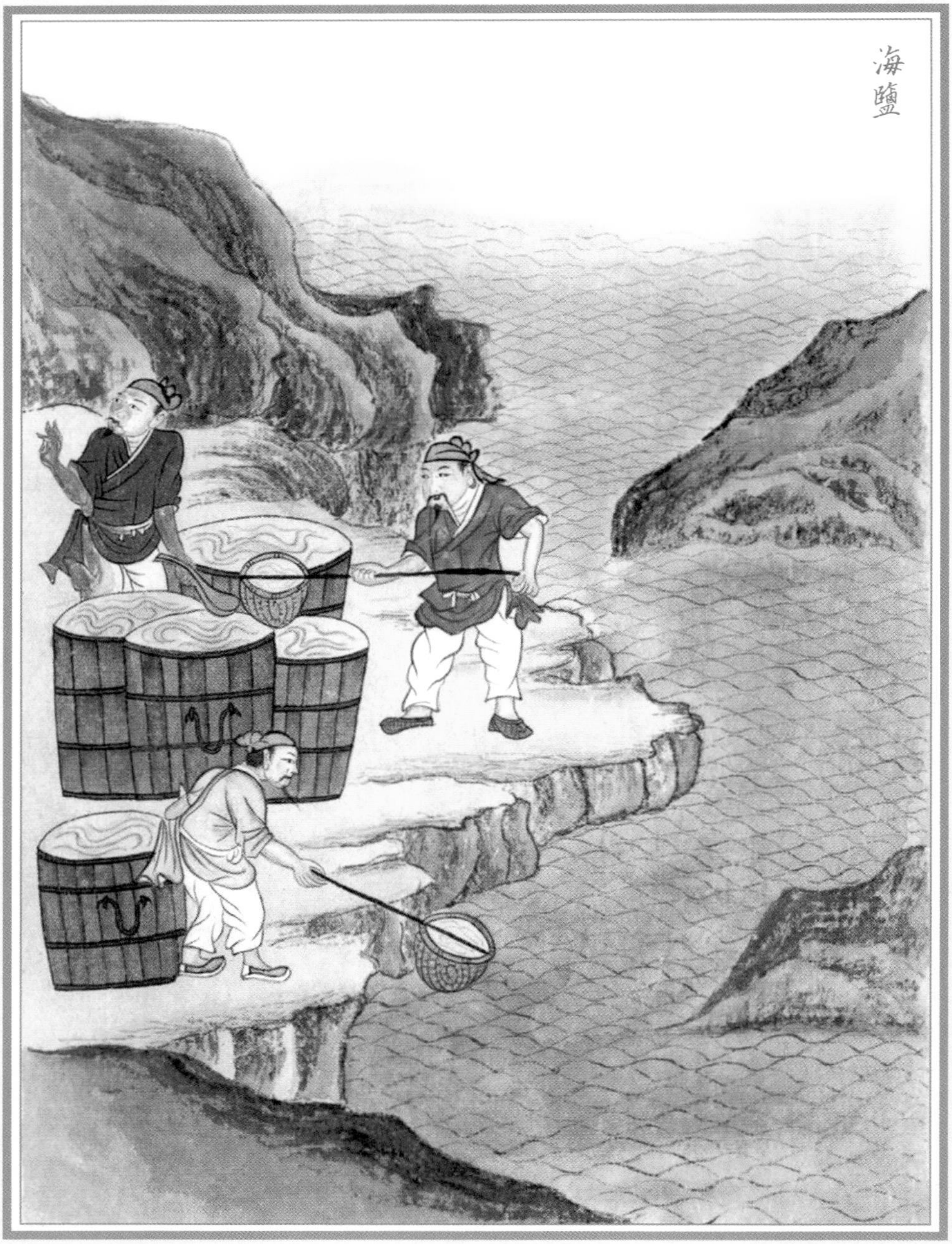
海鹽

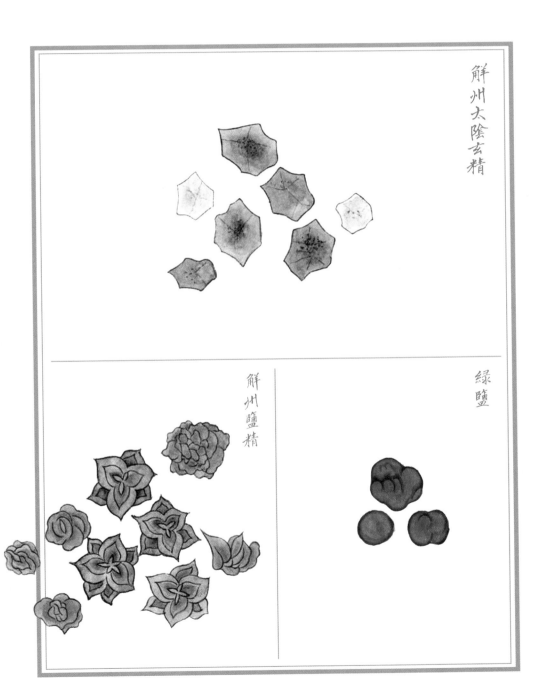

解州太陰玄精

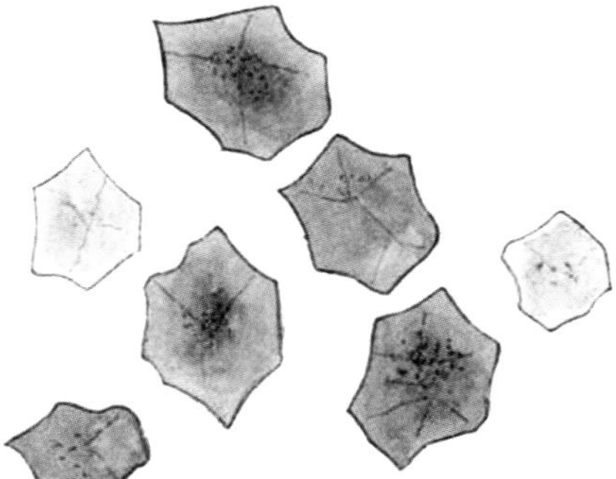

解州鹽精

緑鹽

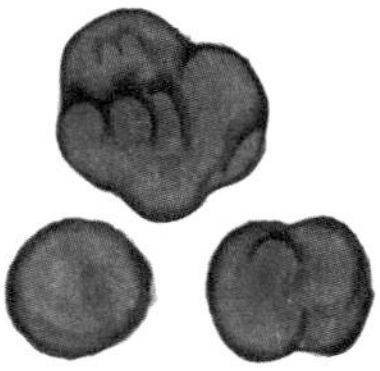

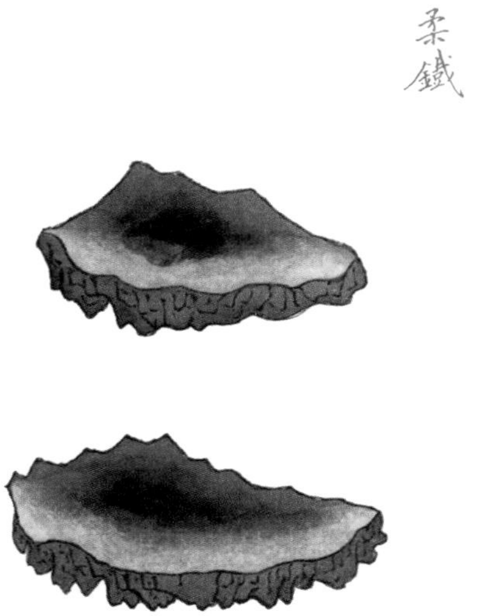
柔鐵

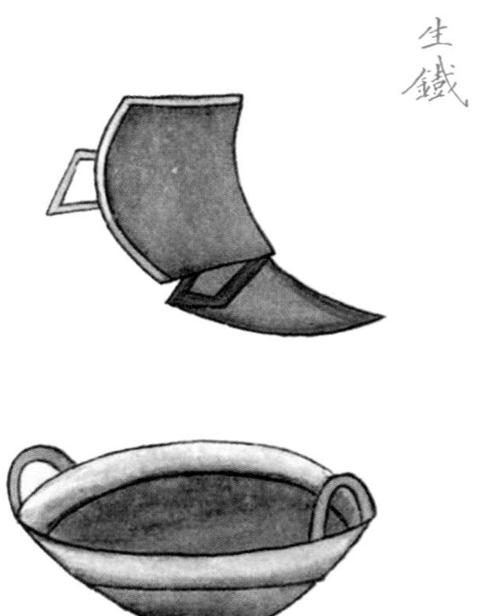
生鐵

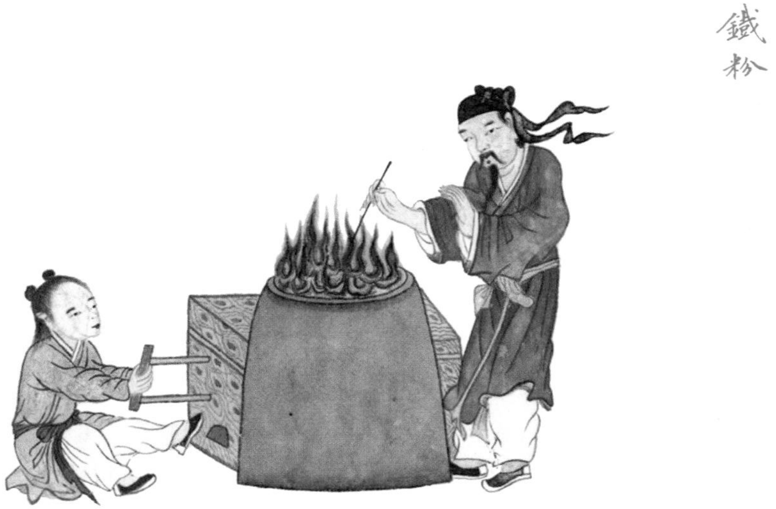
鐵粉

鐵落

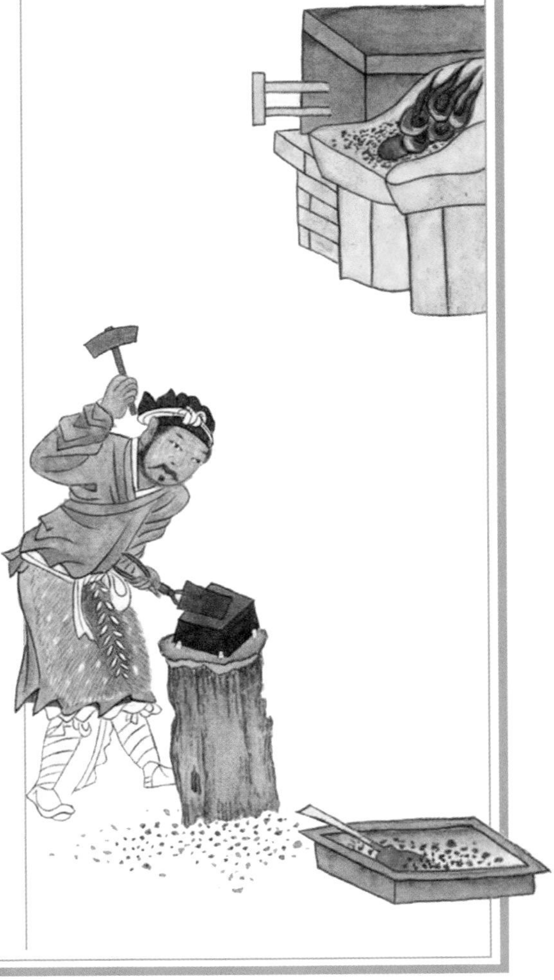

綱鐵

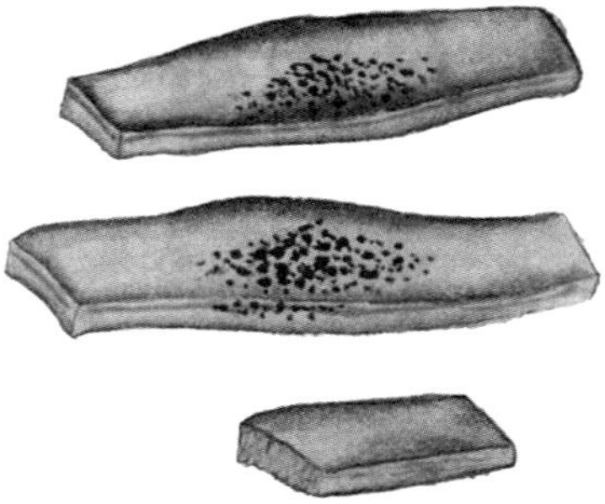

鐵華粉

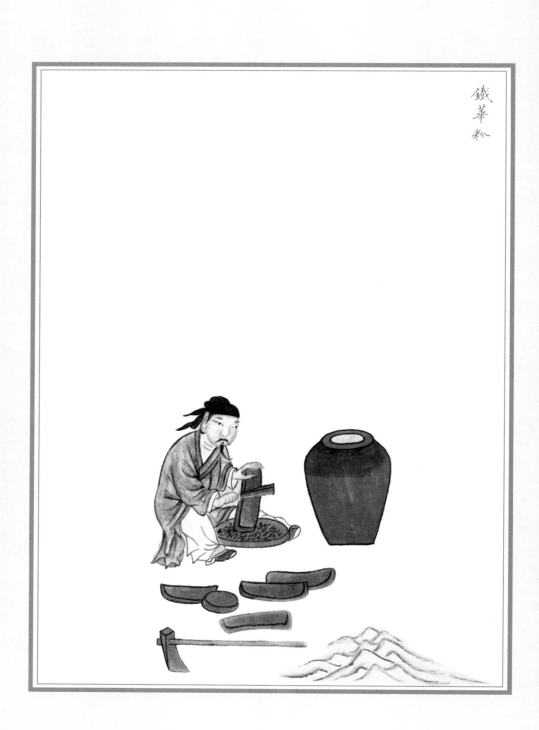

鐵精

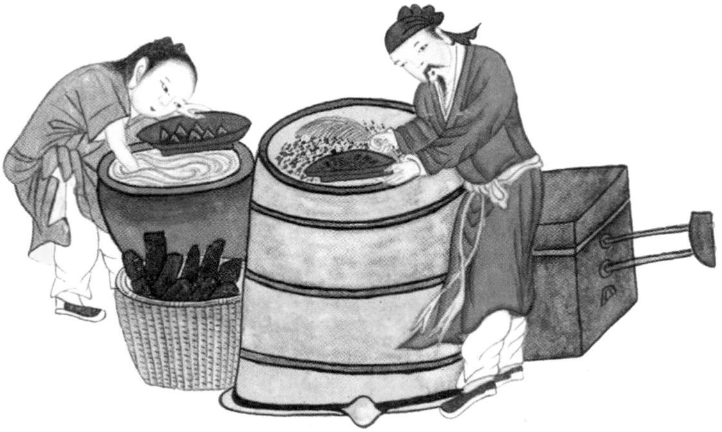

鐵漿

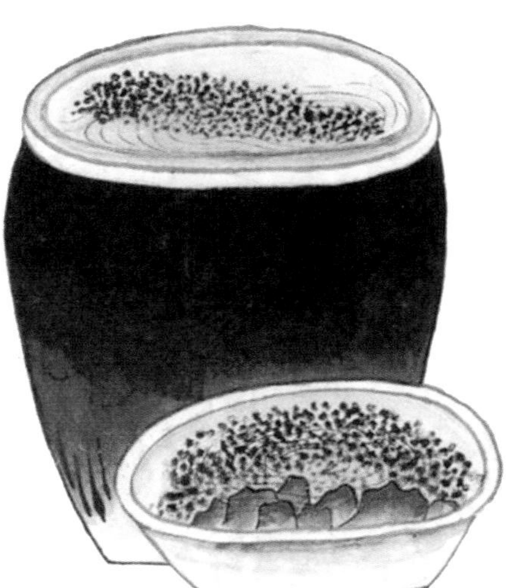

秤錘

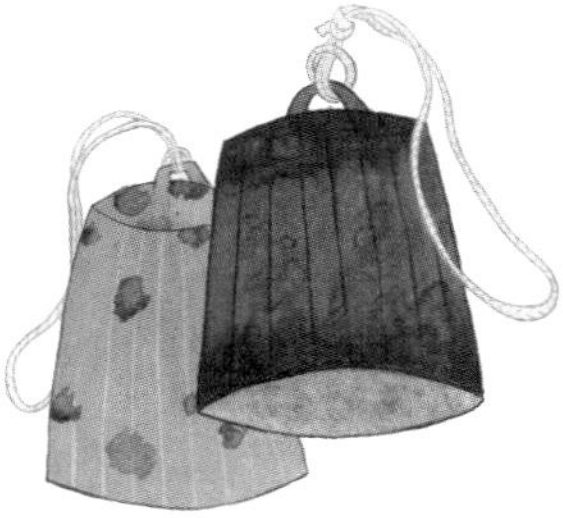

馬銜

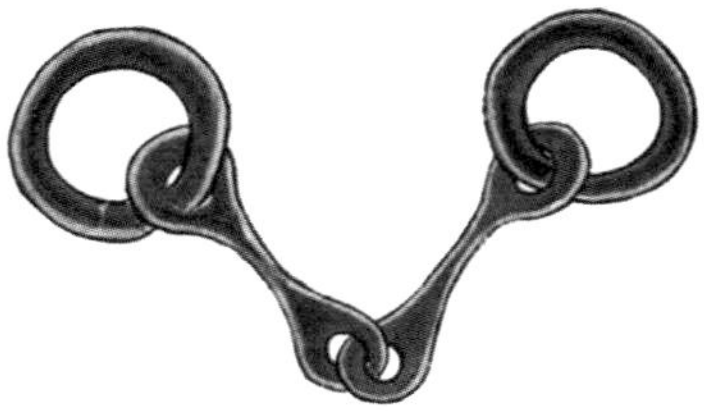

車轄

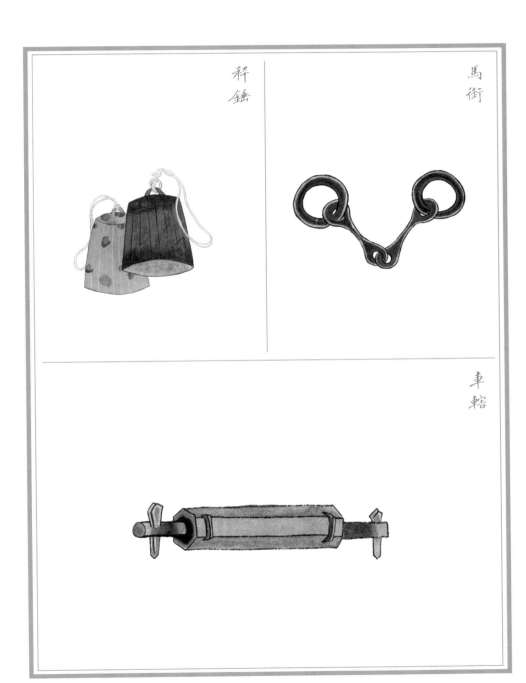

釭中膏

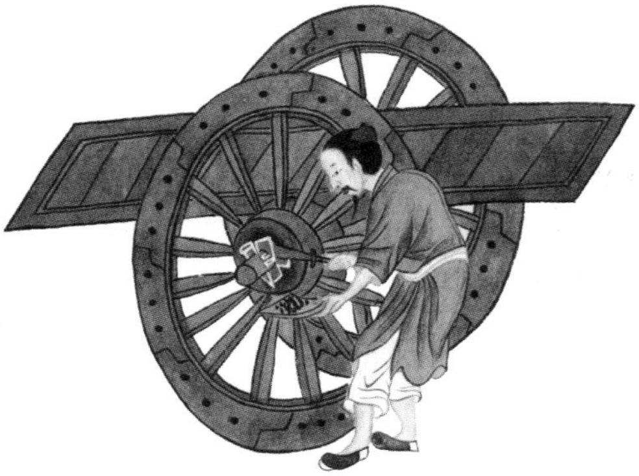

車脂

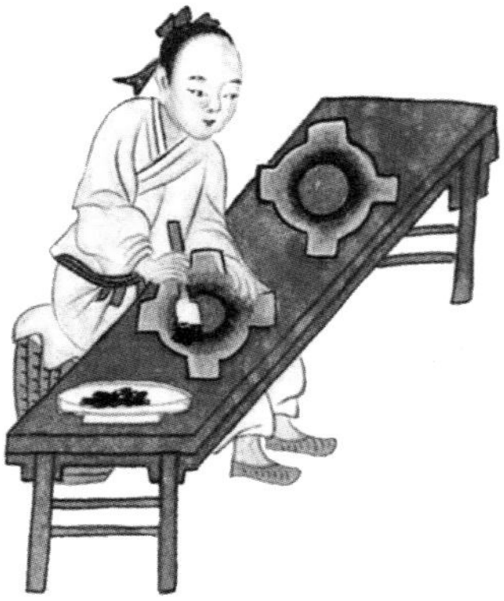

銀膏

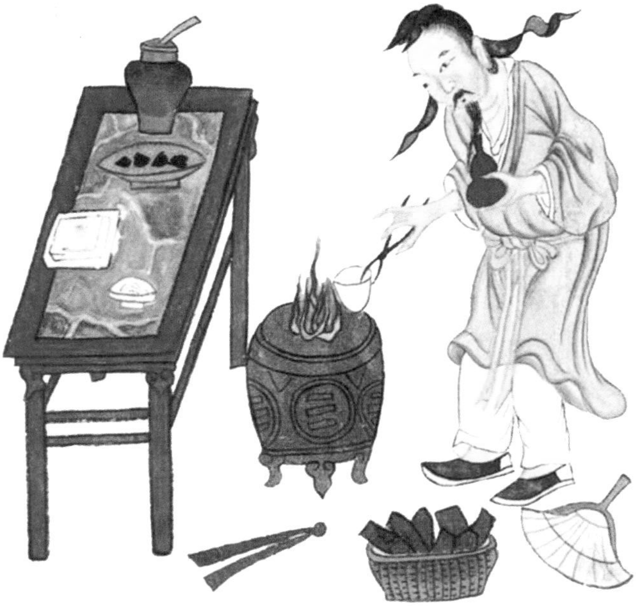

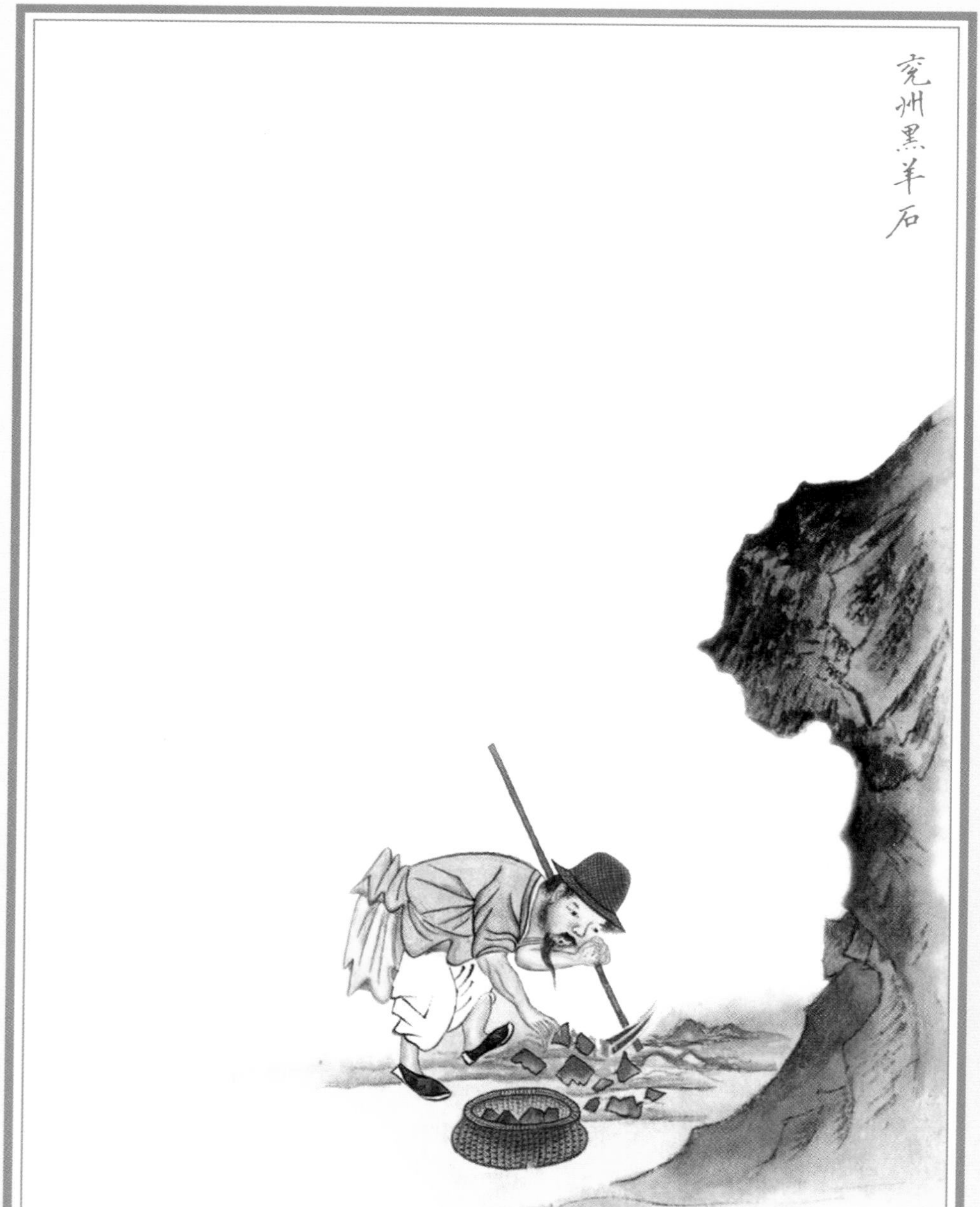
兖州黑羊石

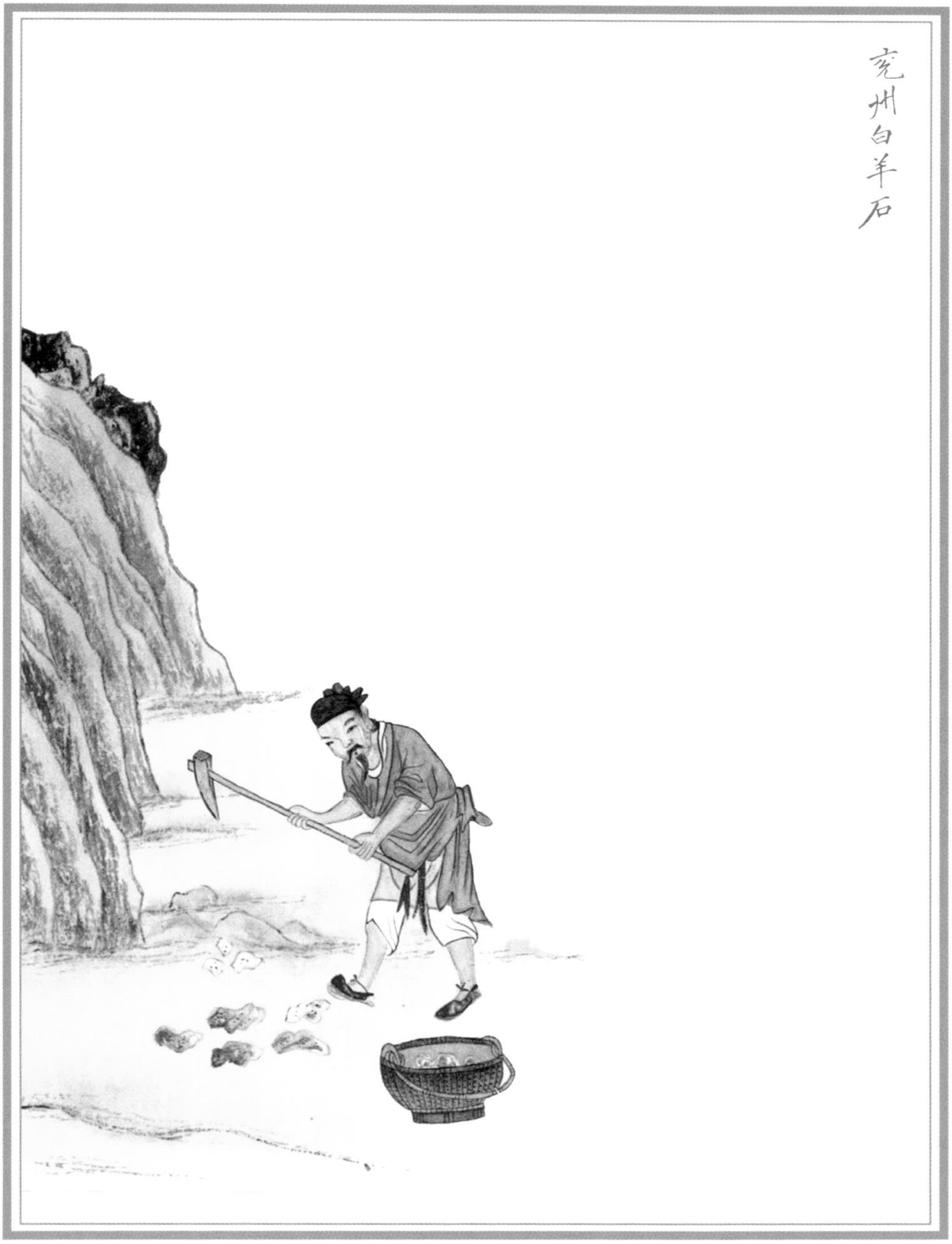
兖州白羊石

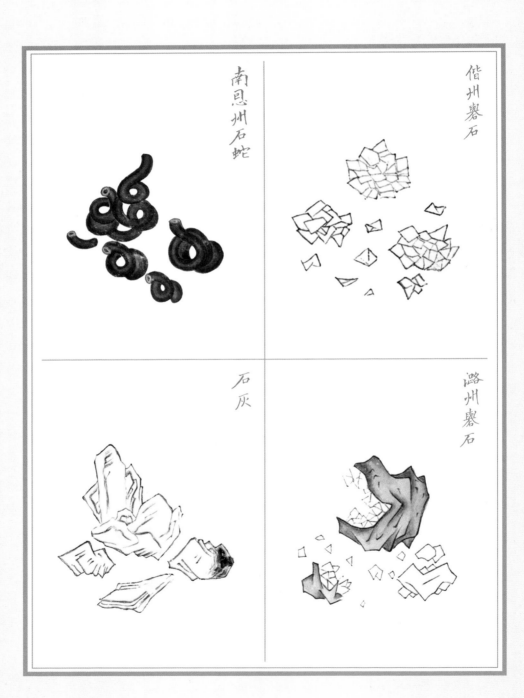

偕州礜石

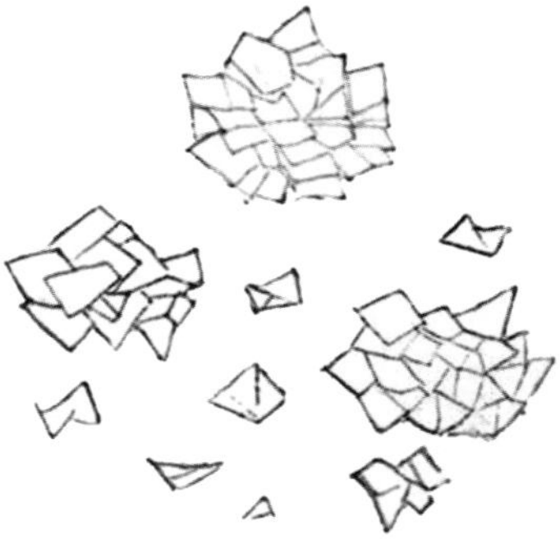

南恩州石蛇

潞州礜石

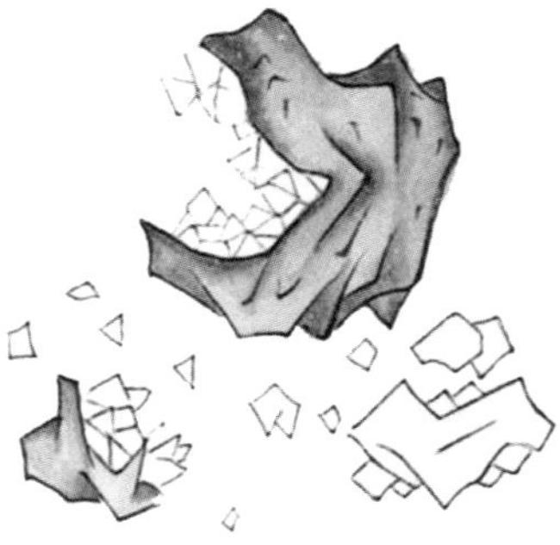

石灰

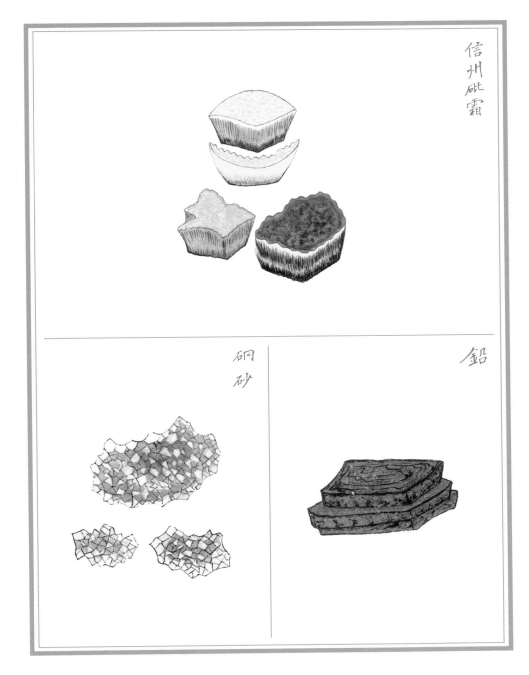

信州砒霜

碙砂

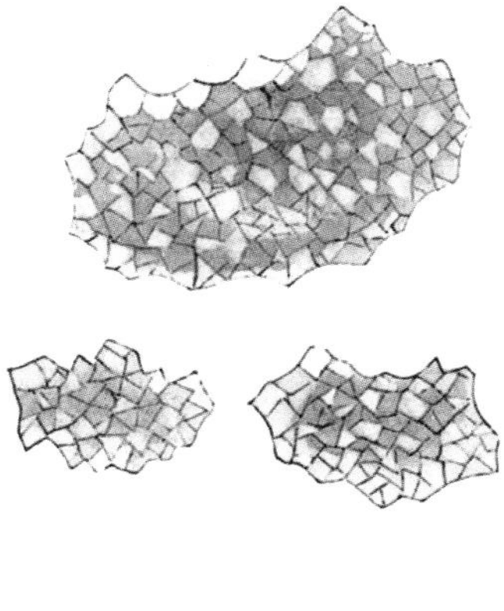

鉛

鉛丹

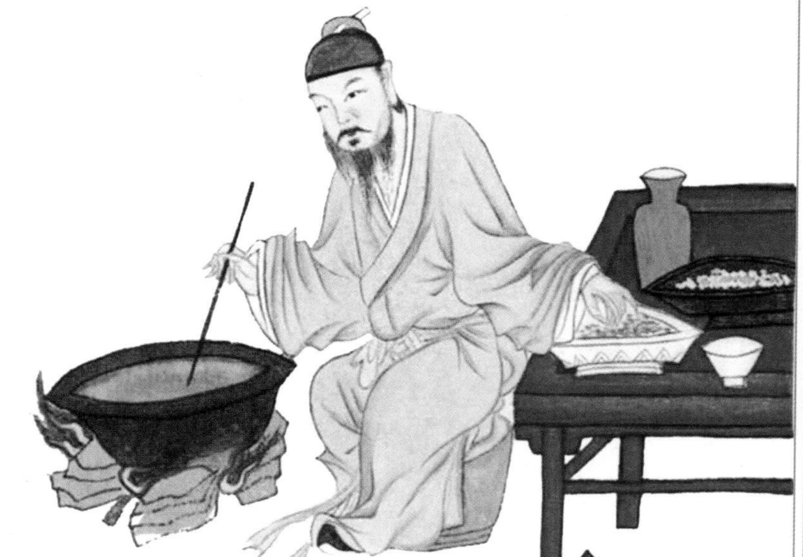

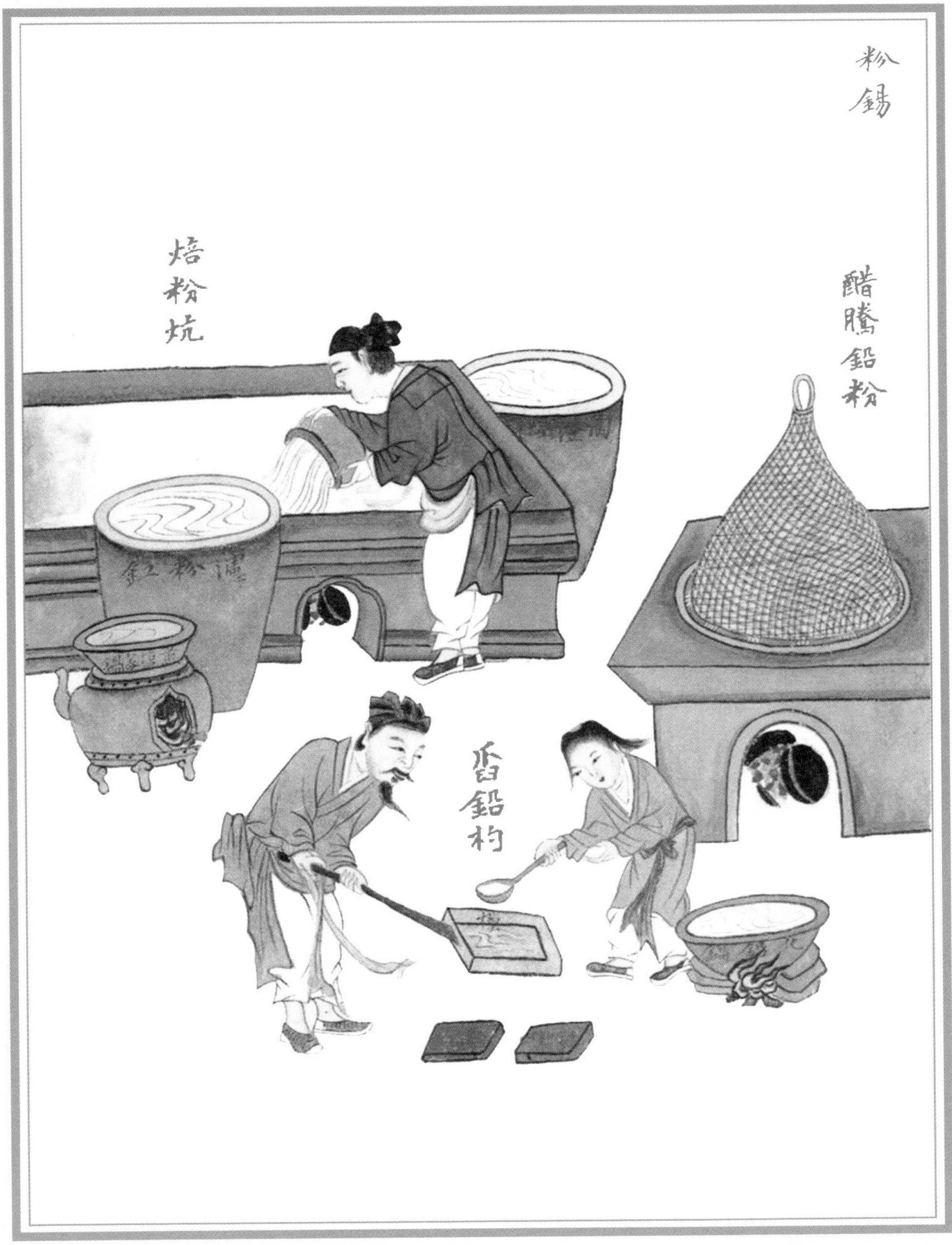
粉錫
焙粉炕
醋騰鉛粉
舀鉛杓

锡灰

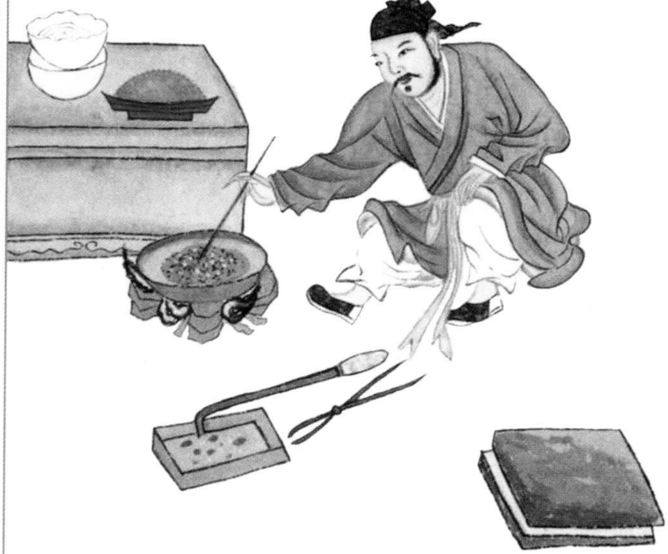

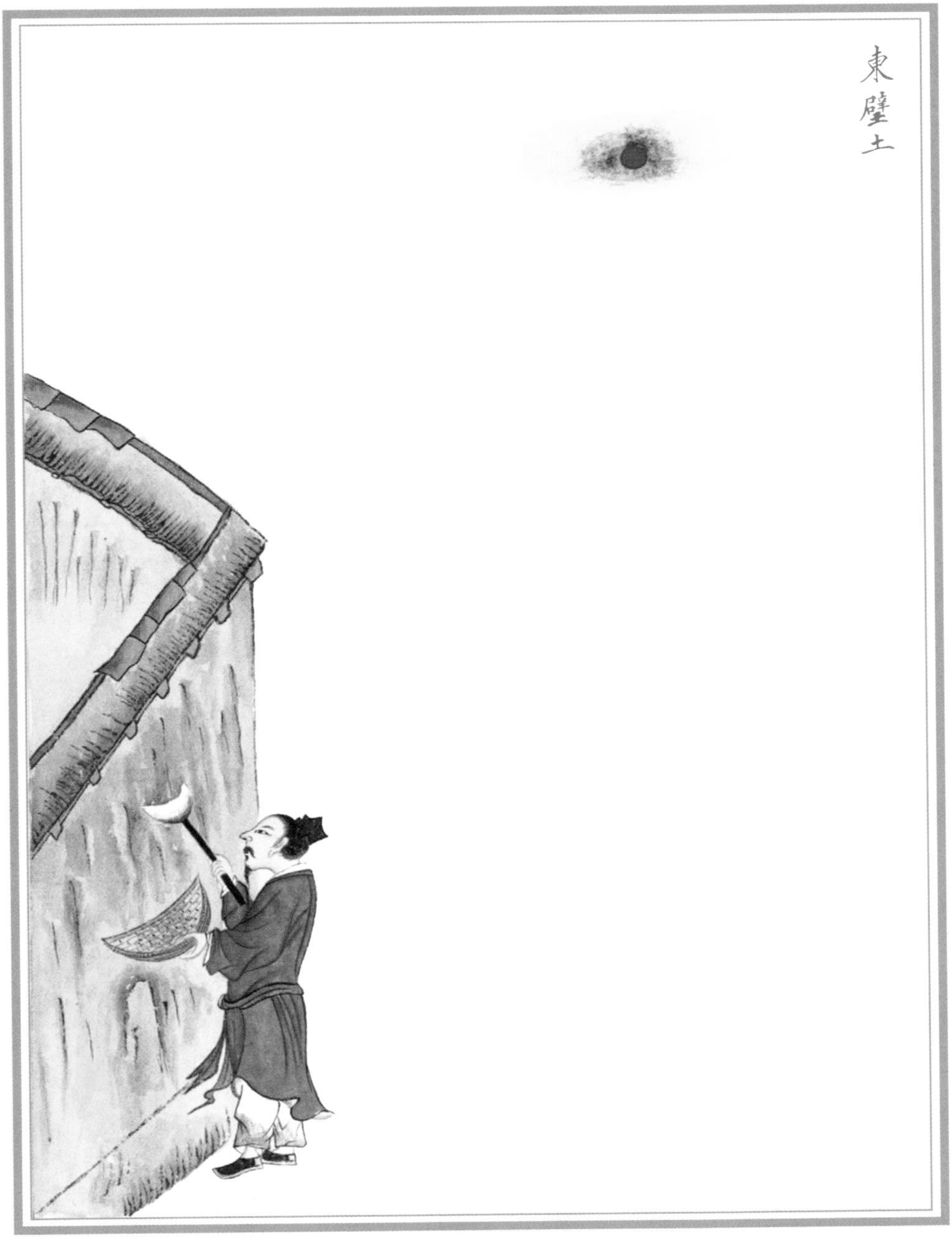
東壁土

赤銅屑

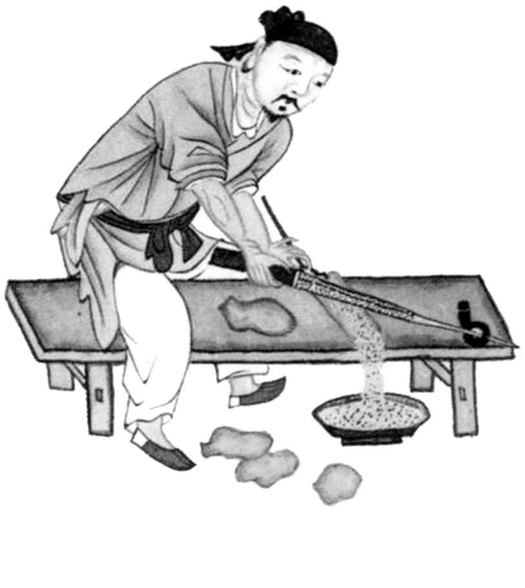

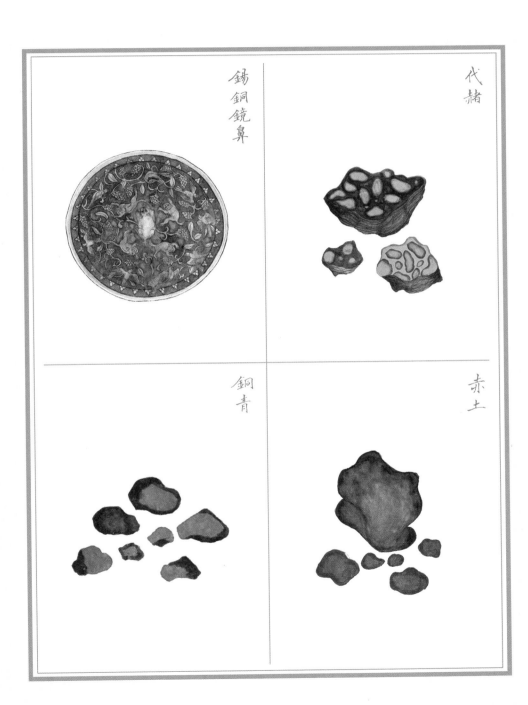

代赭

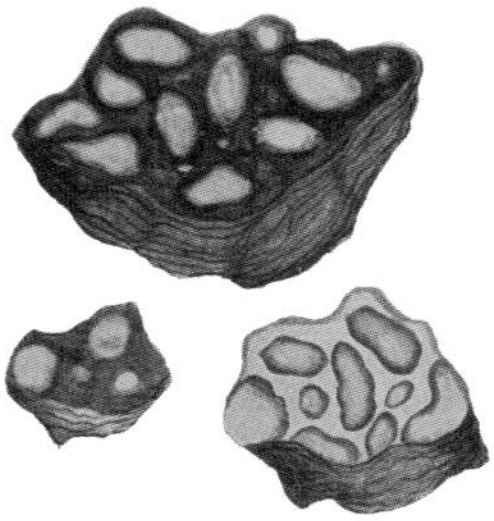

錫銅鏡鼻

赤土

銅青

永州石燕

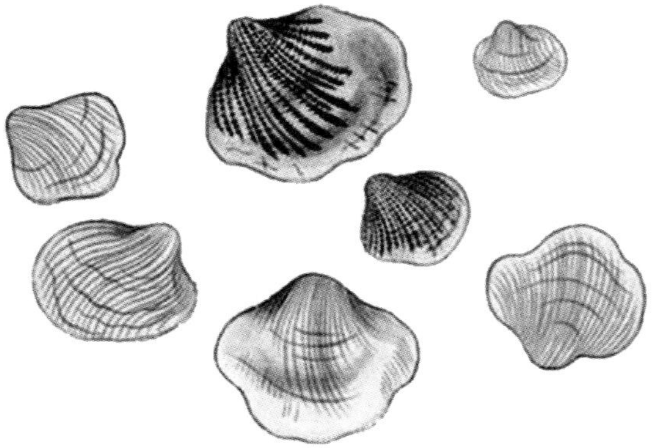

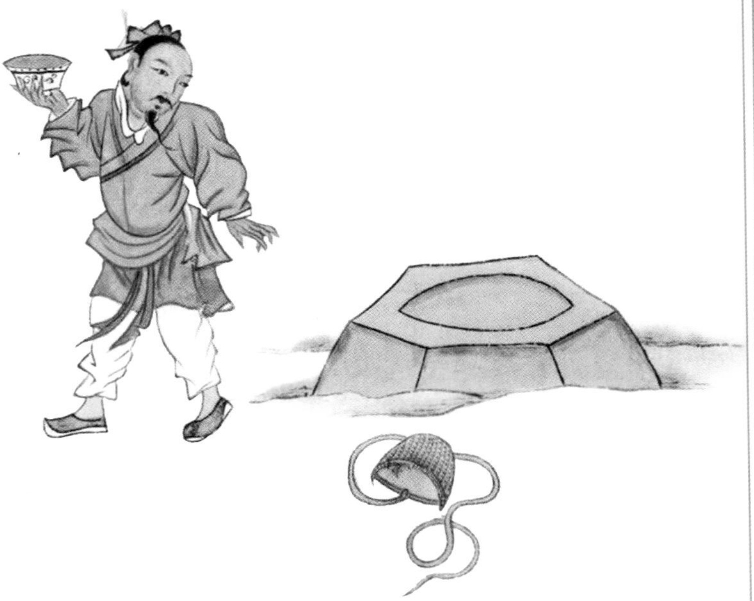

井華水

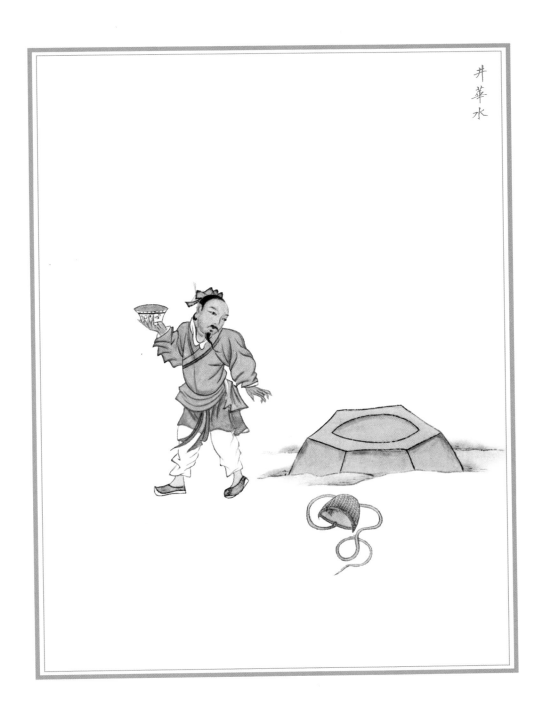

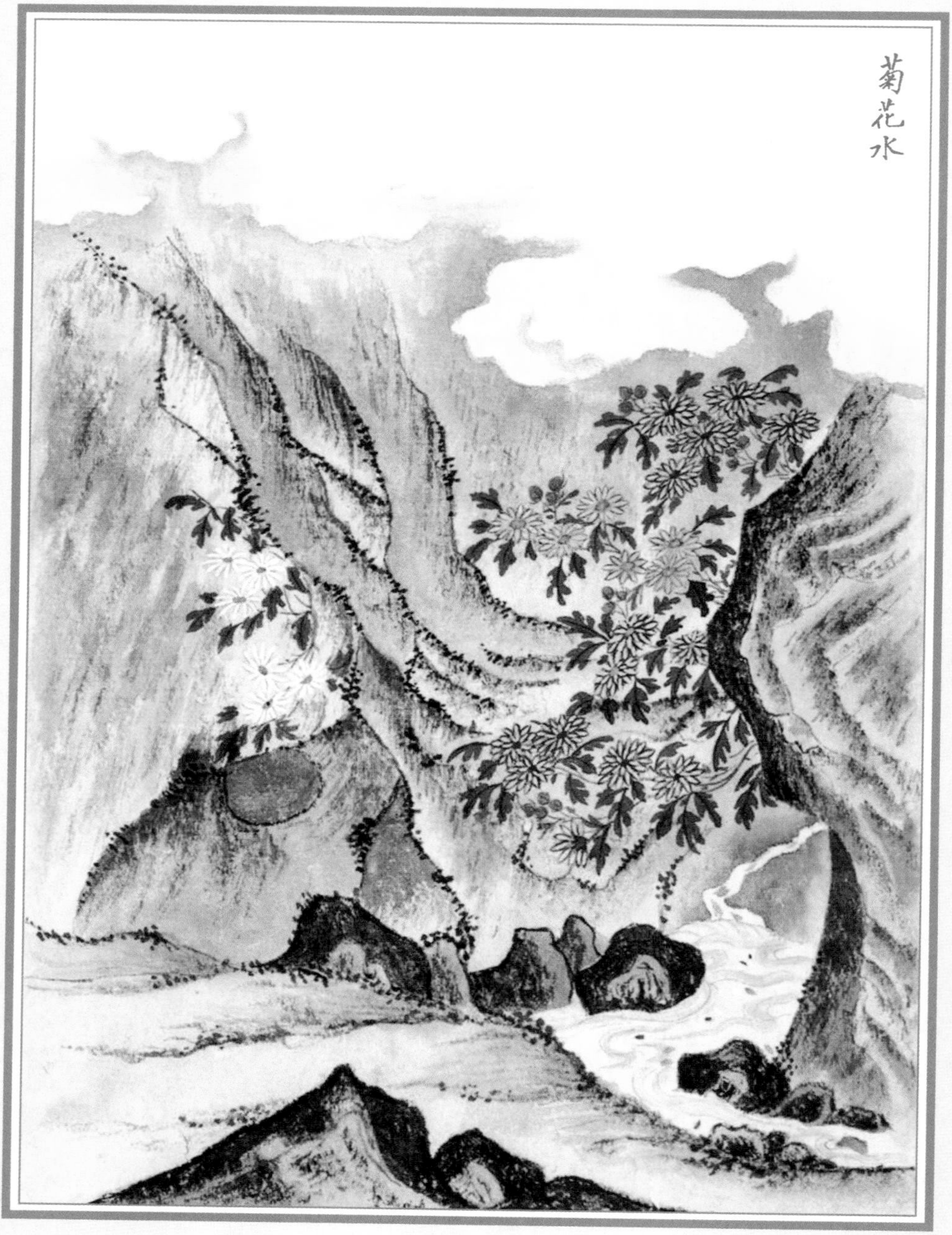
菊花水

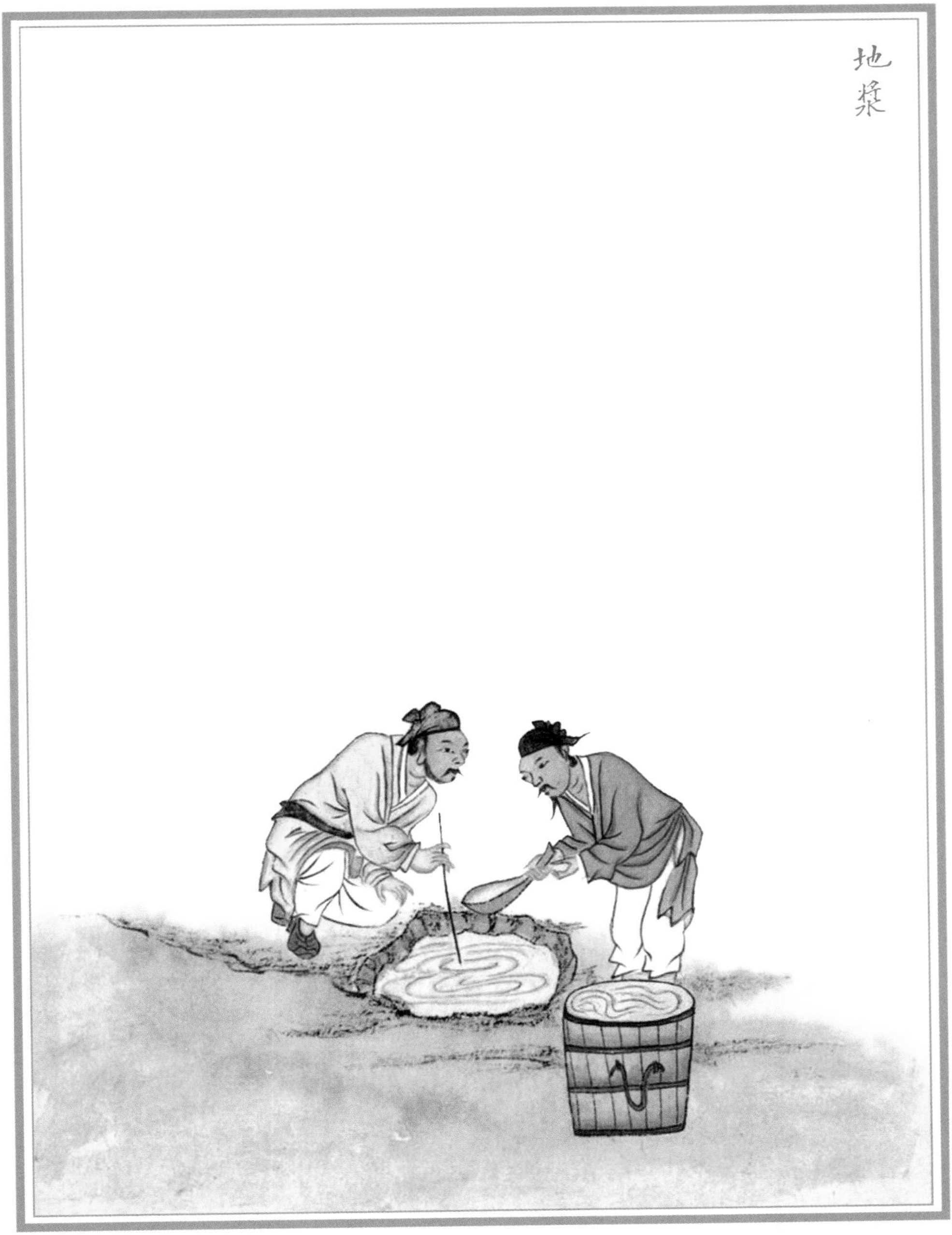
地浆

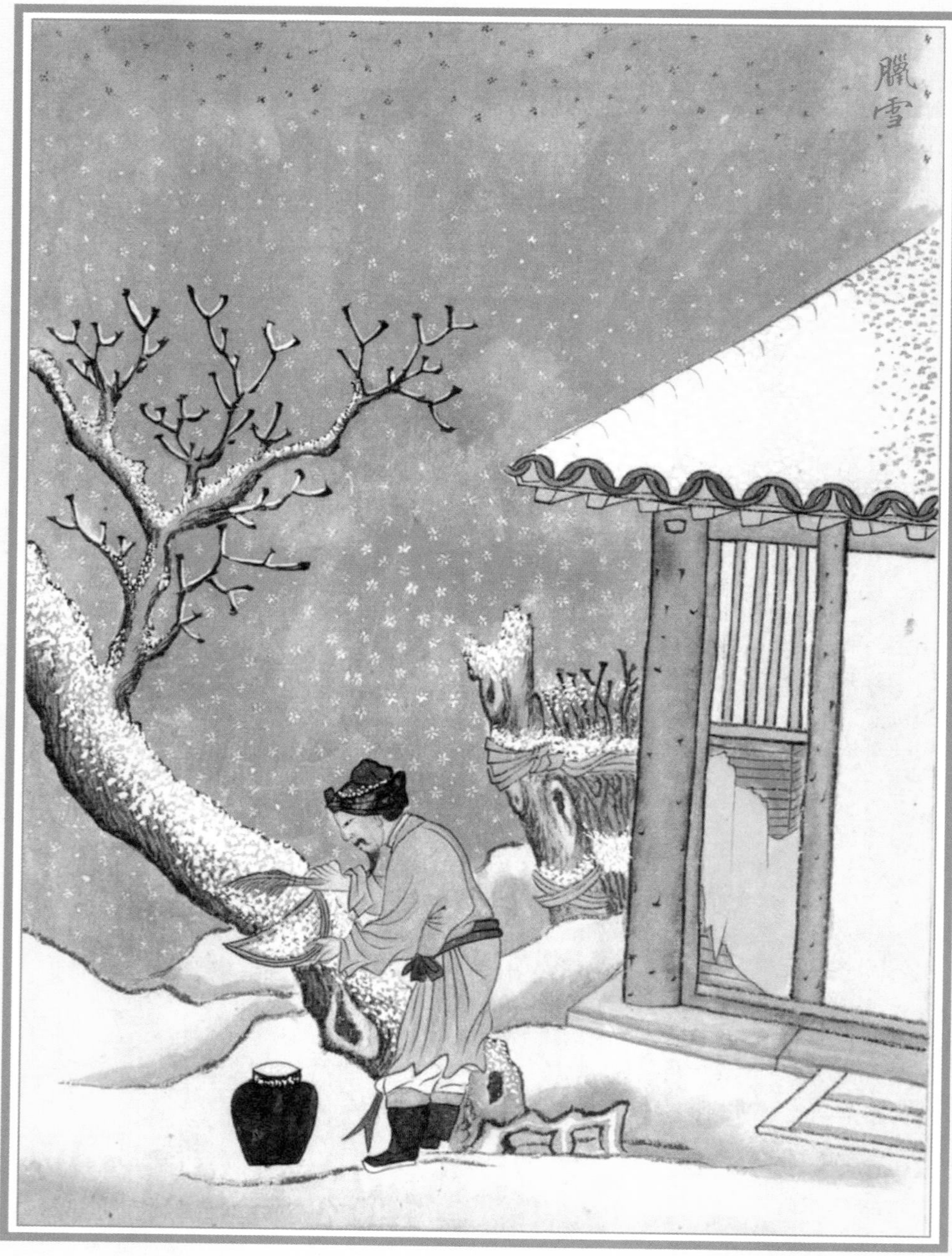
臘雪

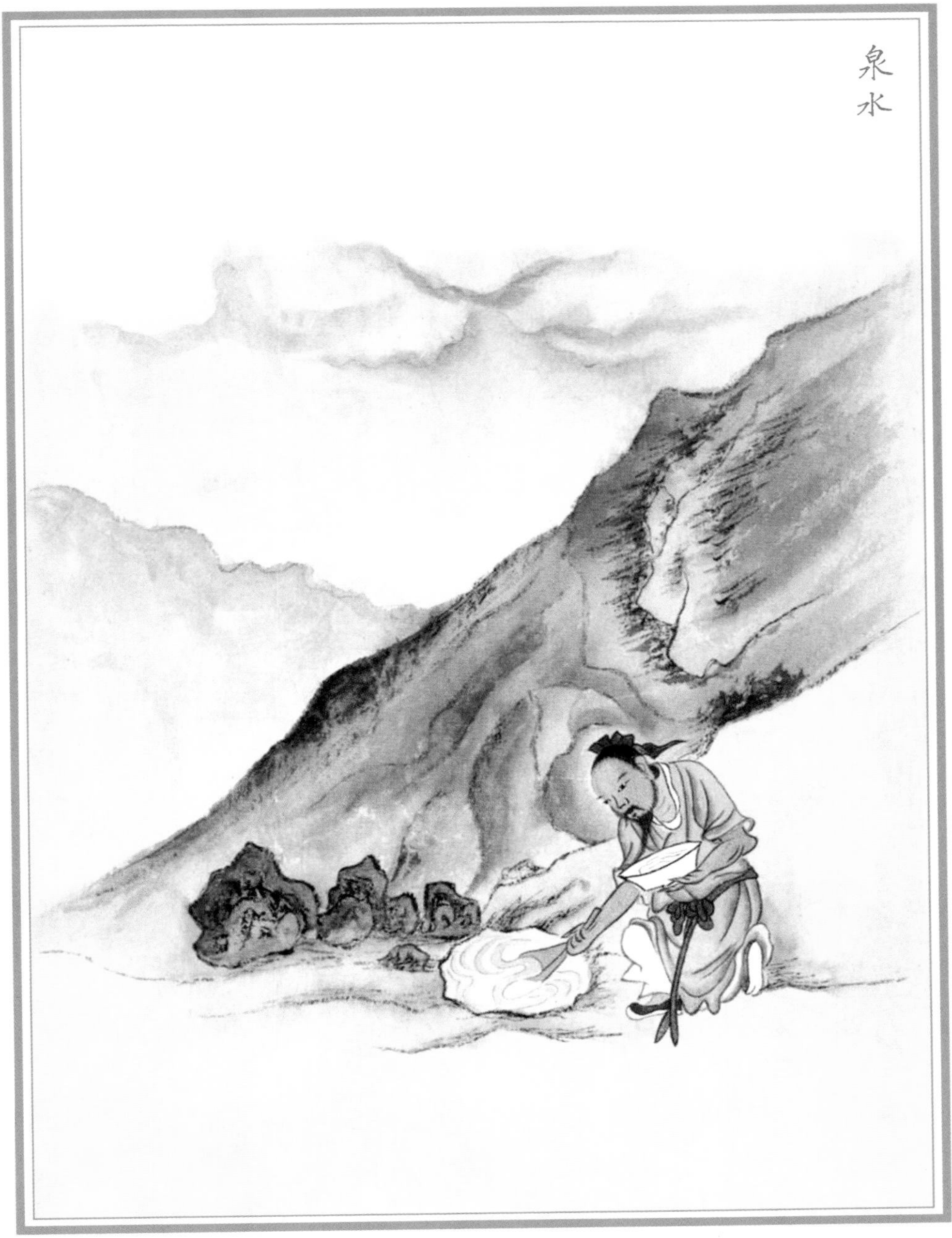
泉水

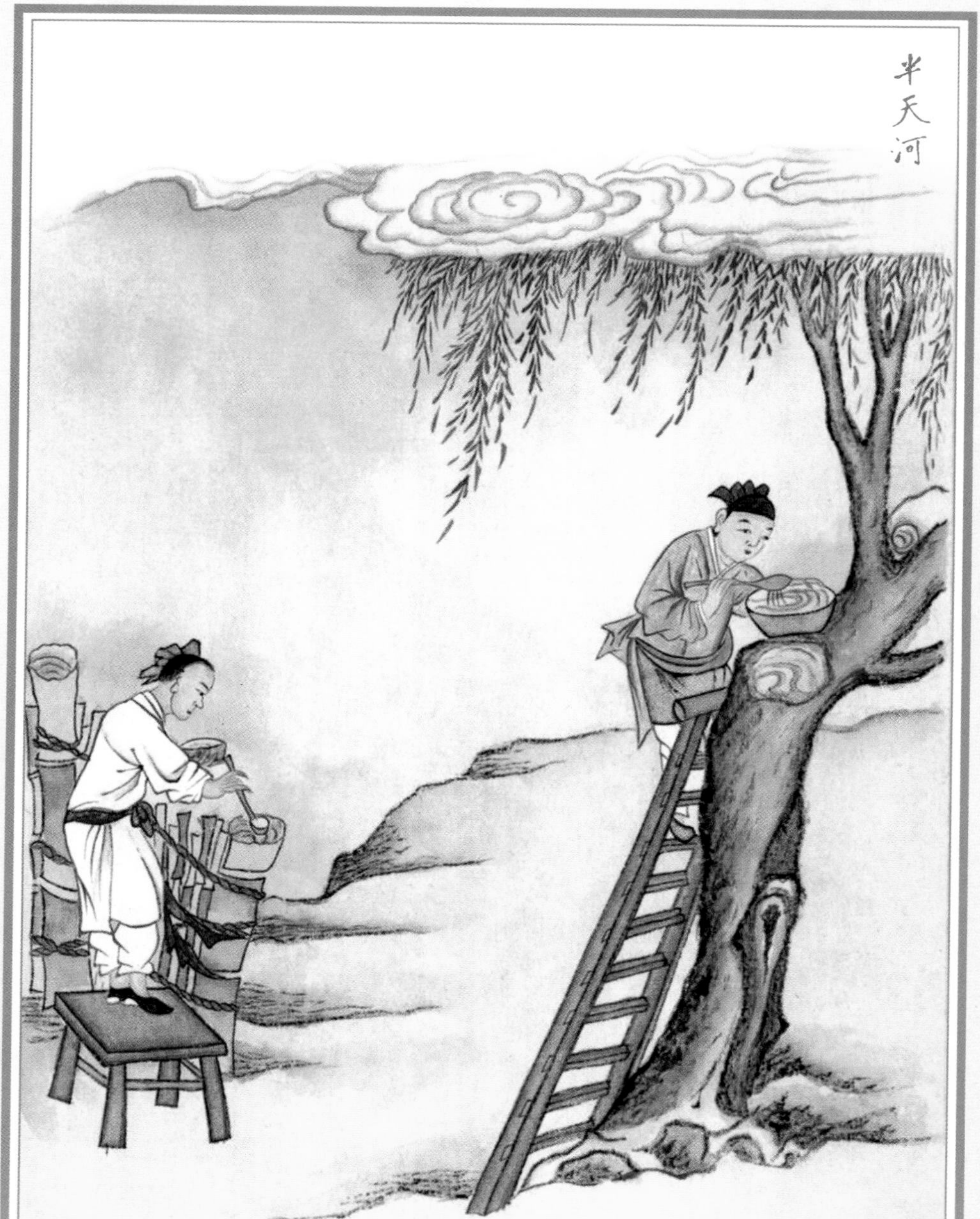
半天河

白堊

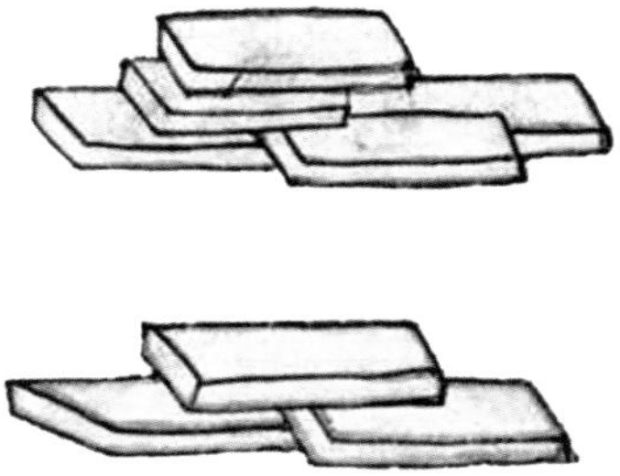

青琅玕

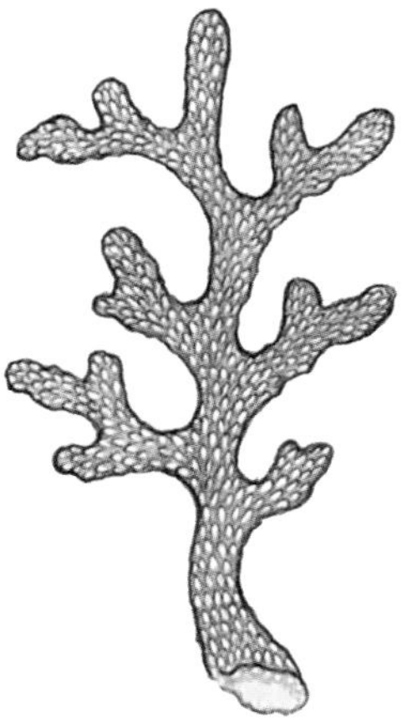

铜矿石卤　斟酌而用

“金石部”卷三，收录药物二十七种，皆属《本草品汇精要》卷六“玉石部下品之下”，品类较为庞杂。除自然铜、铜矿石等金属，以及铜弩牙、古文钱等人工制品外，多为自然界各种岩石矿物，又有个别如东流水、升粉霜等亦归入此卷。

从地质学角度，自然铜应指天然生成的铜矿，但根据历代本草的记载，考证其产出环境和形态特点，却有黄铜矿与黄铁矿两种可能。又据与之同类的“火山军”“銗石”都是黄铁矿，并结合宋代以后治疗骨折的有效方剂中所用自然铜大多是黄铁矿，使得现代中药学与药典皆将黄铁矿作为自然铜的药物来源。另外，中药中的铜化合物还有多种，如属上品药的石胆、空青、曾青、绿青，属中品药的绿盐，以及属下品药的赤铜屑、铜青等，其归类原则或与其来源与形质有着一定关系。

铜制品也曾经用来入药，如铜弩牙，按陶弘景所言，“即今所用射者是也”，而且“古者弥胜”，其图所示便是弓弩上的用于发弦的铜制机括，用法是烧红后浸入酒、水或醋中，饮用其汁，认为可治疗难产、闭经及误吞铜铁而梗阻等症。又如古文钱，《本草品汇精要》的原图谱绘有两枚圆形方孔的五铢钱，而文俶此图又补绘有“货泉”与“大黄布千”两种新莽年间的钱币。古钱药用可以煮水、磨汁、用盐卤浸泡或烧红醋淬使用，外用点眼治疗翳障赤肿，内服治疗难产腹痛、小便淋漓不通等症。铜制品可入药，其实药效主要来源于铜锈中的碳酸铜和硫酸铜。但由于锻造时成分不纯，此类铜制品中多含有锡或铅，存在一定毒性。

由于认识的局限，古人难以准确地分辨各种矿石类药物的成分，主要是通过它们的形态特点来命名，又从长期的使用经验中总结出疗效。如金牙，出产自蜀汉江岸的岩石中，本为金色，入水日久变黑色，古方有金牙酒、金牙散，有舒筋骨、暖腰膝的功效，但其具体成分不明。金星石与银星石，因石质如金色或银色麸片而命名，实际与礞石一样皆属云母类矿物，煅后水飞为粉末，可解毒止血。又如不灰木，色青白，形似烂木，但烧之不燃，研粉外敷可治疗热疮，多与滑石共生，现代研究认为其属硅酸盐类矿物，是石棉的一种。还有二十世纪末被重新认识并作为保健品广泛开发的麦饭石，为石英岩类，色泽黄白，中有豆大或米大的粒点，如麦饭团状。其原始用法是火煅后醋淬，研成细末，外涂治疗疮疡痈疽。现代对其成分、吸附性和离子交换性等进行了深入研究，认为麦饭石有抗毒、增强免疫、促进骨折愈合、抗疲劳与耐缺氧等多种作用，可弥补传统本草记载之不足。

但古书中对某些药物来源的误解也被长期沿袭，如蛇黄，后多称“蛇含石”，从唐代《新修本草》开始便记载是从“蛇腹中得之”，李时珍认为蛇黄和牛黄的产出类似，只是更为难得，并反对蛇黄是蛇冬眠时含土一块，至惊蛰时化为黄石而吐出的说法。本图谱所绘蛇黄为青、赤、黄、黑等彩色弹丸状，是依据《唐本草》的描述而设。据现代考证，蛇黄是褐铁矿或黄铁矿的结核，即与常用的矿物药禹余粮成分相似，可能在南方某个产地同时多蛇，便形成了这种看法。

该卷图谱中还绘有一小童手捧黑色瓷罐，其中装的便是“石脑油”。石脑油又名石漆、石脂、火油等，是石油的原油。人类对石油的利用历史悠久，古埃及、巴比伦及波斯等国均有记载。我国的石油最早产自西北，《汉书·地理志》中说“高奴有洧水可燃”，即陕西一带有原油出产；北魏郦道元《水经注》称西晋《博物志》记载甘肃酒泉亦出石油，“水有肥如肉汁，取著器中，始黄后黑，如凝膏”，并已作为燃料与润滑剂使用。北宋沈括经实地考察，将其正式命名为“石油”，并预言“此物后必大行于世”（《梦溪笔谈》）。最早收录石脑油的本草书籍为《本草拾遗》，但没有记载使用方法，至北宋《嘉祐本草》始将其列于“玉石部下品”，认为“主小儿惊风，化涎”，后又有杀虫治疮的功效，但一般只为外用，不作内服。

在传统本草的“金石部”中，也保留了大量丹药的冶炼法，与道家的炼丹术一样，是我国早期开展化学实验的记录，为古人通过实践得出的宝贵经验。如在汞及其化合物的炼制过程中，通过熬炼天然矿物丹砂而得到单味汞，即是水银；将水银和硫黄一起升炼，制成红色的人工硫化汞，便是灵砂或银朱；将水银与矾、盐混合置于炉内，上覆瓦盆，再用升华法炼制，扫取凝结在盆底的白色雪花状结晶，即是水银粉，又名轻粉、银粉、扫盆等，成分为氯化亚汞，即甘汞；但若在炼制中加入火硝这一强氧化剂，或提升矾的比例，所得者便是粉霜，又名水银霜，葛洪《抱朴子》中称为“白雪”，成分为氯化汞，即升汞，其毒性剧烈，本书中放在“玉石部下品”最末一味。这些不同的炮制法在图谱中均有初步体现。但以现在的眼光看，此类含汞、铅等有毒重金属成分的药物，用于外科、皮肤科还有一定疗效，若制成丹药长期内服、企盼延年益寿甚至长生不老，皆是无稽之谈。

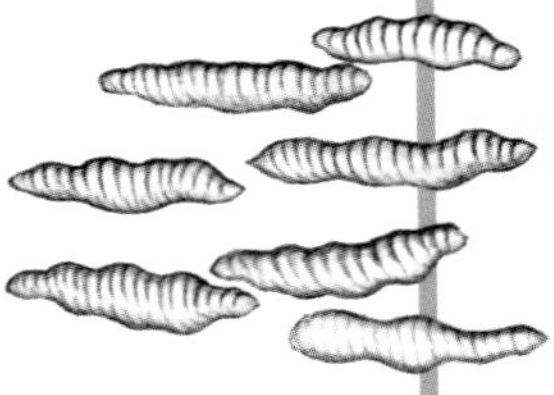

井泉石深州　　蒼石
花乳石　　石蠶
石腦油　　不灰木潞州
氣砂　　蓬砂
古文錢　　蛇黄
東流水　　炒砂研麯
昇粉霜

金石昆蟲艸木狀

自然銅 信州 火山軍　鉐石

金牙　銅鑛石

銅弩牙　金星石 幷州

銀星石 幷州 濠州　特生礜石

握雪礜石　土陰孽

礞石　薑石 齊州

麤黃石　麥飯石

信州自然銅

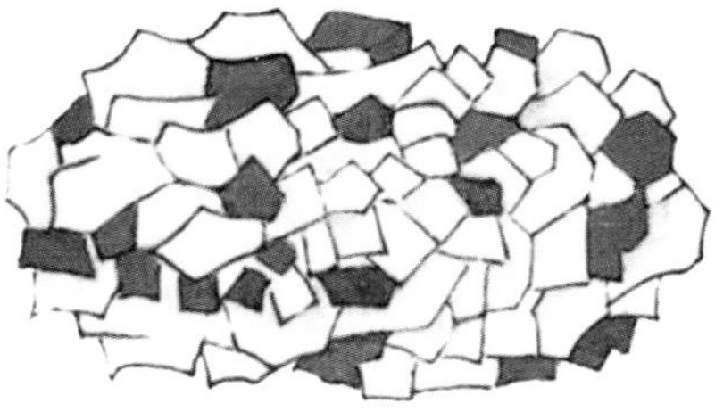

銗石

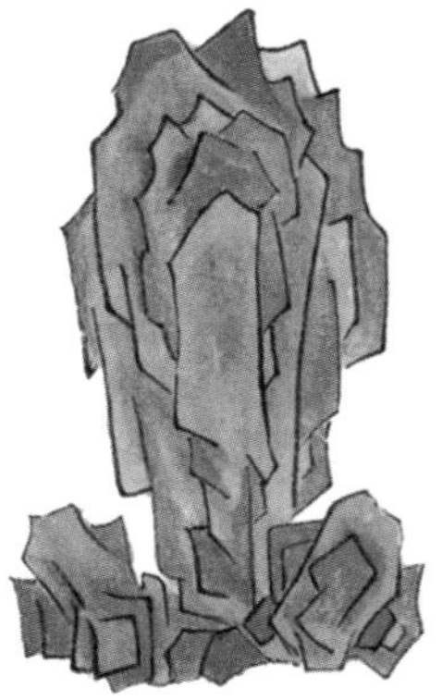

火山軍自然銅

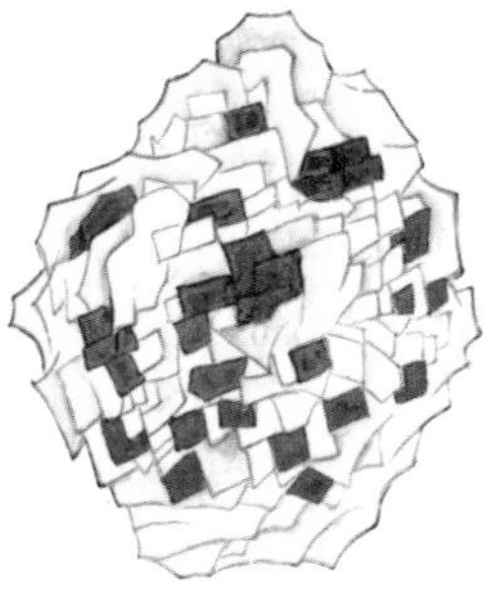

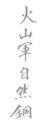

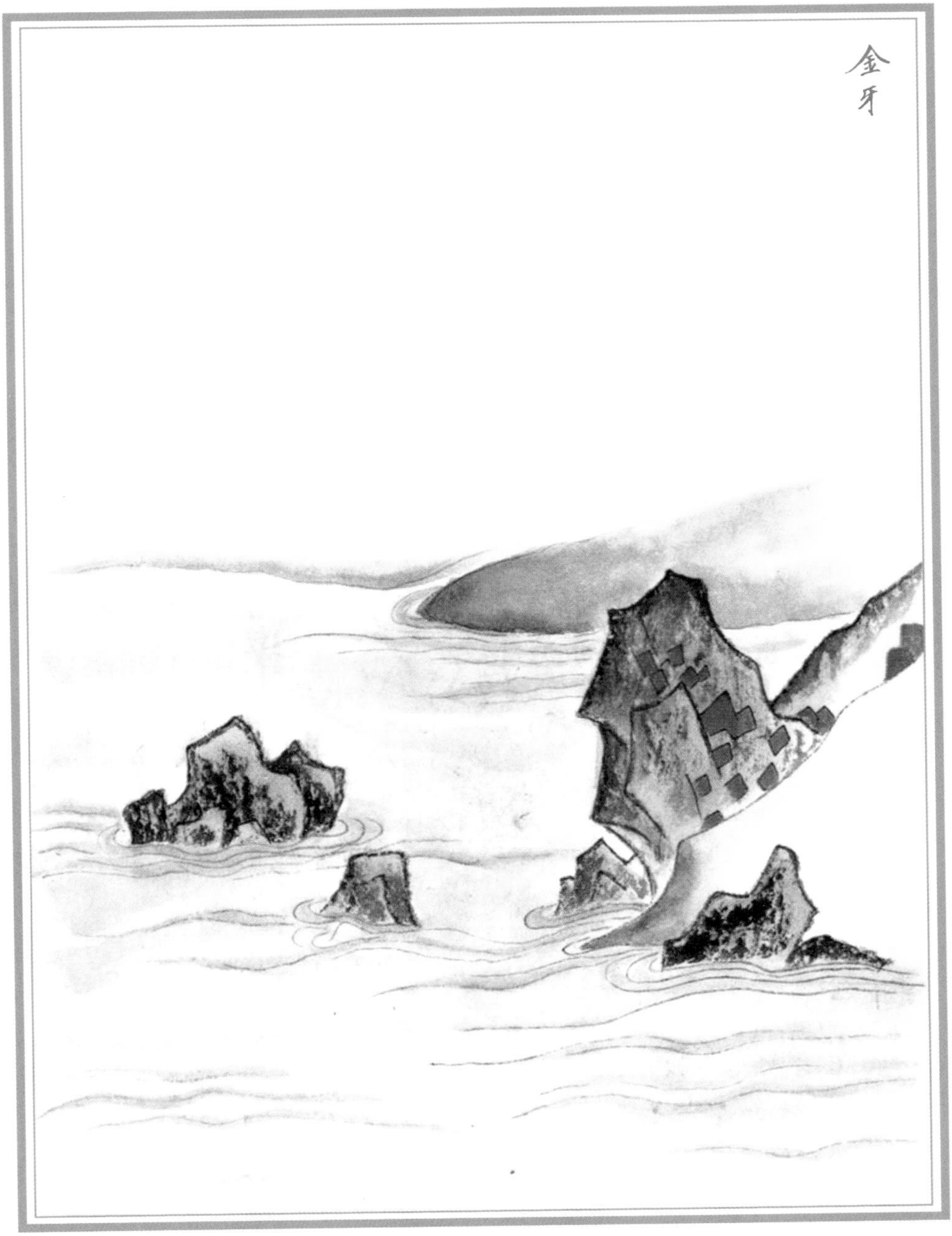
金牙

銅鑛石

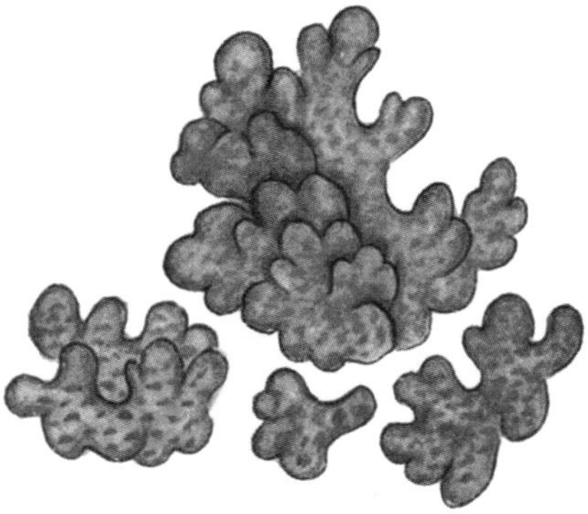

銅弩牙

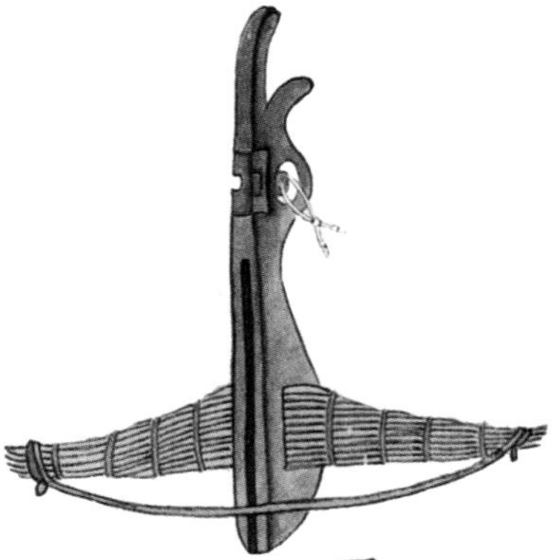

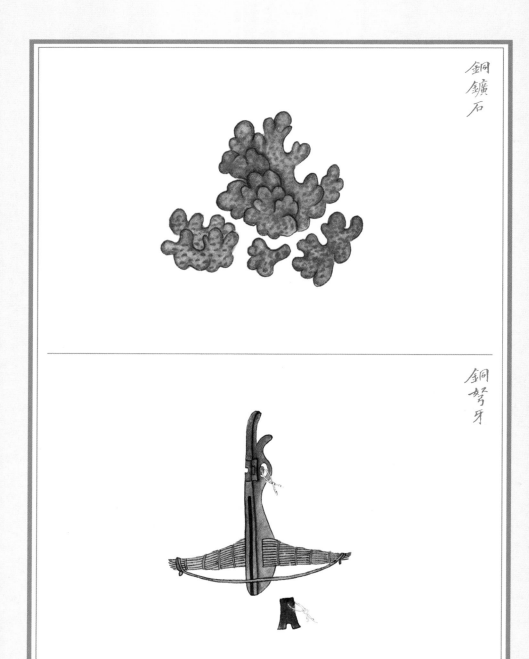

濠州銀星石

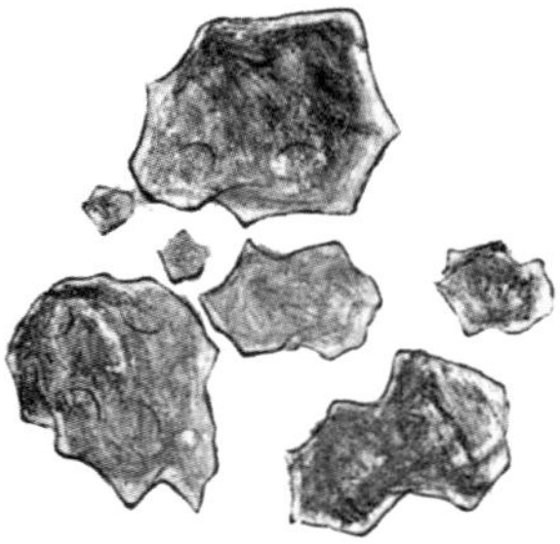

并州金星石

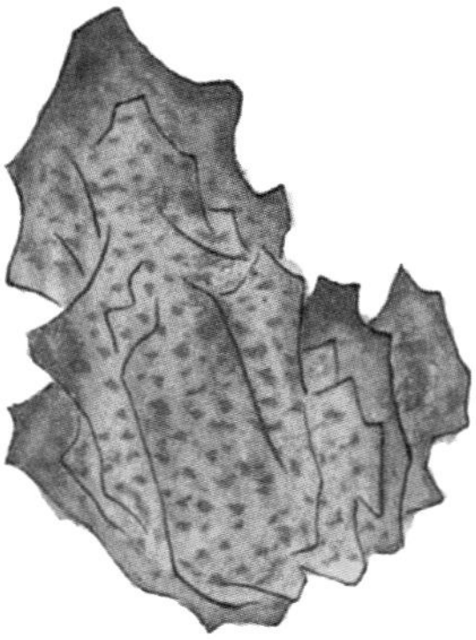

特生礜石

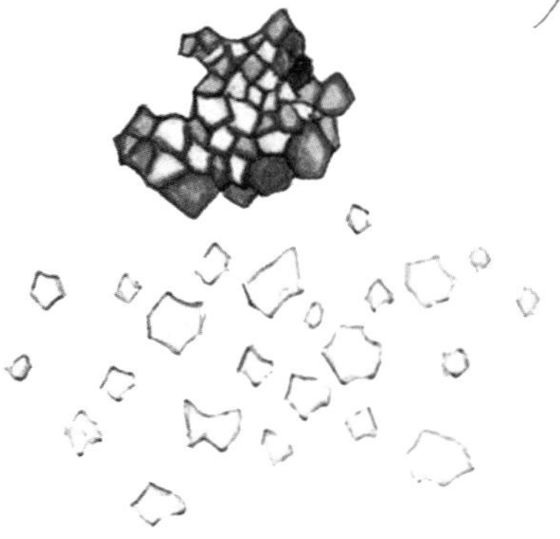

并州銀星石

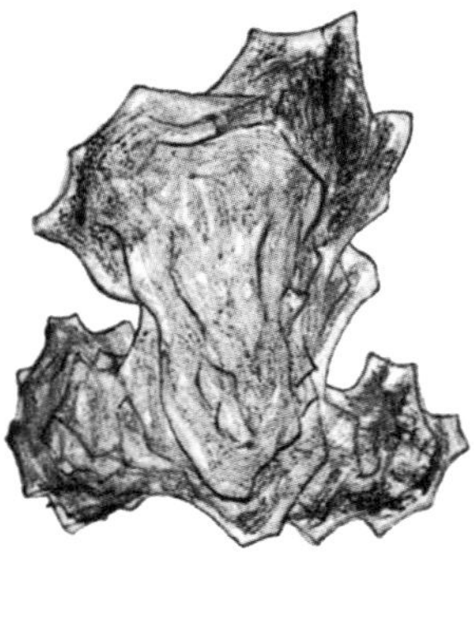

握雪礜石

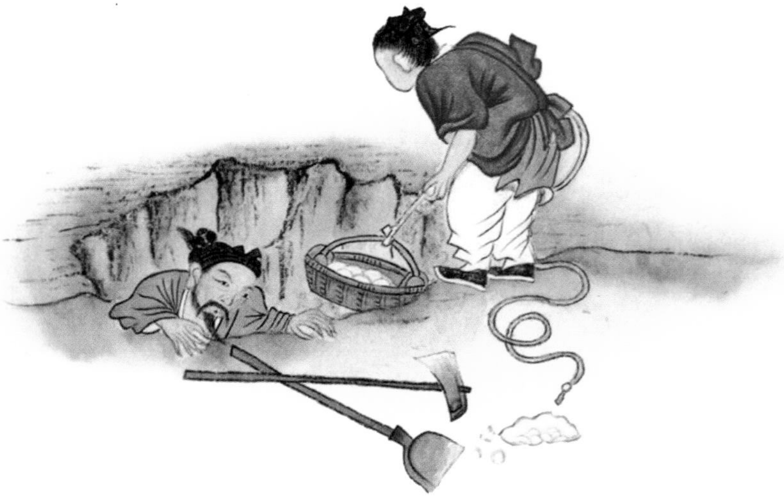

土陰孽

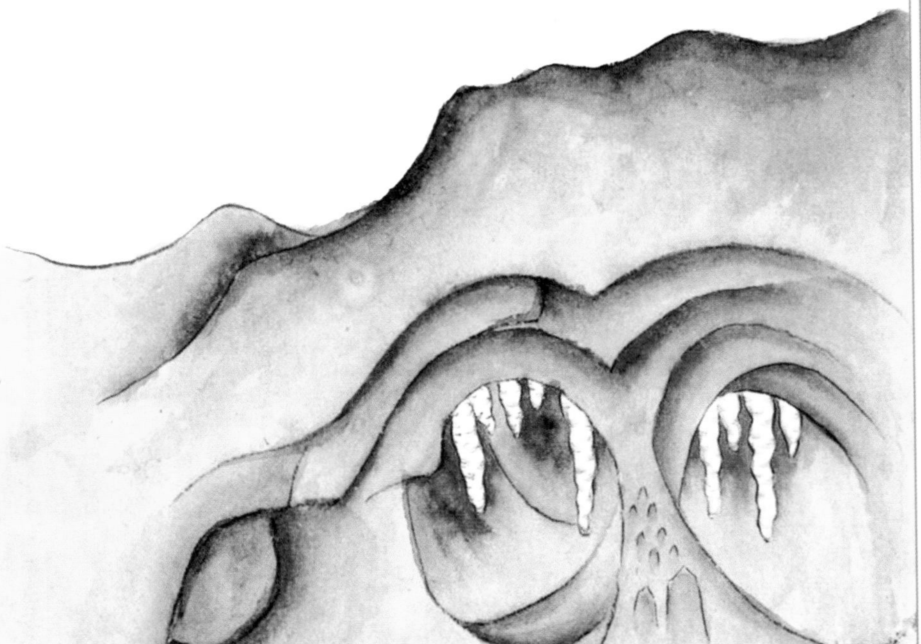

齊州薑石

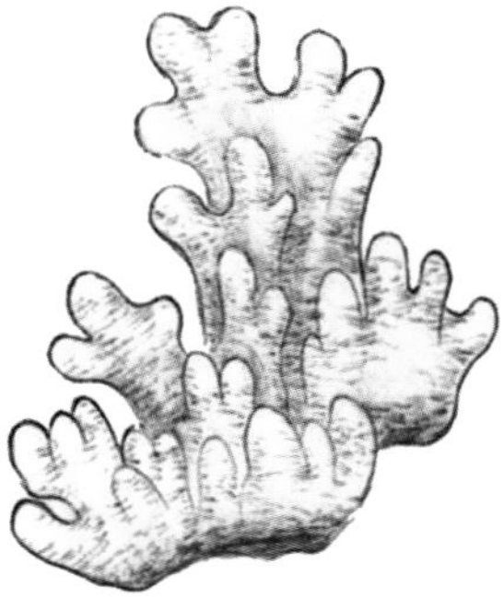

礞石

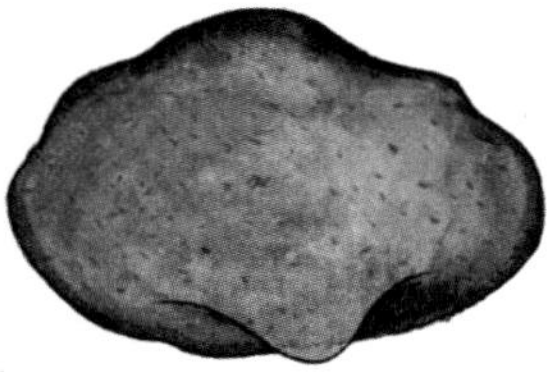

麤黃石

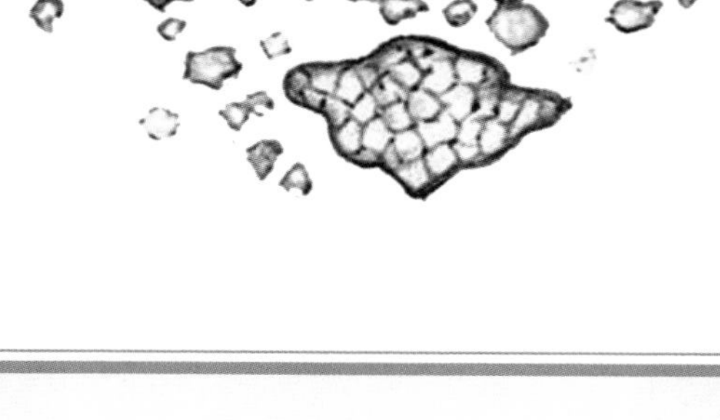

麦飯石

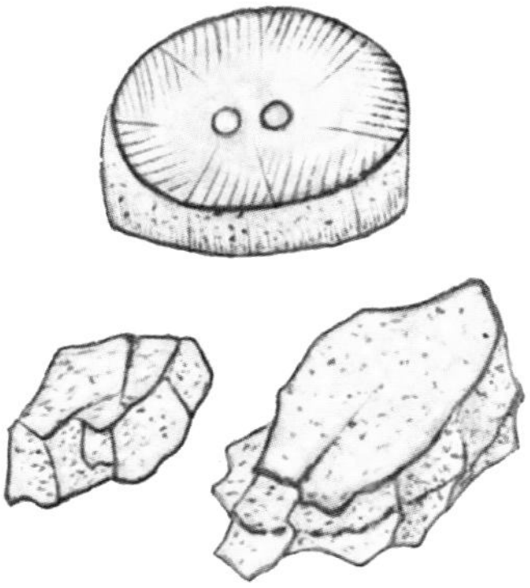

深州井泉石

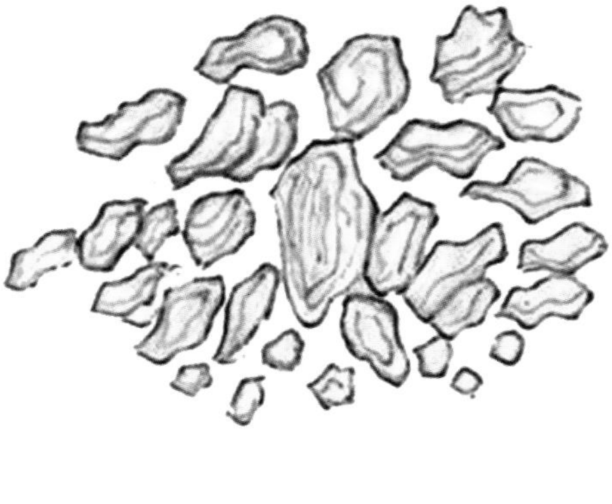

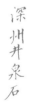

蒼石

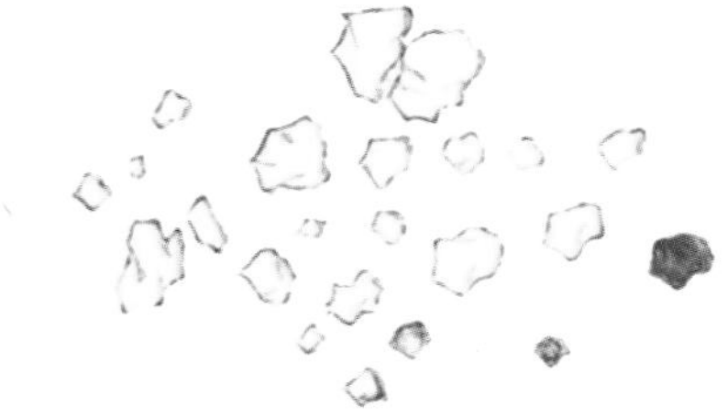

陝州花乳石

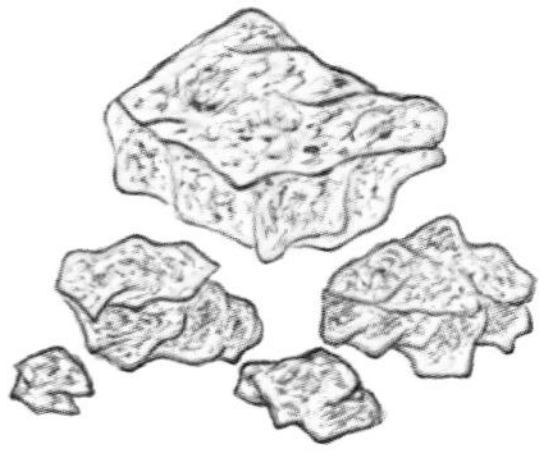

石蠶

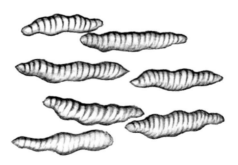

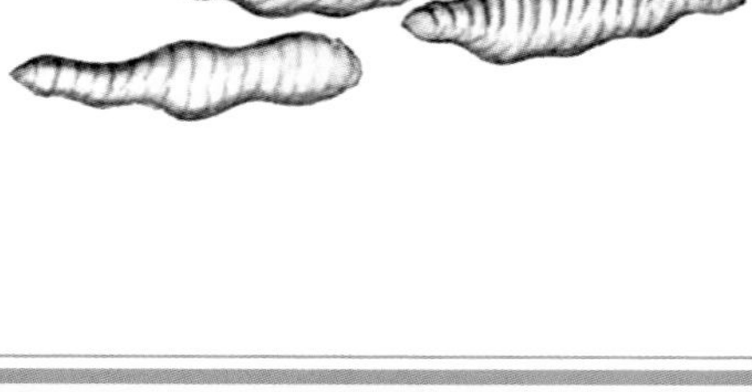

潞州不灰木

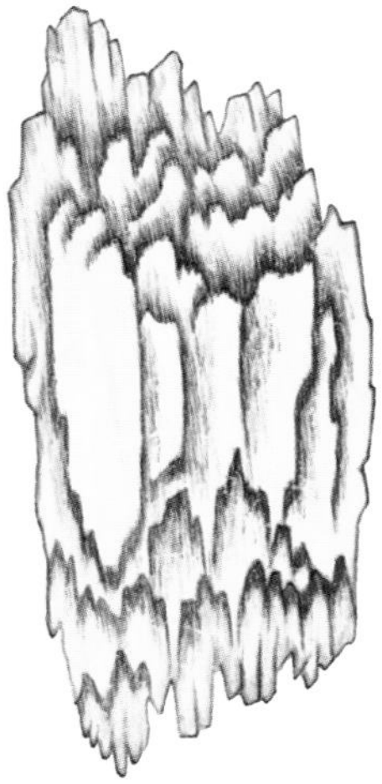

石腦油

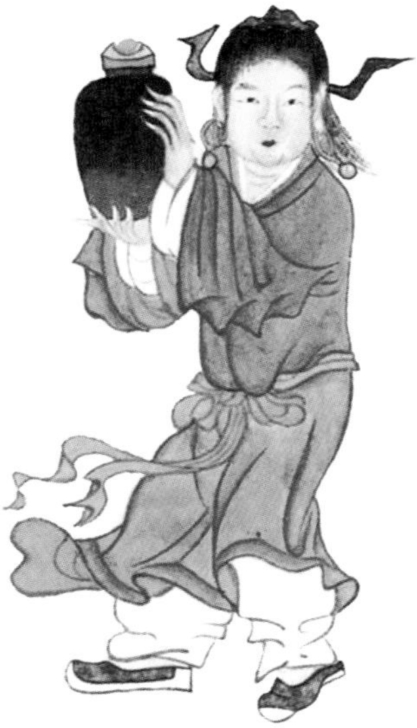

古文錢

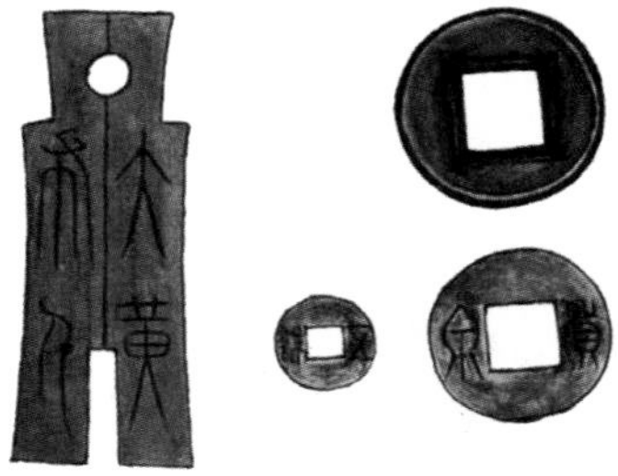

氣砂

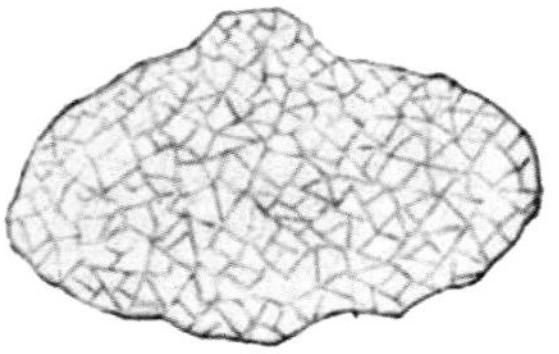

越州蛇黄

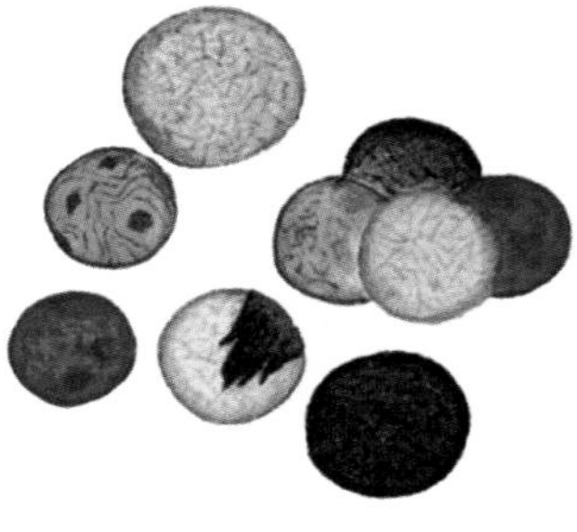

蓬砂

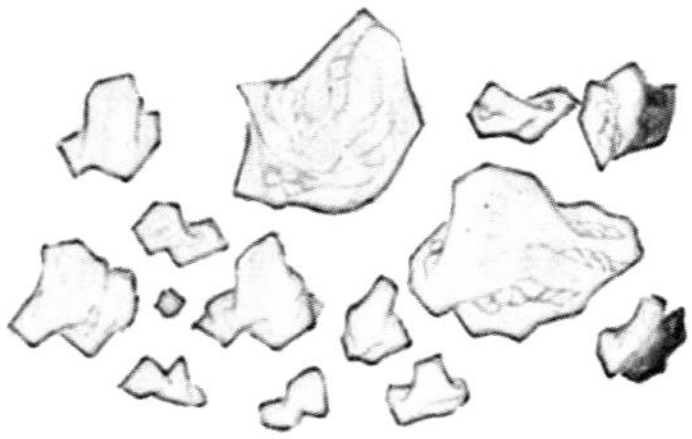

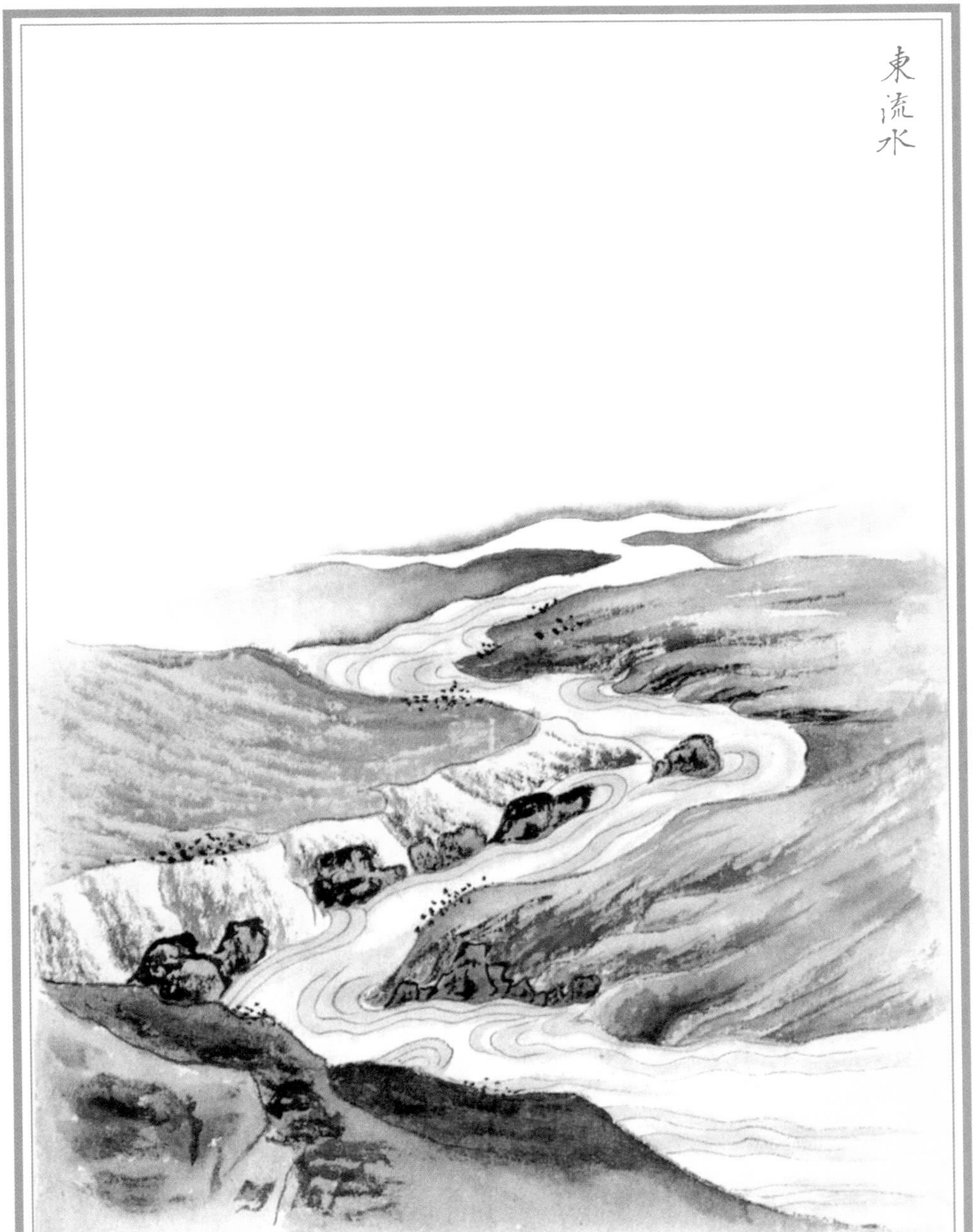
東流水

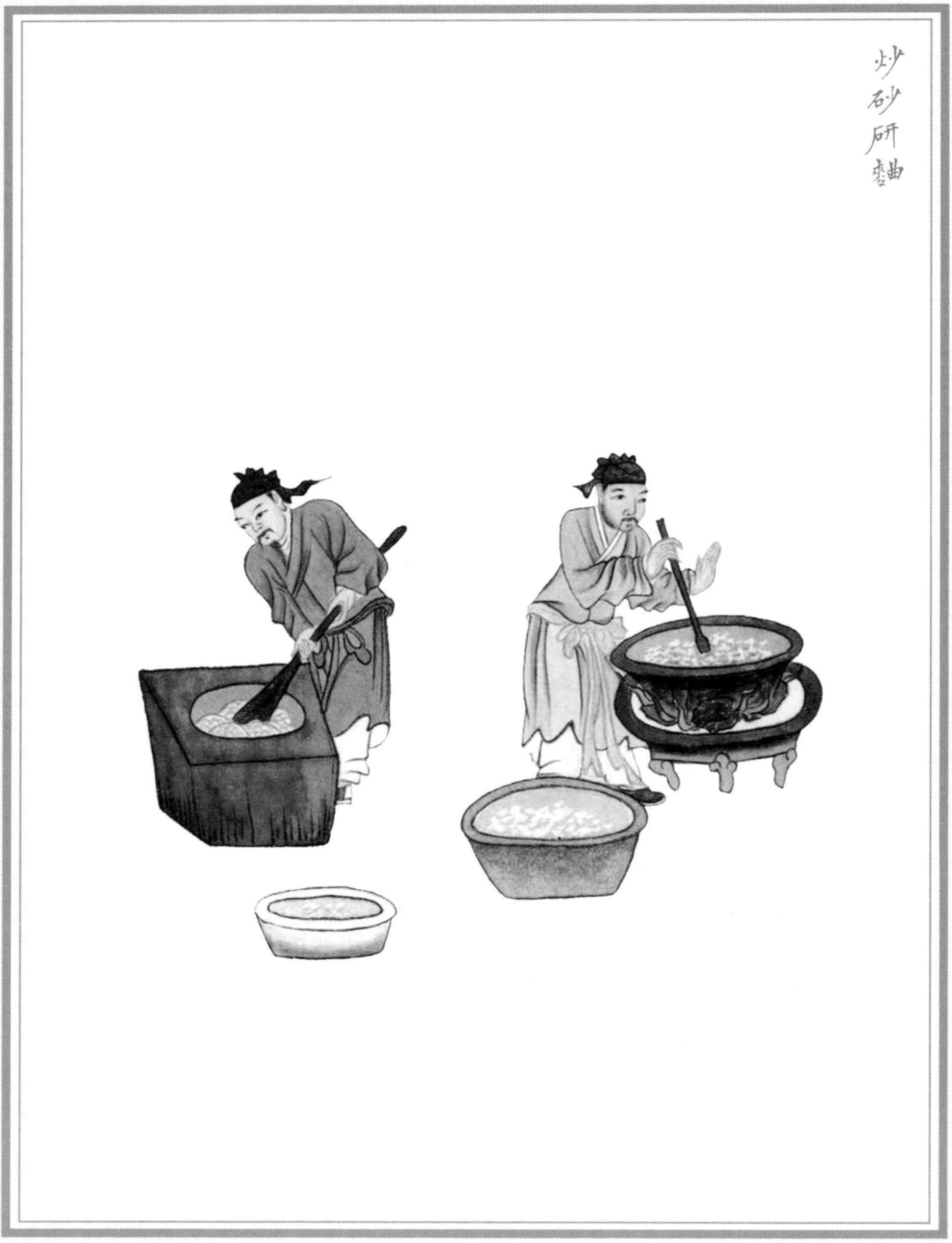
炒砂研麯

昇粉霜法

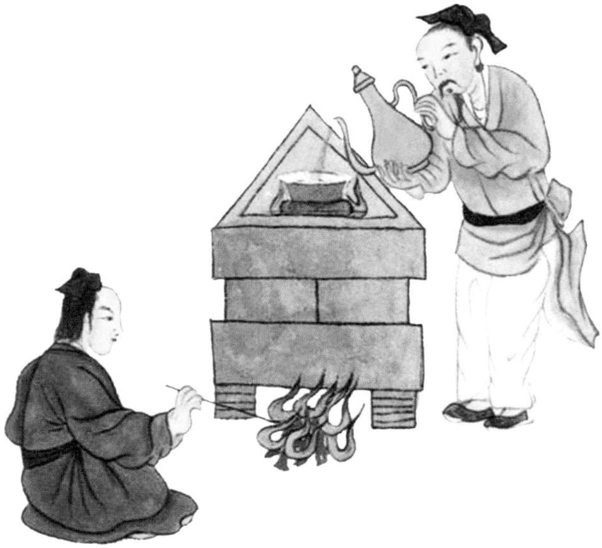

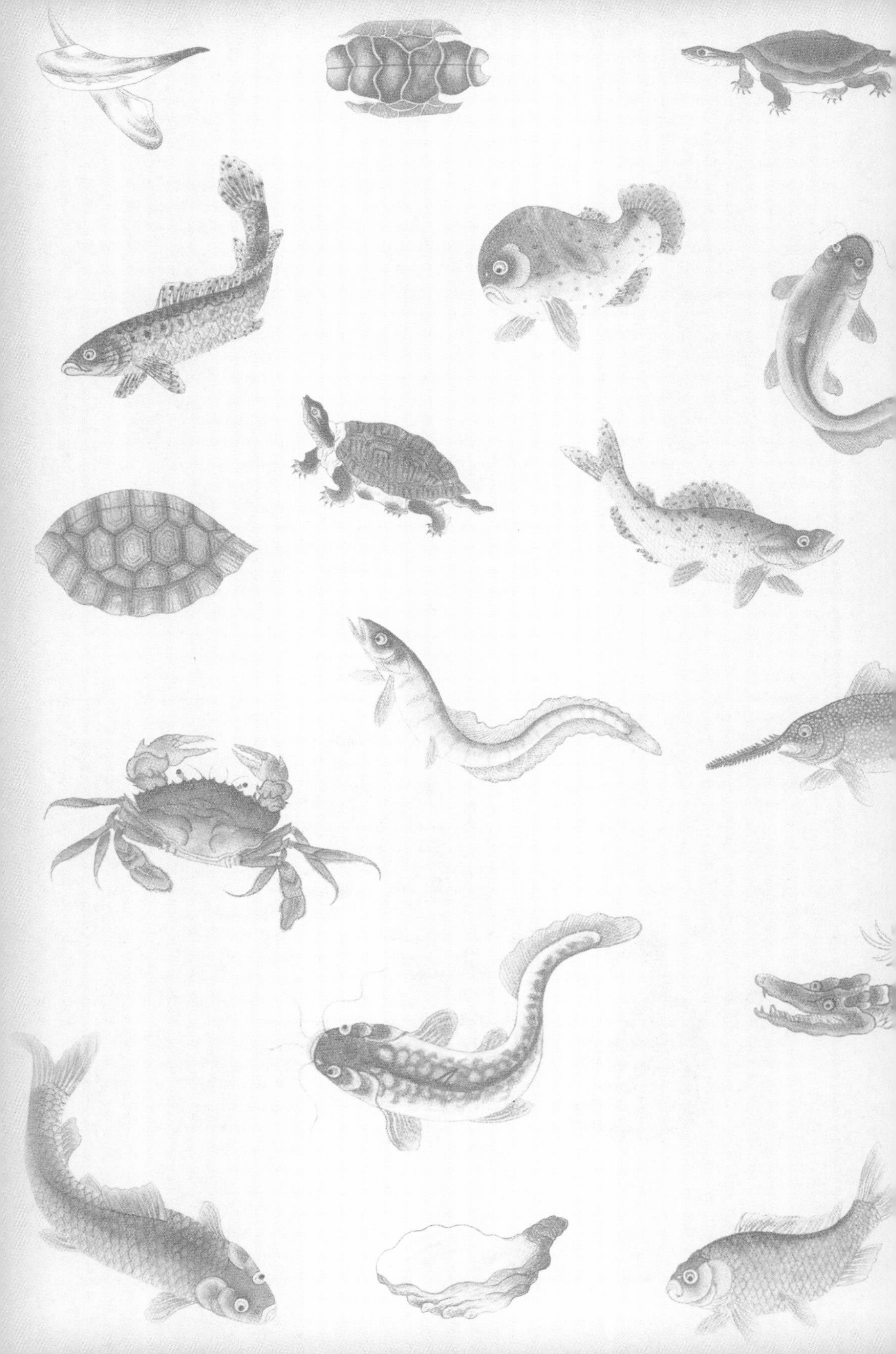

鱼虫

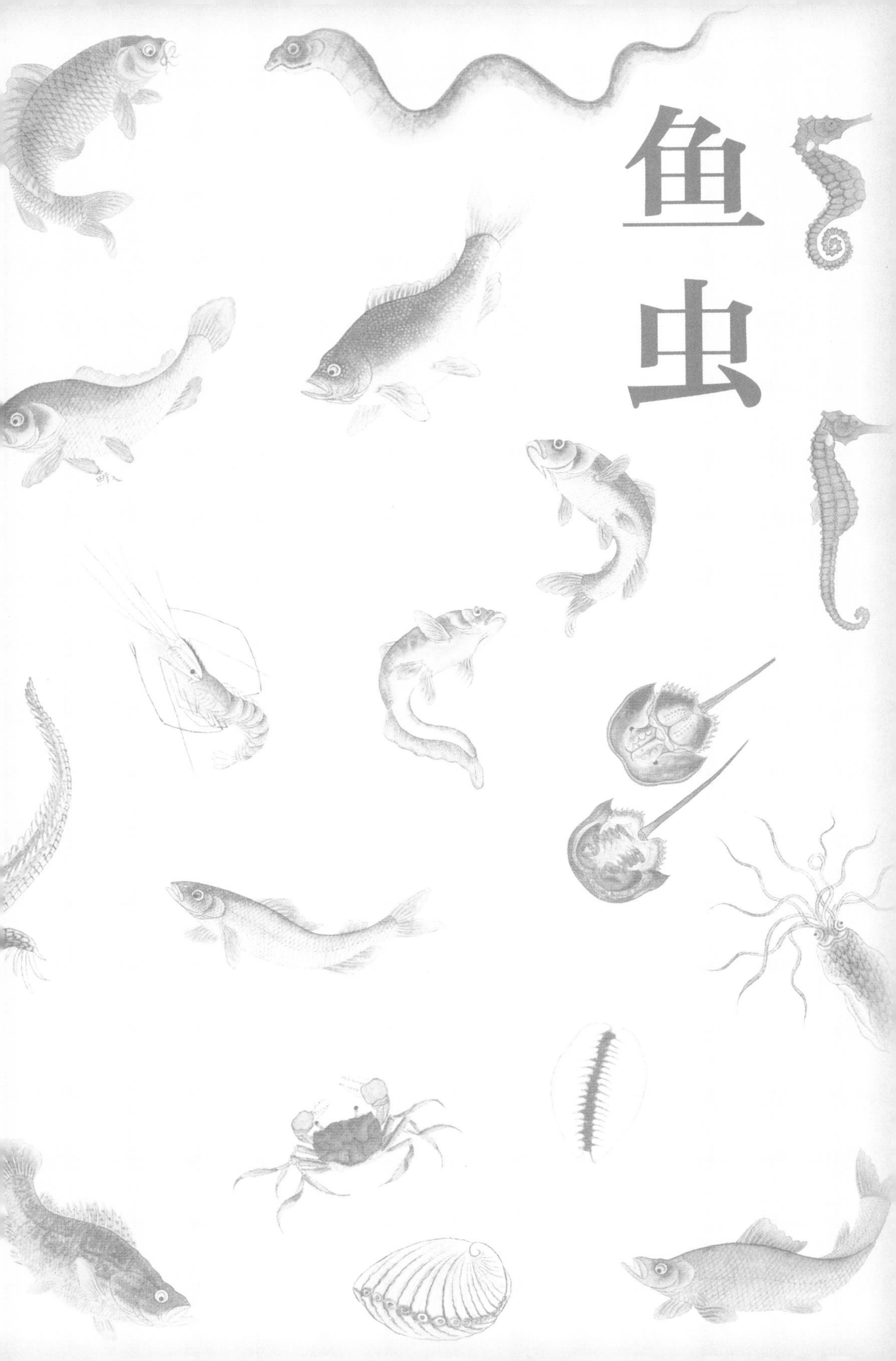

水族纷呈 各显其能

我国最早的词典《尔雅》将自然界的动物分为虫、鱼、鸟、兽四类，《神农本草经》参照这一分类法，在三品分类的基础上，将除人之外的动物类药分为兽、禽与虫鱼三大类，为后世多部本草所沿袭。而更早期的《周礼·地官司徒》中，将虫类以外、形体较大的动物又分为毛、鳞、羽、介、蠃五类，大致与兽、鱼、鸟、介壳类动物、人相对应。《本草品汇精要》将这两种分类法相结合，并以“虫”通称动物，在兽、禽、虫鱼三大类中再细分为鳞虫、毛虫、羽虫、甲虫、蠃虫等。而《本草纲目》又将其简化，将动物药共分为虫部、鳞部、介部、兽部与禽部。而《金石昆虫草木状》由于仅有图谱，因此分类更加简单，共绘鱼虫部二卷、兽部一卷、禽部一卷。

目前调整过的“鱼虫部”卷一，共收录四十九种药物，皆产自水，即古人认为的“鱼类”。实际上既包括有鳞或无鳞的鱼类，也包括有甲壳的爬行动物、软体动物、节肢动物等。

最为人熟知的就是各类淡水鱼，如蠡鱼（乌鳢、黑鱼）、鮠鱼（鮰鱼、江团）、鮧鱼（鲇鱼、鲶鱼）、鲫鱼、鲤鱼、白鱼、鳜鱼、青鱼、鲈鱼等，以及䱇鱼（黄鳝）、鳗鲡鱼（河鳗）之类，多性味平缓，只要烹饪得当、食不过量，大多有补虚养生的功效。入方剂最有代表性的是出自《备急千金要方》的鲤鱼汤，以鲤鱼一尾煮汤，再加白术、生姜、芍药、当归、茯苓等药同煎，可治疗妊娠水肿。此类中较为特殊的当属河豚，虽然味美，但卵巢、肝脏、肾脏与血液中均有大毒，处理不当，便会中毒甚至丧命。

书中还绘有数种海水鱼类。如石首鱼，便是我们日常所说的黄花鱼，有大黄鱼和小黄鱼两种，因头中有两颗坚硬的耳石而得名，其肉和耳石均可入药，图中所绘当为大黄鱼。又有鲛鱼与沙鱼（鲨鱼）两图。按《本草品汇精要》记载，鲛鱼别名沙鱼，也并称鲛沙鱼，亦有大小两种。大者有长喙如锯状，谓之胡沙，即图中的“沙鱼”；小而皮粗者名白沙，即图中的“鲛鱼”。但经现代考证，二者的药材基源皆来自皱唇鲨科，以白斑星鲨为主，图谱均有失真处。又称“其皮可以饰剑”“皮上有真珠斑者佳”，但用来制作刀剑皮鞘或包裹刀柄的珍珠鱼皮实为蝠鲼（魔鬼鱼）的鱼皮，古人不分，统称“鲨鱼皮”或“鲛鱼皮”，也是个误会。

另外，图谱中“鲍鱼”的样貌，也与今日的认知不符。鲍鱼的解释有二：一是腌制的咸鱼，气味腥臭，即刘向《说苑》中言“如入鲍鱼之肆”；二是海生的单贝壳软体动物，又名鳆鱼，是名贵海产之一，壳即中药石决明。《本草品汇精要》所述接近前者，说鲍鱼“形如小鳙鱼，生海中，其臭如尸”，秦始皇死后运尸回京时用来遮掩臭味的就是这种鱼。可能该图就是根据此种描述所绘。后世又称鲍鱼有疗外伤瘀血、血痹、女子月经过多等功效，当是从《素问》饮鲍鱼汁以利肠中、治血枯的记载而来，“但今未闻用验之据”，仍存疑待考。

蟹、虾、鲎同属节肢动物类。其中蟹的种类与别名最多，图谱中绘有三类，按《本草品汇精要》记载，“扁而最大，后足阔者为蝤蛑”，即梭子蟹；“一螯大一螯小者名拥剑，又名桀步”，即招潮蟹；一般称作“蟹”或“螃蟹”者，即是河蟹。其壳、肉、爪、黄皆入药。整个捣碎或焙干外涂，可治疗筋骨损伤、疥癣、漆疮及烫伤等。但传统认为蟹性寒、有毒，能破血散血，因此脾胃虚寒者慎服，亦不能与柿子同服。如中蟹毒，可服冬瓜汁、紫苏汁解毒。

该卷收录数量最多的是各种贝类和螺类，以及与其同属软体动物的乌贼鱼。贝类有牡蛎、珍珠牡、紫贝、石决明、蛤蜊、蚬、蚌蛤等，性味多咸寒，壳与肉皆可入药。螺类包括田螺和甲香。后者出自一种大海螺，即蝾螺及其近缘动物的介壳口的厣，除用来治疗腹痛痢疾、疥癣痔瘘等病证外，更多作为制作香料的常用原材料使用。

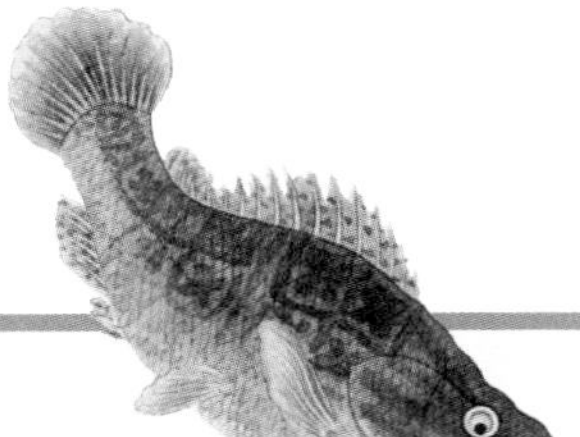

石首魚　嘉魚

鯔魚　鱸魚

鮀魚　烏賊魚雷州

龜甲　秦龜江陵府

鼈江寧府　瑇瑁

蝤蛑　蟹

擁劍　鱟

鰕　海馬

金石昆蟲艸木狀

魚蟲一

蠡魚　鮠魚

鮧魚　鱓魚

鯽魚　鮑魚

鯉魚　鰻鱺魚

鮫魚　白魚

沙魚　鱖魚

青魚　河豘

蚵

馬刀

甲香泉州

牡蠣　真珠牡 廉州

紫貝　石決明 雷州

海蛤 滄州　文蛤

魁蛤　田中螺

貝子　蛤蜊

蜆　蝛蜼

蚌蛤　車螯

蚶　蟶

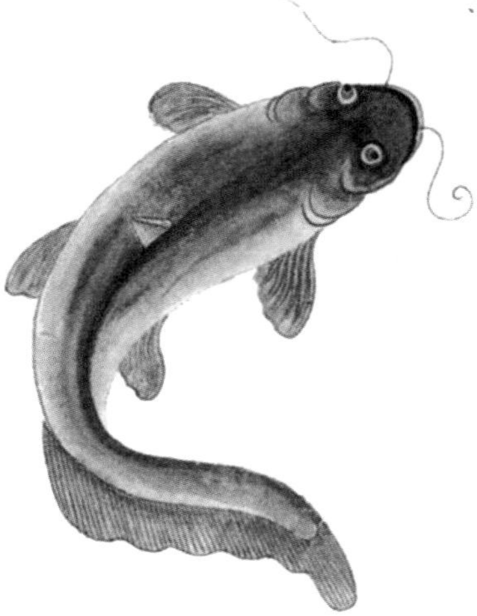

鮠魚

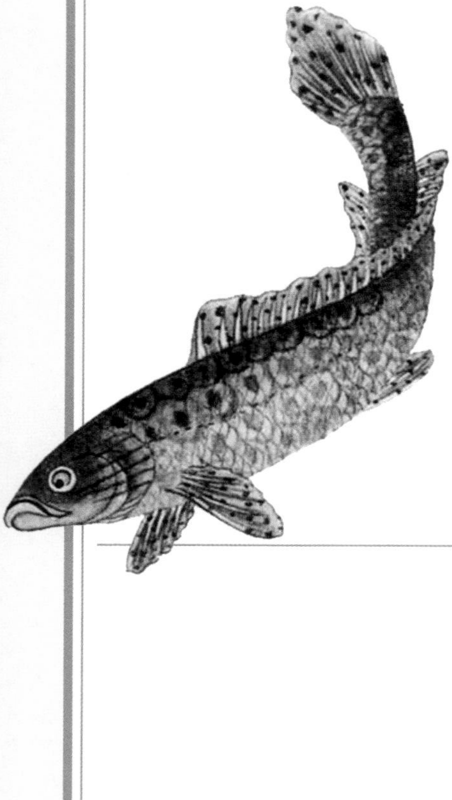

蠡魚

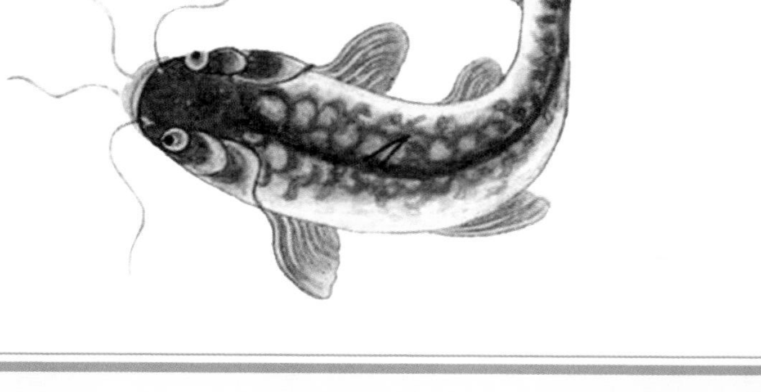

鮧魚

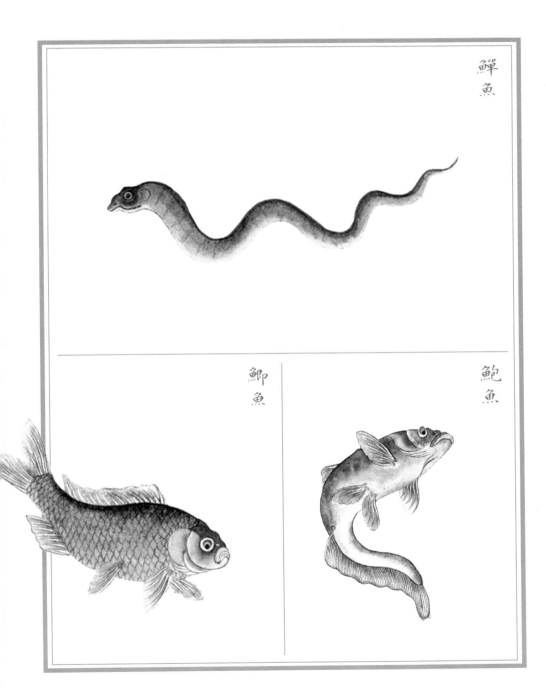

鱓魚

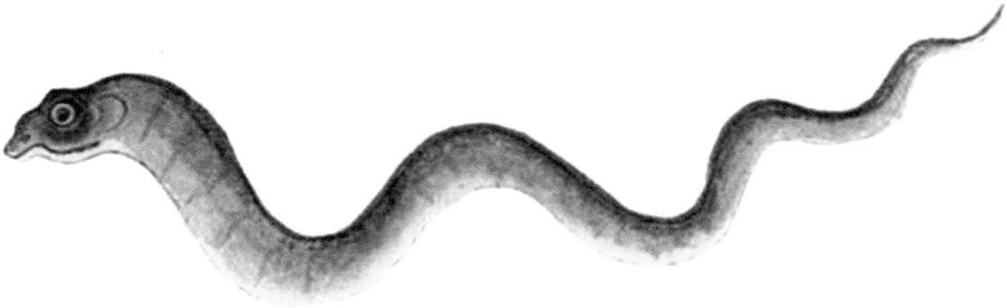

鯽魚

鮑魚

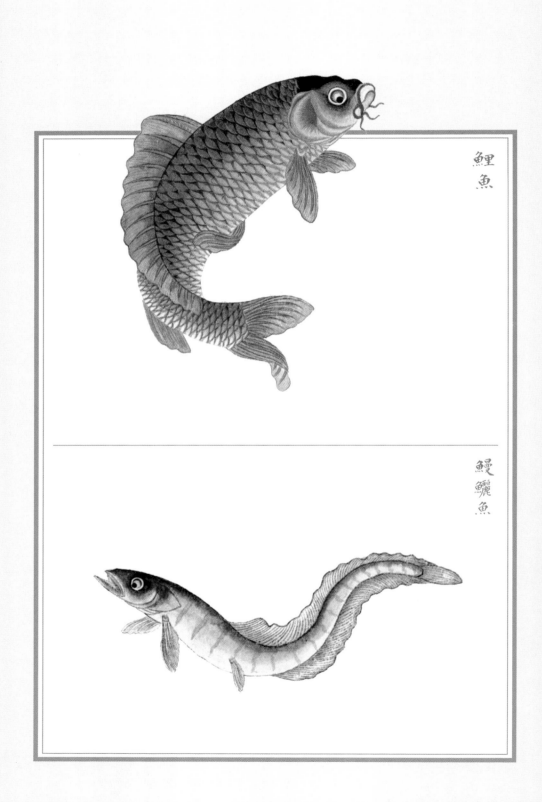

鯉魚

鰻鱺魚

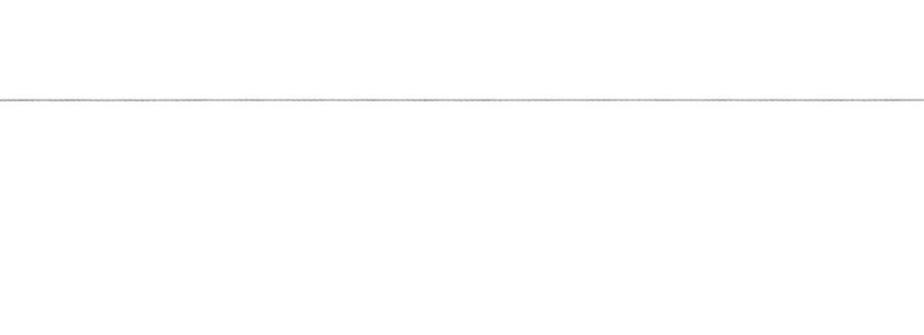

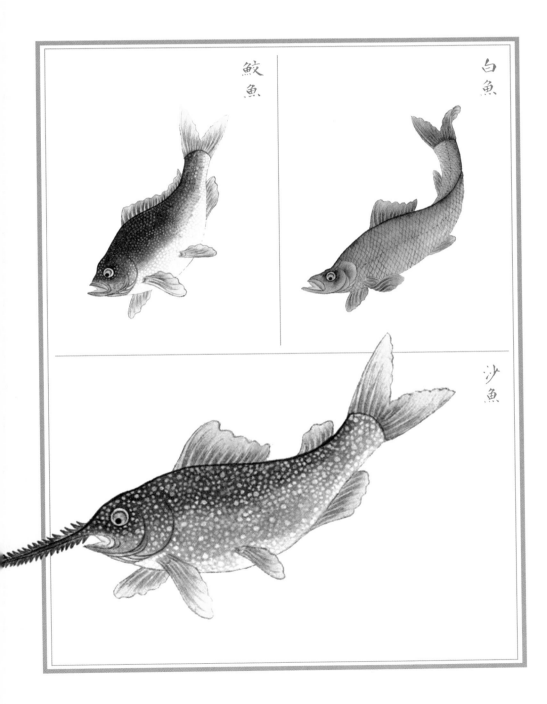

白魚

鮫魚

沙魚

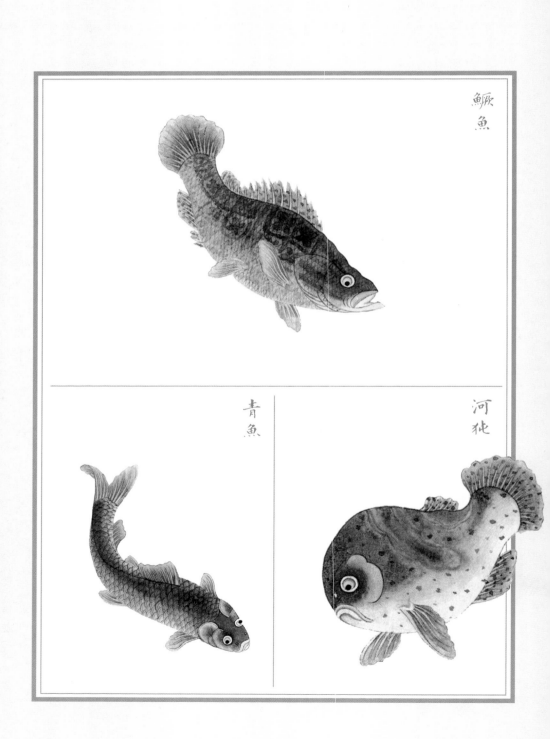

鱖魚

青魚

河㹠

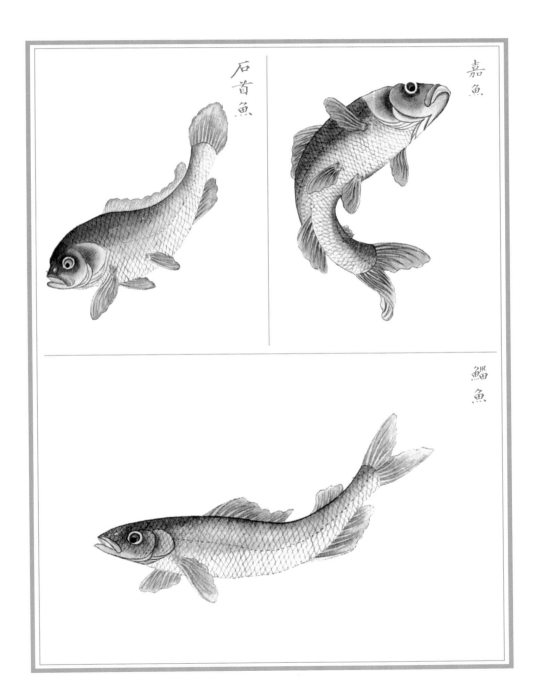

嘉魚

石首魚

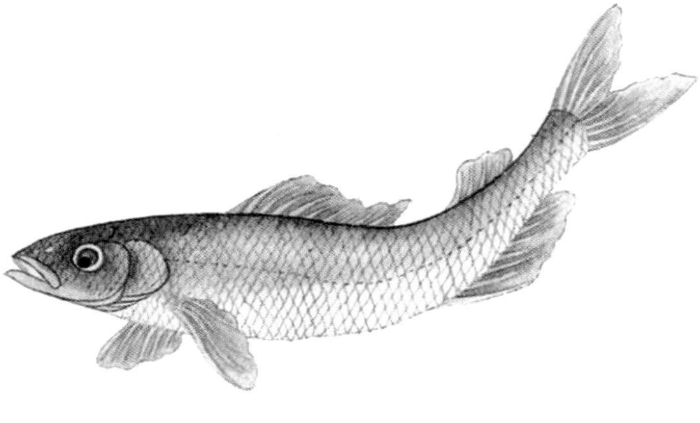

鰡魚

鱸魚

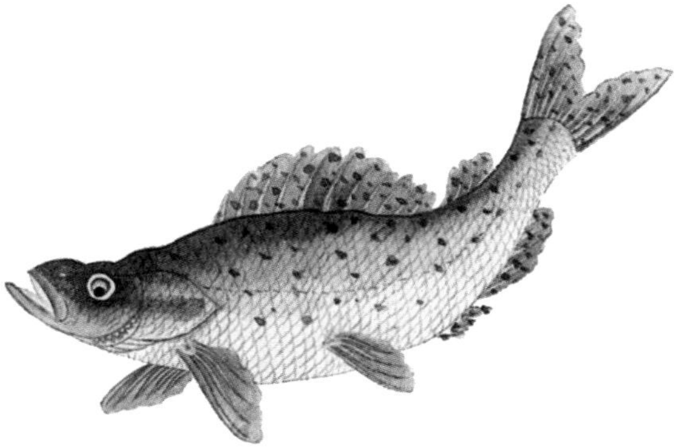

鮀魚

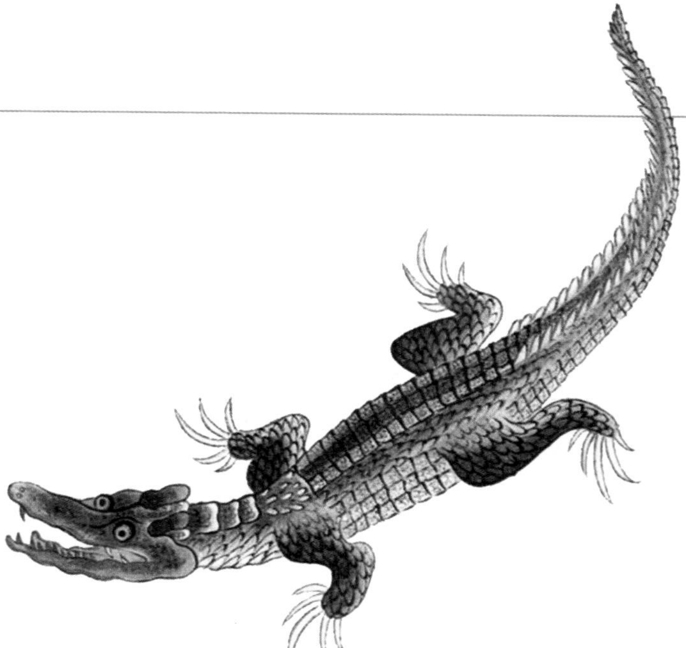

雷州烏賊魚

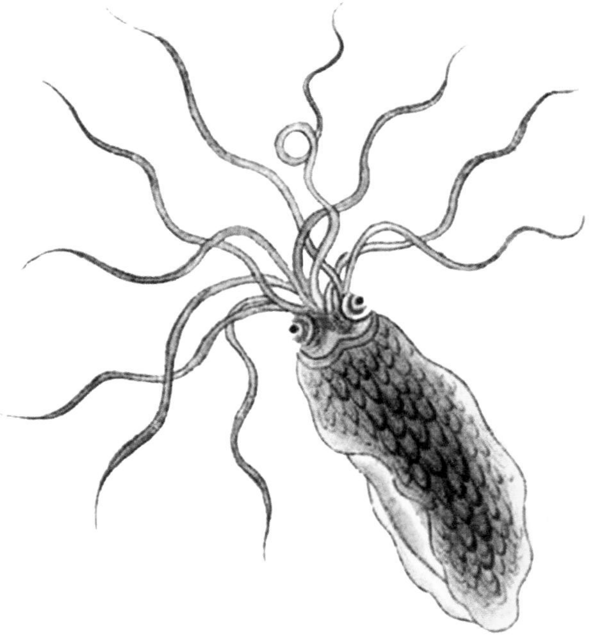

龜甲

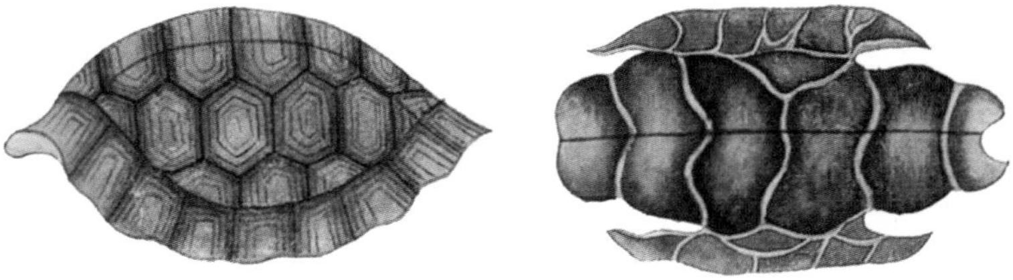

江陵府秦龜

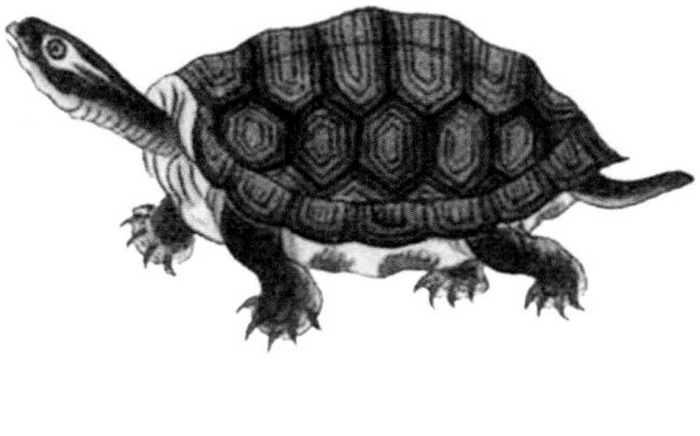

江寧府鼈

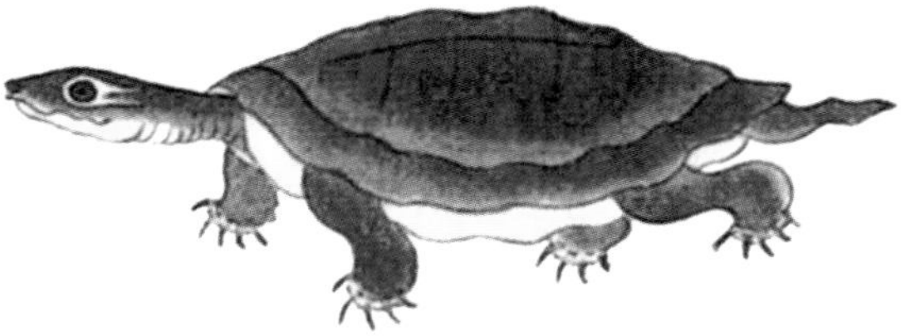

瑇瑁

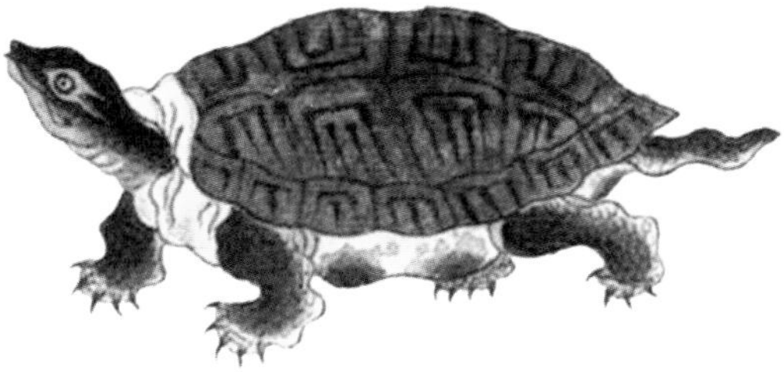

铁云藏龟——龙骨

龙骨，并非龙的骨骼，而是犀类、象类、牛类、鹿类、龟类等动物，因为某种原因被深埋于地下，形成了骨骼化石，就是中医所说的龙骨。龙骨与甲骨文的发现和兴起还有着密切的关系。

清光绪年间，山东人王懿荣，时为国子监祭酒，爱好收集古玩、古董，是京城古文物、古文字圈内的金石专家。1899 年的某日，通晓中医的王懿荣到菜市口的老中药店鹤年堂抓药治病，回家煎煮时，其中的一味中药“龙骨”，引起了他的兴趣，拿起来一看，竟发现许多奇形怪状的符号在骨片上。他用放大镜仔细观看后，觉得应该是一种尚不为人知的文字。经过细致研究，精通古文字的他断定，这一定是上古时期的文字。于是，他在北京城各大药店重金收购龙骨，采集到上千片龙骨后，经过反复研究、推敲，确认这种骨片是殷商时期的遗物，上面的符号是中国古文字。这种刻在骨头上的文字也就是我们常说的“甲骨文”。

1900 年，当王懿荣准备展开更为详细的研究、在全国收集龙骨时，八国联军攻入北京，光绪皇帝与慈禧出逃，王懿荣被任命为京师团练大臣。不久，北京失守，他回到宅中，服毒投井殉国。

王懿荣死后，其生前好友刘鹗（小说《老残游记》的作者）对龙骨也极感兴趣。1902 年，他从王懿荣的儿子手中购得这批珍贵的龙骨，并不惜重金四处收购，一年之后，搜得龙骨数千片。当时，著名学者罗振玉也痴迷于龙骨的研究，其兴趣不亚于刘鹗。他协助刘鹗将龙骨的精粹部分影印出版，取名为《铁云藏龟》。这本书记载了龙骨的发现经过，也是第一次将甲骨文汇集成书。1908 年，罗振玉确认甲骨文的出土地位于河南安阳的小屯村。经过考证，安阳为殷商都城所在地，“龙骨”上面的符号为殷商文字，为当时的占卜、卜辞等。

罗振玉一生都在致力于搜集甲骨及各家拓本，最终收集甲骨达三万片之多，出版有《殷墟书契前后编》《铁云藏龟之余》等著作，完成了《殷墟书契考释》这部中国甲骨学史上划时代的著作，考证出五百多个甲骨文中的字。从那时起，许多学者开始了这方面的探索，并形成了一门新的专门学科——甲骨学。

蝤蛑

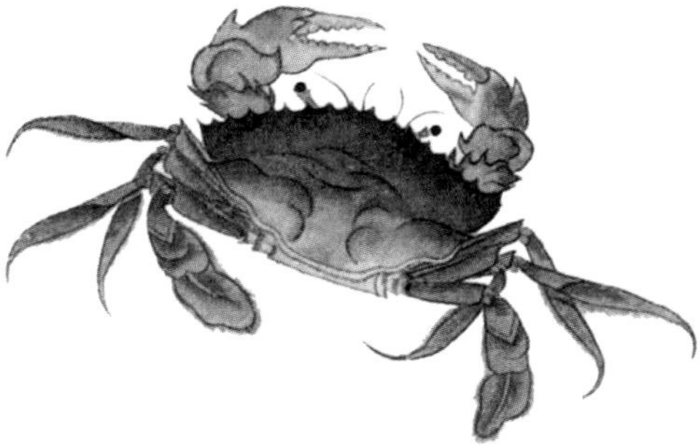

蟹

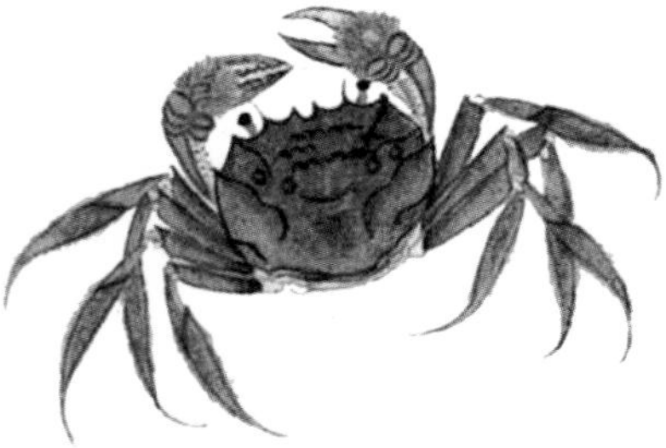

擁劍

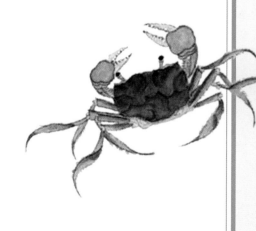

鱟

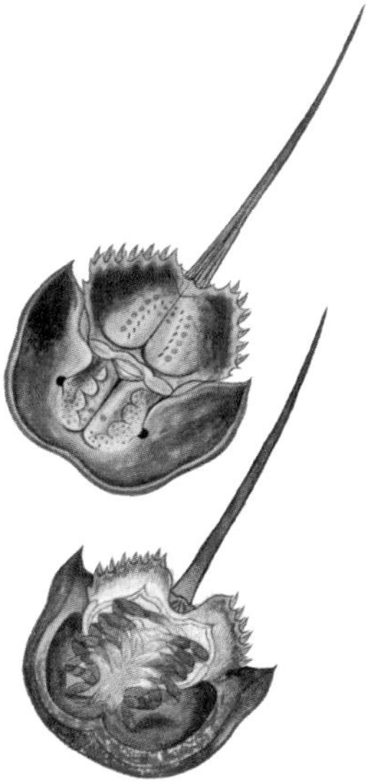

鰕

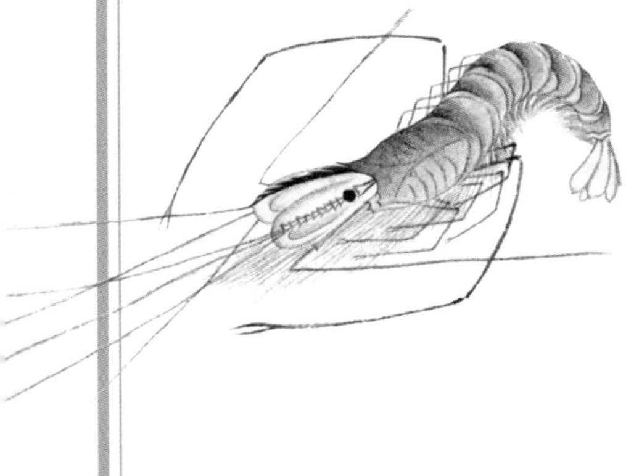

海馬

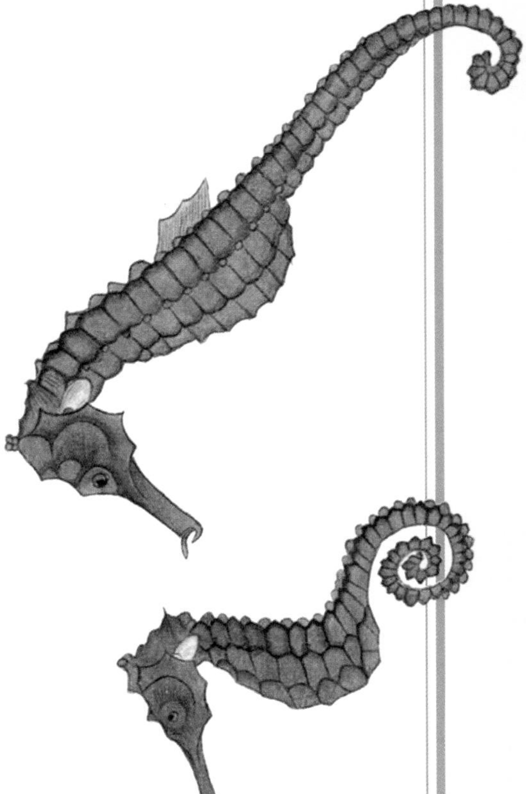

廉州真珠牡

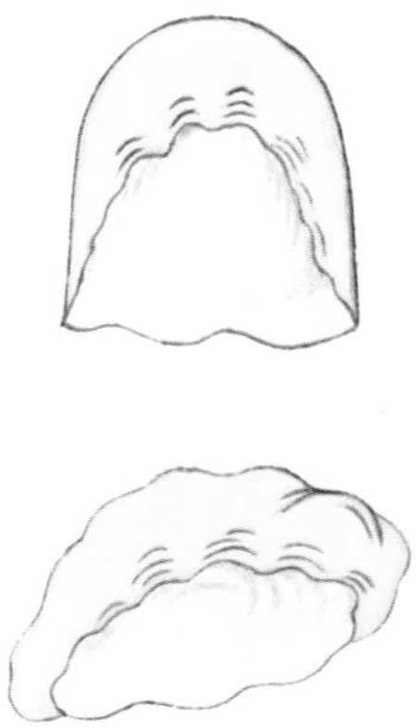

牡蠣

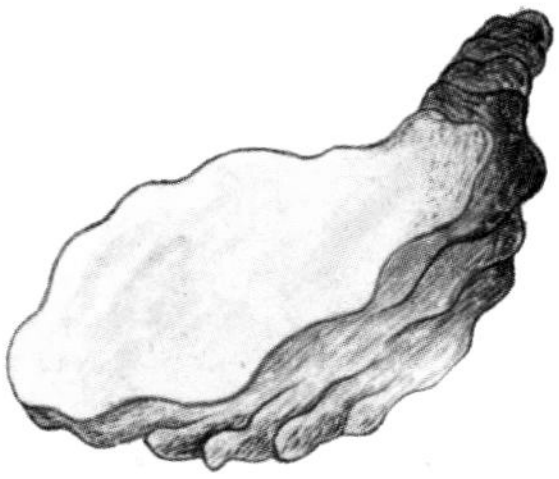

紫貝

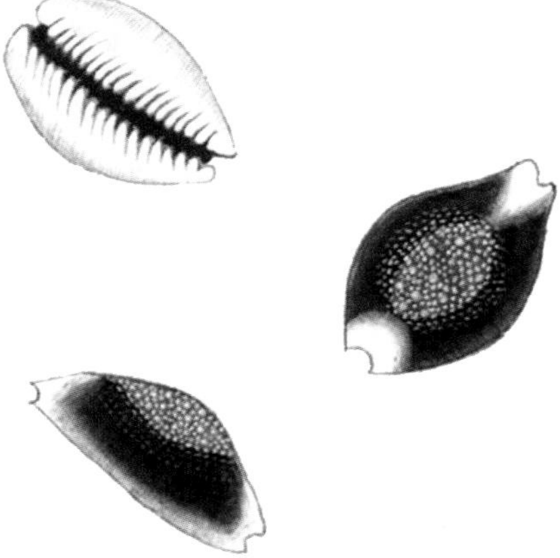

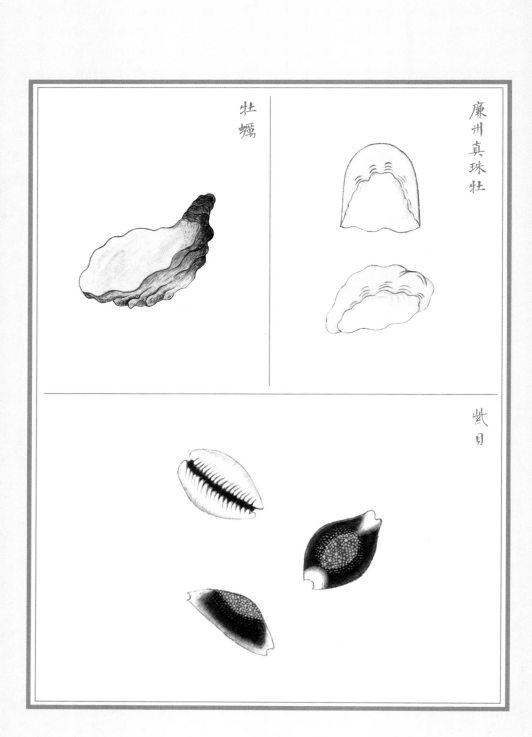

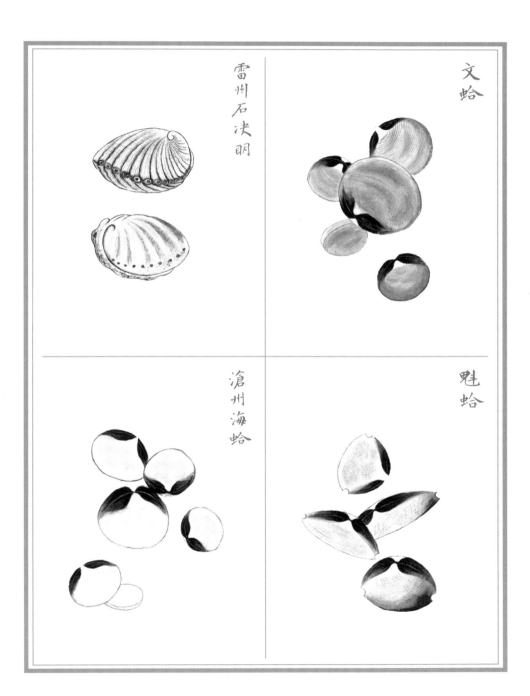

文蛤

雷州石决明

魁蛤

滄州海蛤

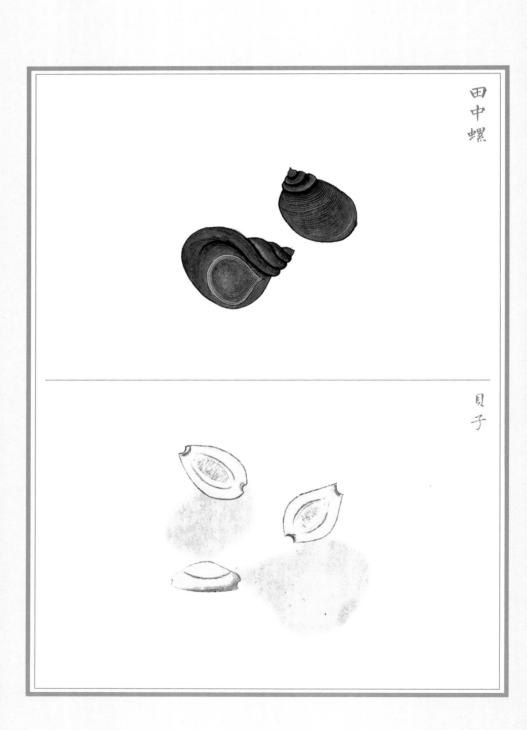

田中螺

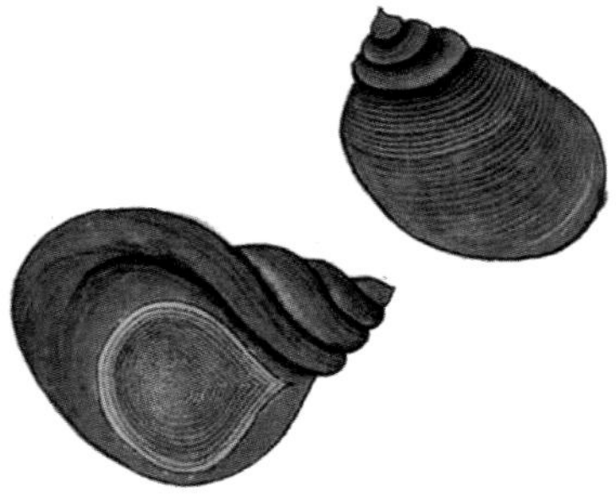

貝子

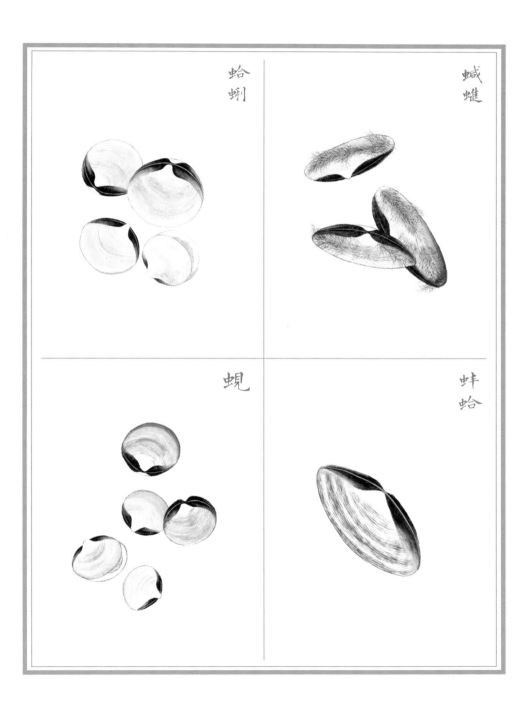

蝛蜼

蛤蜊

蚌蛤

蚬

車螯

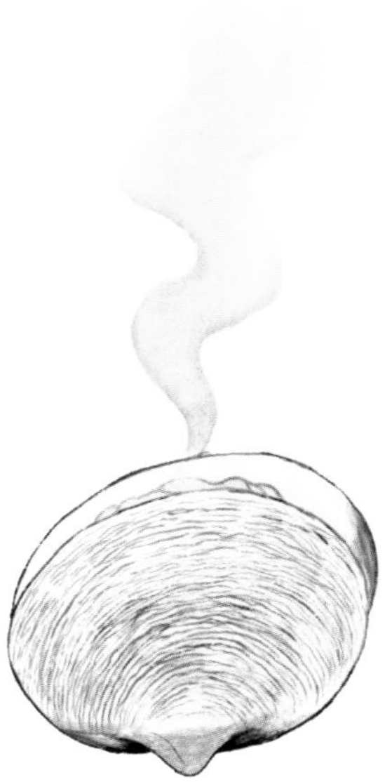

蚶

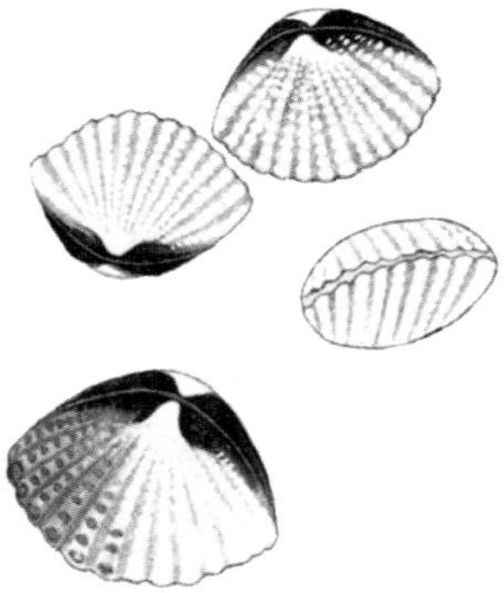

蟶

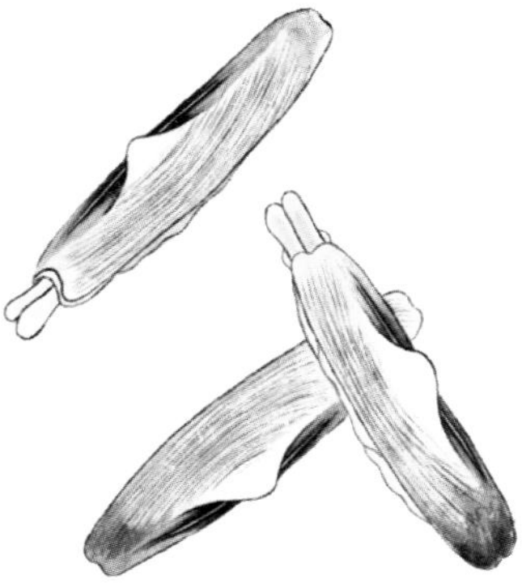

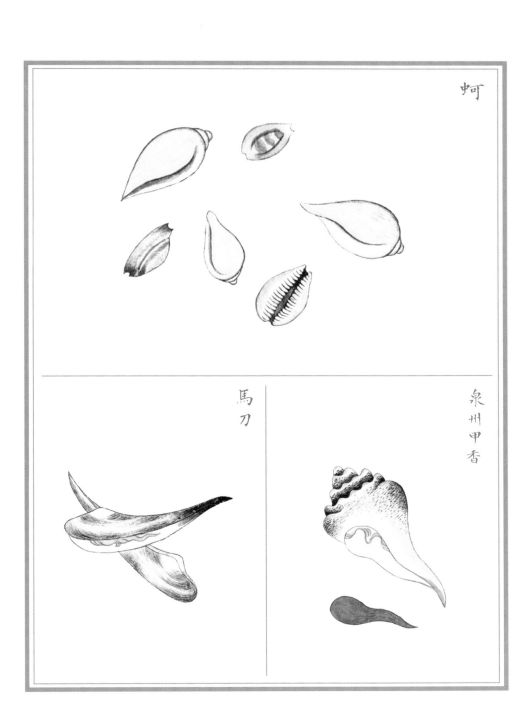

蚵

馬刀

泉州甲香

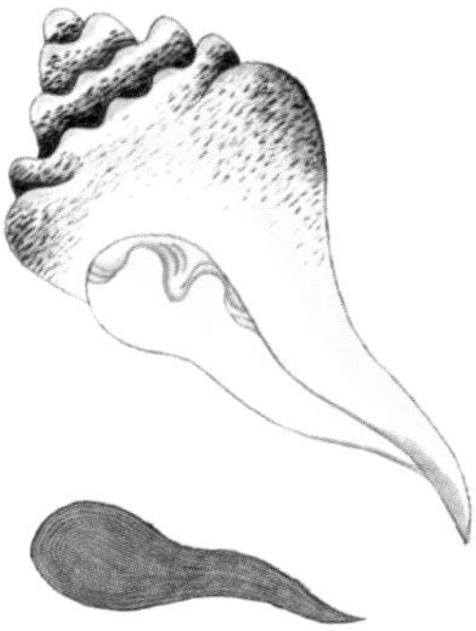

百虫善用　奇效可成

卷二“虫部”，收录了昆虫、爬行动物等共五十一种，实际包括古人所说的“蛇虫”类，来源较为广泛，如蜂、蝉、虻、蛾等昆虫，蛇、蜥蜴、蛤蚧等爬行动物，以及蝎子、蜈蚣、蜘蛛、水蛭、蜗牛、蛞蝓、蟾蜍（虾蟆）等其他门类者，五灵脂（鼯鼠的粪便）也被归入此类。

其中与人类关系密切且多有益处的昆虫当属蜜蜂，本卷开篇的几种虫类皆与其有关。首先是蜜，又称蜂蜜、蜂糖等。早期蜂蜜的主要来源是山谷岩石间的野生蜂蜜，因此又名石蜜、崖蜜；而从本书图示看，唐宋后使用的蜂蜜已多来自养殖蜜蜂。蜂蜜被《神农本草经》列于“虫鱼类上品”，被认为久服可“强志轻身，不饥不老”。从蜜源来划分，又有黄连蜜、梨花蜜、桧花蜜、何首乌蜜等，蜜性的温凉也随来源植物略有变化。传统中医认为，蜂蜜虽无毒，但易生湿热风气，不宜多食，更不宜与葱、薤白等刺激性食物同食。李时珍更是指出，小儿当戒服蜂蜜，这与现代认识相一致。蜜蜂及同科目的大黄蜂（胡蜂、马蜂）、土蜂（蜚零）的幼虫也入药用，被称为“蜂子”。蜂房中蜜蜂分泌凝结的蜡质称作“蜜蜡”，色有黄白，味甘性缓；其中经过煎炼提取的纯白精华名“白蜡”。另外，有名“蜂房”者，一般指露蜂房，即大黄蜂的蜂巢，俗名马蜂窝，有一定毒性。

本书里的其他昆虫，不少是我们日常生活中比较熟悉的。比如蚱蝉，即知了。知了无毒，在以往的乡间，知了还被当作食物吃；蛴螬，即金龟子的幼虫，有一定的毒性。蚕类，包括原蚕蛾、白僵蚕、蚕退（蜕）等：蚕蛾幼虫感染白僵菌、未经孵化而僵死者，为“白僵蚕”；“蚕退”即蚕起眠时的蜕皮，后世医家亦多用蚕退纸代替，烧灰研末，内服外用均可。此外，蚕蛹、蚕茧亦是常用药物。

在传统认识中，较大型的虫类往往有毒。本卷收录虫类中，就包括民间习俗中所称的“五毒”，即蛇、蝎、蜈蚣、壁虎、蟾蜍。该五种动物虽然不属一类，但体貌与行动方式有相似之处，因此，本草中将它们皆归入虫类。其中蛇的品种最多，如蚺蛇、蝮蛇、白花蛇、乌蛇、金蛇等。蚺蛇即蟒蛇，体型最大，属无毒蛇，多产于岭南一带。蝮蛇有剧毒，其生长、生活对温度有要求，在国内大部分地区有分布，而在岭南地区则极少见。白花蛇亦属蝮蛇科，俗称五步蛇，体型较小，身体黑白相间，有白色方形花纹，柳宗元名篇《捕蛇者说》中提到的“黑质而白章”者即是。乌蛇即乌梢蛇，为常见蛇类之一，且无毒。该书所绘“金蛇”，当存疑义。当前一般将金蛇作为金环蛇的别称，金环蛇属眼镜蛇科，身体黄色与黑色环纹相间，毒性强；同类又有银环蛇，又名金钱白花蛇，身体为白色和黑色环纹相间。此类“金蛇”明显不是图中有金色鳞片的蛇，而是《本草品汇精要》“金蛇”后所附的“金星地鳝”。金星地鳝又名脆蛇蜥，属蛇蜥科，虽然看上去没有四肢，却与蜥蜴更为接近，而不是蛇类。李时珍便认为金蛇和金星地鳝是同物异名。

其他还有一些性烈而多毒的虫类，如斑蝥、蜈蚣、蜘蛛、蝎子之类，也被本书收录。这些含有毒素的虫类，在生活中遇见，小心警惕一些为好。尤其像蜈蚣、蝎子，对于人类来说，是非常危险的。

以上诸“虫”，在传统看来，都各有功用，这代表了古人的认知。现在，其中不少已属国家保护动物，如蝎子、蟾蜍、五步蛇、乌梢蛇等。还有新闻报道，不少人因不知情于野外捕之贩卖而落入法网。我们作为现代人，当慎之戒之。

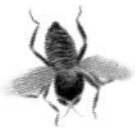

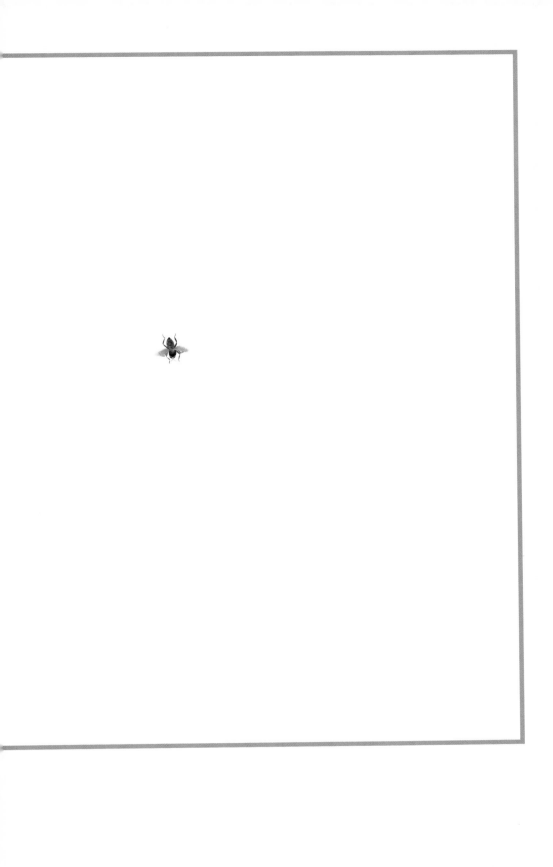

緣桑螺
紅孃子
樗雞
木䖟 蔡州
石龍子
蜚䖟
蜚蠊
䗪蟲
蝦蟇
鼉
石蠶 常州
蚺蛇膽
蝮蛇膽
蛇蛻
白花蛇 蘄州
烏蛇

金石昆蟲草木狀

蜜 蜀州

蜂子 峽州 二

露蜂房 蜀州

蜜蠟

蟬花

白蠟

蚱蟬

桑螵蛸 蜀州

蠐螬

白殭蠶

原蠶蛾

蠶退

蛞蝓

蝸牛

蠍

鼠婦

螢火

蜻蛉

衣魚

金蛇　白頸蚯蚓 蜀州
蠮螉　葛上亭長
斑猫　芫青 南京
地膽　蜈蚣
馬陸　雀甕
螻蛄　水蛭 蔡州
蛤蚧　蜘蛛
蜣蜋　五靈脂 潞州

蜀州蜜

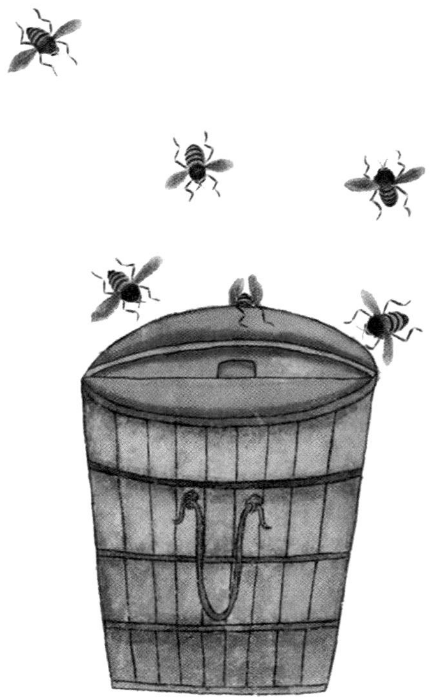

蜂子

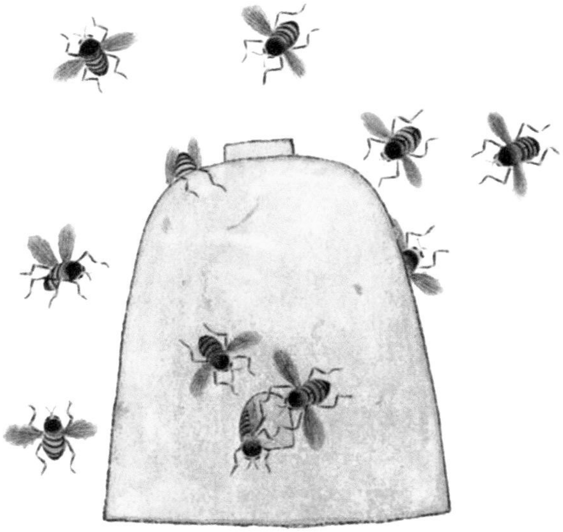

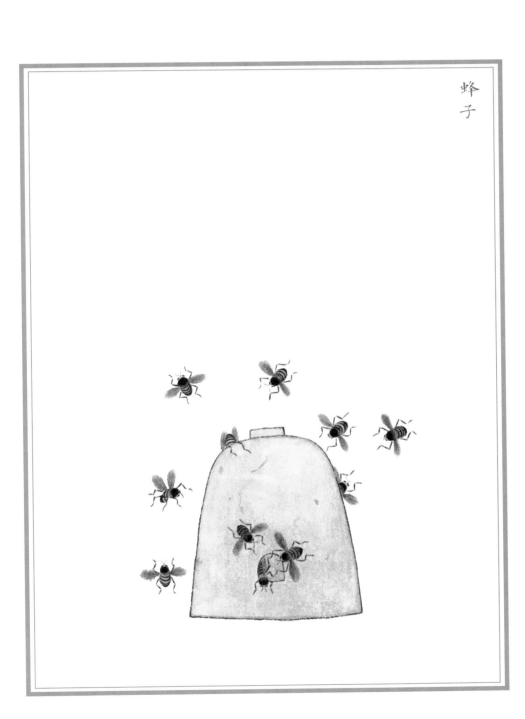

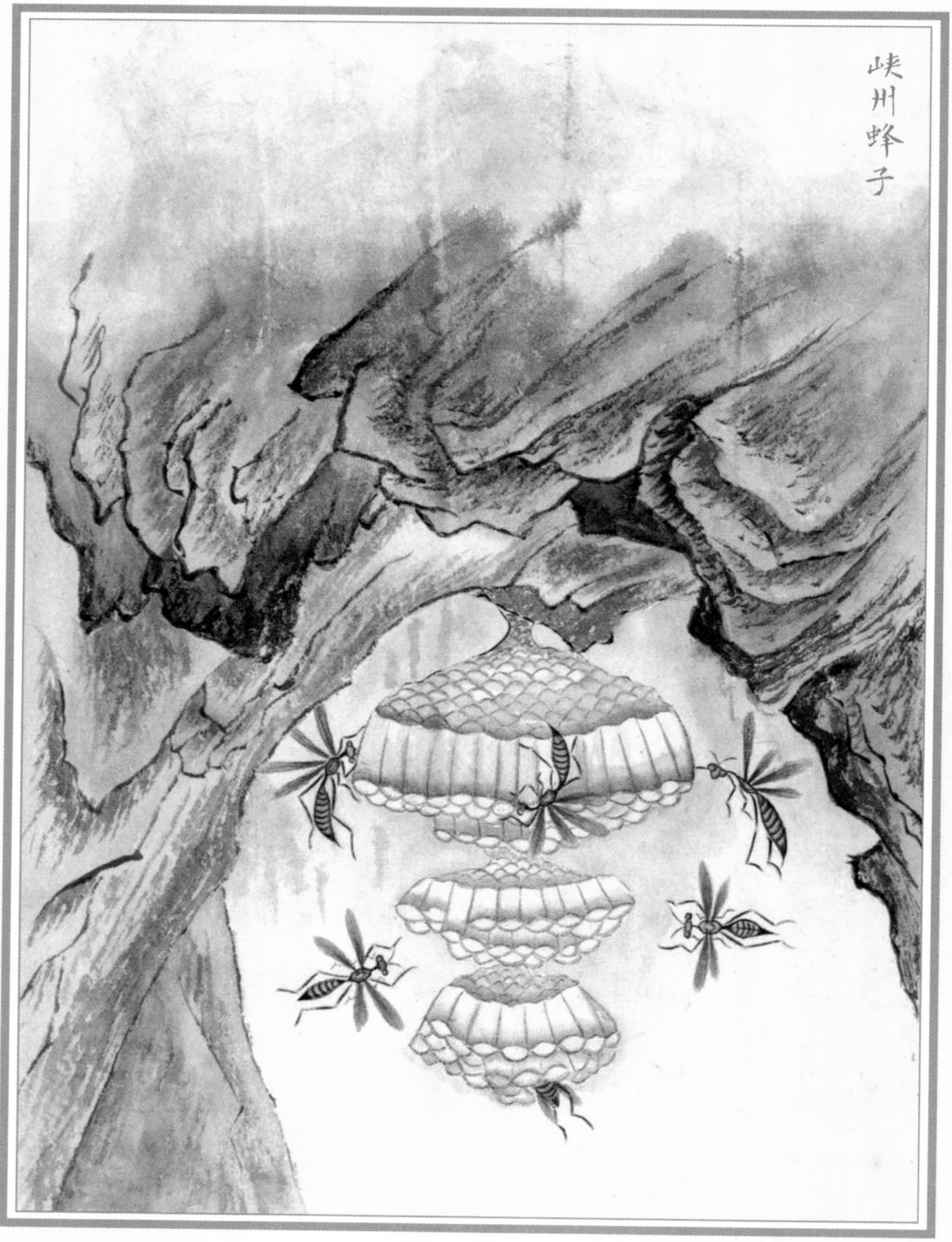
峡州蜂子

蜀州露蜂房

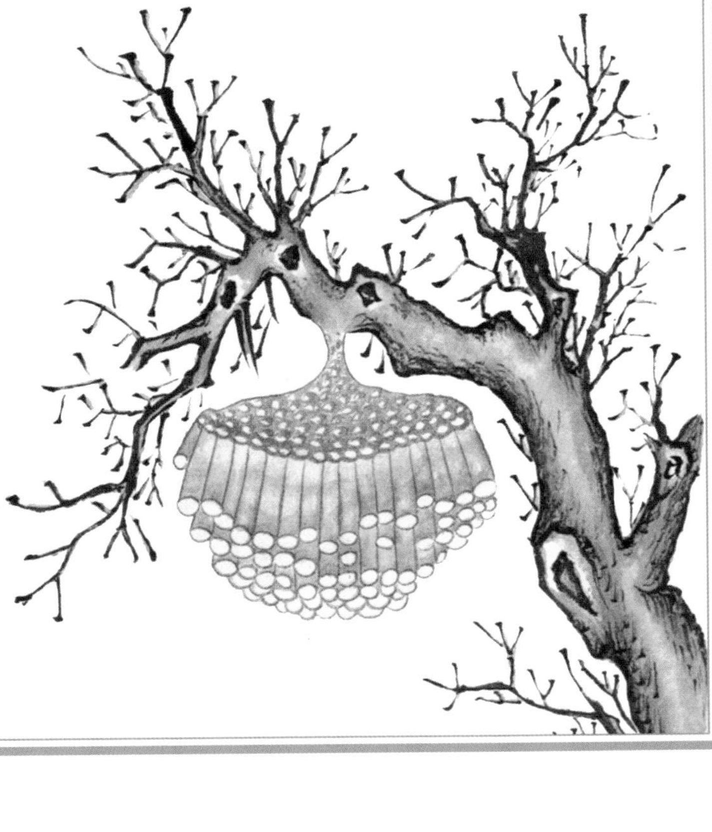

蜜蠟

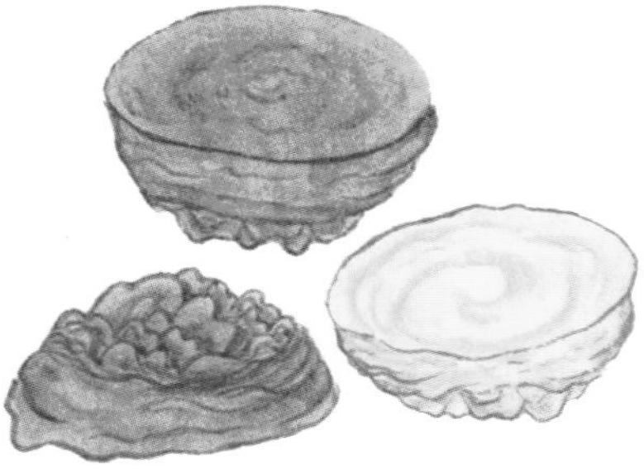

蟬花

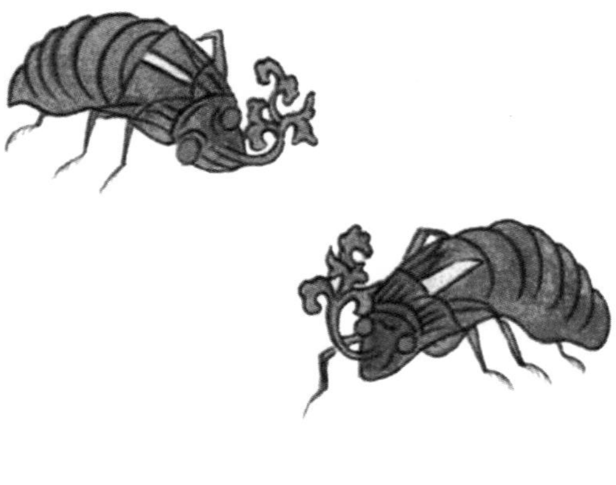

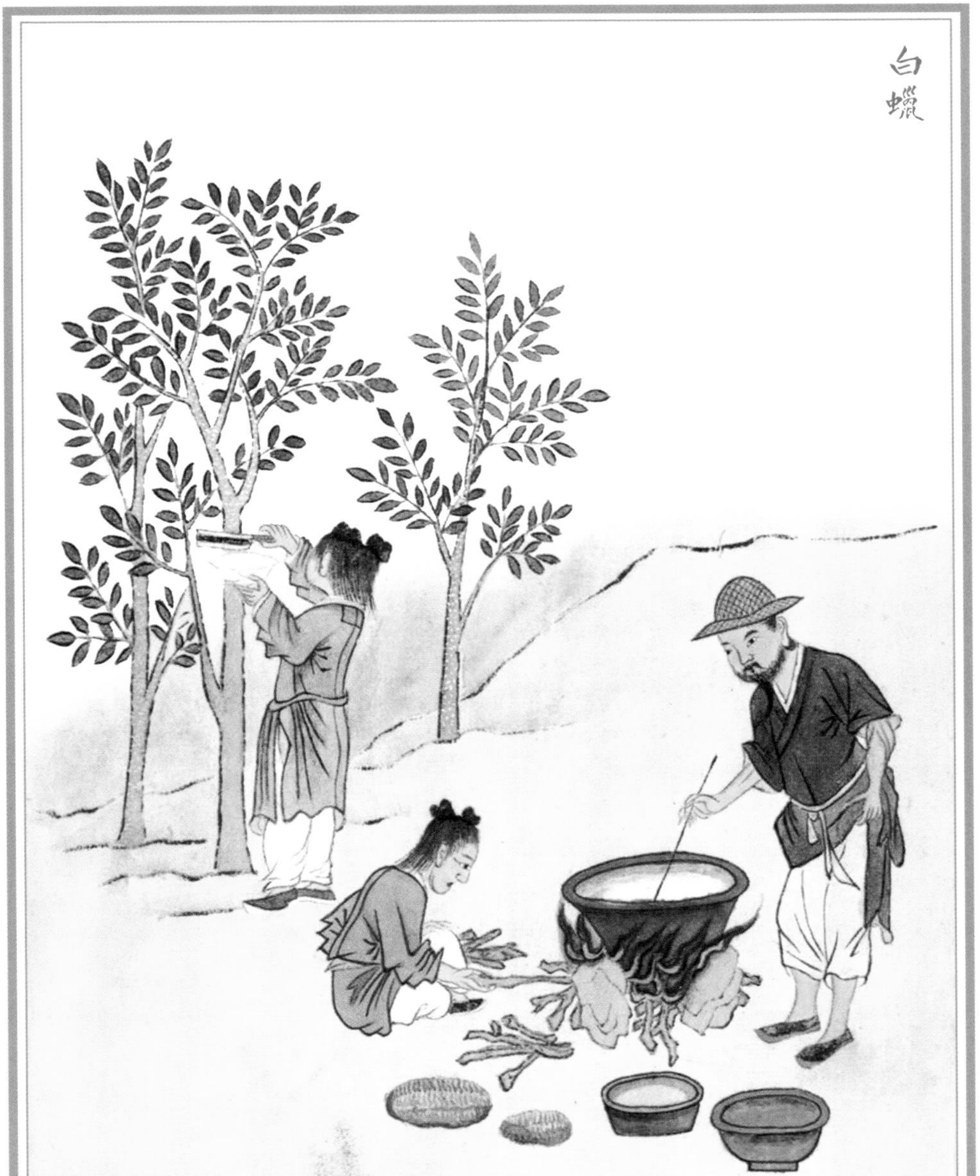
白蠟

蜀州桑螵蛸

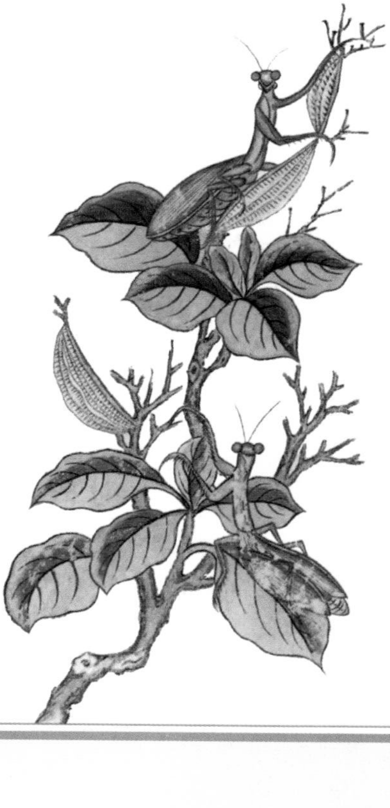

蚱蟬

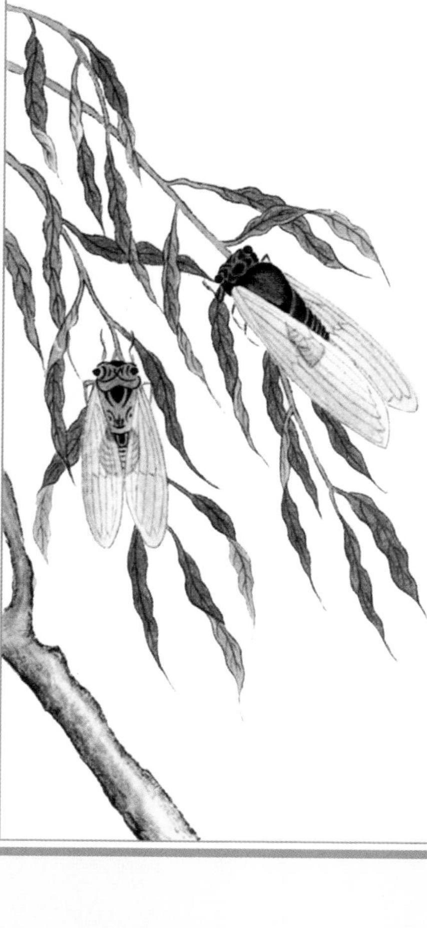

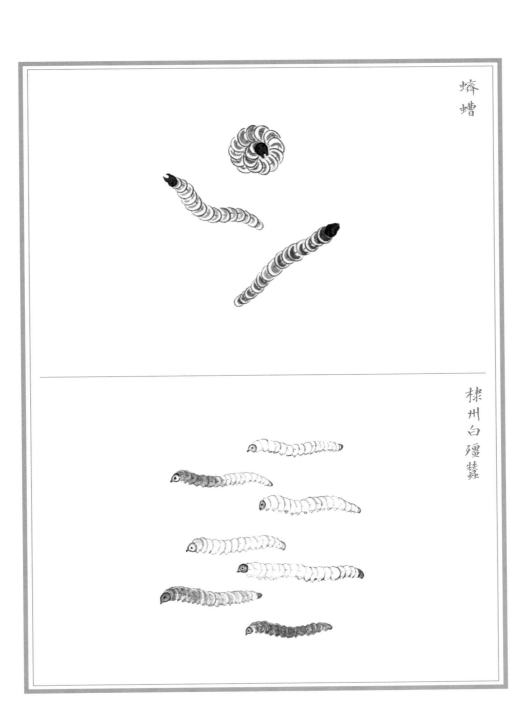

蠐螬

棣州白殭蠶

原蠶蛾

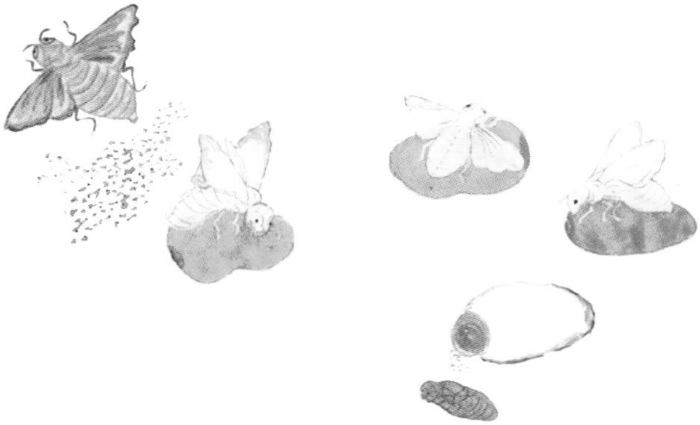

蠶退

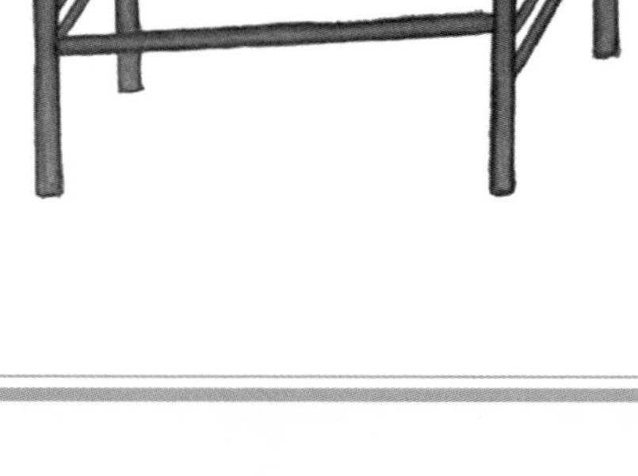

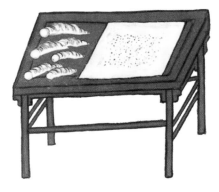

缘桑螺

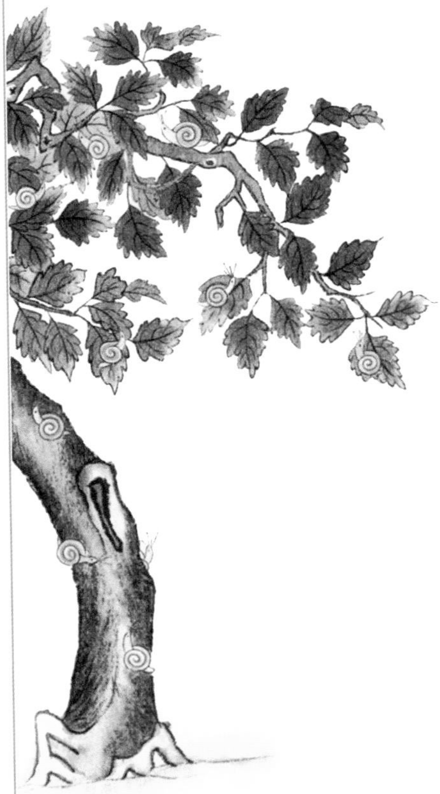

蛞蝓

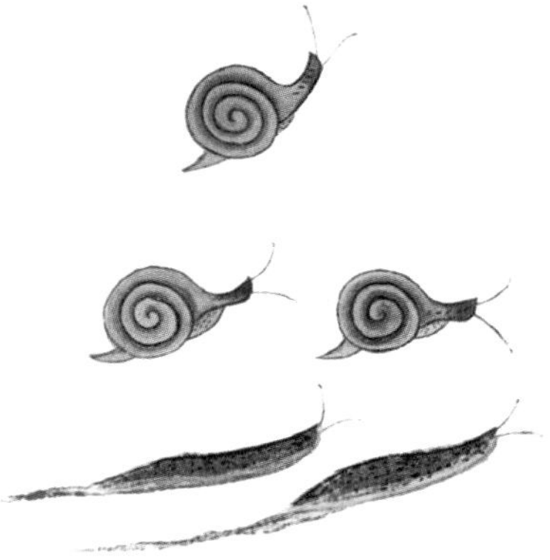

蜗牛

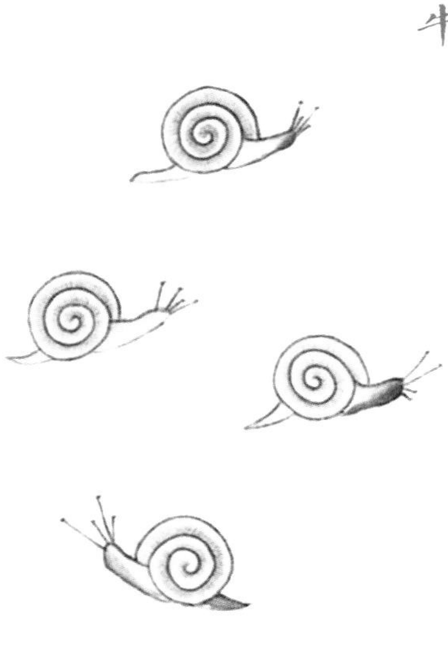

樗雞

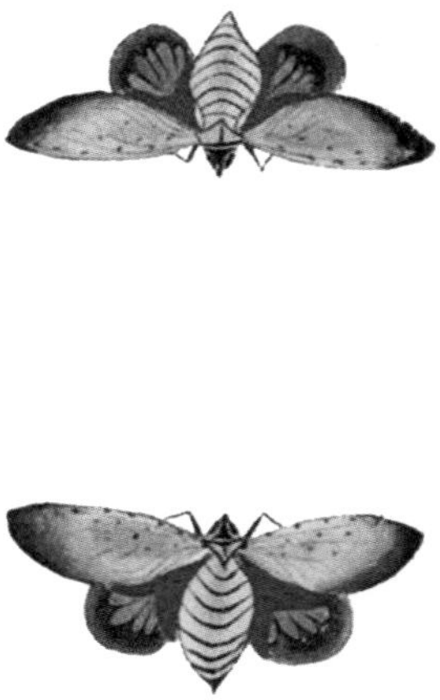

紅娘子

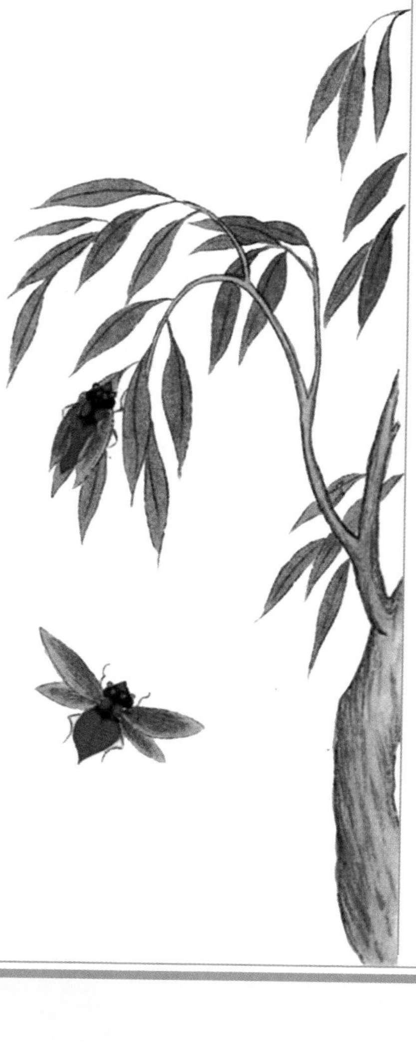

蔡州木䖟

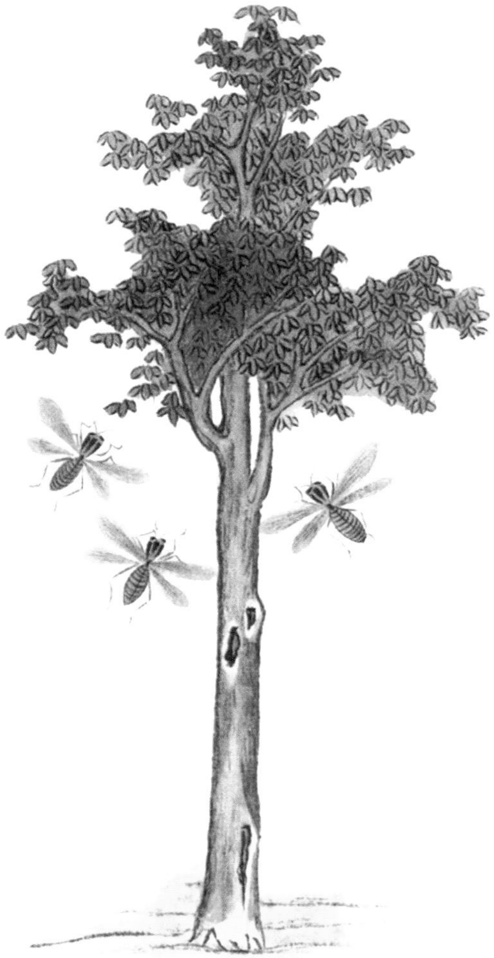

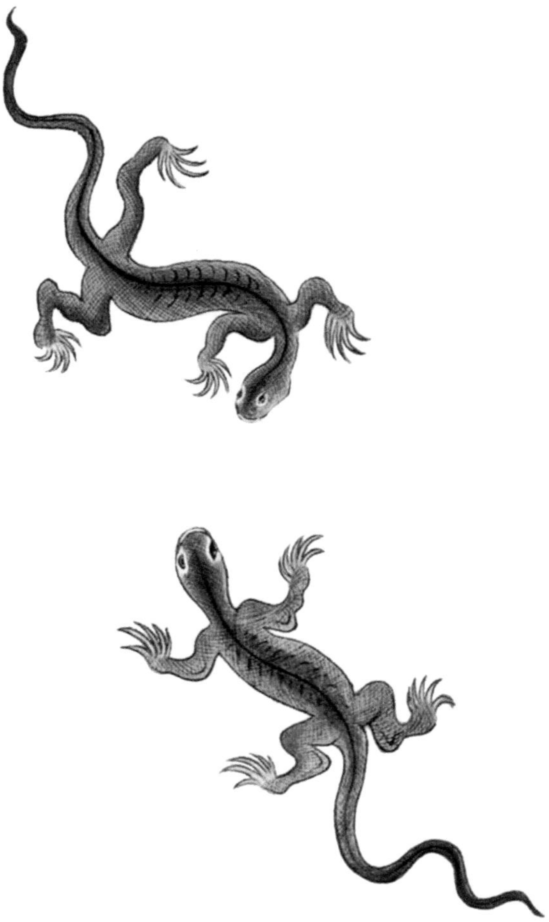

石龍子

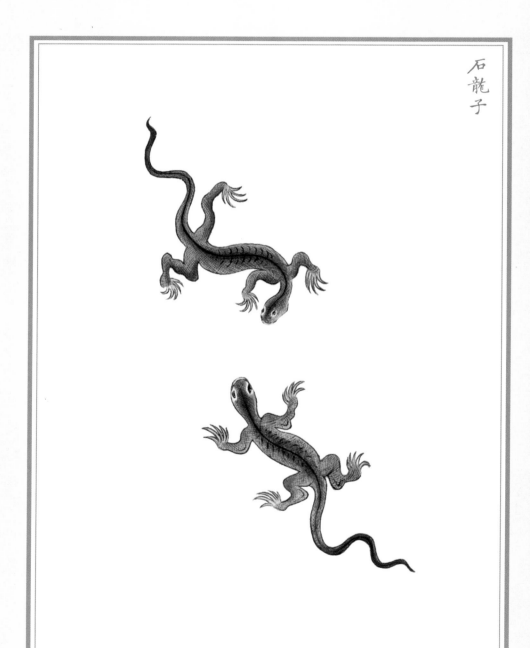

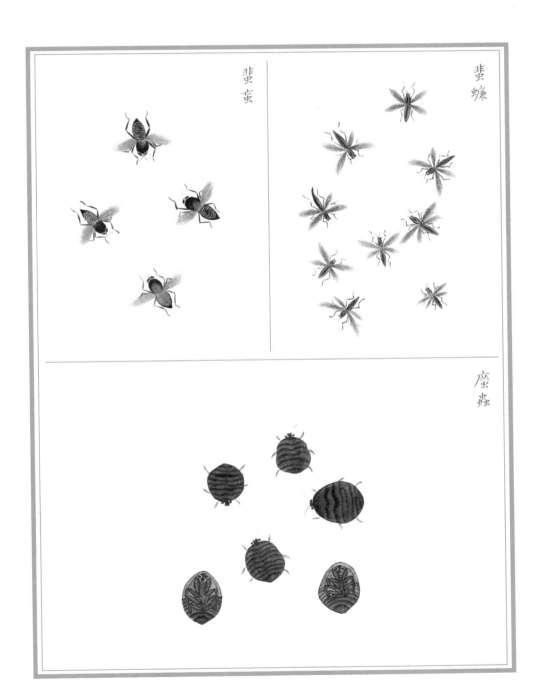

蜚蠊

蜚虻

䗪蟲

蝦蟇

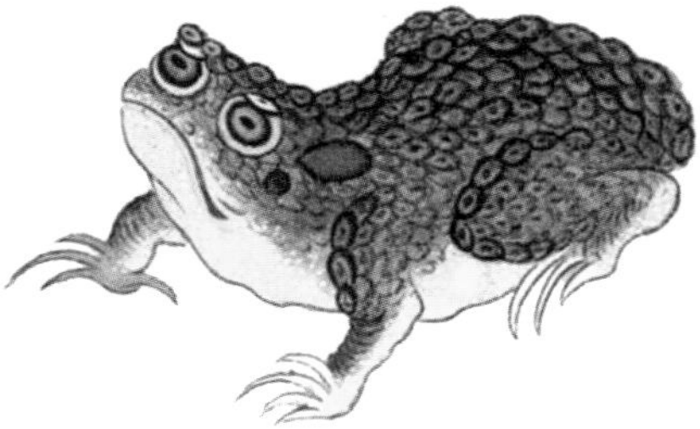

鼃

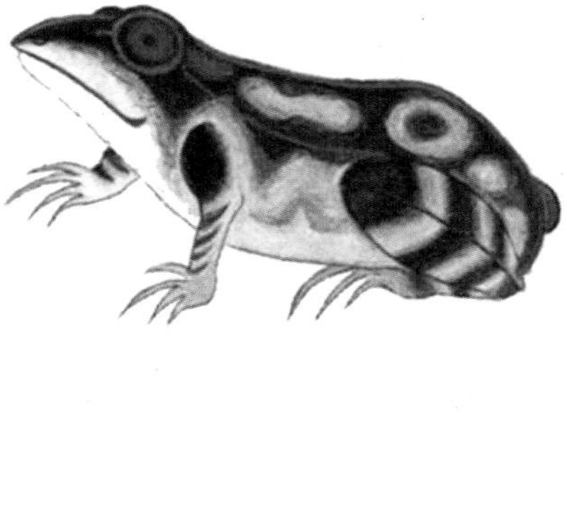

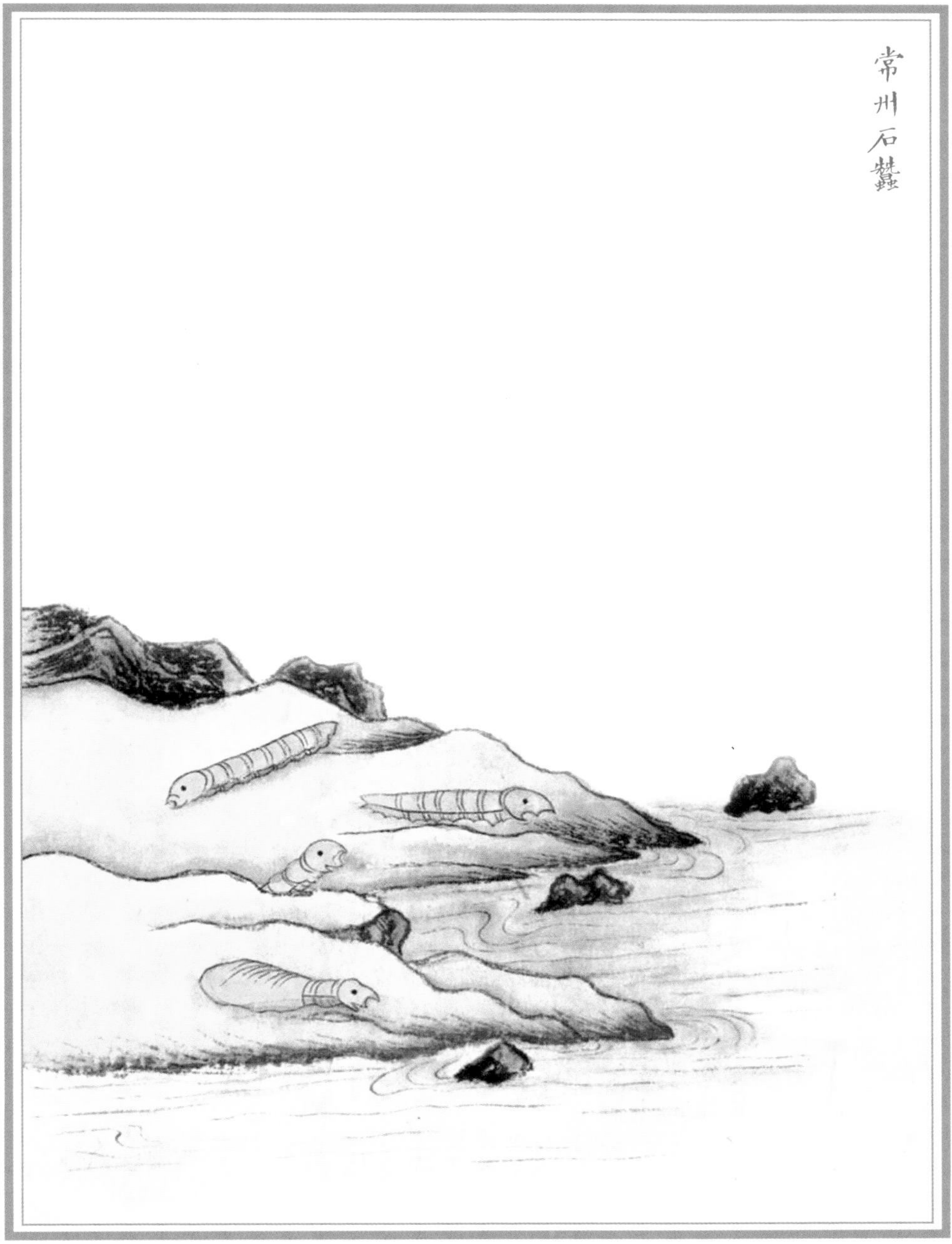
常州石蠶

蚺蛇膽

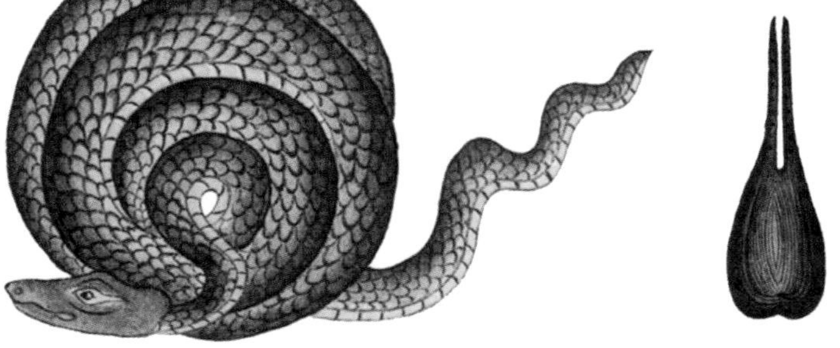

蝮蛇膽

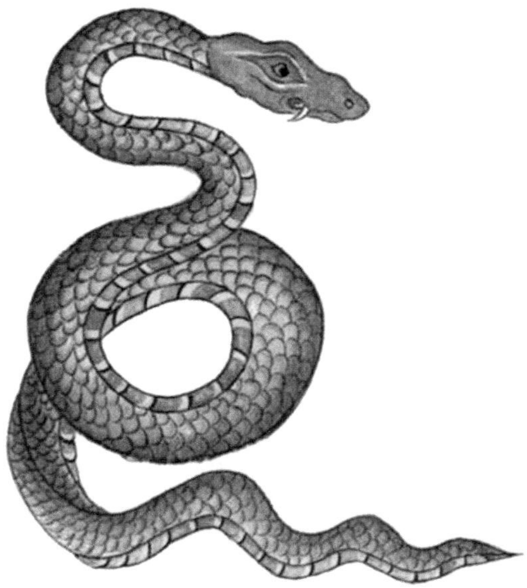

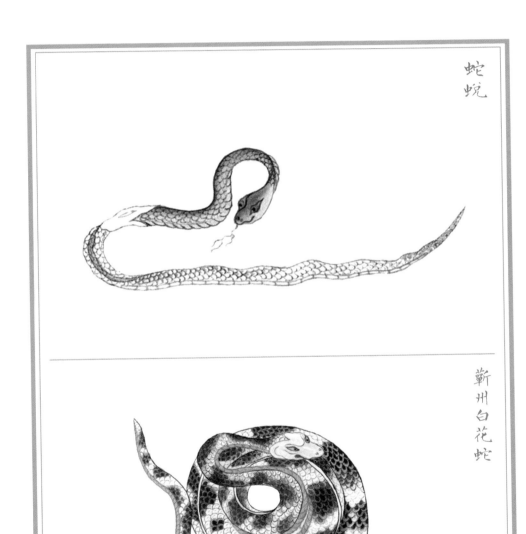

蛇蜕

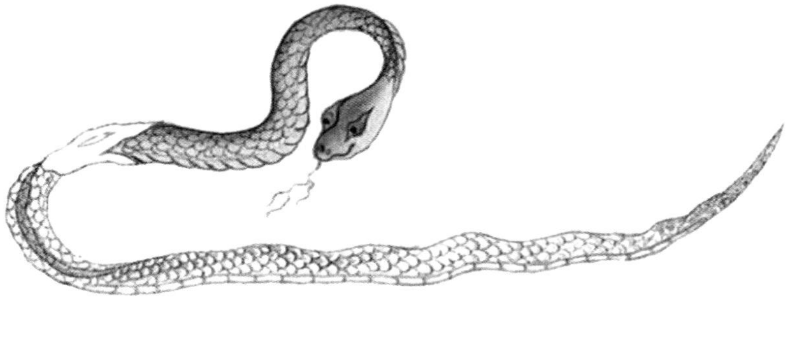

蕲州白花蛇

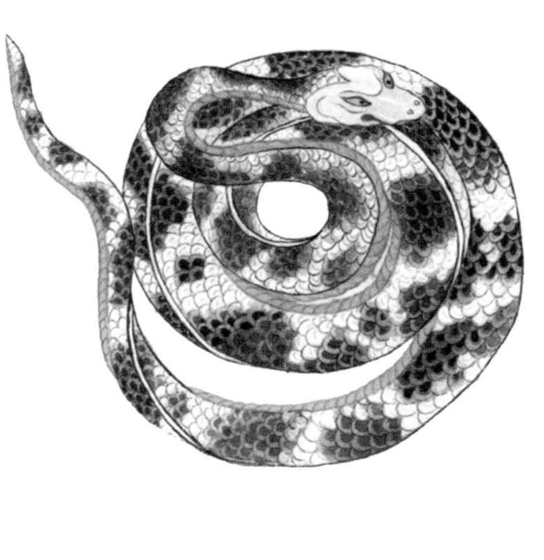

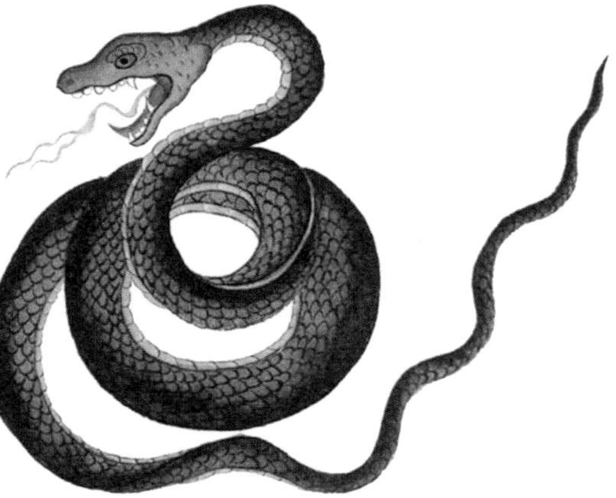

烏蛇

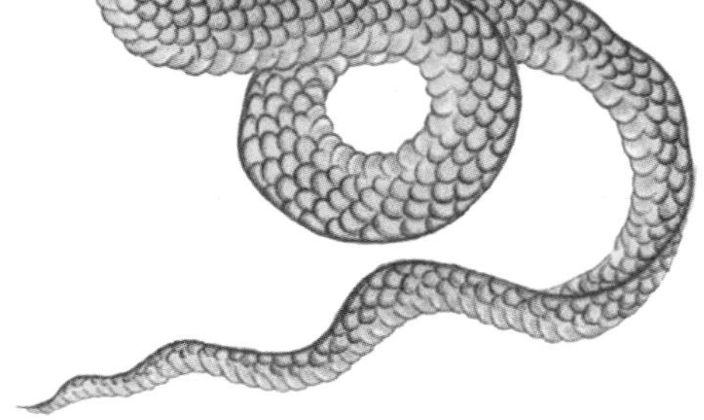

金蛇

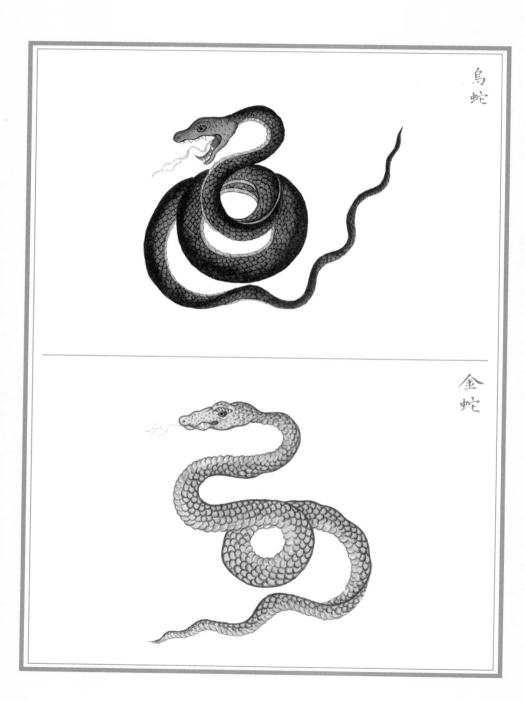

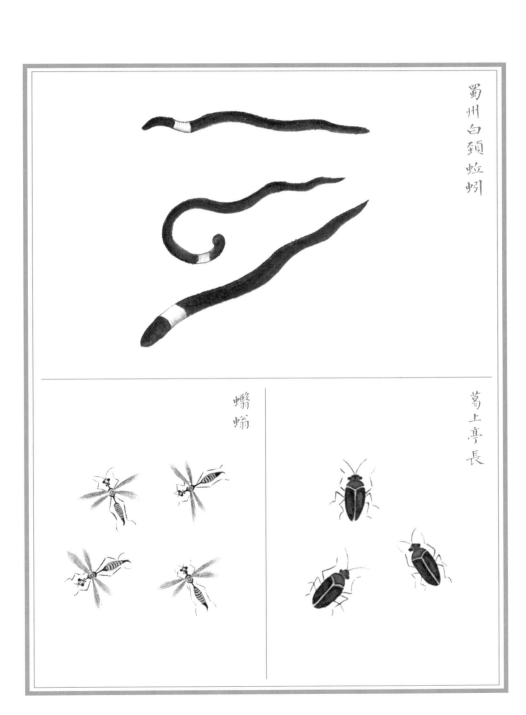

蜀州白頸蚯蚓

葛上亭長

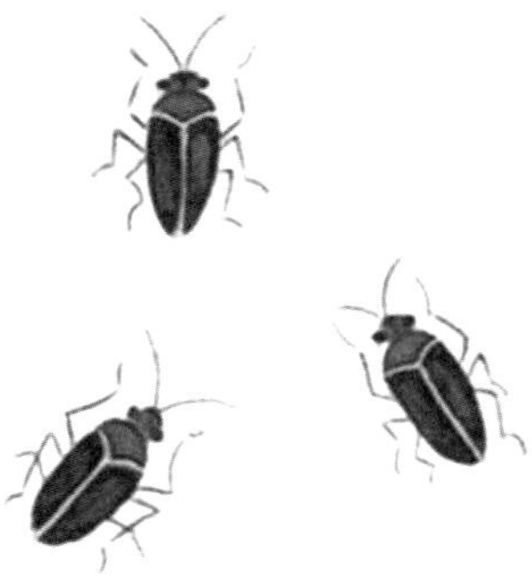

蠮螉

南京芫青

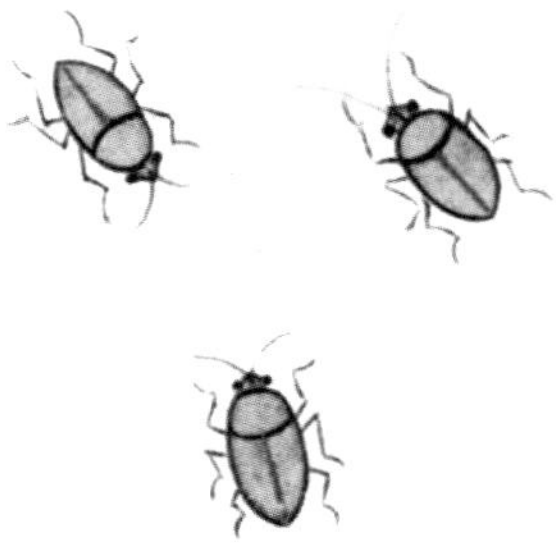

地膽

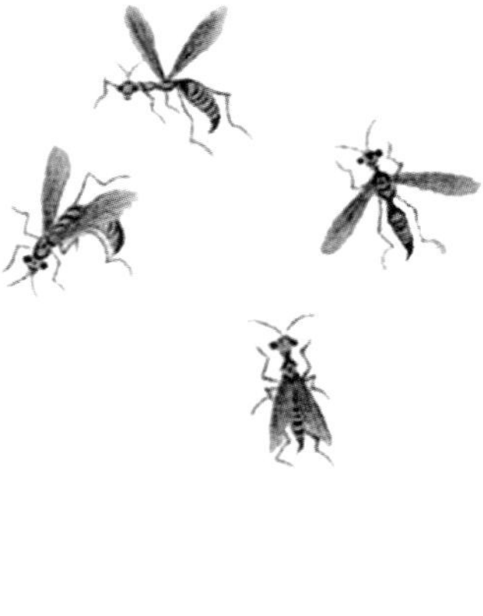

斑猫

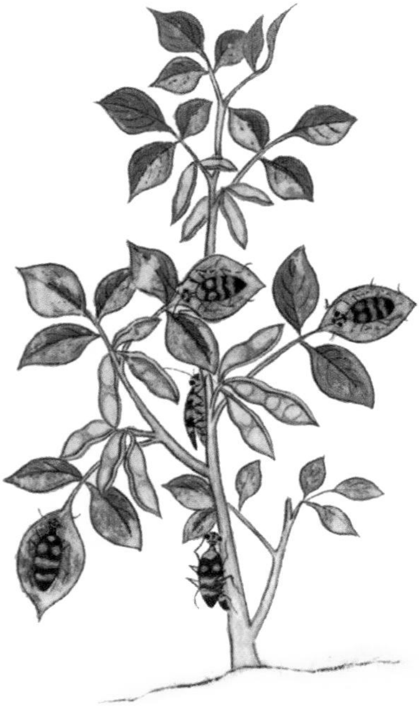

馬陸

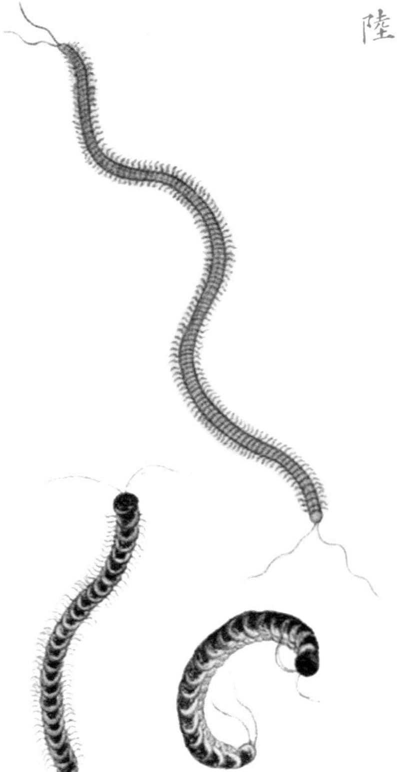

蜈蚣

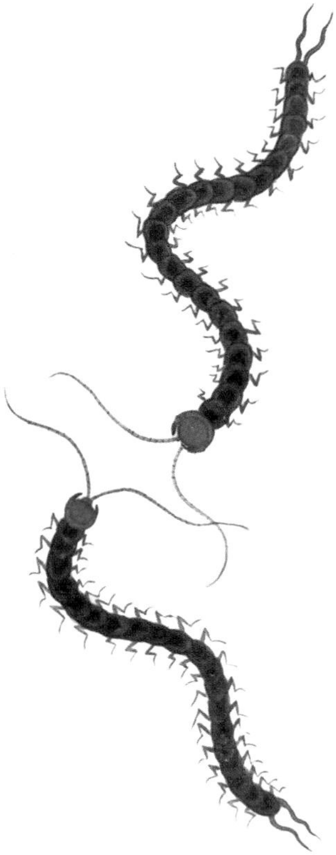

雀甕

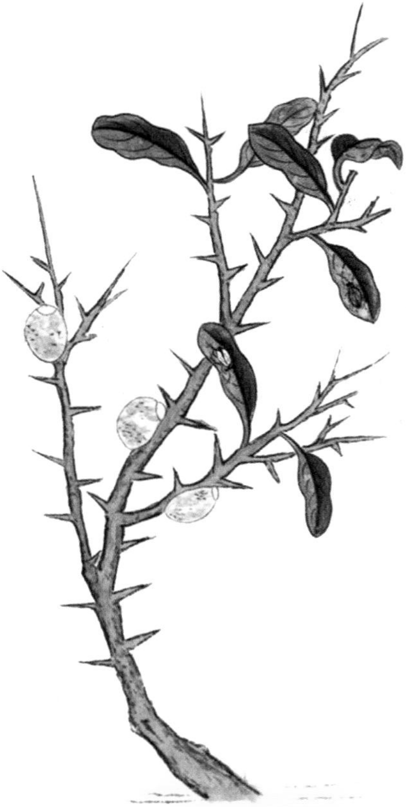

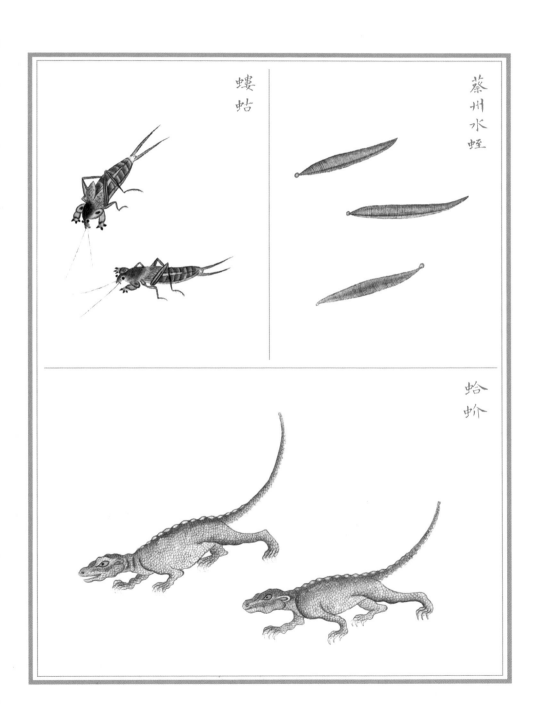

蔡州水蛭

螻蛄

蛤蚧

蜘蛛

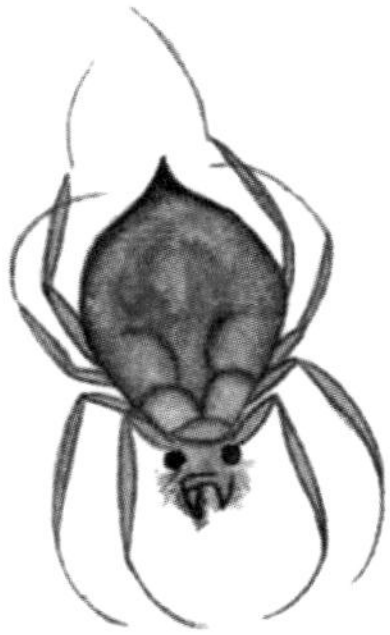

蜣螂

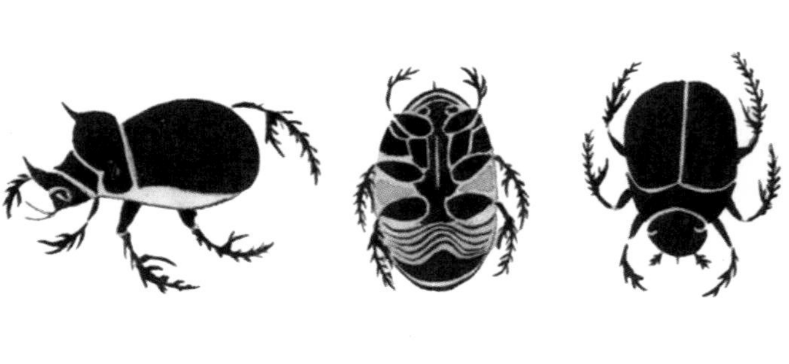

潞州五靈脂

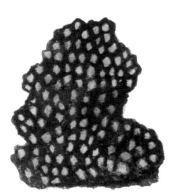

蠍

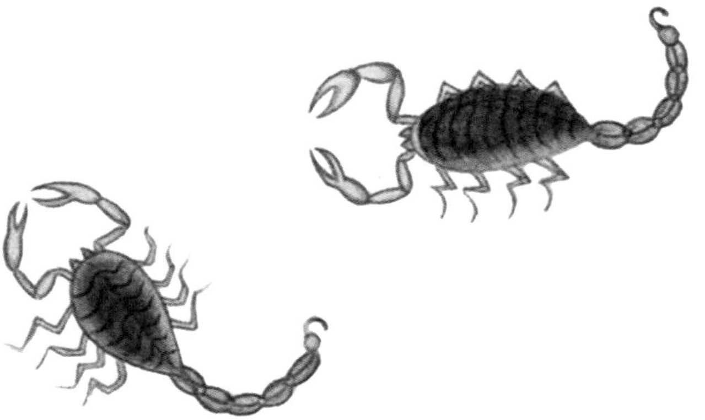

五灵脂，又名寒号鸟粪、寒雀粪等，为鼯鼠科动物橙足鼯鼠和飞鼠的干燥粪便。

元末明初文学家陶宗仪《南村辍耕录》：“五台山有鸟，名寒号虫，四足，有肉翅，不能飞。其粪即五灵脂。当盛暑时，文采绚烂，乃自鸣曰：‘凤凰不如我。’比至深冬严寒之际，毛羽脱落，索然如鷇雏，遂自鸣曰：‘得过且过。’”这里的记载说寒号鸟属于鸟类，只是不能飞，在盛夏时节，毛羽丰满艳丽如凤凰，而到了冬天则脱毛如刚出生的雏鸟，自然寒冷难耐，不过它还比较“乐观”——得过且过。这一段记载后来被改编为民间故事，更成了我们小学课本中的名篇——《寒号鸟》，课文中的寒号鸟认为“天气暖和，得过且过”，就算是寒风大雪来还不忘哀号：“哆啰啰，哆啰啰，寒风冻死我，明天就做窝。”结果可想而知——被冻死了。

那么寒号鸟到底是什么动物呢？《本草纲目》中，李时珍说：“杨氏《丹铅录》谓寒号虫即鹖鴠，今从之。鹖鴠，《诗》作‘盍旦’，《礼》作‘曷旦’，《说文》作‘鴇鴠’，《广志》作‘侃旦’，唐诗作‘渴旦’，皆随义借名耳。扬雄《方言》云：‘自关而西谓之鹖鴠；自关而东谓之城旦，亦曰倒悬。周、魏、宋、楚谓之独舂。’郭璞云：‘鹖鴠，夜鸣求旦之鸟。夏月毛盛，冬月裸体，昼夜鸣叫，故曰寒号，曰鹖旦。’古刑有城旦舂，谓昼夜舂米也。故又有城旦、独舂之名。《月令》云：‘仲冬，曷旦不鸣。’盖冬至阳生渐暖故也。”这段记载说寒号鸟，又名鹖鴠。郑玄《礼记·月令》注云：“鹖旦，求旦之鸟也。”说鹖鴠是一种夜鸣求旦之鸟，大概是夜寒难耐，期待阳气渐生的冬月暖阳。《逸周书·时训解》称：“大雪之日，鴠鸟不鸣。又五日，虎始交。又五日，荔挺生。鴠鸟犹鸣，国有讹言。虎不始交，将帅不和。荔挺不生，卿士专权。”则说鹖鴠大雪节气不能鸣叫，否则国家会有流言，这是古时迷信的说法。

宋代《嘉祐本草》始记载以五灵脂入药，认为五灵脂是寒号鸟的粪便。明代李时珍则认为是候时之鸟的粪便，如《本草纲目》记载：“曷旦，乃候时之鸟也。”1932 年版《中国动物学大辞典》与日本医学者则认为是狐蝠科大蝙蝠的粪便。这种各执一词的说法，前后经历近千年都没有定论，后经我国专家实地考察研究后，才证实属于哺乳动物的鼯鼠科复齿鼯鼠凝结成块的粪与尿，至此，才揭开了寒号鸟的“庐山真面目”。

寒号鸟是一种啮齿类动物，学名叫“复齿鼯鼠”，也叫橙足鼯鼠、黄足鼯鼠、寒号鸟、寒号虫、寒搭拉虫，是啮齿类动物。白天待在巢内，黄昏或夜间外出活动，可由高处向低处滑翔。因其生性怕寒冷，日夜不停号叫，而俗称“寒号鸟”。

寒号鸟的粪便竟然称为五灵脂，如此雅称，让人不可思议。这名称又是怎么来的呢?《本草纲目》称：“其屎名五灵脂者，谓状如凝脂而受五行之灵气也。”也有古人认为寒号鸟生性懒惰，饿了也不去觅食，而是吃自己的粪便，反复多次才形成凝脂。其实，寒号鸟是很讲卫生的，平日里以柏叶、柏松籽等为食，排出的粪便形如凝脂，这大概就是李时珍所说的吸进了五行之灵气，才称为五灵脂的吧。

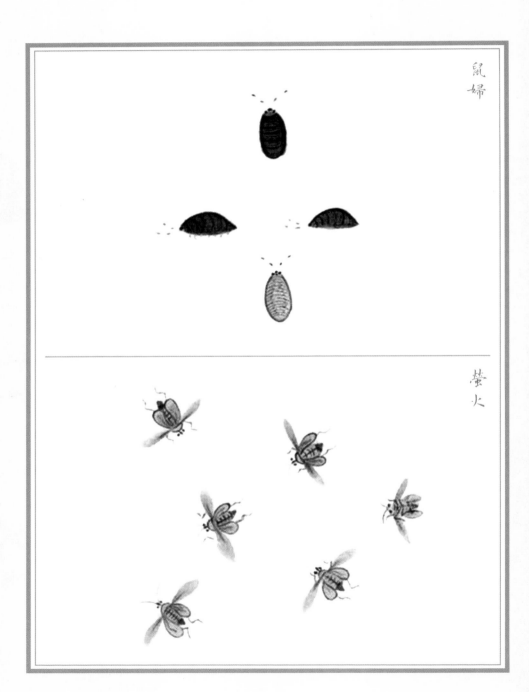

鼠妇

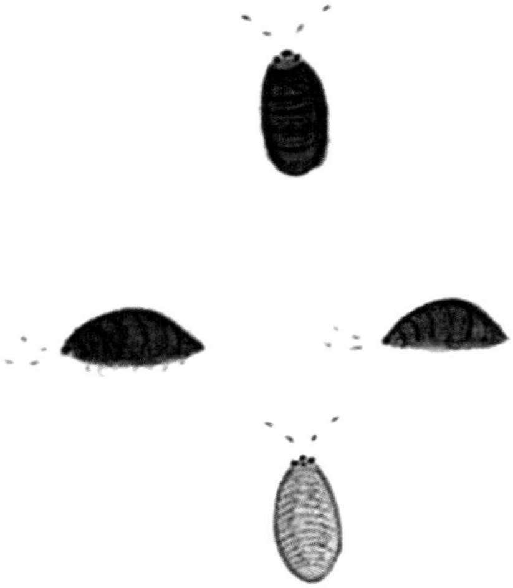

萤火

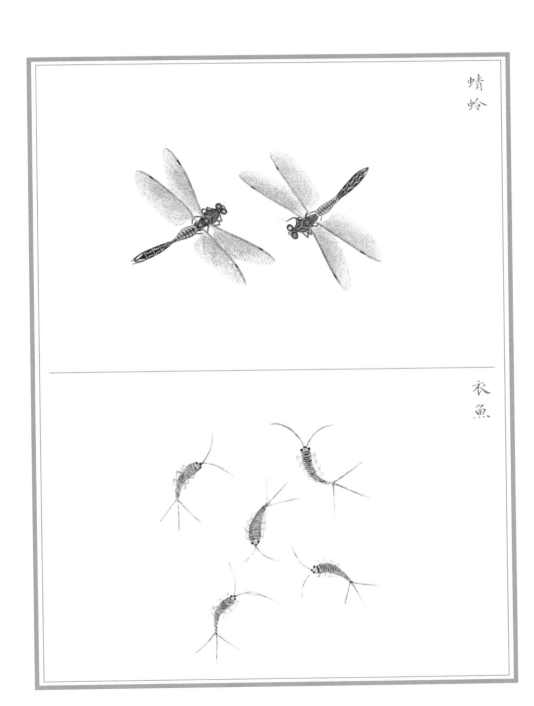

蜻蛉

衣魚

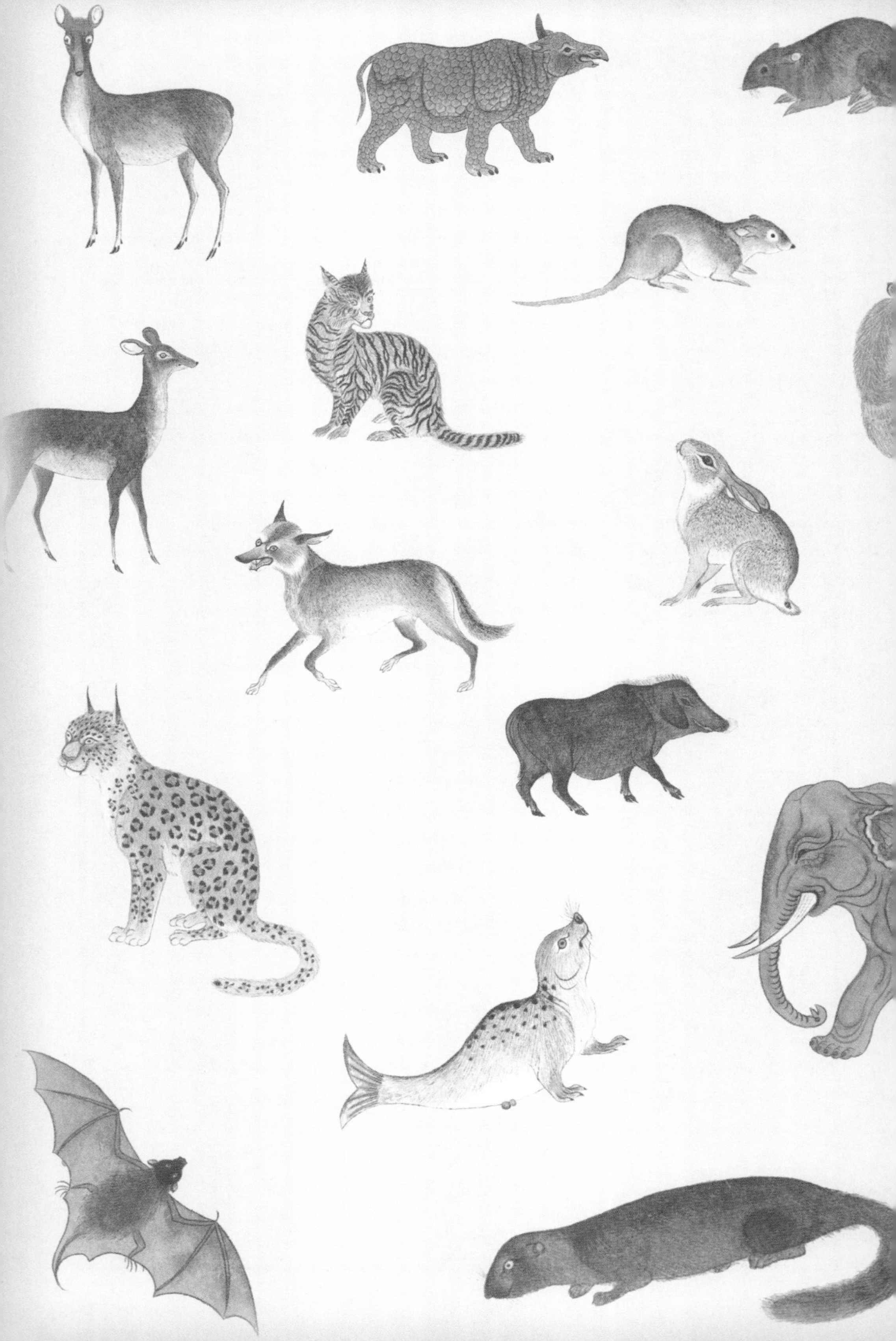

兽

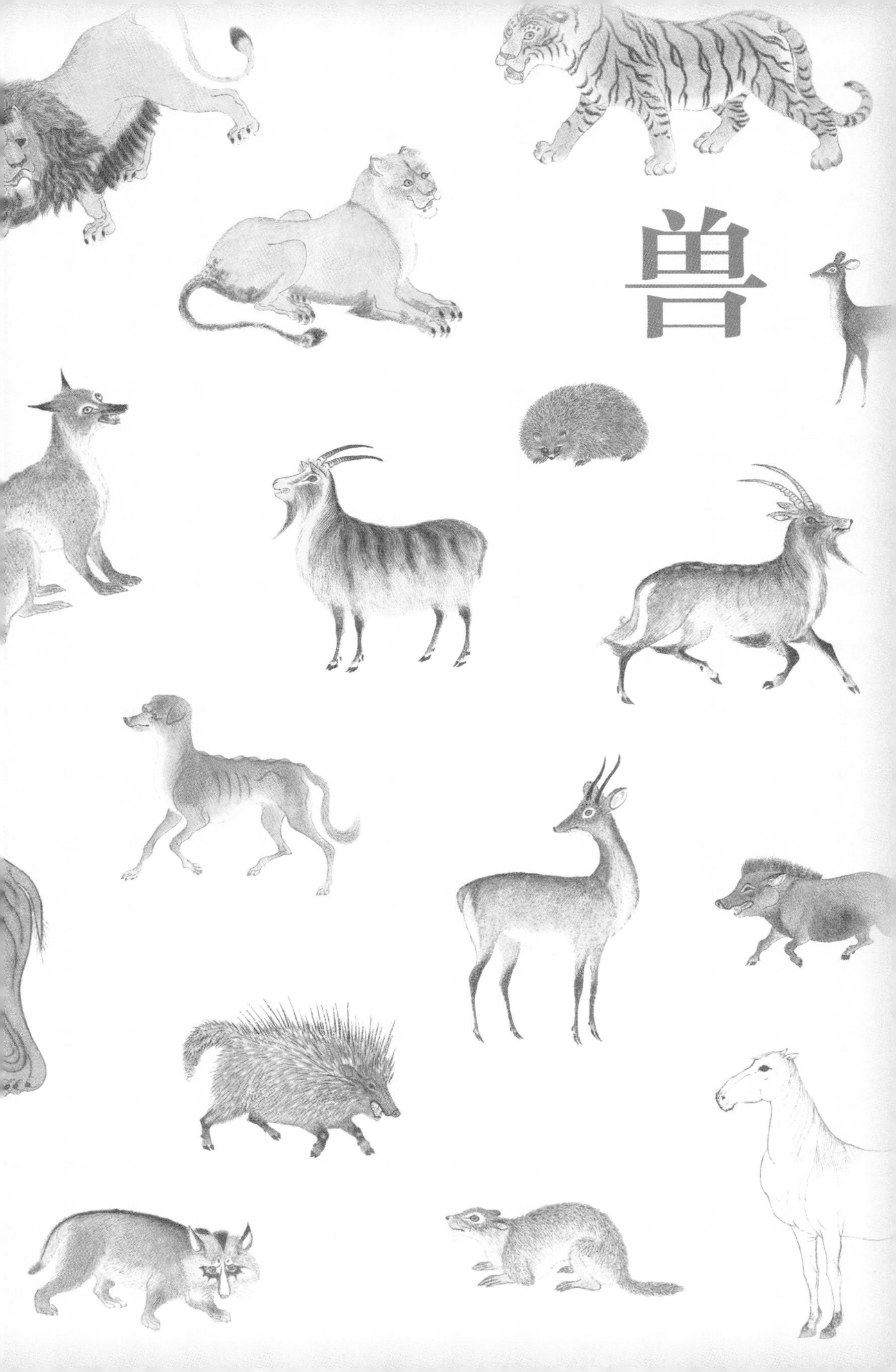

兽畜卓卓　血肉有情

按《本草纲目》所言，兽为四足而有毛动物的总称。其中由人豢养者谓之畜。本书“兽部”一卷，收录药物共五十种，来自养殖与野生的各种兽类，在《神农本草经》“兽部”三品分类的基础上多有补充。本卷第一味药为龙骨。现在我们知道，龙骨是古代象类、犀牛类、三趾马等哺乳动物的骨骼化石，但古人不知，只能根据这些化石的形态将其想象为龙的骨头。图谱将龙骨绘成角状、片状、块状者，便是想象结合实际的产物。龙骨后接着绘有“龙”的样貌，大致参照宋人罗愿《尔雅翼》“释龙”所说“角似鹿，头似驼，眼似兔，项似蛇，腹似蜃，鳞似鱼，爪似鹰，掌似虎，耳似牛”，与现在常见的明清时代流行的龙近似。龙骨后又附有龙齿、龙角，《本草纲目》中还将龙涎附于后，认为是“群龙所吐涎沫浮出”“亦有大鱼腹中剖得者”，而现代已明确此是抹香鲸肠内的分泌物。龙骨之后便是麝香，源于雄麝香囊腺中的分泌物，与龙涎香一样，都是来自动物的名贵香料，有着祛邪辟秽、安神通窍的功用。

其后绘制的动物依次为熊、牛、象、马、鹿、羊、狗等。牛的药用价值以牛黄为代表，《本草品汇精要》中又详述取黄之法，分喝迫得之的生黄、杀死在角中所得的角中黄、心中剥得的心黄、肝胆中得之的肝黄，其中喝迫吐出者质量最佳，图中所绘即为喝迫吐黄的情景。牛乳制品亦有多种，包括牛乳、酥、酪、乳腐、醍醐等，一般由乳制酪，由酪出酥，由酥再精炼成的乳脂才是醍醐，味甘美，品质最精，因此佛家用醍醐隐喻高妙的智慧。从本书图谱可见熬炼醍醐的大致方法。又如常用的阿胶一药，原出《神农本草经》，因产自东阿，故称阿胶。但据陶弘景《名医别录》，最早的阿胶为“煮牛皮作之”，即同后世的黄明胶。宋时明确阿胶原材料是黑驴皮，且用东阿县城北井水所煮者才为正品，但阿井由官方控制管理，民间由阿井水制作的真阿胶极其难得，市场所售多伪货、次品，可见阿胶制假古已有之。从功效来看，驴皮所制的阿胶用于滋阴润燥、活血补血；牛皮所制的黄明胶重在止血消肿；而鹿角熬制的白胶性味偏温，善于补益精血，肾虚者最为适合。使用中一定要根据服用者的症状或体质来选择不同的胶。

动物药中，还有一种名为底野迦的外来药物，本书中的图像即是一胡人捧药进献的场景。底野迦为译名，亦作底也伽。《旧唐书》中记载，唐高宗时拂菻（我国史书中对东罗马帝国，即拜占庭帝国的称呼）国王曾遣使进献底也伽。唐代《新修本草》称该药产自西戎，是用“诸胆（一作猪胆）作之，状似久坏丸药，赤黑色”，可治百病，如中恶、客忤邪气、心腹积聚等，十分有效。据此，底野迦是胆汁的合成物，所以归入兽类。但据最新研究，该药是公元前二世纪古希腊医家所配制的一种成分非常复杂的解毒剂，后演变成一种万能药，并逐渐传播到西亚、北非、中亚、唐代的长安直至日本，还有研究称此药中含有毒蛇肉或鸦片。

书中绘制的野生动物基本涵盖了当时可见的种类，如羚羊、犀牛，以及虎、豹等猛兽，鼠、兔等小型动物。不少动物的多个部位在当时皆可入药，但亦有所侧重，如羚羊、犀牛用角，虎、兔、狸、獐用骨，豹用肉，狮子用屎，狐用阴茎，獭用肝，豺用皮，海狗用雄性生殖器（即腽肭脐），野驼用脂，等等。

另如出自兔毛的笔头灰、黄牛皮蒙制的败鼓皮、六畜（马、牛、羊、猪、狗、鸡）的毛蹄甲皆作药用，正应韩愈《进学解》所言“俱收并蓄，待用无遗者，医师之良也”。

但古时的野生动物今天有多种近于濒危而成为保护动物，再做药物已不允许。如鲮鲤（即穿山甲）就由于其甲片的药用价值而被大肆捕杀，数量锐减。对于这种情况，我们应当积极开发合适的替代物，以保护野生动物，保护自然环境。

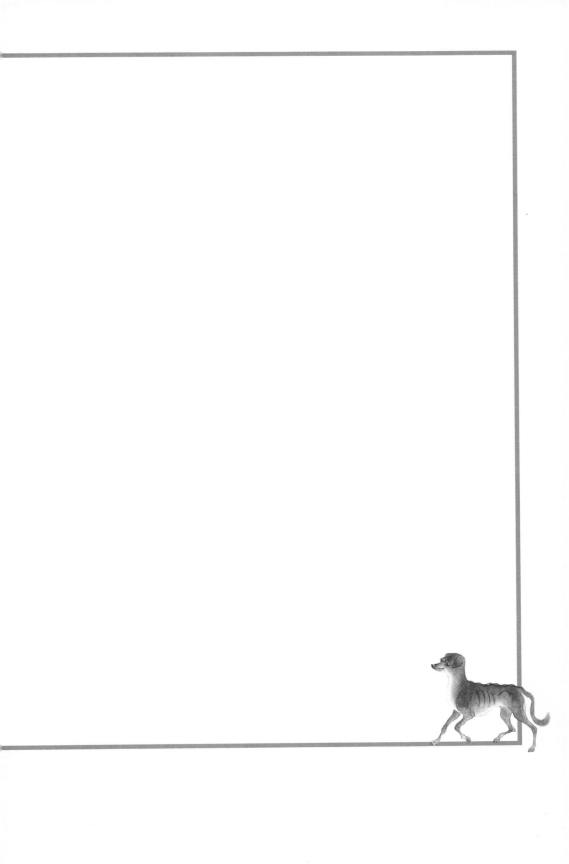

麋　截浸鹿角
熬鹿角膠　羖羊
牡狗　羚羊
胡帽犀　兕犀
犀牛　虎
兎　筆頭灰
狸　麞鄆州
豹獅子　豚

金石昆蟲艸木狀

獸

龍骨　龍

麝　熊

牛黃　水牛 鄆州

醍醐　象

阿井　阿膠

白馬　底野迦

鹿茸　鹿 鄆州

蝟

牡鼠

伏翼

鯪鯉甲

狐　獺

猯　鼲鼠

鼺鼠　野豬

豺　狼

膃肭臍　麂

野駝　塔剌不花

毫豬　獼猴

貥鼓皮　六畜毛蹏甲

龍骨

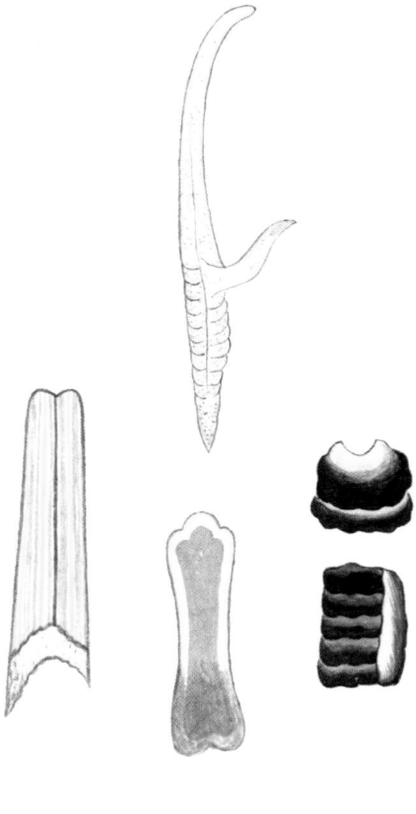

龍

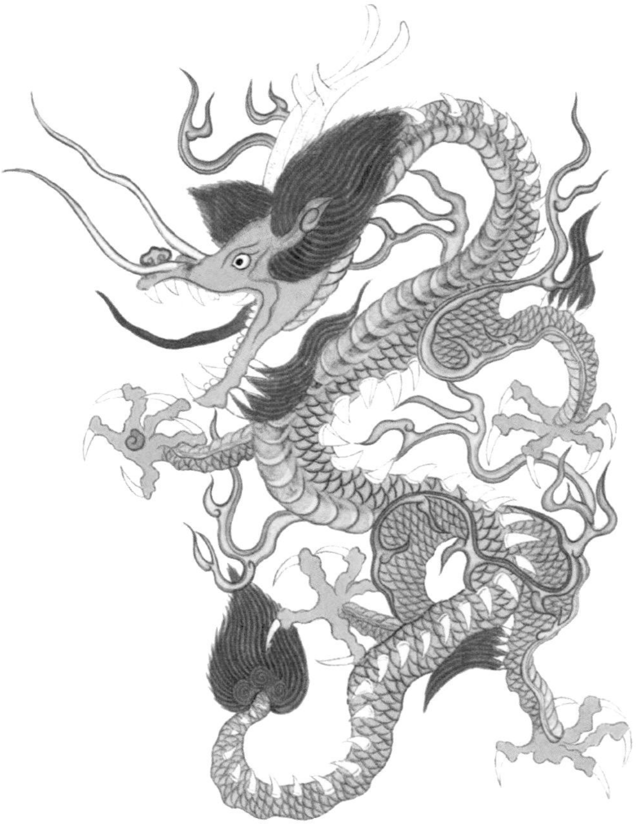

麝

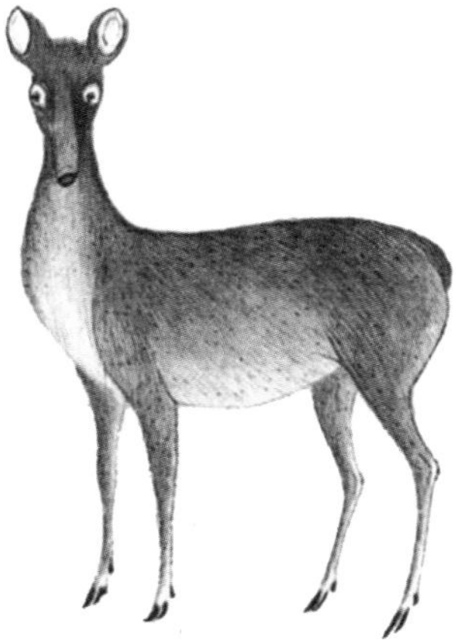

熊

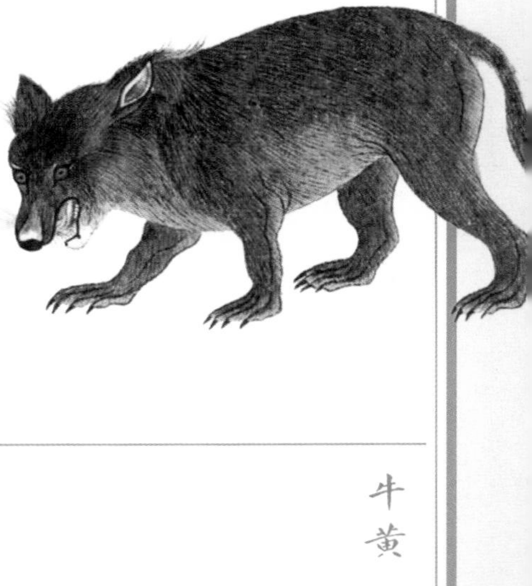

牛黄

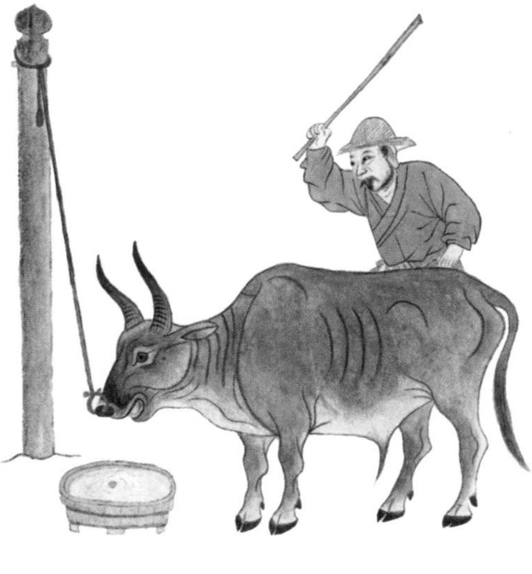

郢州水牛

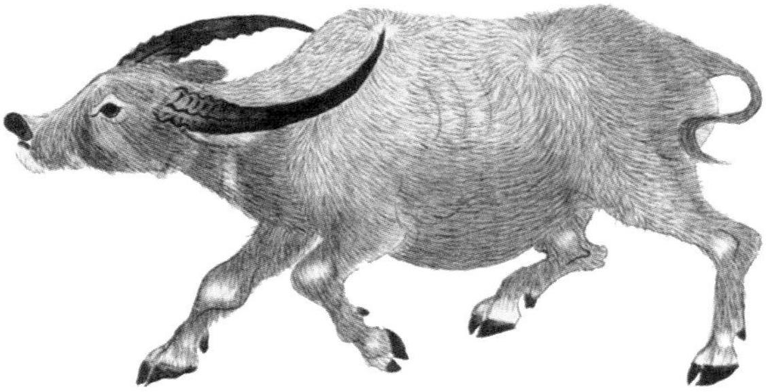

醍醐

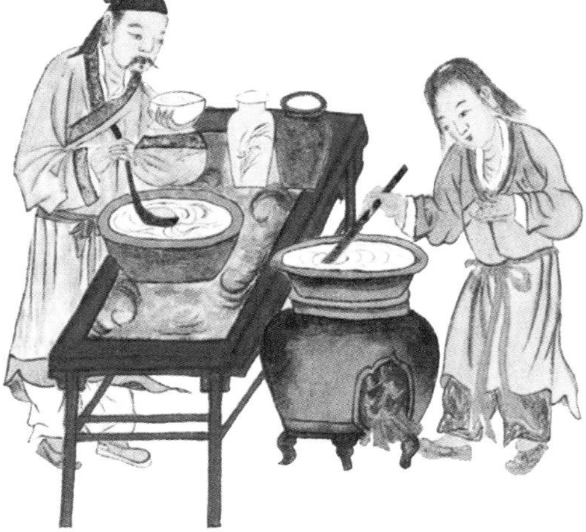

胆之精华——牛黄

牛黄为牛科动物牛的干燥胆结石，《神农本草经》将牛黄列为上品。牛黄也叫“丑宝”，《本草纲目》称：“牛属丑，故隐其名。”

清张志聪《本草崇原》记载：“牛黄，胆之精也。牛之有黄，犹狗之有宝，蚌之有珠，皆受日月之精华而始成。无令见日月光者，恐复夺其精华也。”

《本草崇原》引用李时珍话说：“牛之黄，牛之病也。故有黄之牛，多病而易死。诸兽皆有黄，人之病黄者亦然。”

那么牛黄又是如何获得的呢？古代医药学家陶弘景《本草经集注》描述得很神奇：“旧云神牛出入鸣吼者有之，伺其出角上，以盆水盛而吐之，即堕落水中。”实际上，“今人多皆就胆中得之。多出梁、益，一子如鸡子黄大相重叠，药中之贵，莫复过此。一子及三二分，好者直五六千至一万”，这段记载认为，牛黄产地一般在四川和陕西，牛黄多取自牛的胆囊，像鸡蛋黄那么大，十分珍贵。

牛黄的获得具有偶然性，毕竟牛患胆结石的概率很低。此外，古人视牛为珍宝，官府也出台保护耕牛的措施，历朝历代都是明令禁止屠宰耕牛，古人不可能为了牛黄而大批宰杀耕牛的。牛黄作为药物使用，始载于《神农本草经》。明代著名医家缪希雍作了高度的评价：“牛为土畜，惟食百草，其精华凝结为黄，犹人身之有内丹也……为世神物，诸药莫及也。”所以，历代许多名贵的中成药，诸如被称为“中医三宝”的安宫牛黄丸、紫雪丹、至宝丹，都是以牛黄为主要成分的。

牛黄作为名贵的中药材，历经几千年传承，被历代认可。清代文学巨匠曹雪芹的《红楼梦》中，记载了大量的中医方剂，其中“四神散”就提到了牛黄。这是在第八十四回“试文字宝玉始提亲　探惊风贾环重结怨”：“那大夫同贾琏进来，给贾母请了安，方进房中。看了出来，站在地下，躬身回贾母道：‘妞儿一半是内热，一半是惊风。须先用一剂发散风痰药，还要用四神散才好，因病势来得不轻。如今的牛黄都是假的，要找真牛黄方用得。’贾母道了乏，那大夫同贾琏出去开了方子，去了。凤姐道：‘人参家里常有，这牛黄倒怕未必有，外头买去，只是要真的才好。’王夫人道：‘等我打发人到姨太太那边去找找。他家蟠儿向来和那些西客们做买卖，或者有真的也未可知。我叫人去问问。’正说话间，众姐妹都来瞧来了，坐了一回，也都跟着贾母等去了。”

小说这一回写巧姐儿突发惊风，高烧不退，可贾府上了年份的人参倒是常有，偏偏真牛黄没有。为了自家闺女，凤姐只能四处寻找真牛黄入药，幸好还有薛蟠这个得力的找药人。可见，在我国古代，牛黄极其珍贵，连贾府这样的大门大户也不一定有！

此外，用牛黄治疗疾病不仅是中医在使用，在欧美也有悠久的历史。15 世纪时，牛黄在欧洲的贵族中更是把拥有它视为尊贵和富有的标志，尤其在有些国家的皇室财产中，牛黄是最珍贵的宝物之一。由此可见，牛黄作为神物，早已“享誉全球”。如今，牛肉虽然成了大家日常的食物，但天然牛黄仍难以寻找，比黄金还贵。

象

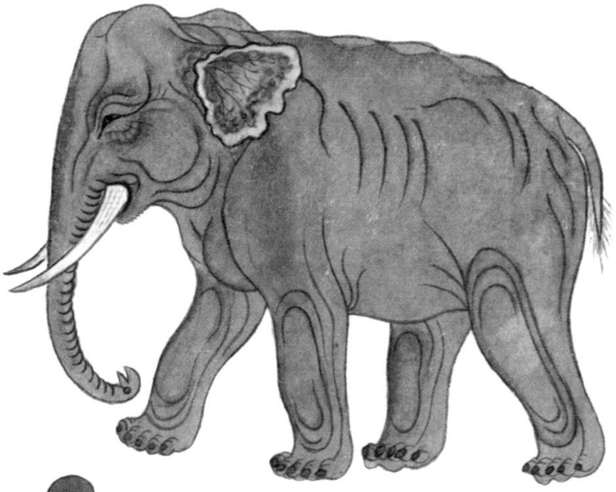

阿井

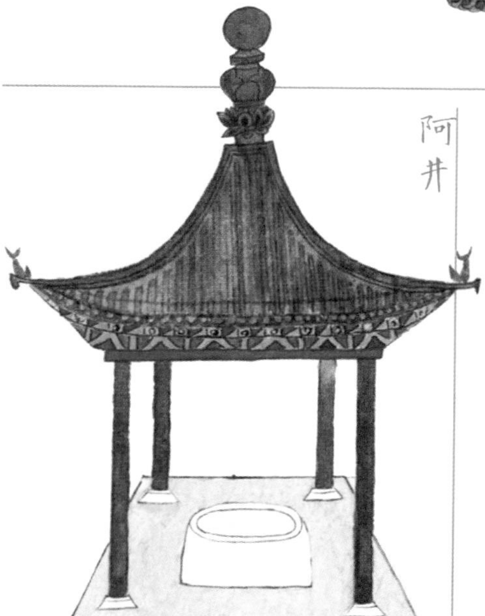

阿膠

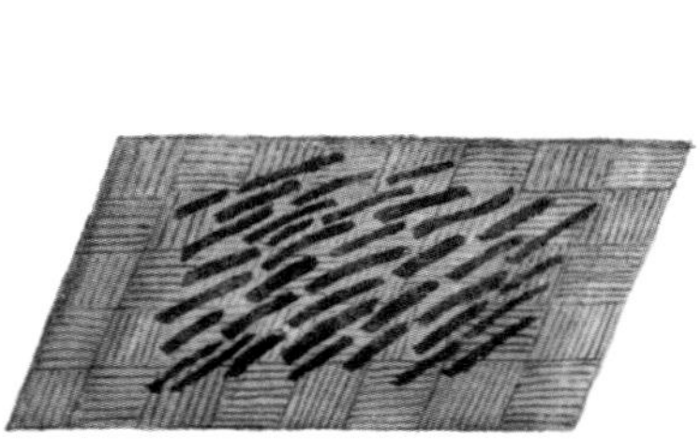

白馬

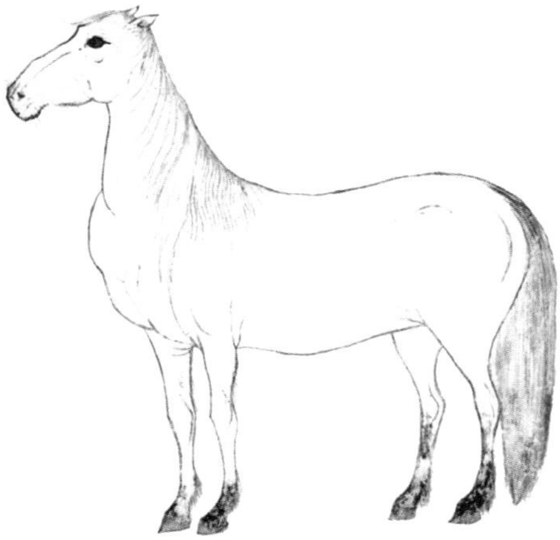

底野迦

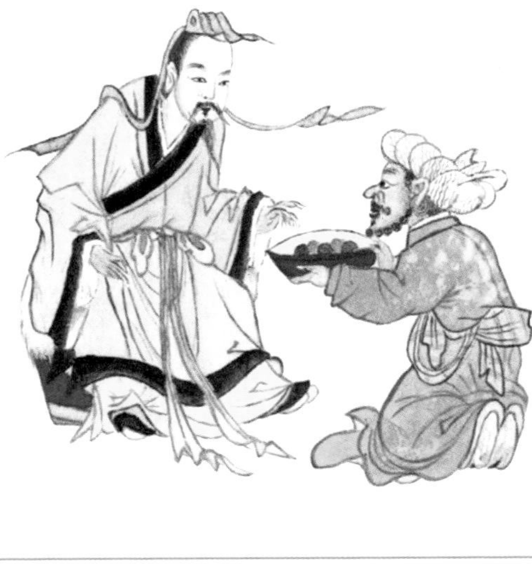

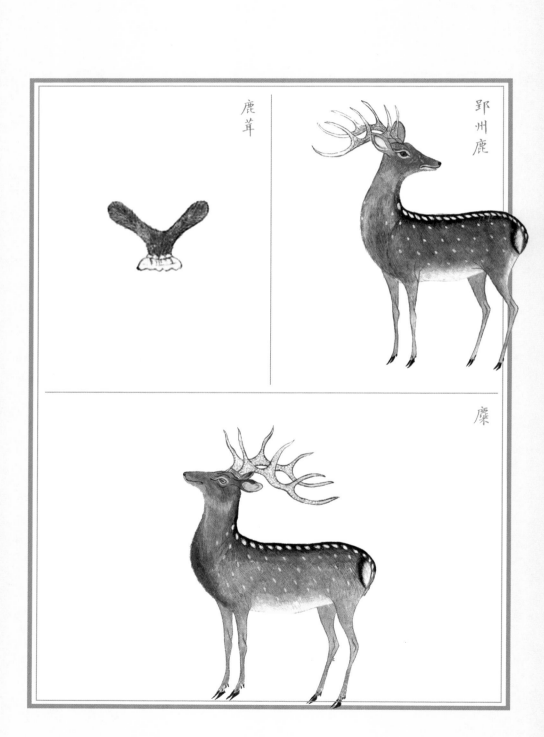

郢州鹿

鹿茸

麋

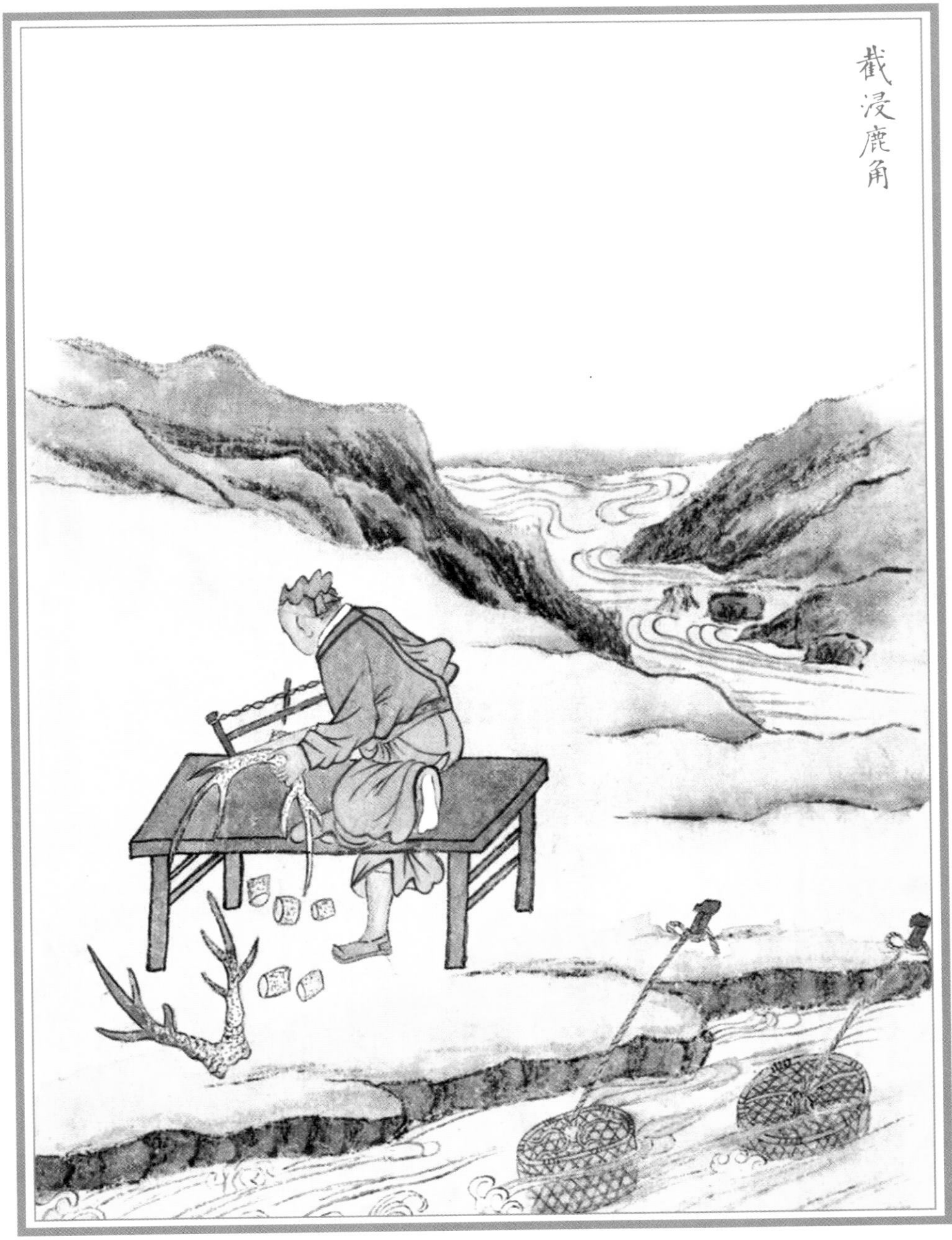
截浸鹿角

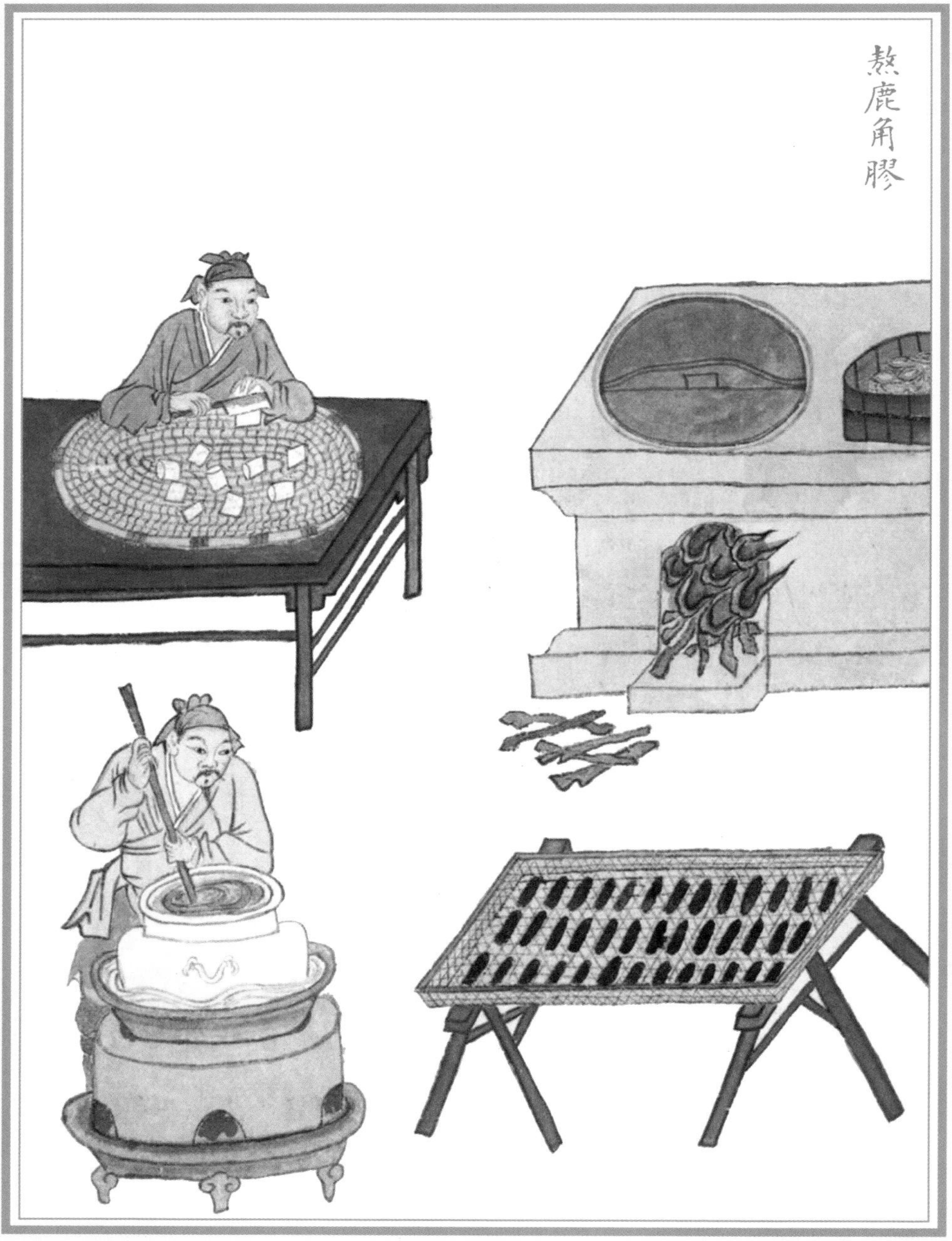
熬鹿角膠

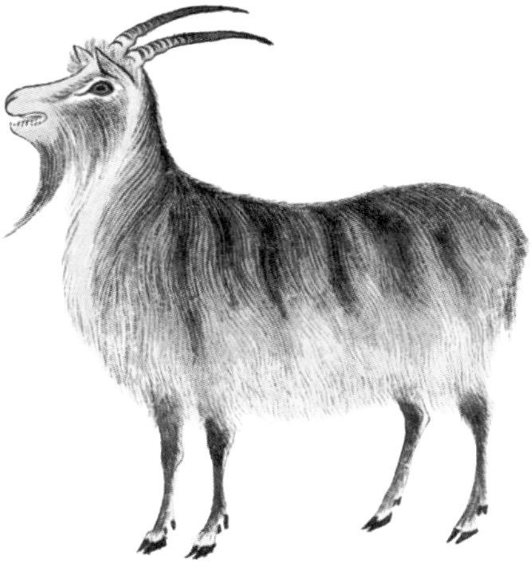

羖羊

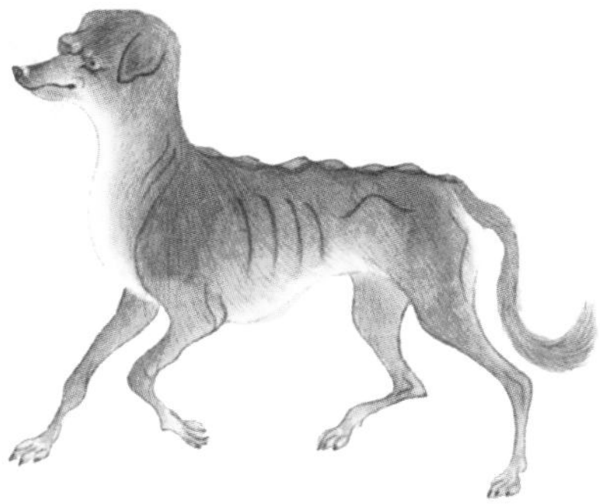

牡狗

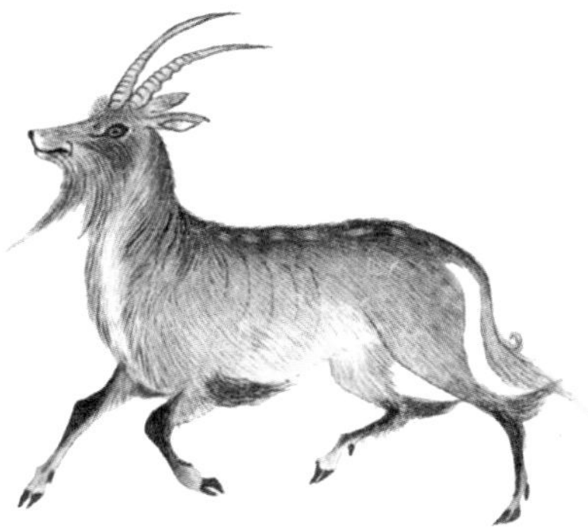

羚羊

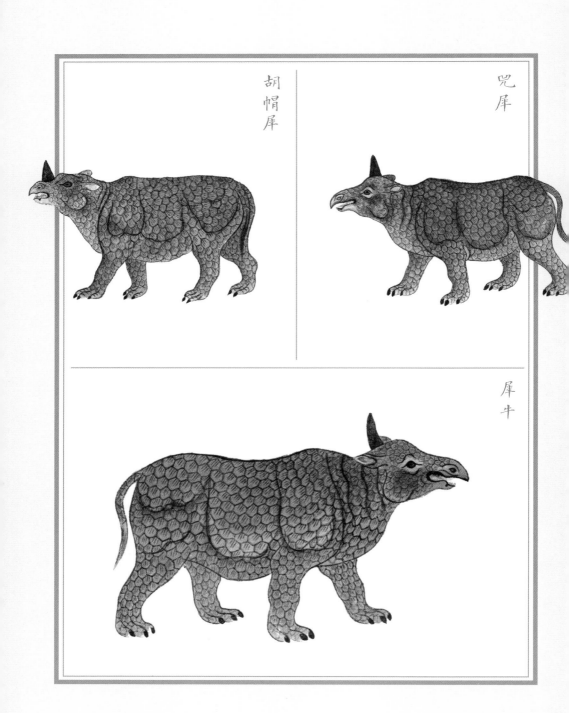

胡帽犀

兕犀

犀牛

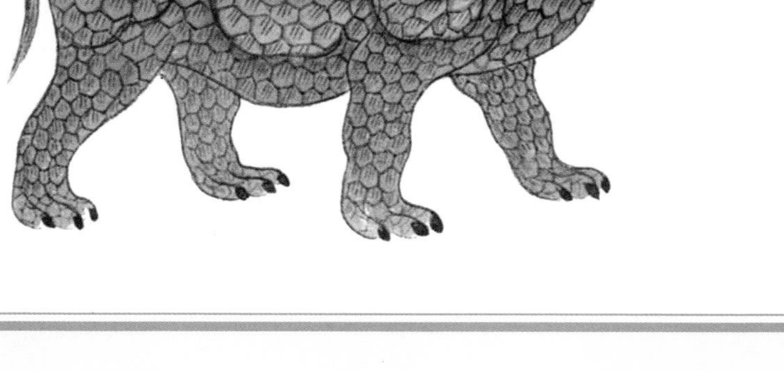

虎

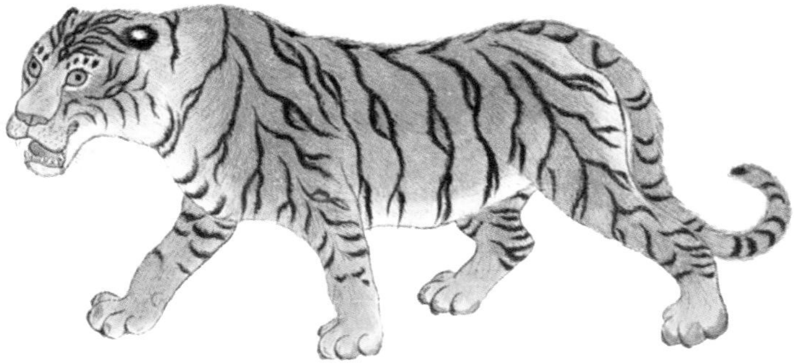

兔

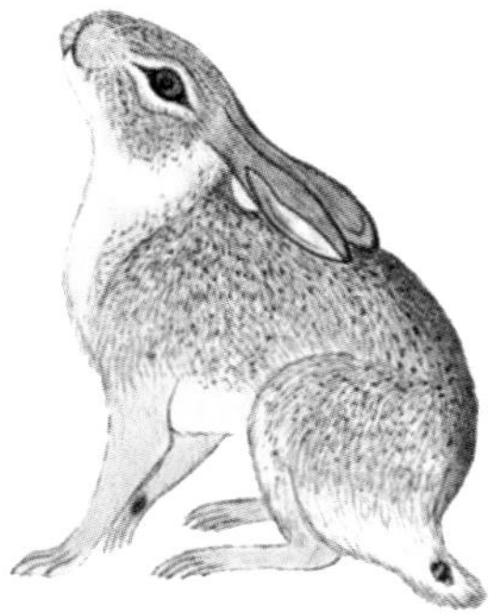

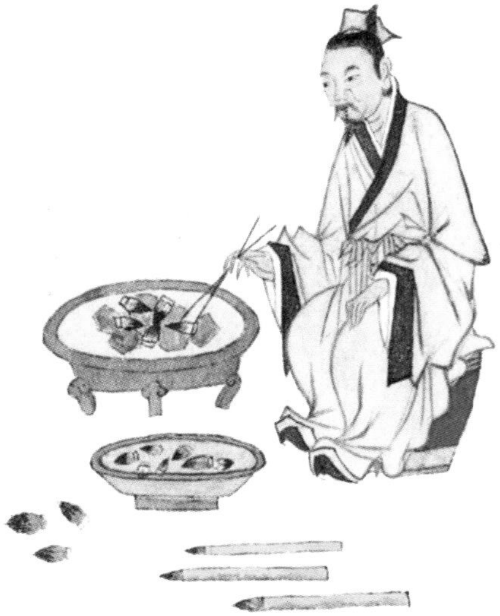

筆頭灰

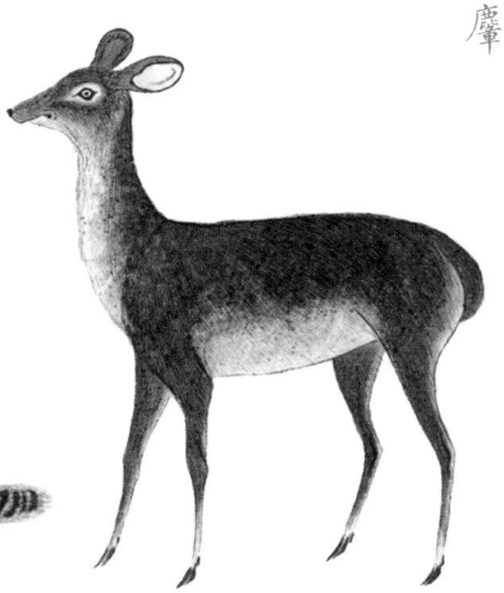

郢州麞

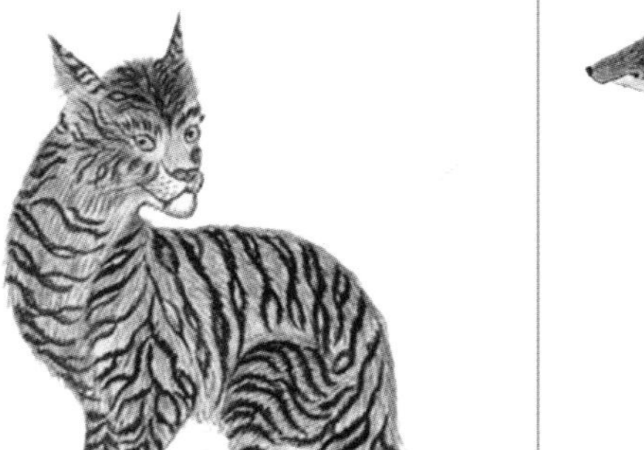

狸

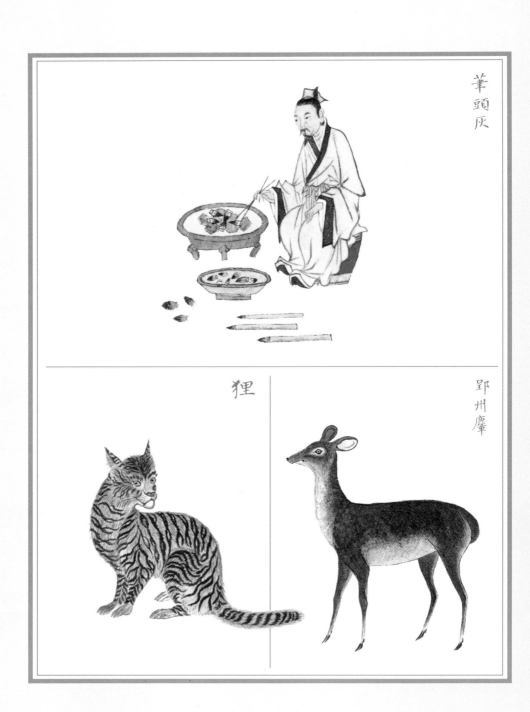

郢州豹

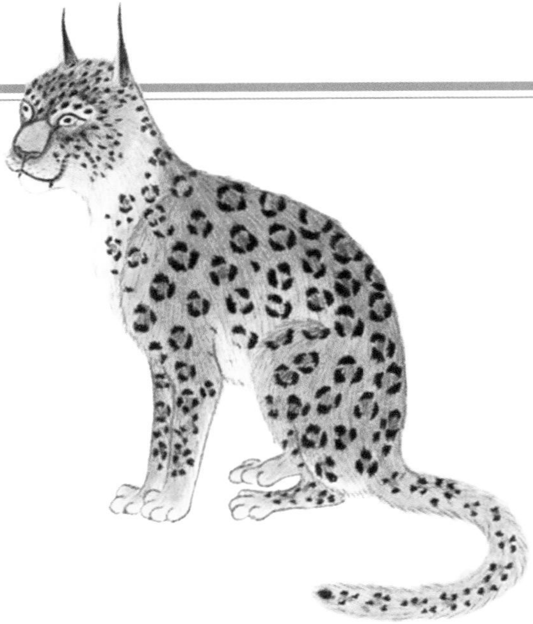

獅子

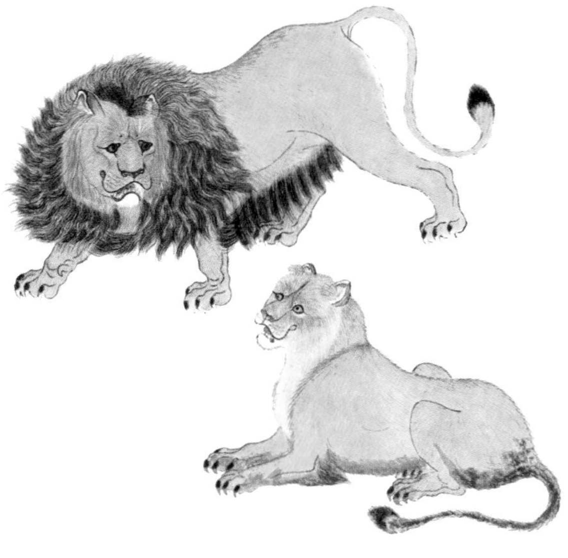

豚

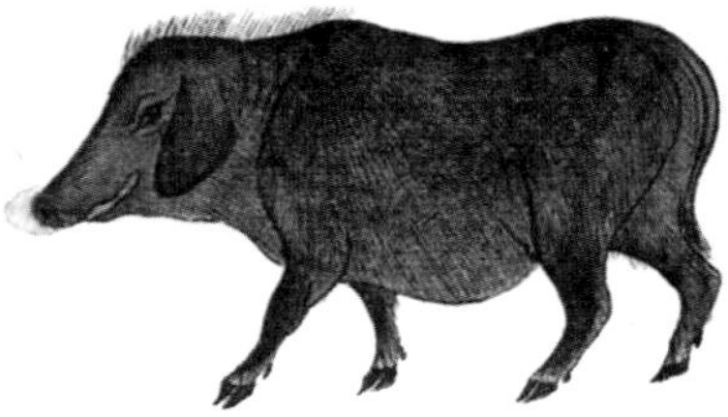

狐

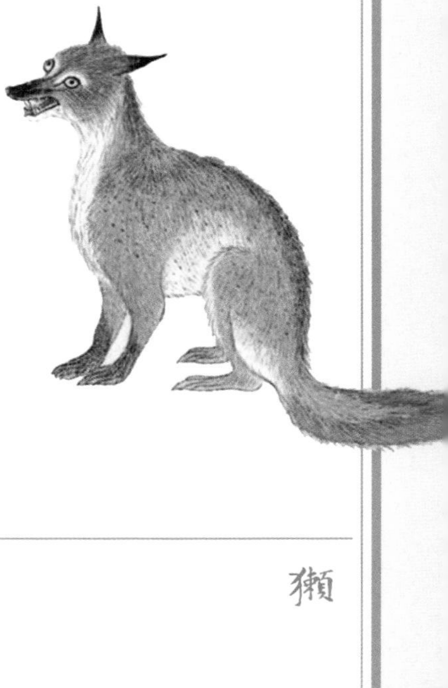

獺

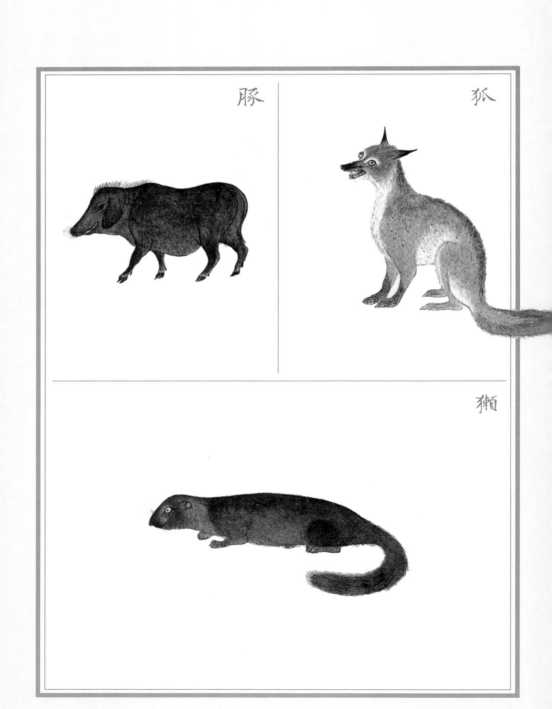

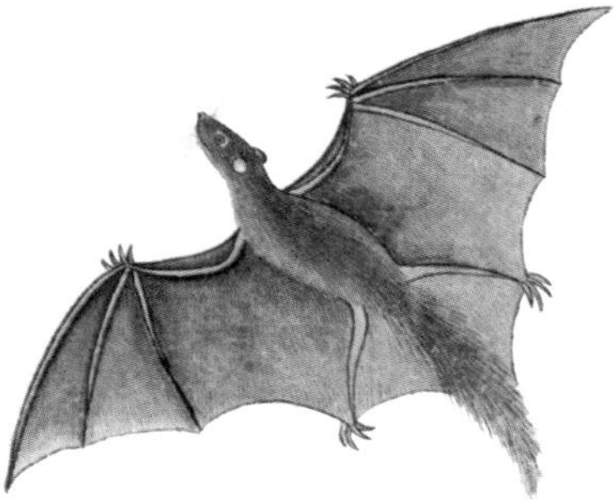
黔州鼺鼠

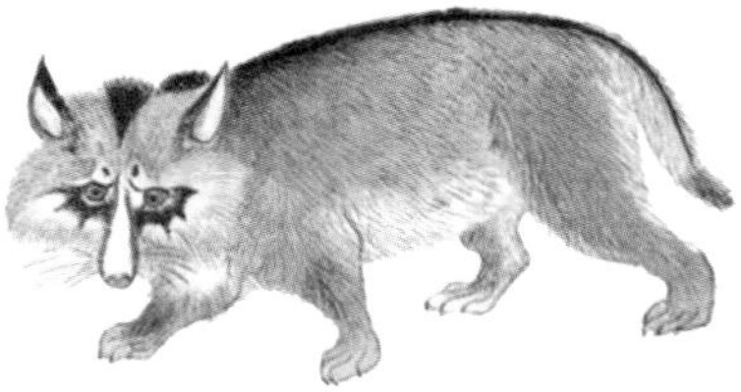
猯

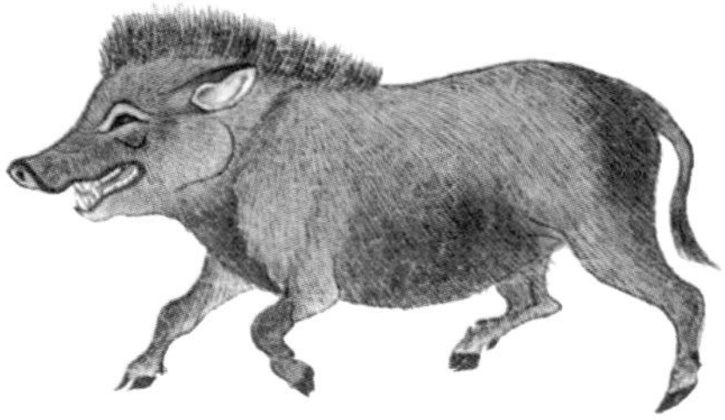
野豬

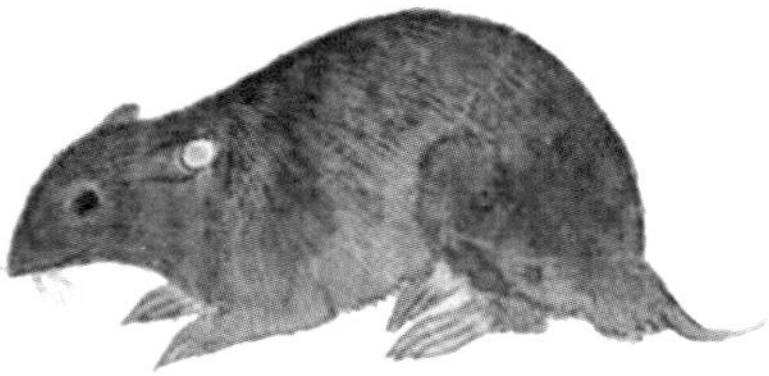
鼹鼠

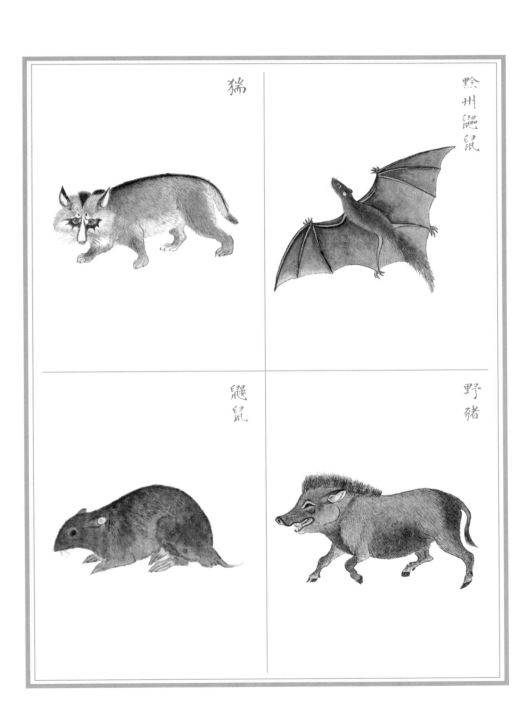

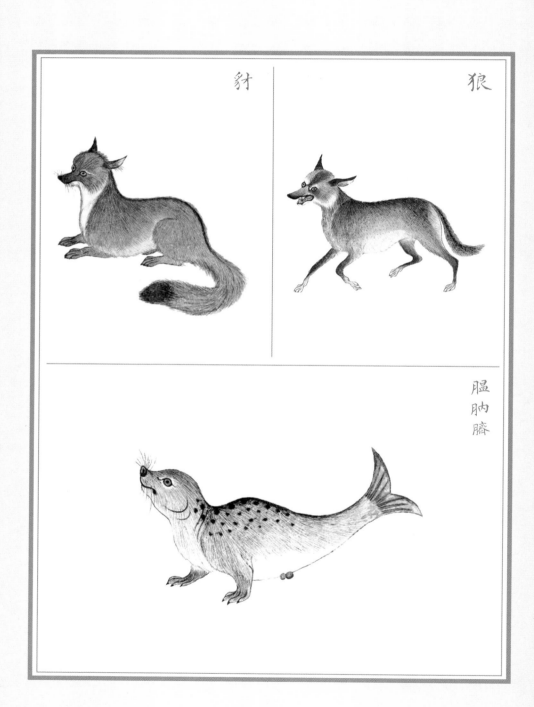

狼

豺

膃肭臍

麂

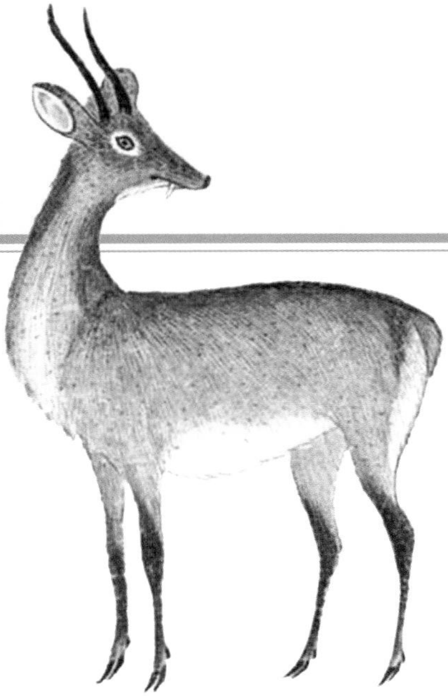

塔剌不花

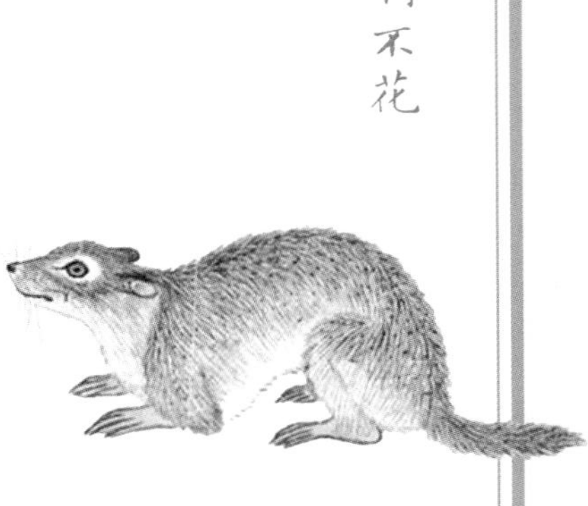

野駝

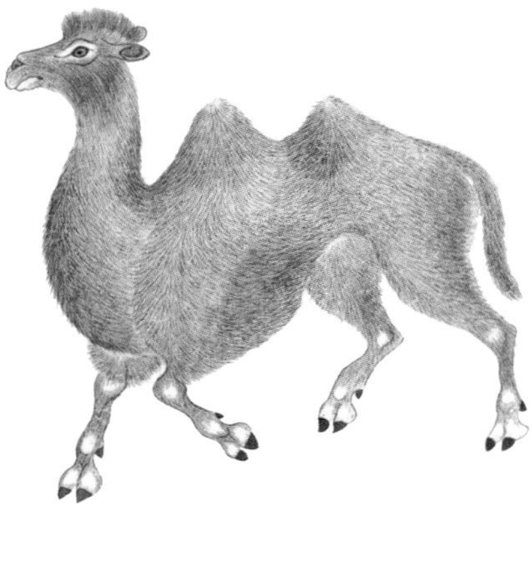

毫猪

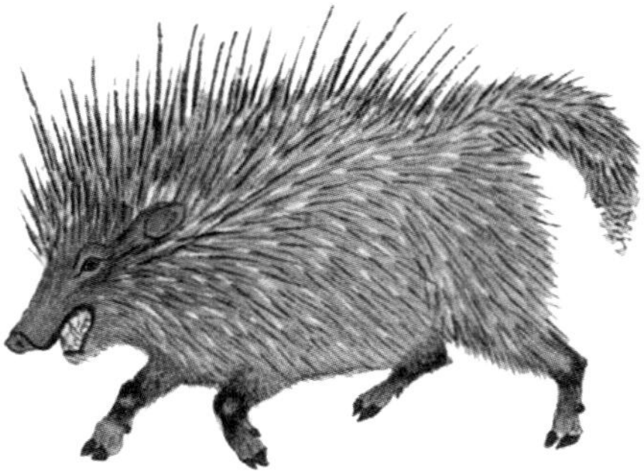

獮猴

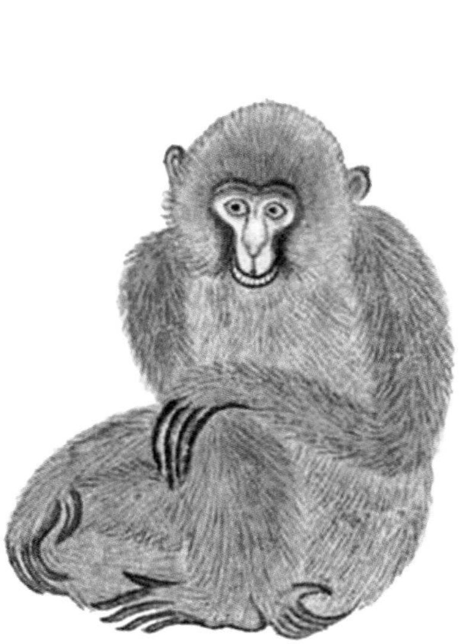

敗鼓皮

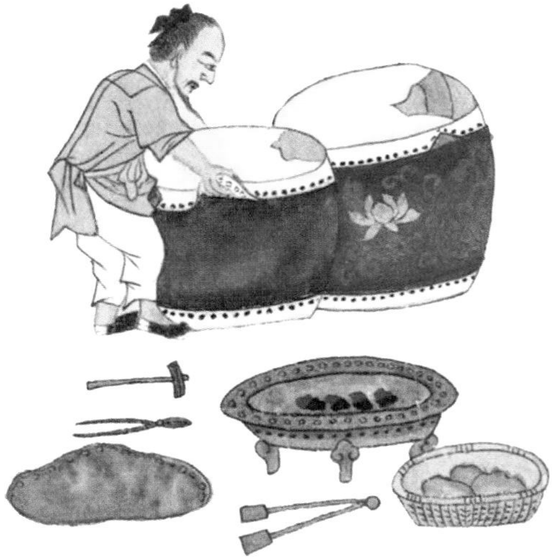

六畜毛蹄甲

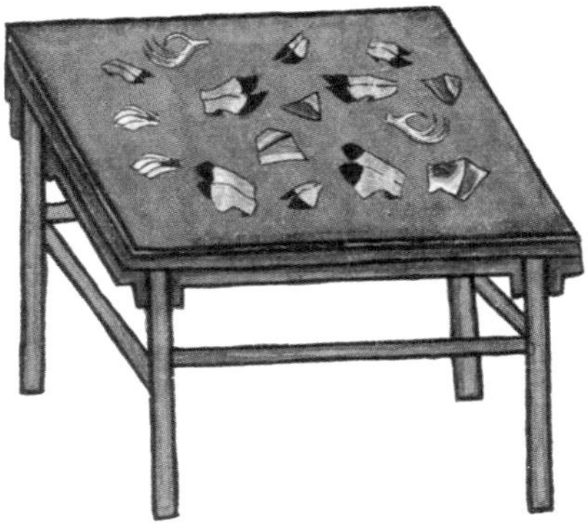

蝟

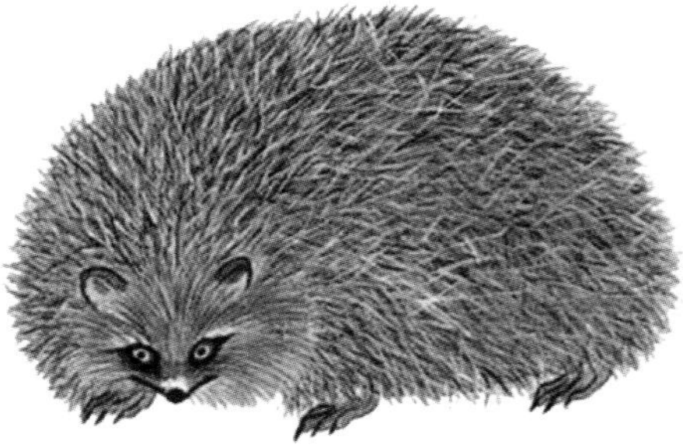

伏翼

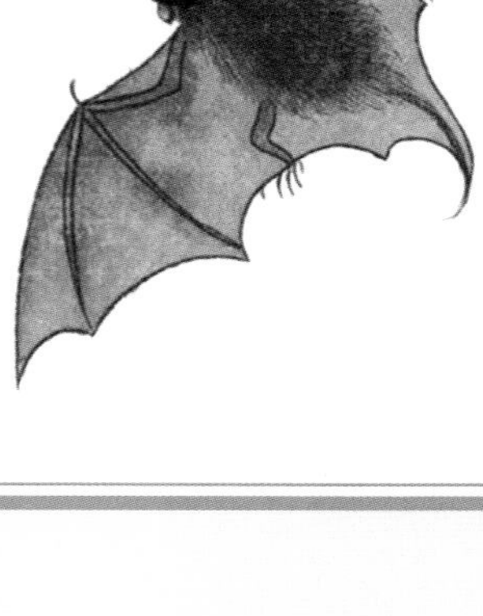

牡鼠

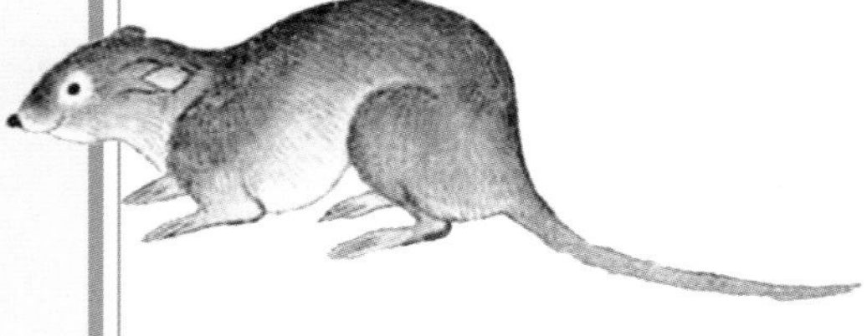

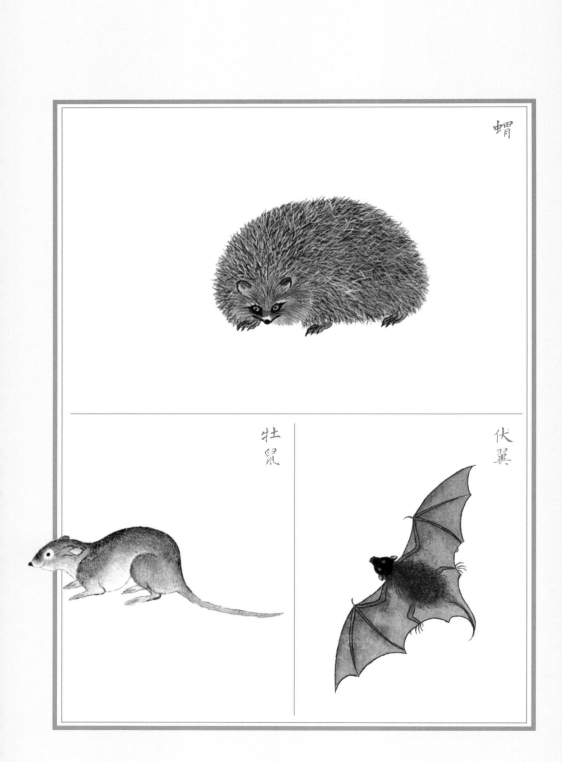

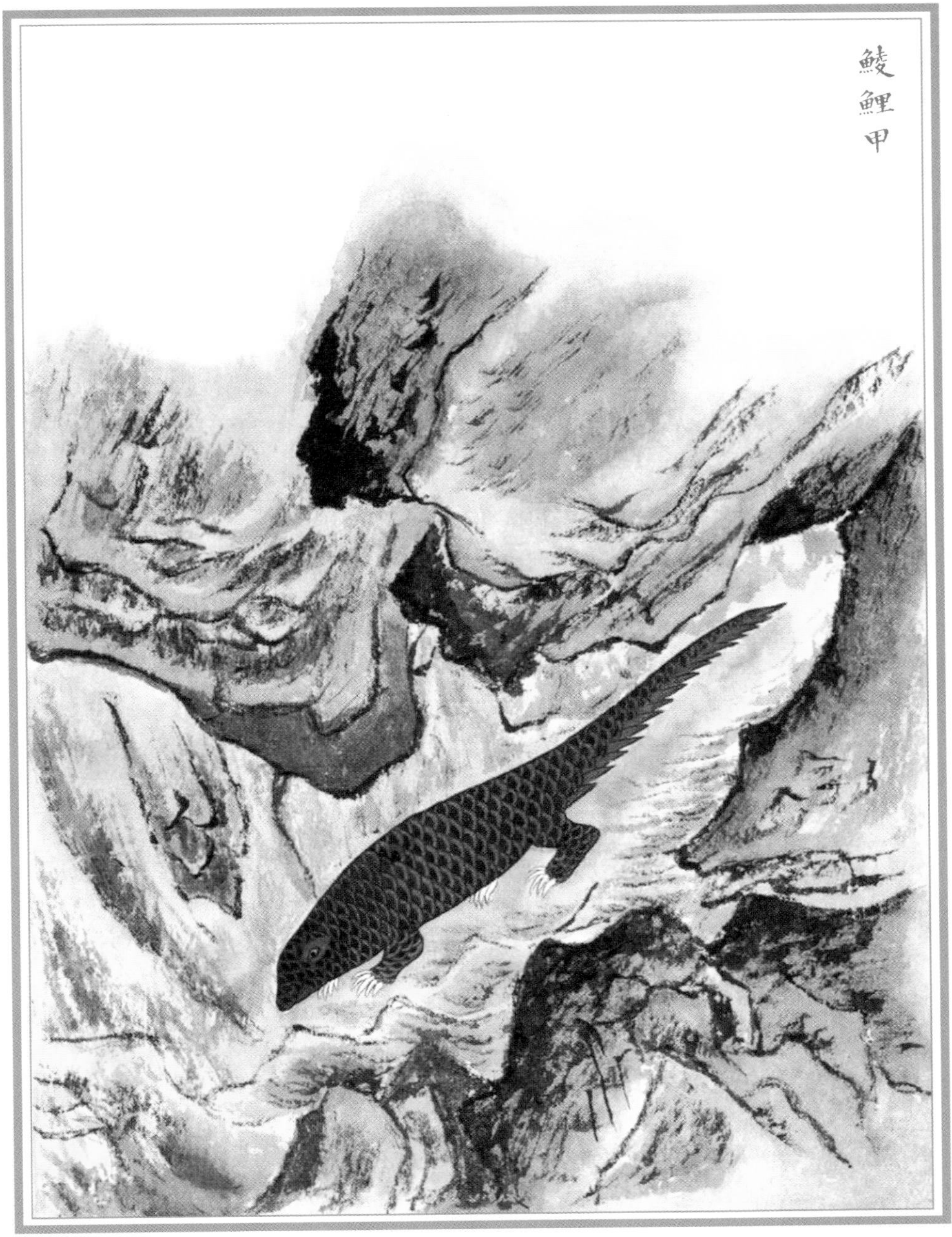
鯪鯉甲

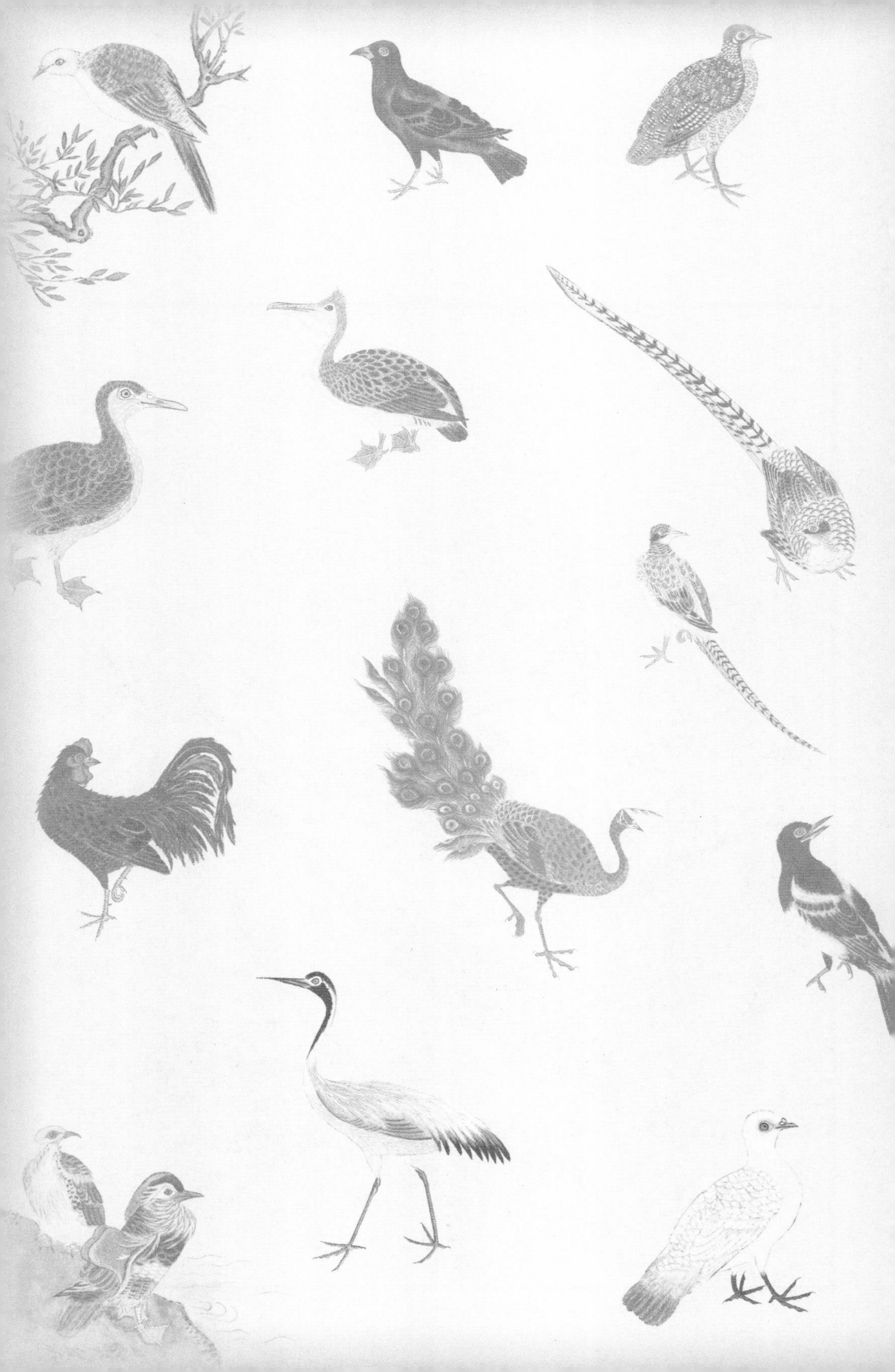

禽

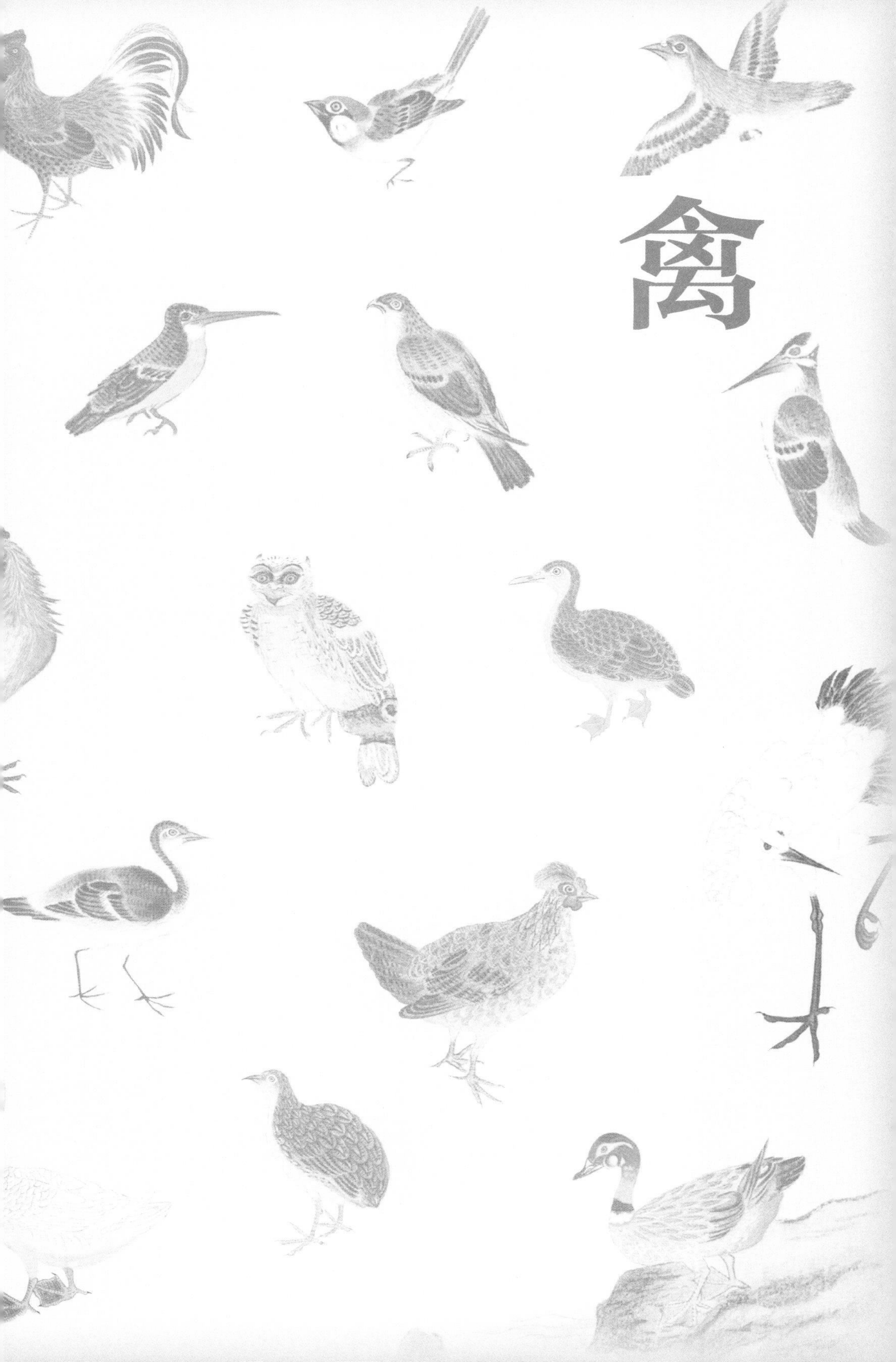

禽鸟栩栩 效合天人

李时珍曰："二足而羽曰禽。"本书对动物药的分类，以"禽部"最为明确，共收录药物三十七种，全部为鸟类，排列顺序与《本草品汇精要》基本一致，但将原"禽部中品"的伏翼（即蝙蝠）移入"兽部"。按现在的认识，蝙蝠属哺乳动物，归于兽类更为准确。

鸡是人类驯养的"六畜"中唯一的禽类，也是饲养最广泛的动物，是肉食的主要来源之一。本草书中充分体现出鸡的重要性。《本草品汇精要》"禽部上品"共十种药物，其中五种是各种毛色的鸡，包括丹雄鸡、白雄鸡、乌雄鸡、黑雌鸡、黄雌鸡，本书图谱一一绘出。古人将鸡的颜色和五行相对应，如丹雄鸡属火，白雄鸡属金，乌雄鸡属木，黑雌鸡属水，黄雌鸡属土。在用法上，根据五脏特性亦有稍许差异，如丹雄鸡强调杀毒辟恶，白雄鸡主下气疗狂，乌雄鸡可补中止痛，黑雌鸡适用于胎产，黄雌鸡补益脾胃。总之，鸡肉性味偏于甘温，服之有补益作用，多用于食疗、食养方中。但同时古人也指出不少食忌，如鸡肉多食动风生热，湿热体质和患风病者不宜食用；毛具五色的鸡，食之导致发狂；死后足爪不伸的鸡不能食用；小儿五岁以下未断乳者不能同时吃鸡；鸡兔同食可成泻痢，等等。这些食忌有些或有一定根据，有些仅是片面的记载，我们今日应客观看待。

除鸡肉外，鸡的全身皆是药，从头、血、脂肪、内脏，甚至鸡屎、羽毛皆可用作药物。目前最常用的是鸡的胃（膍胵、鸡肫）内黄皮，也就是鸡内金，有健胃消食与收涩止泄的功效。《内经》中有鸡矢醴，即用鸡屎白浸酒饮用，可治疗腹胀水肿，这是最古老的方剂之一。

“禽部上品”中还有鹅、鹜（鸭）、鹧鸪、雁和鱼狗。鹅、鸭这类水禽性多偏寒，可补虚除热，鹅、鸭、雁的脂肪也多被用于合药。鱼狗即翠鸟，也称翡翠，一说雄鸟色赤曰“翡”，雌鸟色青曰“翠”。其羽毛鲜丽，是我国传统工艺点翠的主要材料。药用时整体烧黑为末或煮汁，主治骨鲠或鱼骨入肉。该功效当是从翠鸟善于捕鱼的习性想象衍生而出，如今不建议使用。

其余的禽类药物中，源于雀、雁、鹰、雉者，《本草品汇精要》归入中品，其他如白鹤、乌鸦、孔雀、白鸽、天鹅之类，皆列在下品。麻雀是日常生活中较常见的鸟类，入药主要用其卵、肉和粪便。传统认为雀卵性温，有壮阳益精作用，可治男子遗精。麻雀粪又名白丁香，可消积明目。又有雀肉不可与李子同食、孕妇不宜食等禁忌，但缺乏科学验证。另外，不少禽类都主要以粪便入药，如燕、鹰、孔雀、鸬鹚等。其中鹰屎白能消除瘢痕，鸬鹚屎能去除面部的斑点黑痣，古时在面脂、油膏等化妆品的配制中经常使用。

本书绘制的各种鸟类大多形态生动、特点明晰，部分配以生长环境，可谓栩栩如生。但也有个别品种因文献记载的模糊性，与当前的认识有所出入。代表者如“鸱”，又名鸢、雀鹰，实是一种鹞鹰。但本书所绘明显是猫头鹰，即《本草品汇精要》按语中所说“猫目燕颡，似鹰而白”者，其别名又有鸮、枭、鸱鸺、怪鸱、鸺鹠、鸱鸮等。可能因名称相近，故图谱中将鸱画成了鸮。李时珍《本草纲目》中明确将这两种鸟分开。

当前，对于我们来说，家禽类主要作为食物，只要处理得当、食不过量，无需过多禁忌。而野生鸟类作为药物本不是中医的主流，更适合作为博物学的材料，体现古人对大自然的认知。

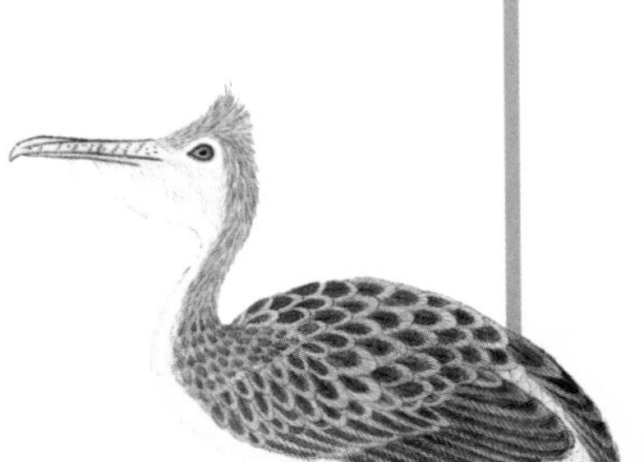

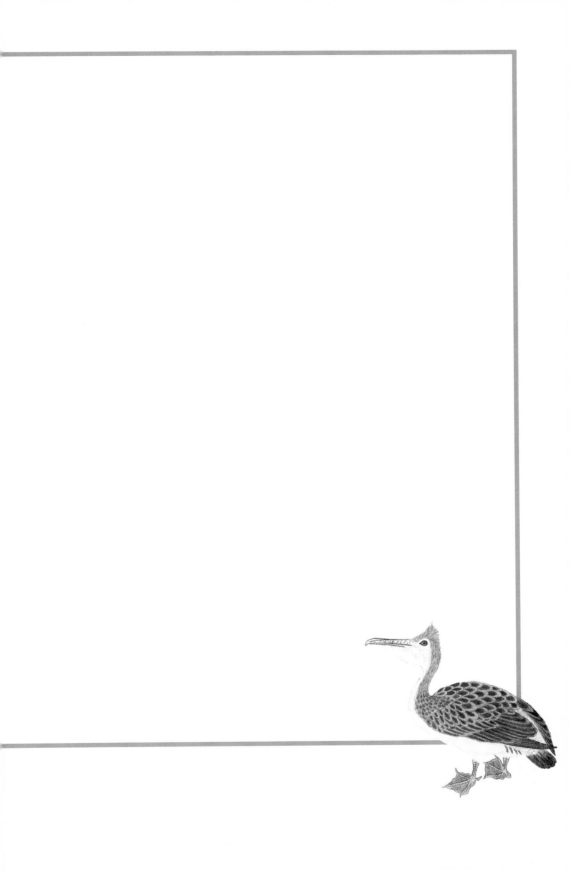

白鶴
鸂鶒
斑鵻
練鵲
烏鴉
鴝鵒
雄鵲
鸕鷀
鸛
孔雀
鴟
鶉
啄木鳥
白鴿
百勞
慈鴉

金石昆蟲艸木狀

禽

丹雄雞　白雄雞

烏雄雞　黑雌雞

黃雌雞　白鵝

鶩　鷓鴣

鴈　魚狗

雀　燕

鷹　雉

鶻嘲　鵜鴣

鴛鴦　天鵝

鴶　鴜䳓

水札

丹雄雞

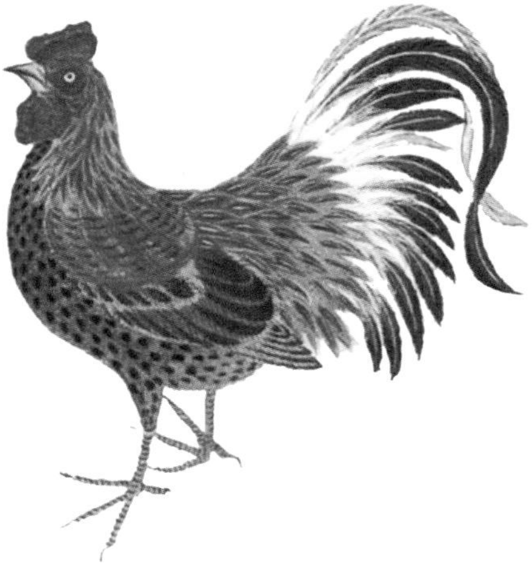

白雄雞

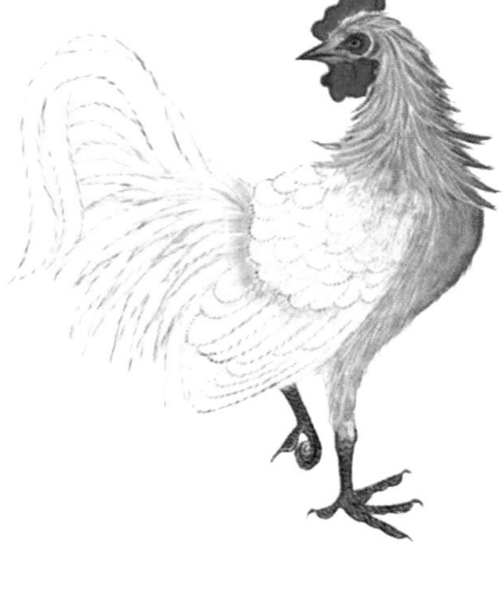

黑雌雞

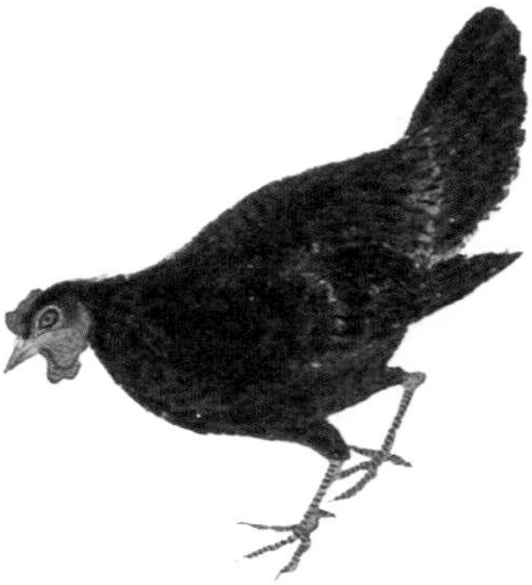

黃雌雞

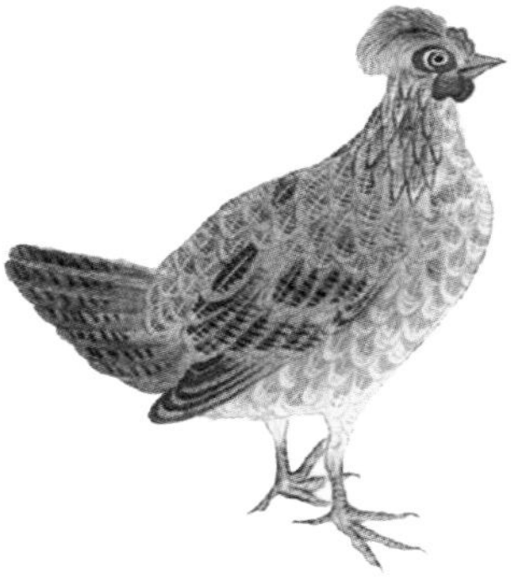

烏雄雞

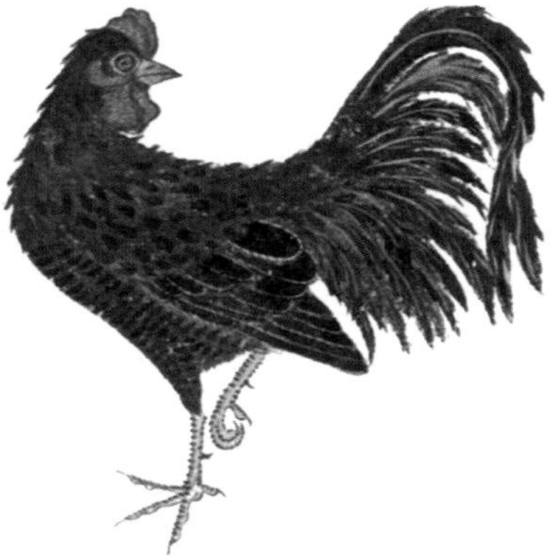

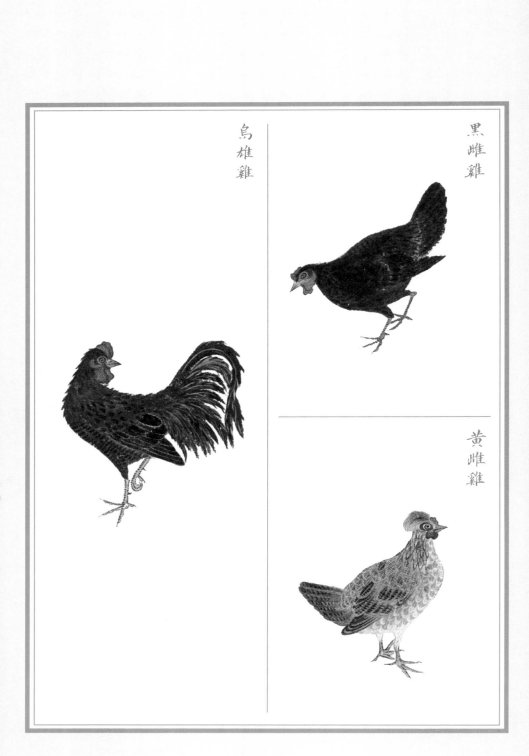

白鵝

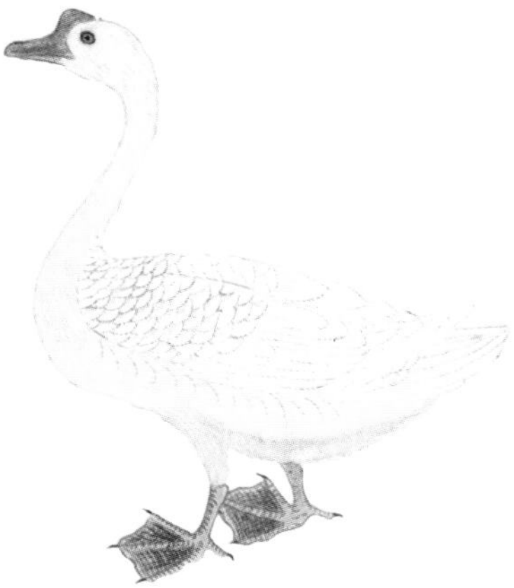

鶩

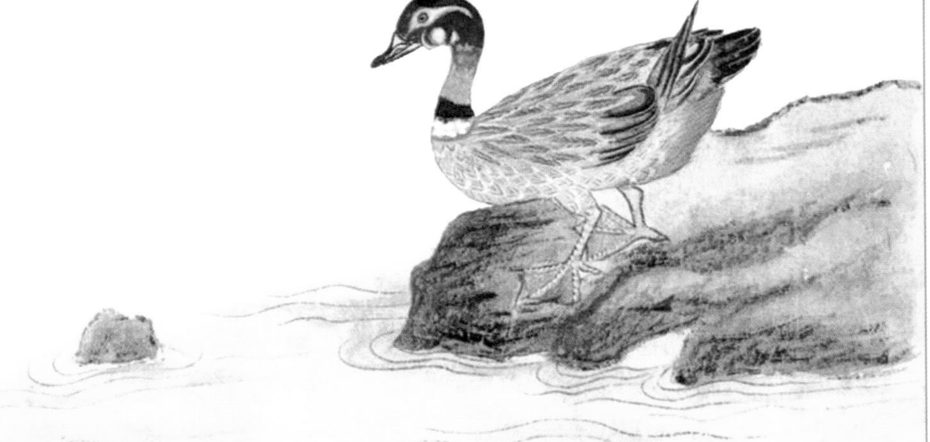

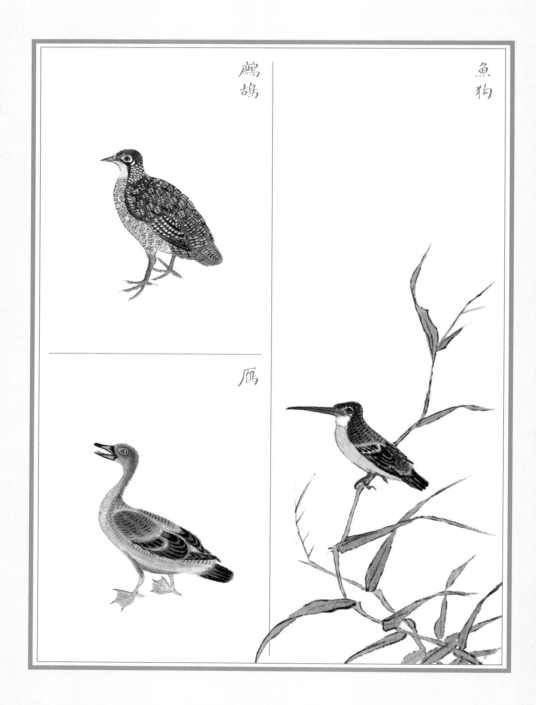

魚狗

鷓鴣

鴈

雀

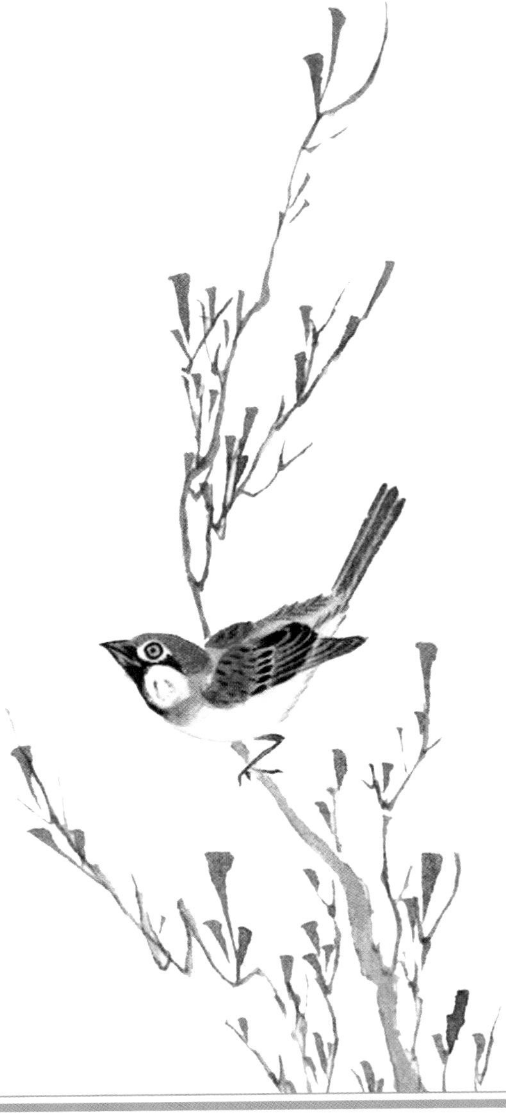

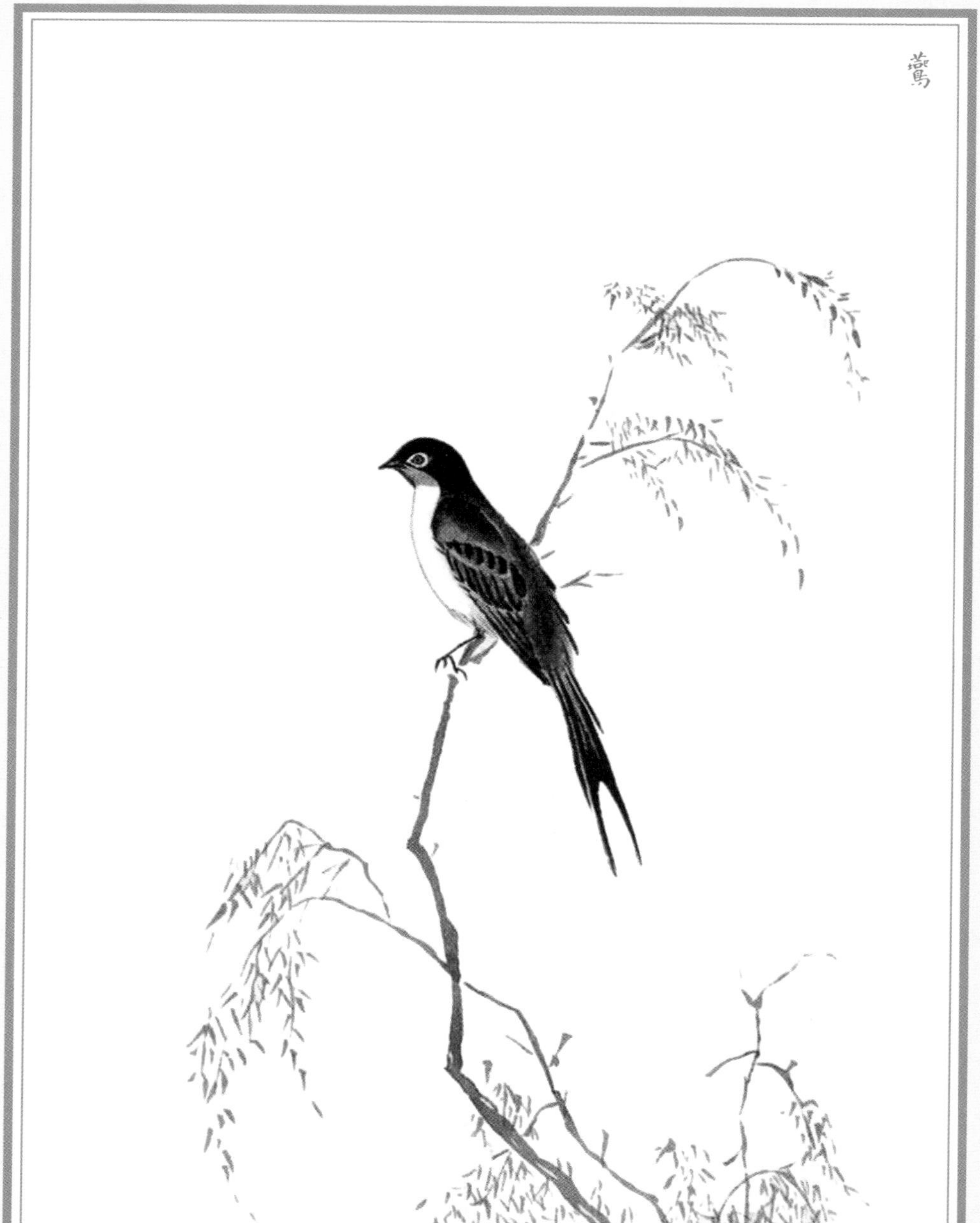
鷰

鷹

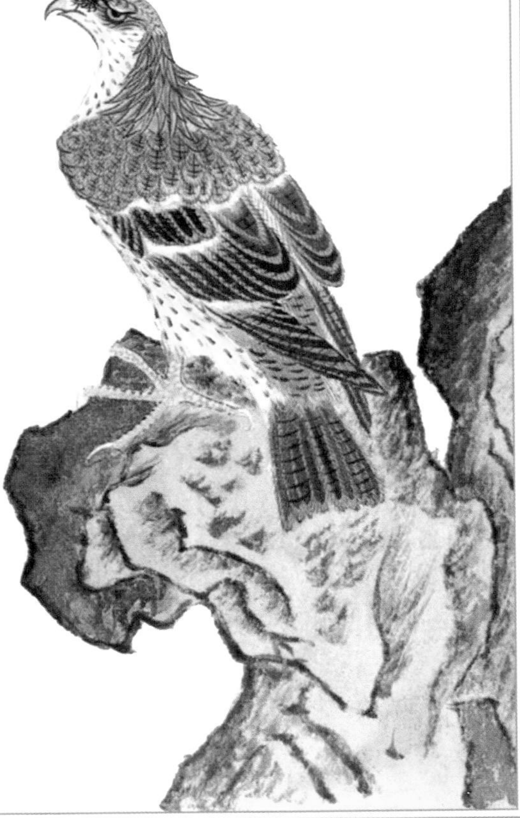

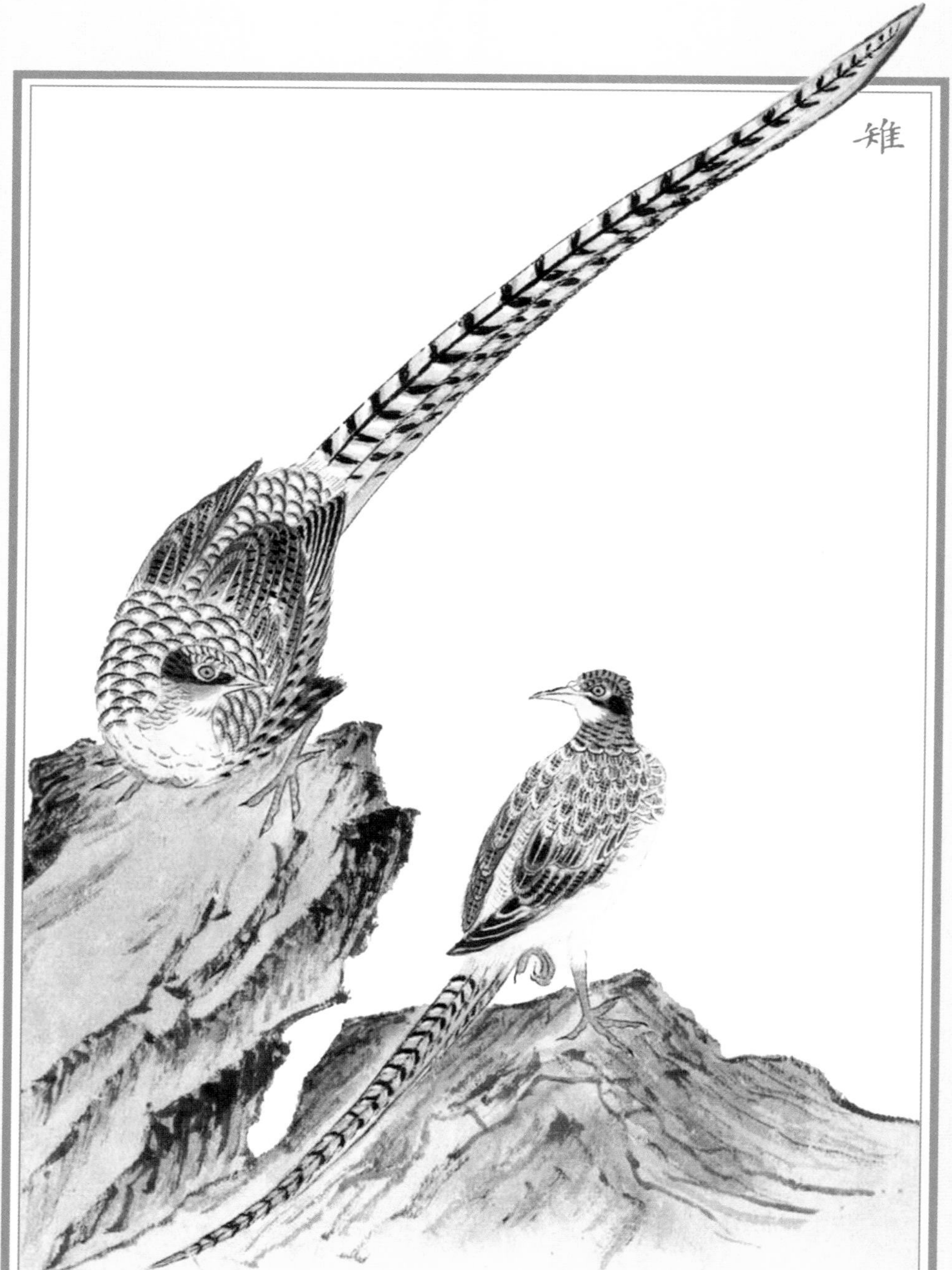
雉

白鶴

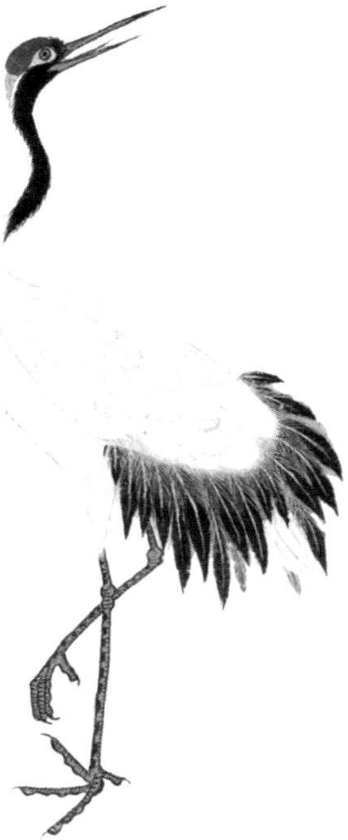

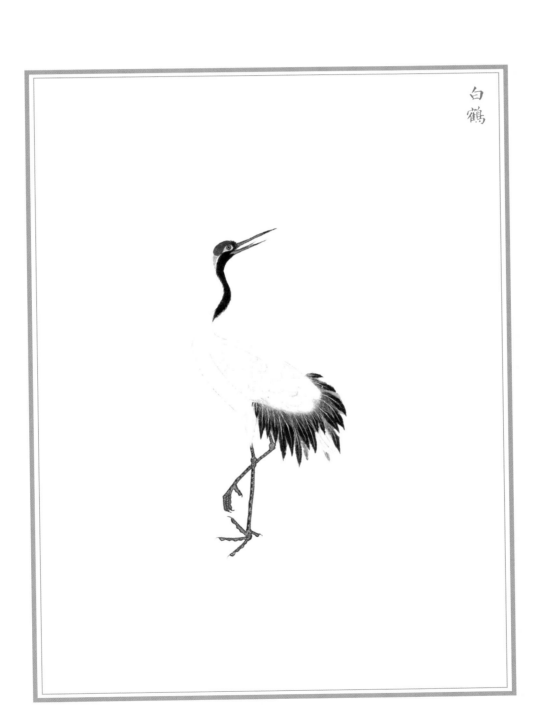

鸂鶒

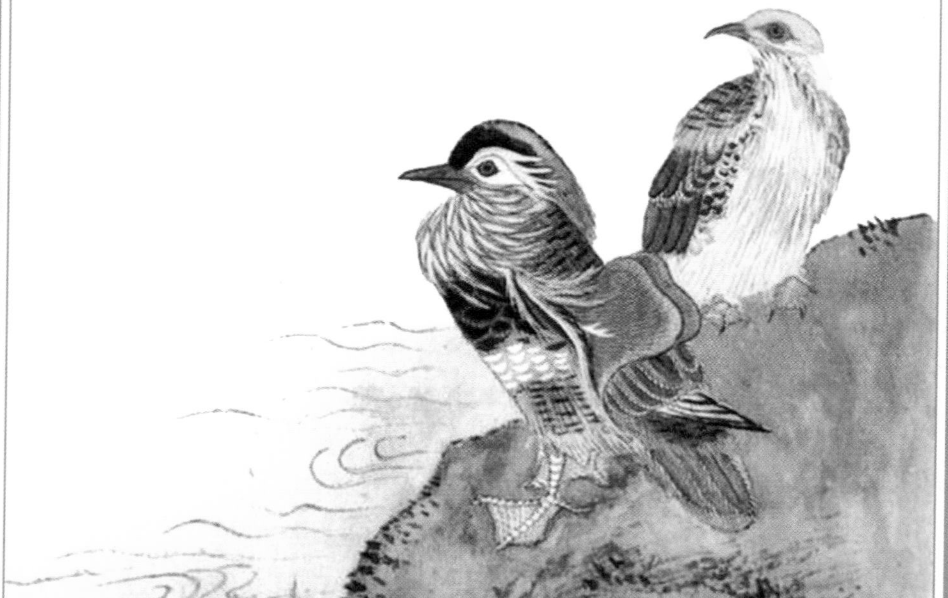

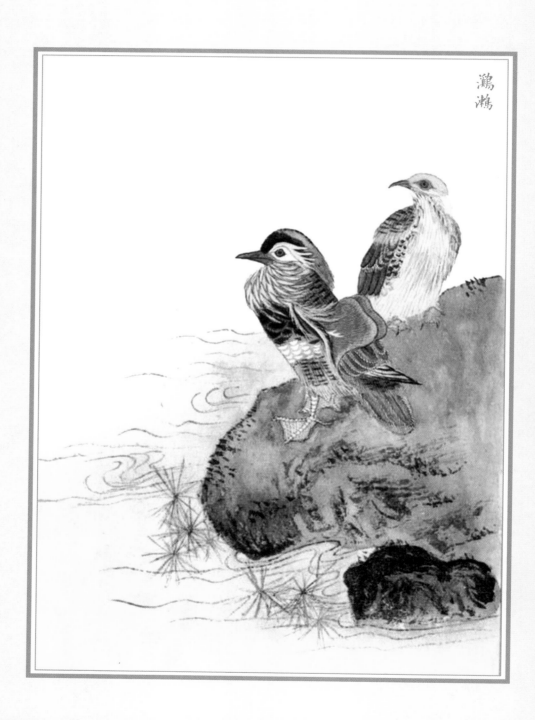

斑鸠

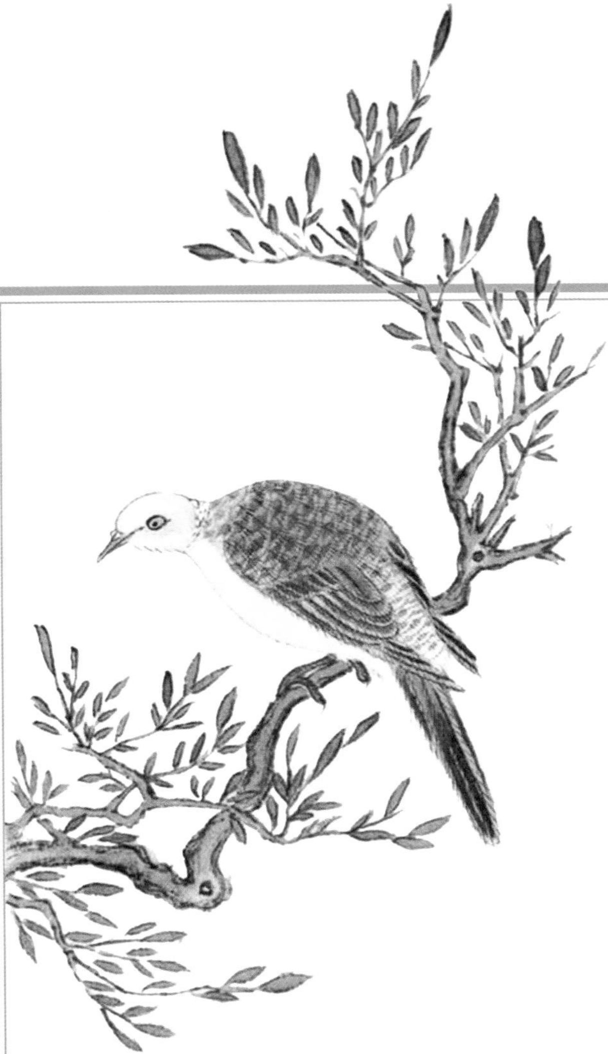

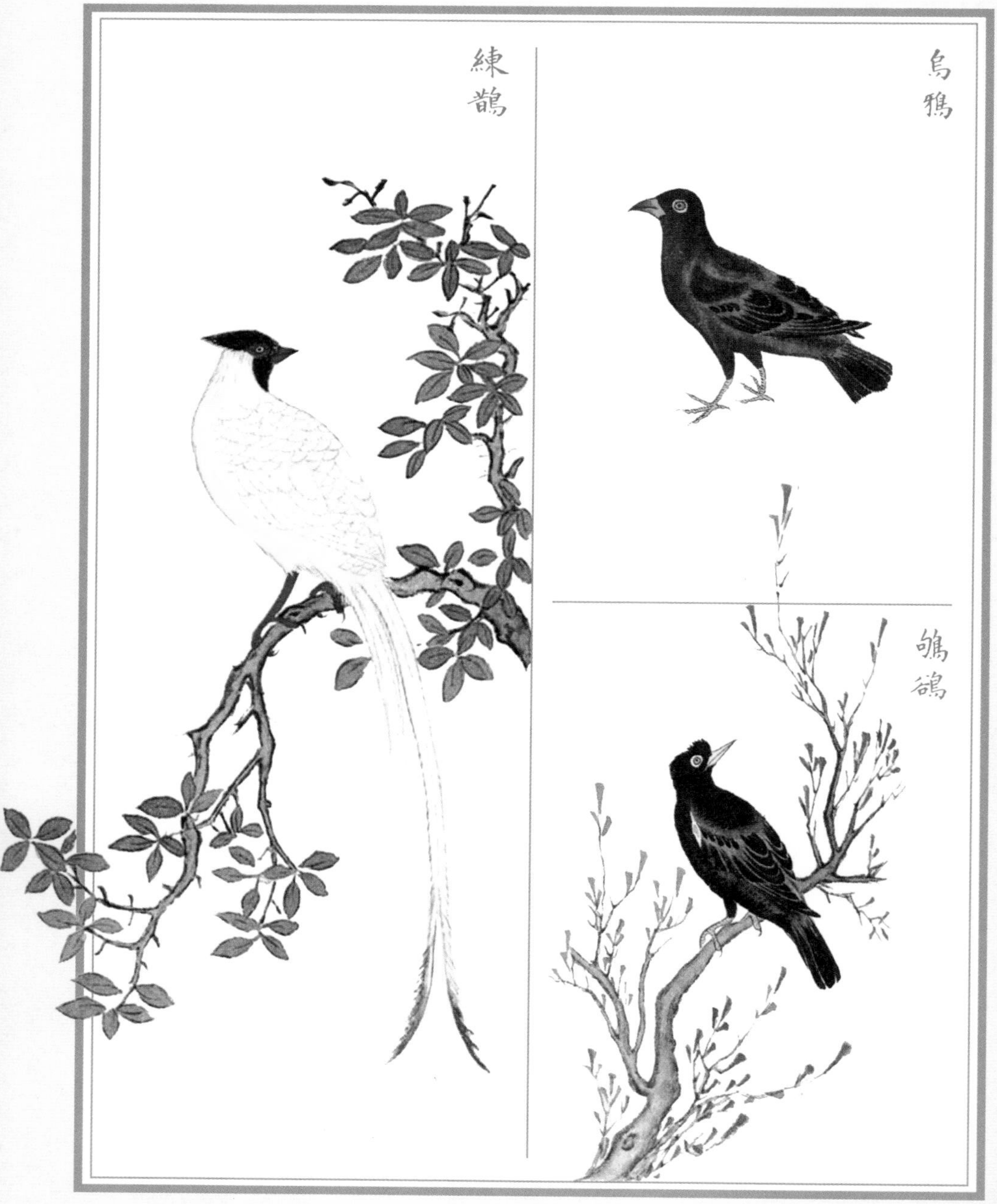

練鵲
烏鴉
鴝鵒

雄鵲

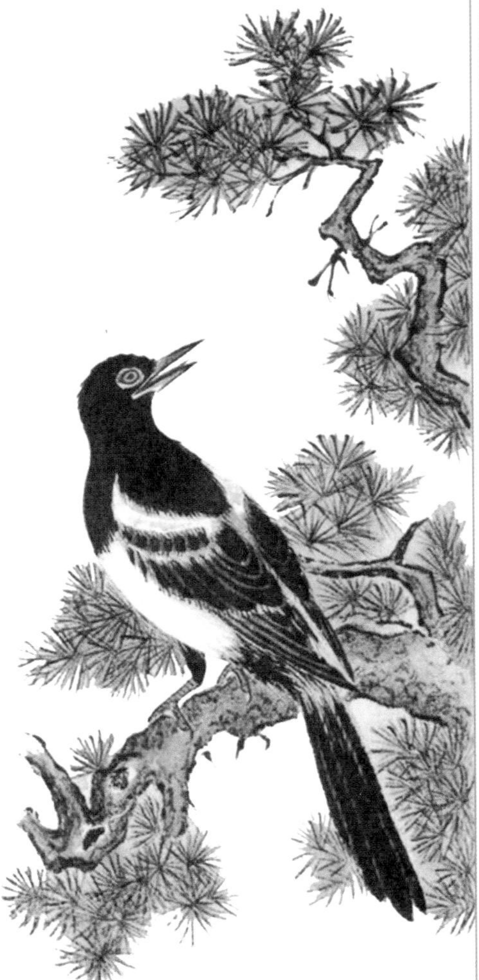

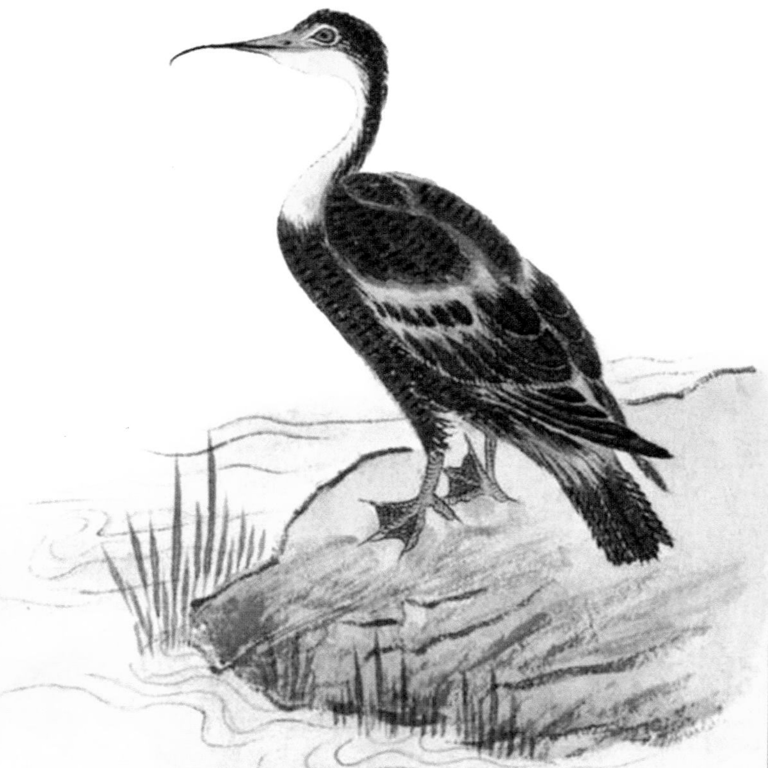

鸕鷀

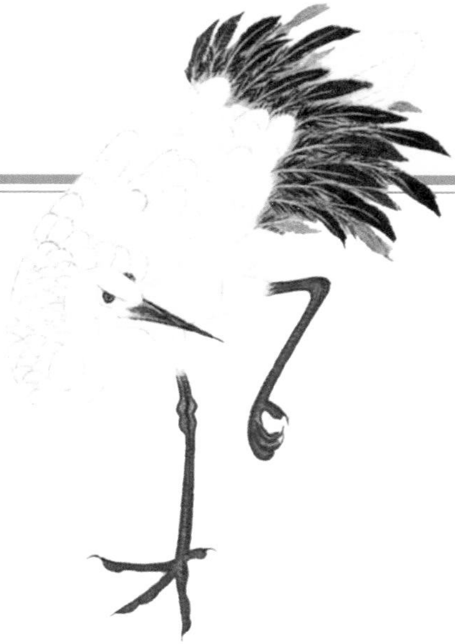

鸛

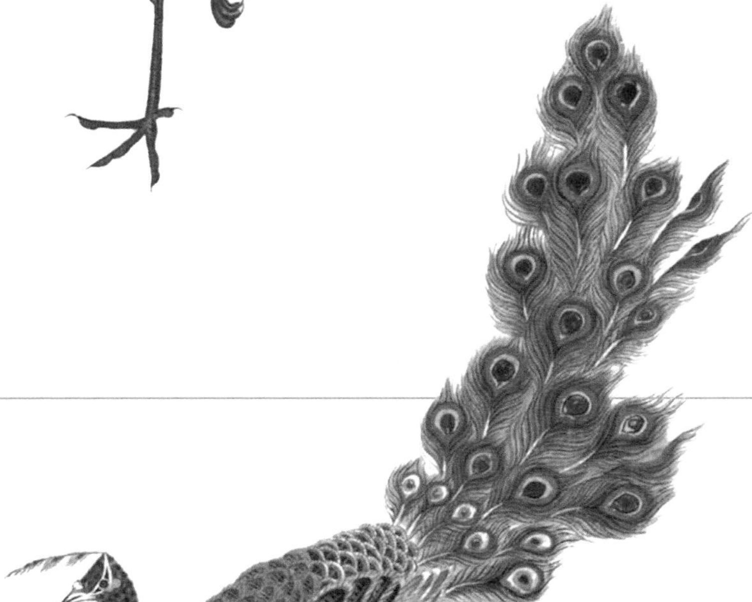

孔雀

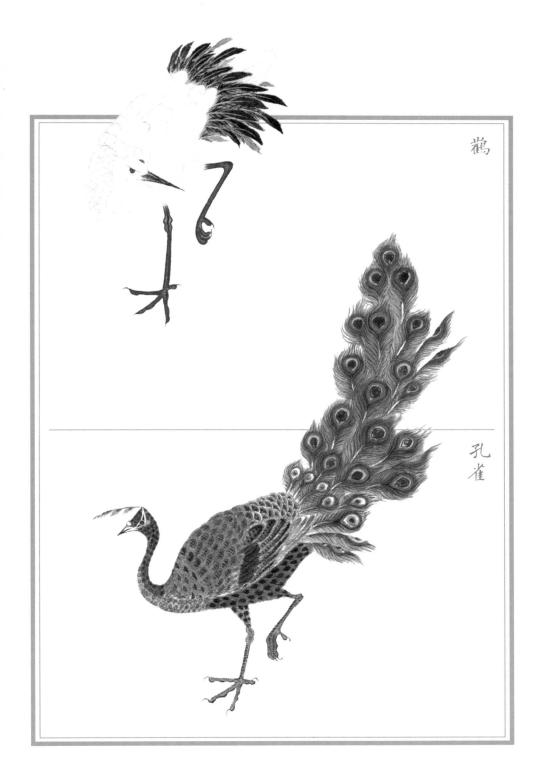

鴟

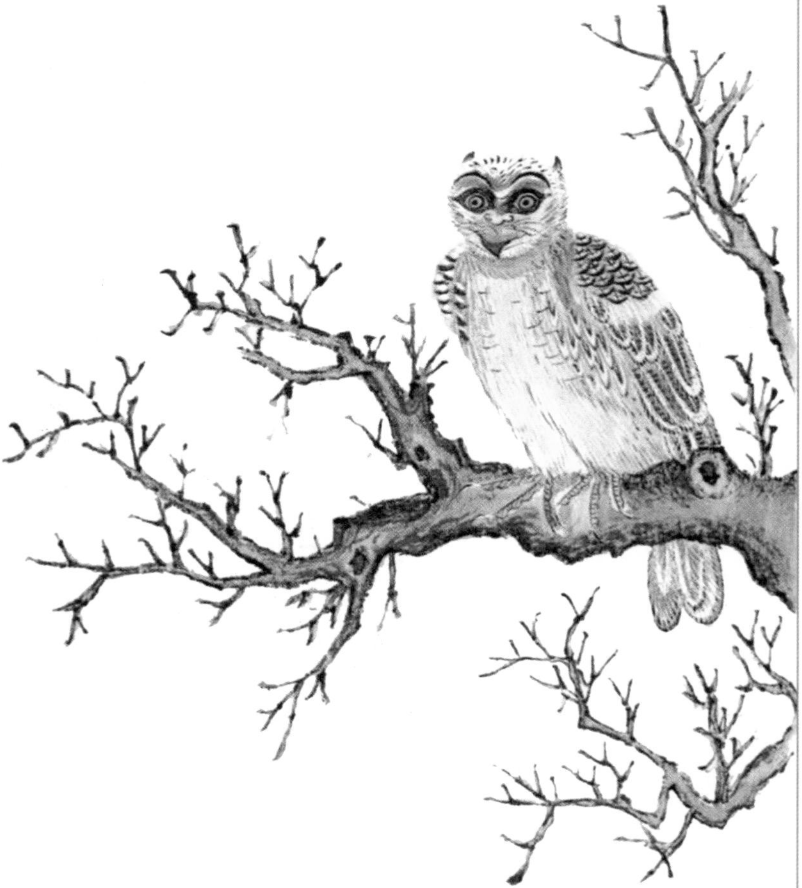

鶉

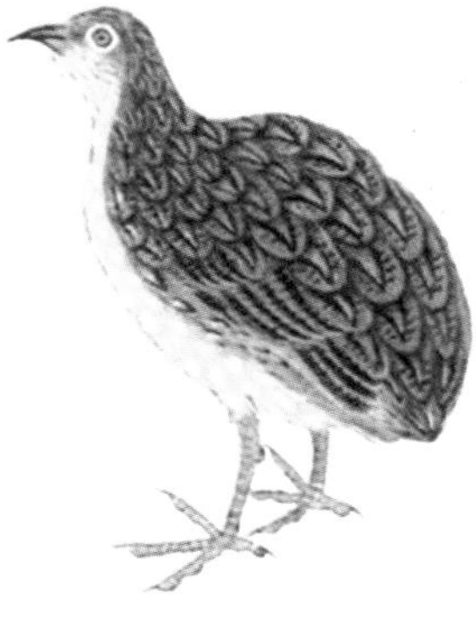

白鴿

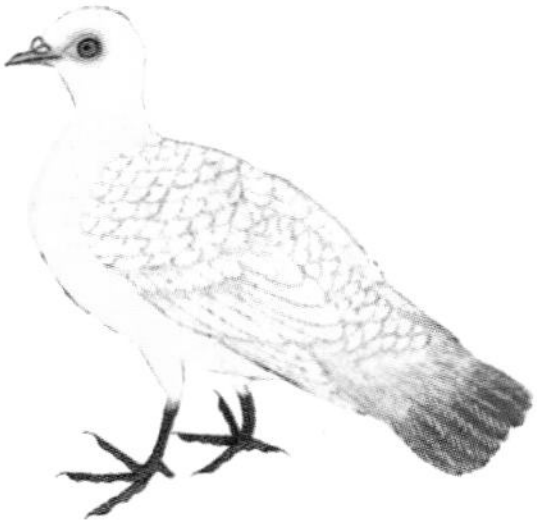

百勞

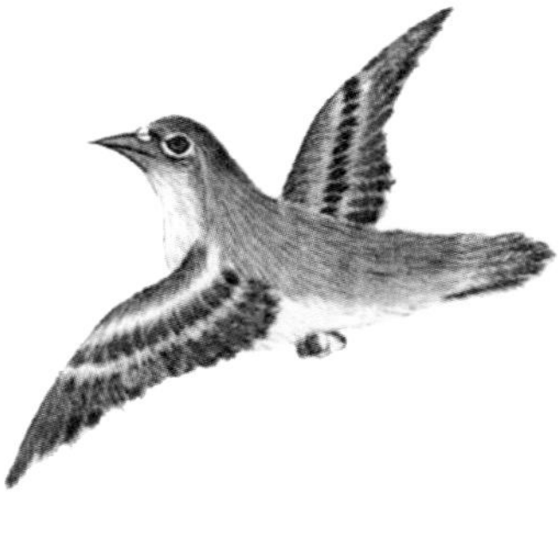

啄木鳥

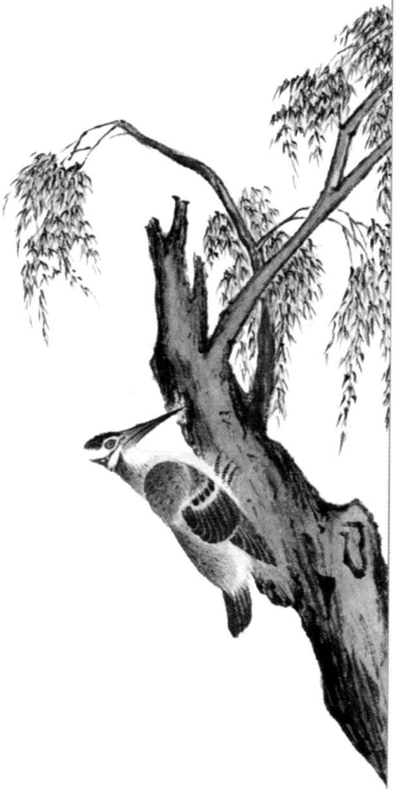

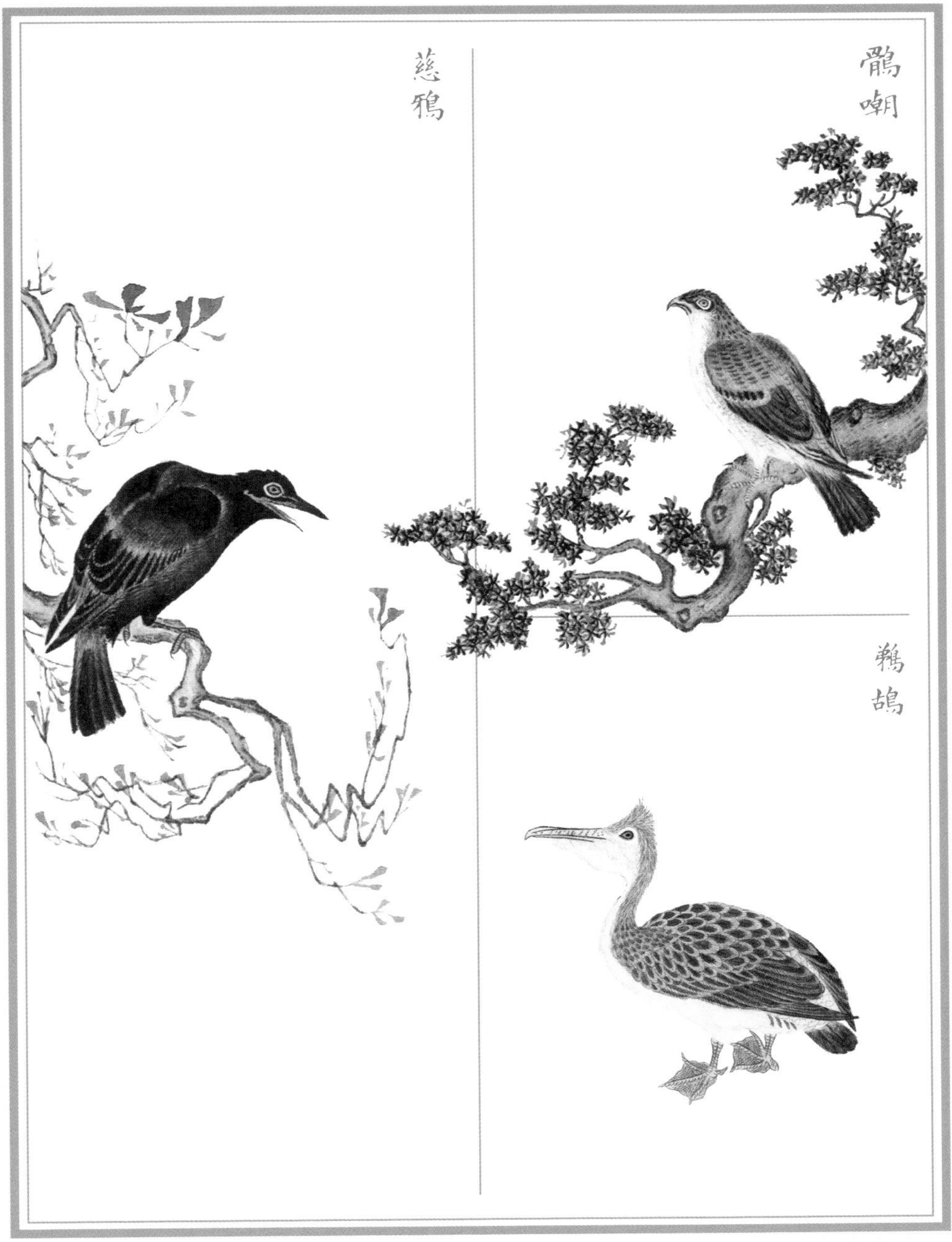
鹘嘲
鹈鹕
慈鸦

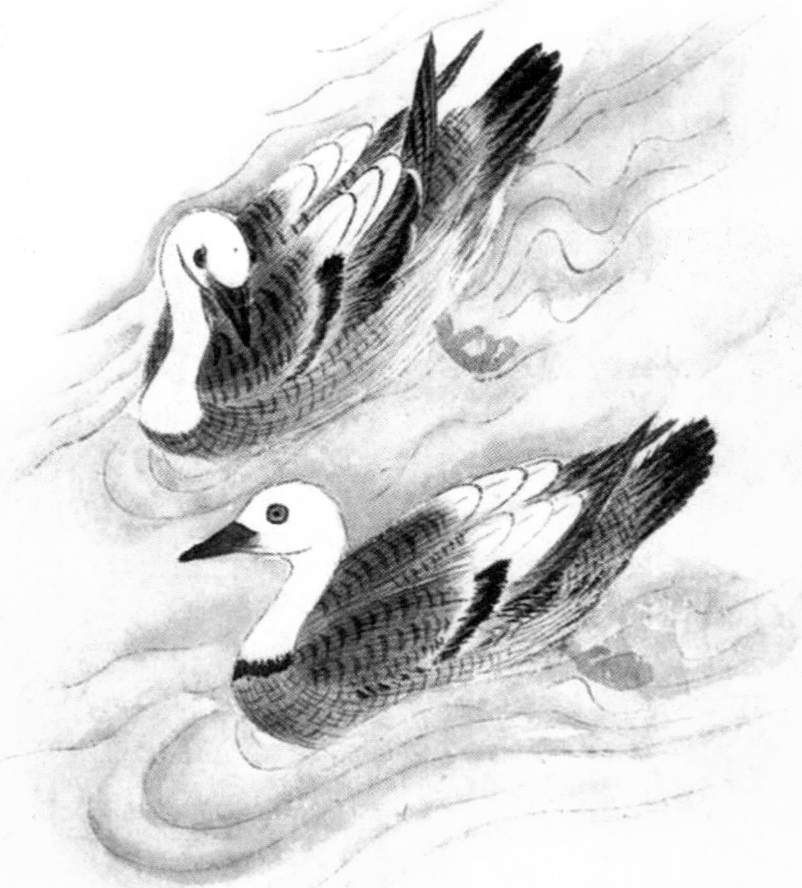

鴛鴦

天鵝

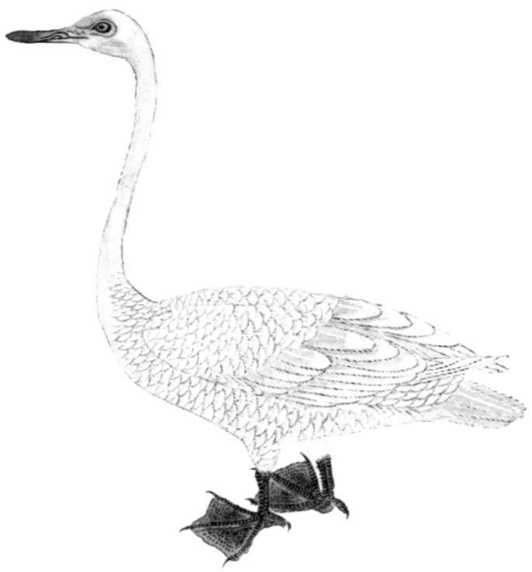

鴇

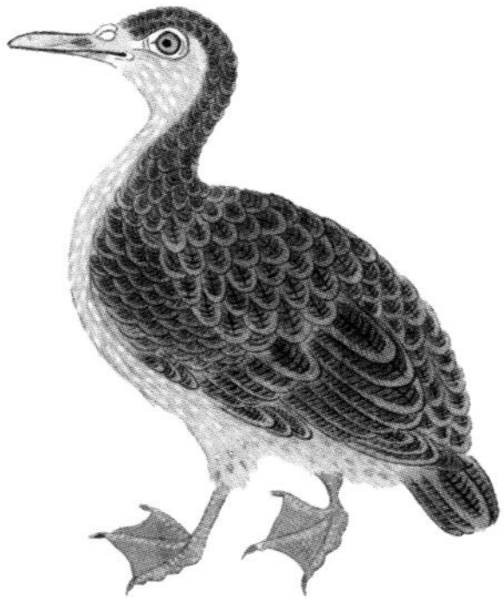

嶋䳡

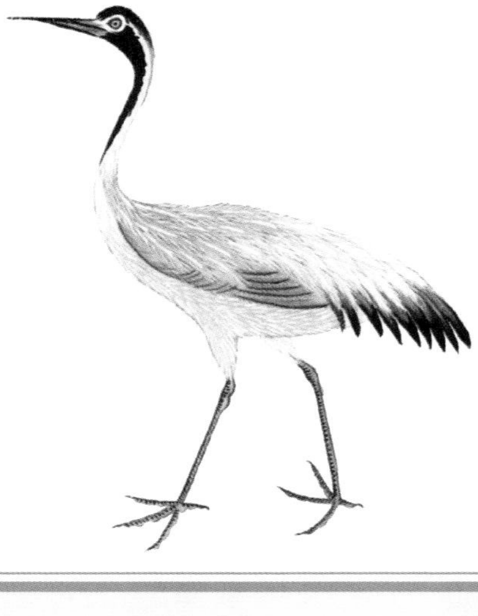

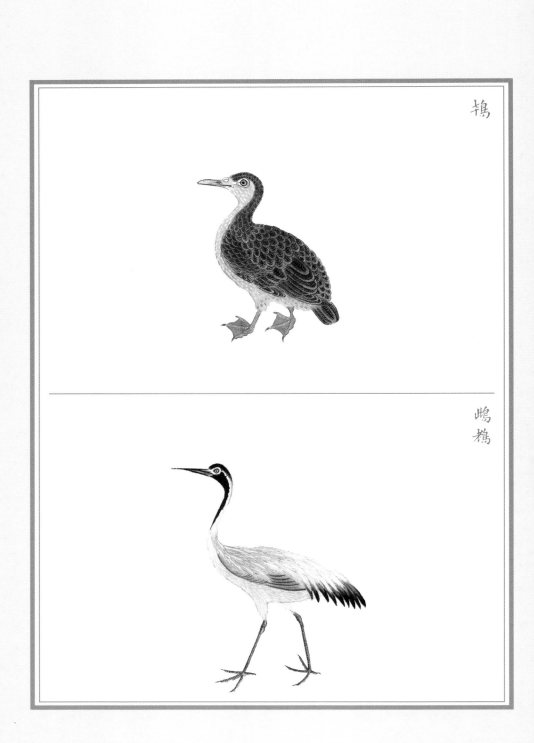

水札

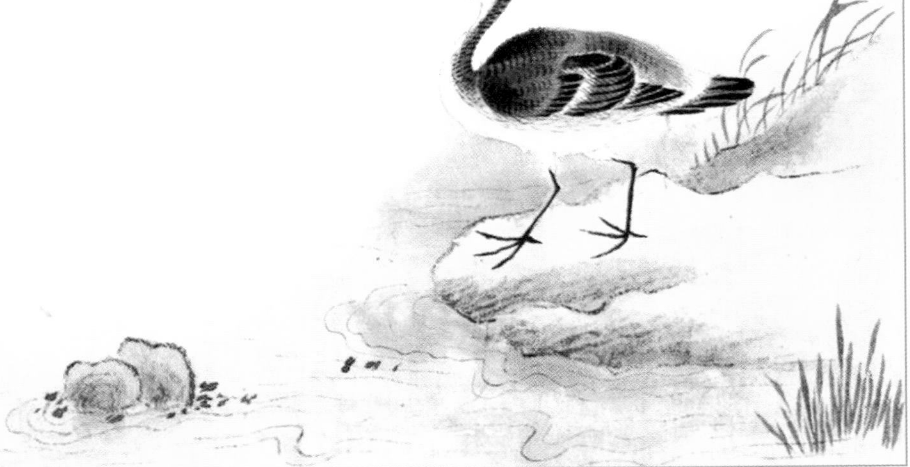

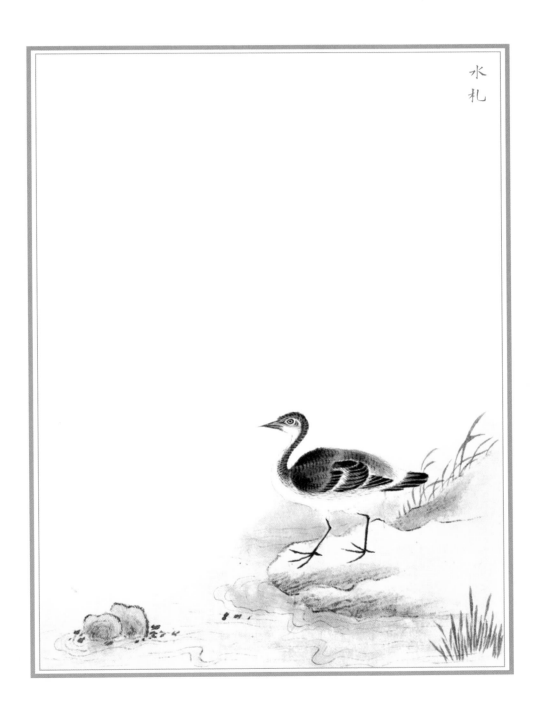

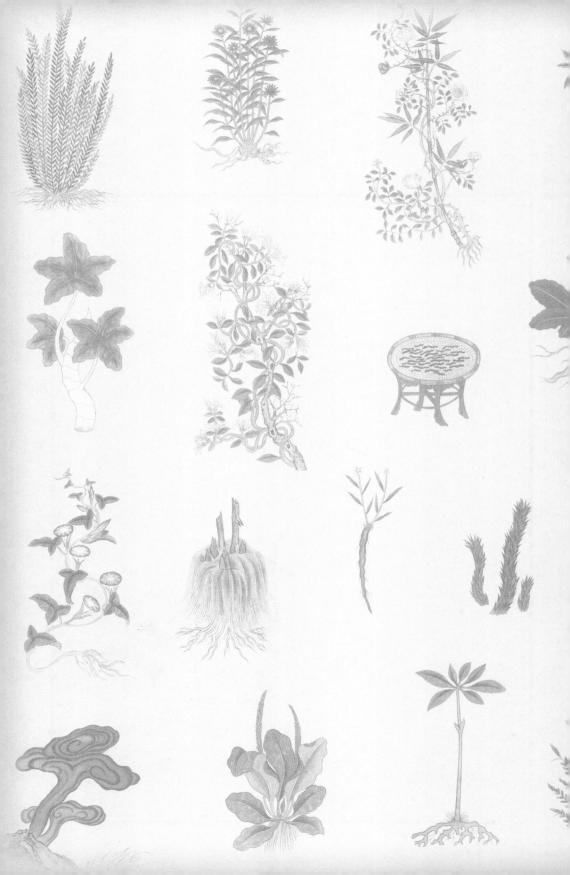

草

芳草萋萋 和缓得宜

本书底本《本草品汇精要》对于“草部”的分类仍以《神农本草经》三品分类法为基础，又按宋代邵雍《皇极经世书·观物内篇》中对自然演化的认识，将“草”再分为草、木、飞、走四类，具体依据是“雨化物之走，风化物之飞，露化物之草，雷化物之木”，但这种方法颇多机械与想象的成分，因此后世本草书极少沿用。《本草品汇精要》又依据植物形态和生长特点注明特生、散生、植生、蔓生、寄生、丽生、泥生等，“各状其形，以便采用”。

本书“草部”共十一卷。前九卷分别对应《本草品汇精要》卷七至卷十五，以上、中、下三品为序；后“外草”“外木蔓”二卷，对应卷四十一。

“草部”一至三卷，卷一收录二十六种，卷二收录三十五种，卷三收录二十八种，共八十九种，皆为《本草品汇精要》著录的“上品”。“草部上品”首药为黄精，最早记载于晋代陶弘景《名医别录》。药用其根，性味甘平，有补中益气的功效。黄精生于山谷，产地广泛，食之甘美，古代修炼者认为黄精是“芝草之精”，久服可轻身、不饥、延年、驻颜，因此将其作为养生服食的重要药物，故有“仙人余粮”“太阳之草”的称呼，穷苦人家还可用它来代替粮食，又名“救穷”。本书绘有滁州、丹州、兖州、解州、商州、荆门军、永康军等多地出产的黄精图谱，各自形态稍异，但根皆黄色，如嫩生姜状。黄精既可简单地切片晒干使用，也可用黄酒蒸制，古代更有“九蒸九暴”的复杂炮制法，更加提升了黄精的营养作用。另外，陶弘景还提到“钩吻类黄精”的说法。钩吻是马钱科植物，全株有大毒，有“断肠草”的别称，传说神农氏尝百草，最后就是死于钩吻之毒。钩吻与某种黄精的叶子有相似处，但二者药性迥异，误服后果极为严重，因此必须强调辨伪。

当前社会上有“中药四大仙草”之说，即人参、灵芝、何首乌和冬虫夏草。前二者《神农本草经》就有记载，一直被归于上品，至今也是重要的滋补养生品；何首乌《本草品汇精要》属“草部下品”；冬虫夏草实为虫草复合体，清代才开始使用。

人参最为我们所熟知。陶弘景《名医别录》记载其出自上党山谷及辽东，宋代本草记载的人参产地相当广泛，包括现在的华北、华东、东北与朝鲜半岛。本书所绘人参的产地有潞州、威胜军、兖州和滁州四处，潞州和威胜军是今山西长治一带，该处出产的人参为上党人参，但后来可能被采挖殆尽，又与党参混同，所以一般使用的多是辽东人参或高丽人参。生长多年的人参如小儿之形，从而被赋予神秘色彩，又有“土精”“地精”等别称。宋明以后人参的药用价值被不断提升，甚至被誉为可起死回生的“神药”，因此伪品迭出。据李时珍《本草纲目》辨析，“伪者皆以沙参、荠苨、桔梗采根造作乱之”，并且认为宋代《本草图经》所绘人参，除潞州人参“三椏五叶”为真品外，滁州人参画的是沙参的苗叶，沁州、兖州人参画的是荠苨的苗叶。《本草品汇精要》与本书的人参图示皆从《本草图经》而来，读者也应辨析。人参的功效以补益元气为主，随生长环境和炮制方法不同，其性味也略有差别。如野山参，效力最强，现今已极为难得；在园圃中栽培的园参，效力相对较弱；将野山参幼苗移植到田间，或将园参幼苗移植栽于山野而成长的，都称移山参，效力介于野山参与园参之间；新鲜人参清洁晒干后为生晒参；将人参用沸水烫煮后浸糖干燥，即制成白糖参；将人参蒸熟后晒干或烘干，即为红参；近代以来又有西洋参。

以“参”命名的草类还有很多，但多与人参分属不同科属植物，因此功效有异。与人参同属“草部上品”的有丹参、沙参。现在常用的还有党参、太子参等，性味与人参相似而力量稍弱，有时可代替人参使用。“草部中品”又有苦参、玄参、紫参等，已经不属于补益类药物。但这些“参”皆有一个共同点，即中药“十八反”歌诀中所言的“诸参辛芍叛藜芦”，各种参皆不能与藜芦同用。

最早被称为“仙草”的当属灵芝。《本草品汇精要》将其归入“草之木”，而《本草纲目》将灵芝移入“菜部”。严格说，灵芝不是草类，是真菌。《神农本草经》将“芝”分六色，即赤芝、黑芝、青芝、白芝、黄芝、紫芝。古时认为灵芝生于名山，状如云朵，是祥瑞的象征，因此“久食轻身不老，延年神仙”。但早有学者对此表示怀疑，李时珍认为“芝乃腐朽余气所生，正如人生瘤赘，而古今皆以为瑞草，又云服食可仙，诚为迂谬”，又记载当时的方士以木积湿处，用药培附，可长出五色芝，可谓破除了灵芝的神话。根据现代研究，灵芝含有多种营养物质和活性成分，有较好滋补作用，可作为保健食疗的材料。

除以上所述外，本书前三卷所绘的补益药物还包括补气的甘草、山药、黄芪，养血的熟地黄、当归，助阳的菟丝子、巴戟天、肉苁蓉，滋阴的天门冬、麦门冬、葳蕤、石斛等，皆是最常用的。如甘草因味甘而得名，又称“蜜甘”“美草”“蜜草”，其性平缓微温，善于调和诸药，可解乌头、巴豆的毒性，因此又有“国老”的美誉；地黄，因加工方法不同，而起到不同的作用。古时多分生（鲜）、干、熟三种，一般认为鲜地黄性寒，干地黄性凉，熟地黄性温。生地指微微焙干的地黄，熟地须经过多次蒸制和晾晒，和黄精一样以“九蒸九暴”者为佳，本书中即绘有蒸、暴地黄的示意图。

“草部上品”不仅限于当前所认为的补益类，也包括其他种类。如菊花，有黄菊、白菊、野菊之分，但以黄菊为多。本书两幅图示虽产地不同，但皆为黄菊。又如“蓝”，古时用来制取靛蓝这种染料的重要植物，包括蓼科的蓼蓝、十字花科的菘蓝、爵床科的马蓝、豆科的木蓝等。本书所绘，除“福州马蓝”外，“江陵府吴蓝”和“蜀州蓝叶”都似是蓼蓝；“蓝实”更像菘蓝或马蓝。蓝草的叶，称为“大青叶”；

根，称为“板蓝根”。提取靛蓝而研成粉末，便是“青黛”。

另外，本草的命名也颇值得探究。有些由于别名众多，易产生歧义，从而影响选择，因此必须进行深入辨析。如本书卷三“草之草”中，有“徐长卿”和“鬼督邮”，且图中形态有明显差别，但《神农本草经》记载徐长卿和赤箭（天麻的别名）两种都“一名鬼督邮”。按唐代《新修本草》，鬼督邮又名“独摇草”，其样貌可从本书图绘中形象地反映出来。督邮，为汉代官吏名称，总管各郡的督查、司法等，古人根据此职能，将治疗“邪鬼致病”的草药命名为鬼督邮。但也正由于此，有多种药物皆以“鬼督邮”为异名。代表如徐长卿，按李时珍所言：“人名也，常以此药治邪病，人遂以名之。”又据《吴普本草》，其原名为“石下长卿”。《抱朴子》曾记载用“徐长卿散”以辟瘟疫，故有“鬼督邮”的别名，有时亦会混用，正如《本草纲目》所说：“徐长卿之乱鬼督邮，其苗不同，其功同也。”我们还可看到多种民间故事，来想象徐长卿这味药物的得名，如名为徐长卿的民间医生用一味不知名的草药治好了李世民或赵匡胤的疾病。但从时间来看，汉代《神农本草经》中已出现“徐长卿”的名称，此类传说皆是无稽之谈。

有时，画家的笔下也会不经意地保留历史的细节。如文俶所绘的“薏苡仁”，这两幅图片都是描摹自《本草品汇精要》。有学者指出：其中一幅为薏苡仁无疑，而另一幅所绘的明显是“玉米”。玉米原产美洲，1492 年哥伦布发现新大陆后，玉米才得以在欧亚播种。我国关于玉米的最早文献记载可能是明正德年间（1511 年左右）的《颍州志》，但成书于 1505 年的《本草品汇精要》中却已经有了图画，虽然因形态相似而错误地把“玉米”标为“薏苡仁”。可见玉米传入中国后，最早试种于宫廷禁苑，然后才逐渐传入民间。李时珍的《本草纲目》将玉米归于“谷部”，名为“玉蜀黍”“玉高粱”，称“种出西土，种者亦罕”。而多年后，生活在江南的文俶仍延续了《本草品汇精要》的误认，“玉米”的形象仍冠以“薏苡仁”的名称保留在《金石昆虫草木状》中。

对于本草药物的认识也随着经验的积累和时代的进步而不断发展，尤其结合现代植物学知识，可更清晰地认识各种草的基源、有效成分和毒性。如本书“草部”卷一记载的“青木香”和卷二记载的“细辛”，《本草品汇精要》认为皆“无毒”。根据现代研究，此两种植物皆属马兜铃科，前者所含的马兜铃酸、后者所含的黄樟醚等成分具有较强的肾毒性，使用不当有一定风险。青木香在应用中绝不能与菊科植物木香混同。细辛若单用粉末，更是有“不过钱”（相当于三克以内）之说。因此，对于本草文献记载，我们应当综合古今，建立全面的认识，进一步明确其应用范围和禁忌。

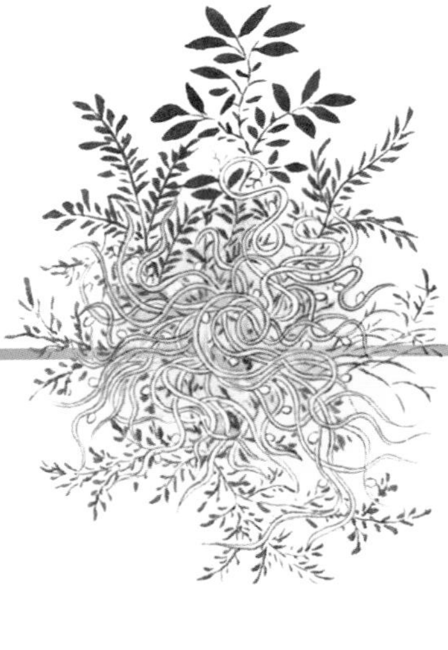

萎蕤 滁州 二 防葵 襄州

柴胡 丹州 江寧軍 襄州 壽州 淄州 欒州

麥門冬 隨州 睦州 獨活 文州 茂州 鳳翔府

羌活 文州 寧化軍 升麻 漢州 滁州 茂州 秦州

車前子 木香

青木香 滁州 海州 山藥 永康軍 滁州 明州 眉州

薏苡仁 二 益智子

艸果

金石昆蟲艸木狀

艸一

黃精 滁州 荊門軍 丹州 永康軍 兗州 洪州 解州 相州 州二 商州

菖蒲 戎州 衛州 衡州

菊花 鄧州 衡州

人參 潞州 兗州 威勝軍 滁州 梓州 溫州

天門冬 漢州 建州 西京 兗州

甘艸 府州 汾州

地黃 冀州 蒸圖 沂州 暴圖

蒼朮 荊門軍 歙州 商州 石州 齊州

白朮 舒州 越州

菟絲子 單州

牛膝 單州 歸州 懷州 滁州

茺蔚子

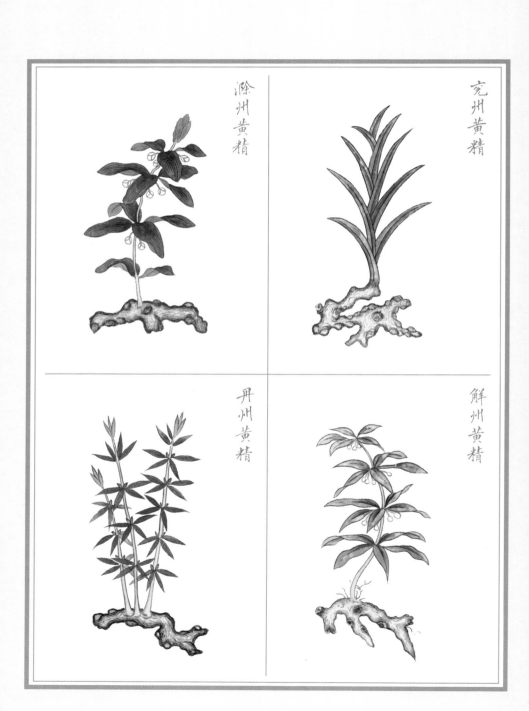

兖州黄精

滁州黄精

解州黄精

丹州黄精

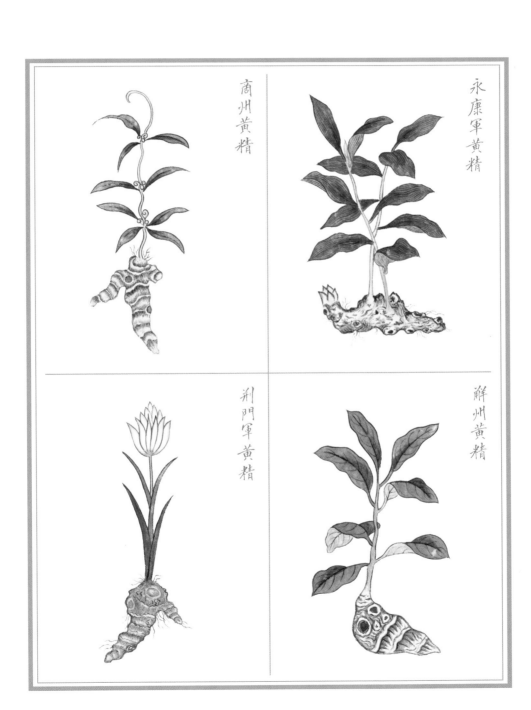

永康軍黄精

商州黄精

解州黄精

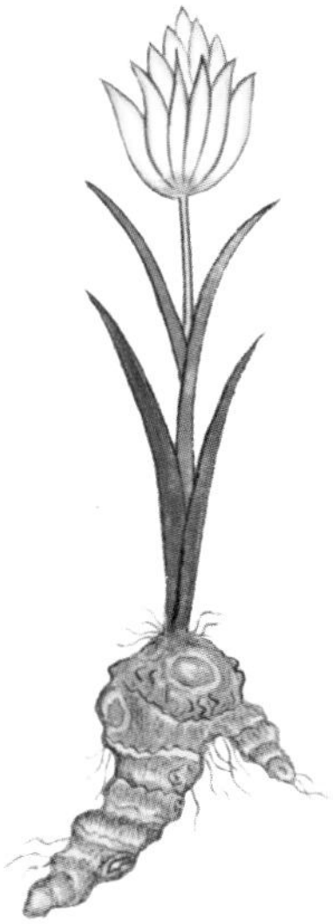

荊門軍黄精

天地之精——黄精

黄精，是百合科黄精属植物。根状茎圆柱状，节膨大，节间一头粗、一头细，是一味有名的中药，又是食品，最为道士们喜欢。茎高 50—90 厘米，有时呈攀援状。叶呈线状披针形。花乳白或淡黄色，花期为每年 5—6 月。生于海拔 800—2 800 米林下、灌丛中或阴坡上，主要分布于我国东北地区、华北地区、苏浙地区、西北地区，以及安徽、湖北、四川、河南。

黄精一般是在土层深厚、肥沃疏松、偏于湿润的半阴处。这种环境下，土气醇厚，生长的植物易得土气之精，黄为土，精归肾，禀受和凝聚着土气之精华，故名黄精，正如东晋道士葛洪在《抱朴子》中说："昔人以本品得坤土之气，获天地之精，故名。"在古籍中，黄精又有许多的别名，如救穷草（《滇南本草》）、米铺（《本草蒙筌》）、鹿竹（《本草纲目》）、菟竹（《抱朴子》）、鸡头参（《得配本草》）、仙人余粮（《本草图经》）、黄芝（《瑞草经》）、龙衔（《广雅》）等，另还有鸡格、米脯等别名。

古往今来，黄精的块根又粉又甜，一直被视为防老抗衰的滋补食品。最初发现其可作为食物的人，有的说是在山上修行的道士，也有说是灾年跑到山上寻找吃食的百姓，都是碰巧挖到了这种植物，而且味道还不错。唐代诗人刘禹锡任连州刺史时，最喜欢以黄精为食，曰："甘美易食，凶年可与老少代粮。"从此，黄精便又叫救荒草、余粮、救穷草。

关于黄精的描述，很多古籍都有记述。《道藏・神仙芝草经》描述黄精："宽中益气，使五脏调良，肌肉充盛，骨髓坚强，其力增倍，多年不老，颜色鲜明，发白更黑，齿落更生。"西晋文学家张华《博物志》中记载了一段黄帝与天老的对话："黄帝问天老曰：'天地所生，岂有食之令人不死者乎？'天老曰：'太阳之草，名曰黄精，饵而食之，可以长生。太阴之草，名曰钩吻，不可食之，入口立死。人信钩吻之杀人，不信黄精之益寿，不亦惑乎？'"这里说明当时人对黄精的滋补妙用还持怀疑态度。

黄精是延年益寿的上品，自然为道家人物所喜爱，葛洪《神仙传》中记载两个常服黄精的道家人物，一为王烈："常服黄精……年二百三十八岁，有少容，登山如飞。"二为尹轨："晚乃奉道，常服黄精，日三合，年数百岁而颜色美少。"

还有一些文学作品对其大加赞誉，如唐代诗人杜甫《丈人山》诗："扫除白发黄精在，君看他时冰雪容。"可见其对黄精的喜爱。北宋大文豪苏轼，既是美食家，也是养生学家，他在诗中对黄精也是情有独钟："诗人空腹待黄精，生事只看长柄械"（《又次前韵赠贾耘老》），"扫白非黄精，轻身岂胡麻"（《次韵致政张朝奉仍招晚饮》），"闻道黄精草，丛生绿玉篸"（《入峡》）。还有唐代诗人许宣平专门开辟田地，把黄精当作美食："一池荷叶衣无尽，两亩黄精食有余。"（《见李白诗又吟》）当然，也少不了诗人赞美黄精身处深山之处的诱人身姿："青松林下茯苓多，白云深处黄精盛。"（宋・张抡《踏莎行》）

如今，黄精已被卫生部列为首批"药食同源品种"之一。

戎州菖蒲

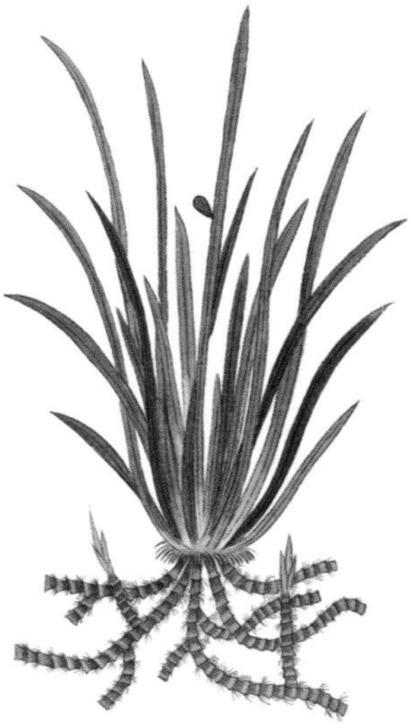

洪州黄精

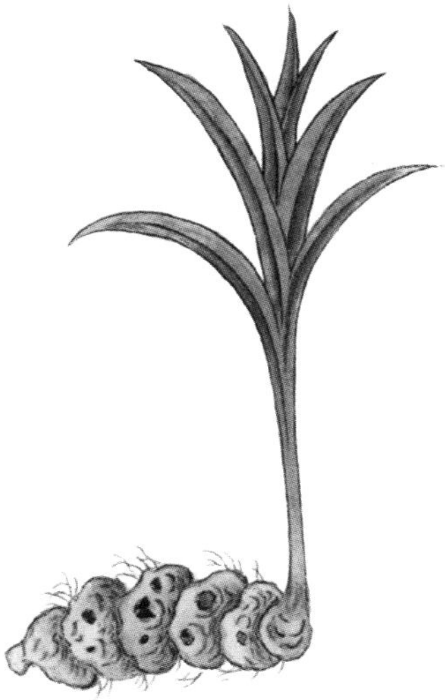

衡州菖蒲

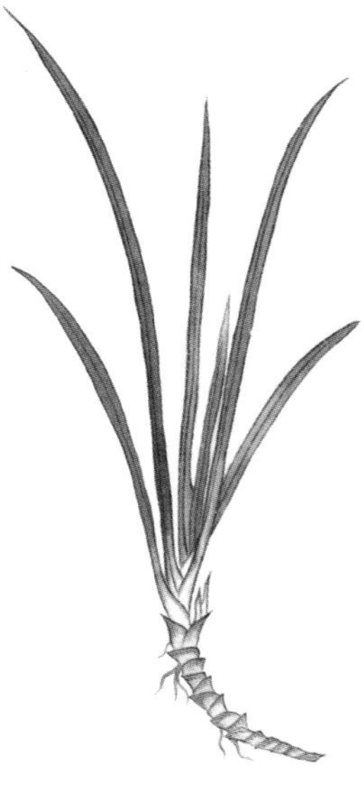

相州黄精

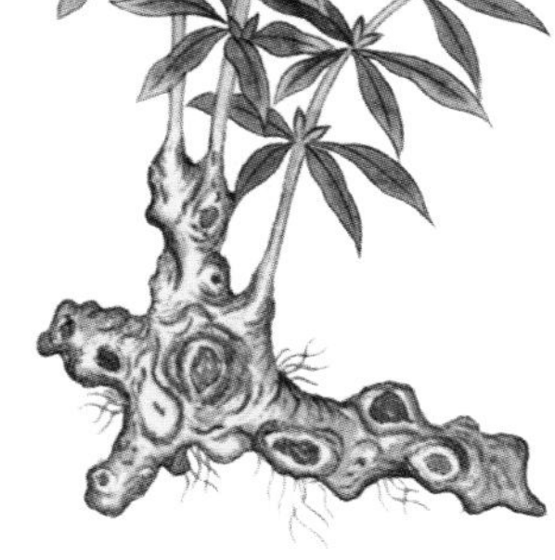

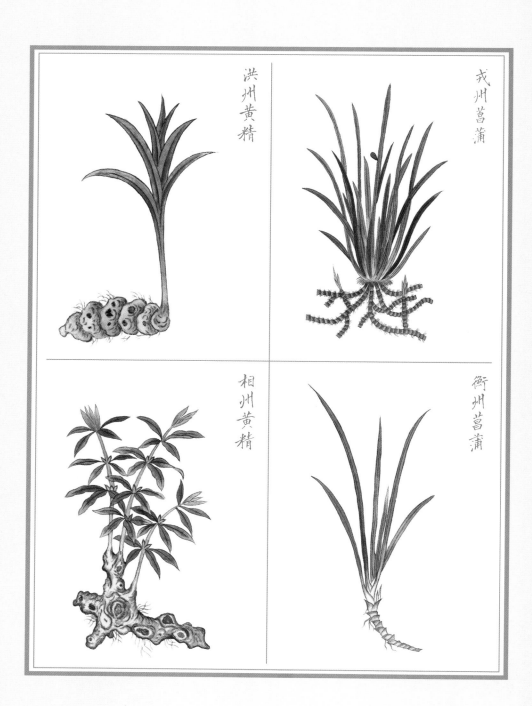

衢州菖蒲

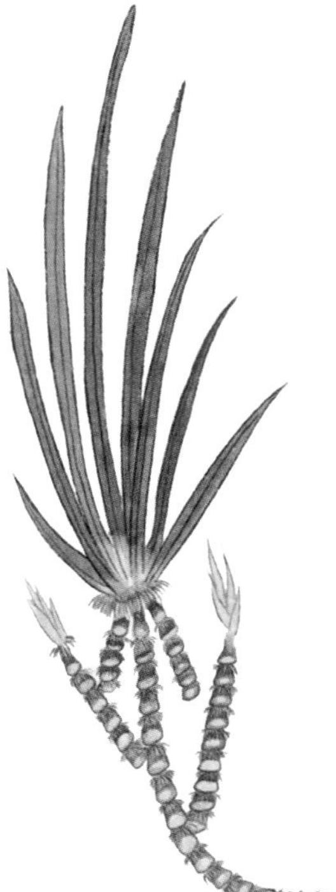

第一雅草——菖蒲

菖蒲，以其隐逸的特性，被誉为“天下第一雅草”，与兰花、水仙、菊花并称为“花草四雅”。

菖蒲在我国栽培历史悠久，种类繁多，大致有四种：白菖、溪荪、石菖蒲、钱蒲。据王象晋《群芳谱》记载：“菖蒲，一名昌阳，一名菖歜，一名尧韭，一名荪，一名水剑草，有数种。生于池泽，蒲叶肥，根高二三尺者，泥蒲也，名白菖；生于溪涧，蒲叶瘦，根高二三尺者，水蒲叶，名溪荪；生于水石之间，叶有剑脊，瘦根密节，高尺余者，石菖蒲也；养以沙石，愈剪愈细，高四五寸，叶茸如韭者，亦石菖蒲也；又有根长二三分，叶长寸许，置之几案，用供清赏者，钱蒲也。”

《本草纲目》称：“春生青叶，长一二尺许，其叶中心有脊，状如剑。无花实。今以五月五日收之。其根盘屈有节，状如马鞭大。一根旁引三四根，旁根节尤密，亦有一寸十二节者。”

菖蒲，为上古先民所崇拜。秦汉时期，菖蒲被当作神草，并进行人工培育。《神仙传》记载：“汉武上嵩山……忽见有仙人，长二丈，耳出头巅，垂下至肩。武帝礼而问之，仙人曰：‘吾九嶷之神也。闻中岳石上有菖蒲，一寸九节，可以服之长生，故来采耳。’忽然失神人所在。帝谓侍臣曰：‘彼非复学道服食者，必中岳之神，以喻朕耳。’”这个故事中，汉武帝遇九嶷山仙人点拨，说服食菖蒲可以延年益寿，长生不老。还有《草木状》：“番禺东有涧，涧中生菖蒲，皆一寸九节，安期生采服，仙去，但留玉舄焉。”

菖蒲还是我国传统文化中可防疫驱邪的灵草，江南人家在端午节时，悬菖蒲、艾叶于门窗，饮菖蒲酒，祛避邪疫；夏秋之夜，燃菖蒲、艾叶，驱蚊灭虫。人们还赋予菖蒲以人格化，把农历四月十四日定为菖蒲的生日：“四月十四，菖蒲生日，修剪根叶，无逾此时，宜积梅水渐滋养之。”（王象晋《群芳谱》）

唐宋时，菖蒲的优雅秉性和观赏价值被发掘出来，深受文人墨客们喜爱，将其作为案头清玩、摆设。菖蒲四时皆绿，甘于寂寞，安于淡泊，十分契合古人所追求的“淡泊以明志，宁静以致远”的心境。许多文人养菖蒲，移于案头，日夜相伴，修身养性，兴致来时，则入于笔下诗文。文人笔下的诗句，让人感受到菖蒲的闲适安静、灵动澄碧、孤芳自傲的清雅。如唐代诗人李白《送杨山人归嵩山》诗：“尔去掇仙草，菖蒲花紫茸。”唐代诗人乔知之《杂曲歌辞·定情篇》诗：“君爱菖蒲花，妾感苦寒竹。菖花多艳姿，寒竹有贞叶。”还有宋代诗人陆游的“今日溪头慰心处，自寻白石养菖蒲”（《若耶溪上》）。清代书画家郑板桥好画菖蒲，曾在画上题诗云：“玉碗金盆徒自贵，只栽蒲草不栽兰。”

菖蒲，是平凡的，也是清雅的。苏轼曾特意为它写了一首《石菖蒲赞》，其中一段说道：“惟石菖蒲并石取之，濯去泥土，渍以清水，置盆中，可数十年不枯。虽不甚茂，而节叶坚瘦，根须连络，苍然于几案间，久而益可喜也。其轻身延年之功，既非昌阳之所能及。至于忍寒苦，安淡泊，与清泉白石为伍，不待泥土而生者，亦岂昌阳之所能仿佛哉？”菖蒲“忍寒苦”“安淡泊”“伍清泉”“侣白石”，这就是菖蒲能成为文人书斋标配的原因，被称为“天下第一雅草”的理由，也是它的草本江湖世界。

衡州菊花

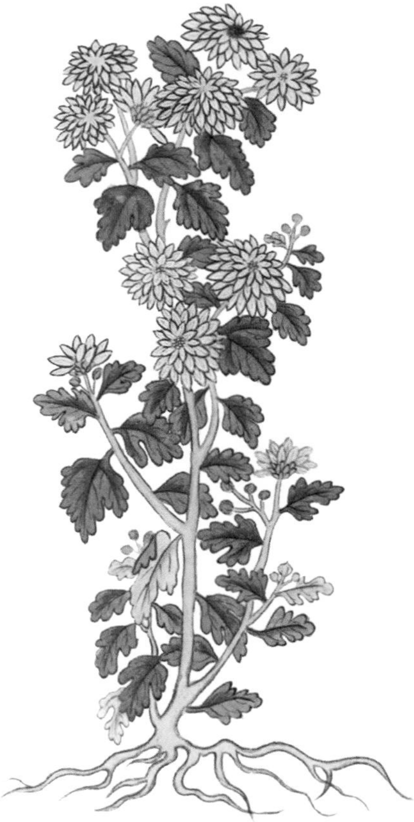

鄧州菊花

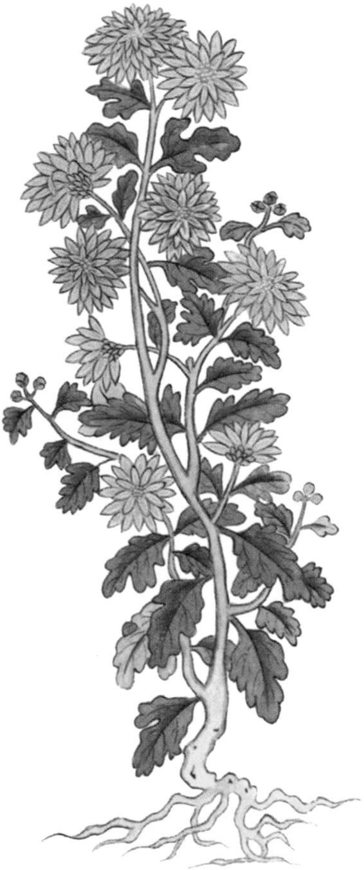

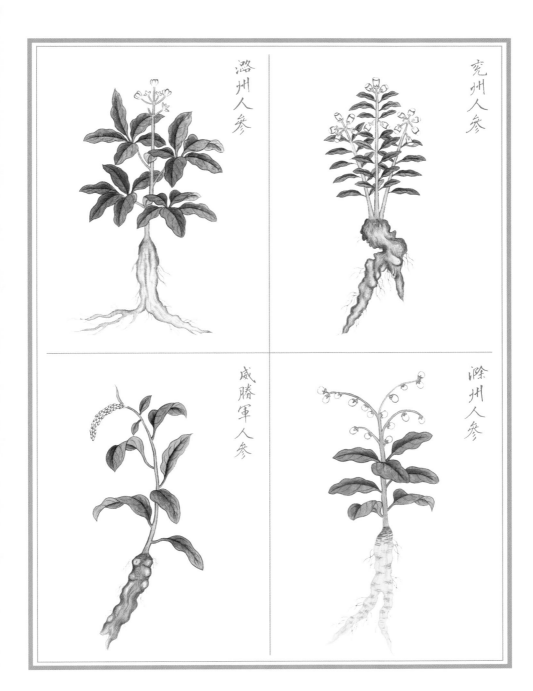

兖州人参

潞州人参

滁州人参

威勝軍人参

西京天門冬

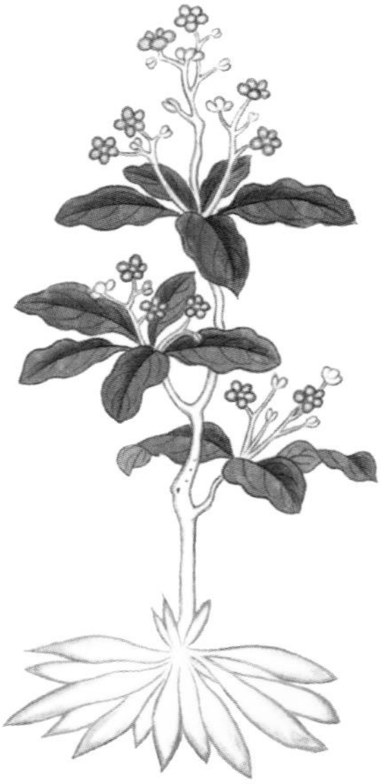

建州天門冬

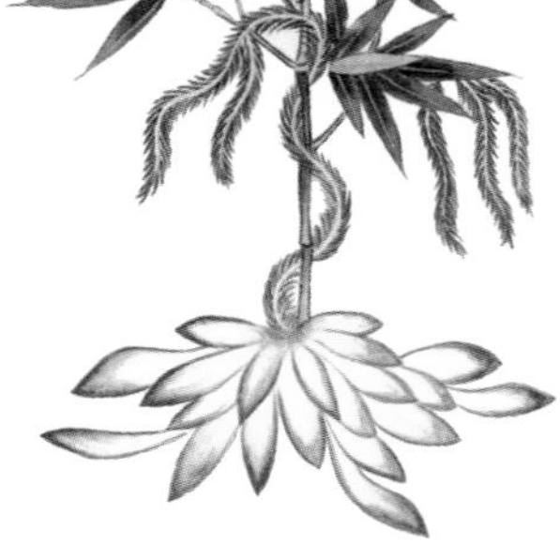

漢州天門冬

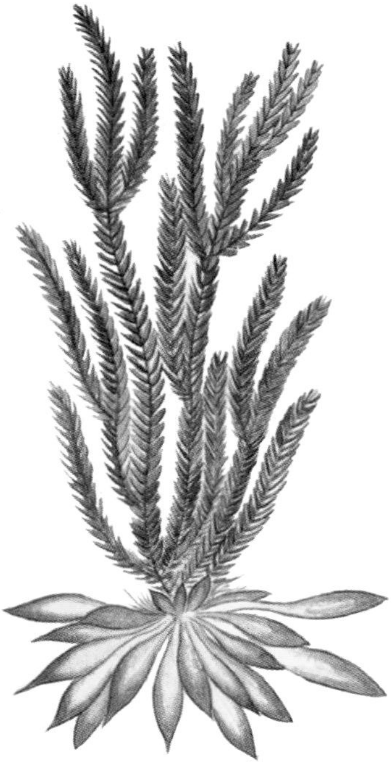

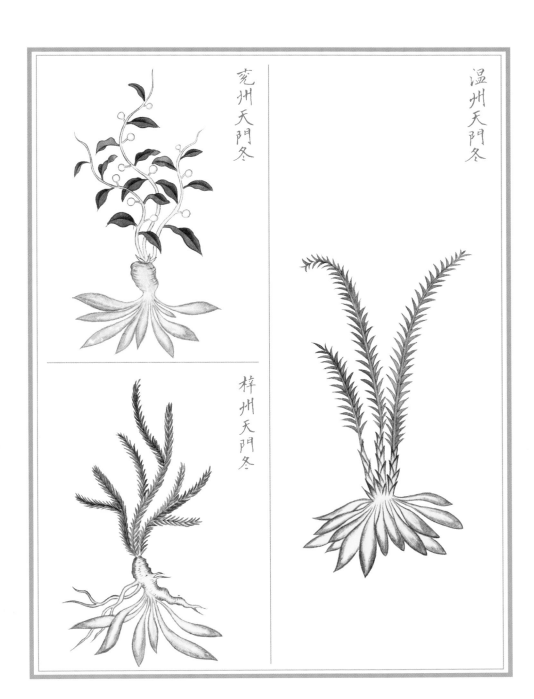

温州天門冬

兖州天門冬

梓州天門冬

丝丝天棘——天门冬

天门冬，为百合科、天门冬属多年生草本攀援植物，又名三百棒、丝冬、老虎尾巴根、天冬草、明天冬、非洲天门冬、满冬。其花通常每两朵腋生，淡绿色，花期为每年 5—6 月。根在中部或近末端成纺锤状膨大。主要分布于我国华东、华中、西南及西北等各省区，常生长在山野林缘阴湿处，或丘陵、山坡灌丛中。

关于天门冬的记载和描述，《山海经·中山经》记载："东北五百里，曰条谷之山，其木多槐、桐，其草多芍药、虋冬。"北宋博物学家苏颂《本草图经》描述道："天门冬生奉高山谷，今处处有之。春生藤蔓，大如钗股，高至丈余，叶如茴香，极尖细而疏滑，有逆刺，亦有涩而无刺者，其叶如丝杉而细散，皆名天门冬。夏生白花，亦有黄色者；秋结黑子，在其根枝旁。入伏后无花，暗结子。其根白，或黄紫色，大如手指，长二三寸，大者为胜，颇与百部根相类，然圆实而长，一二十枚同撮。正月、二月、三月、七月、八月采根。"

在古籍中，天门冬还有不少别的名称，李时珍《本草纲目》的记载比较详尽："虋冬，颠勒，颠棘，天棘，万岁藤。禹锡曰：'按《尔雅》云，蘠蘼，虋冬。'注云'门冬也，一名满冬'。《抱朴子》云：'一名颠棘，或名地门冬，或名筳门冬，在东岳名淫羊藿，在中岳名天门冬，在西岳名管松，在北岳名无不愈，在南岳名百部，在京陆山阜名颠棘，在越人名浣草。虽处处有之，其名不同，其实一也。'"

天门冬何以得名？《本草纲目》上的说法比较靠谱："时珍曰：草之茂者为虋，俗作门。此草蔓茂，而功同麦门冬，故曰天门冬，或曰天棘。《尔雅》云：髦，颠棘也。因其细叶如髦，有细棘也。颠、天，音相近也。按《救荒本草》云：俗名万岁藤，又名娑罗树。其形与治肺之功颇同百部，故亦名百部也。"清代陈修园《神农本草经读》中也说："天门冬禀寒水之气，而上通于天，故有天冬之名。"

南朝陶弘景的《名医别录》中，天门冬被列为上品。古代道士辟谷前所吃的食物，天门冬被视为首选之一，葛洪《抱朴子》云："天门冬……入山便可蒸，若煮啖之，取足可以断谷。"在神仙传记中，天门冬亦被赋予神话色彩，称其可以使人返老还童、延年益寿。西汉刘向《列仙传》说赤须子"好食松实、天门冬、石脂，齿落更生，发堕再出"；葛洪《神仙传》称太原人甘始"善行气，不饮食，又服天门冬……在人间三百余岁，乃入王屋山仙去也"。这些神仙方术之记载自不可信，姑且当作趣谈。

北宋大文豪苏东坡是个美食家，平时喜欢研究吃的、喝的，在临终的前一年（1100），亲手酿制了天门冬酒，喝到大醉，还即兴赋诗《庚辰岁正月十二日天门冬酒熟予自漉之且漉且尝》，其一云："自拨床头一瓮云，幽人先已醉浓芬。天门冬熟新年喜，曲米春香并舍闻。菜圃渐疏花漠漠，竹扉斜掩雨纷纷。拥裘睡觉知何处，吹面东风散缬纹。"这才是天门冬在生活中的真实记录吧。

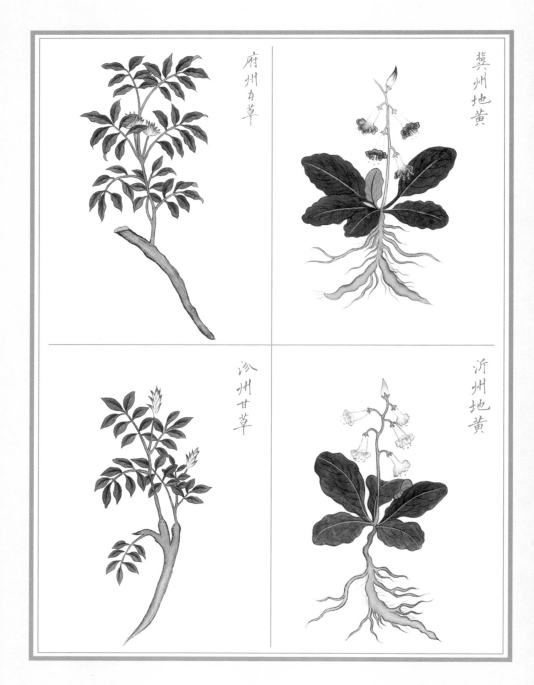

冀州地黄

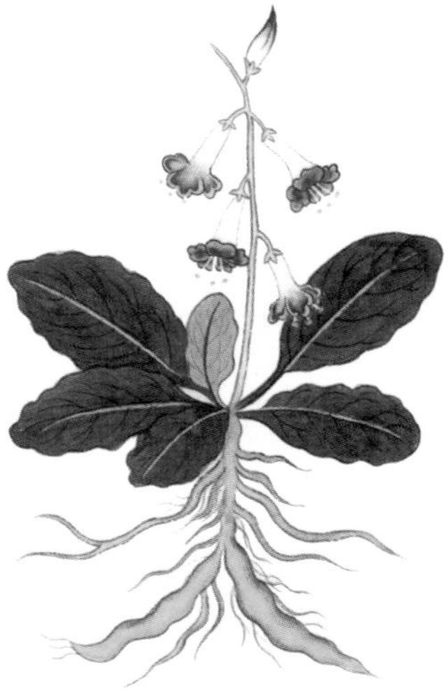

府州甘草

沂州地黄

汾州甘草

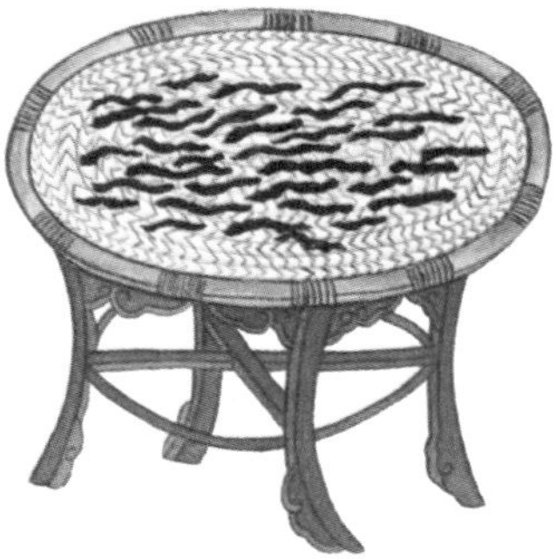

九暴地黄

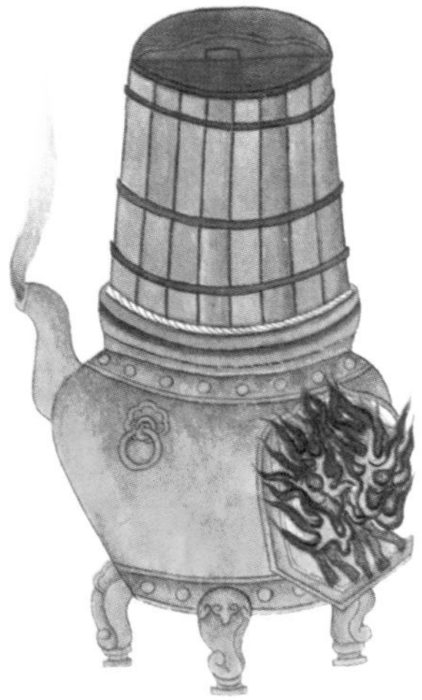

九蒸地黄

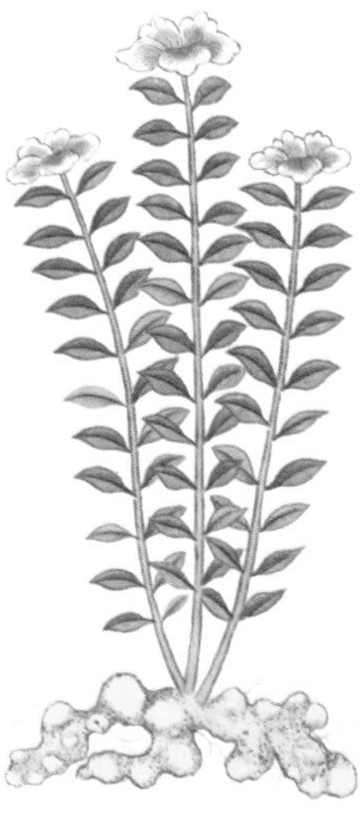

石州蒼术

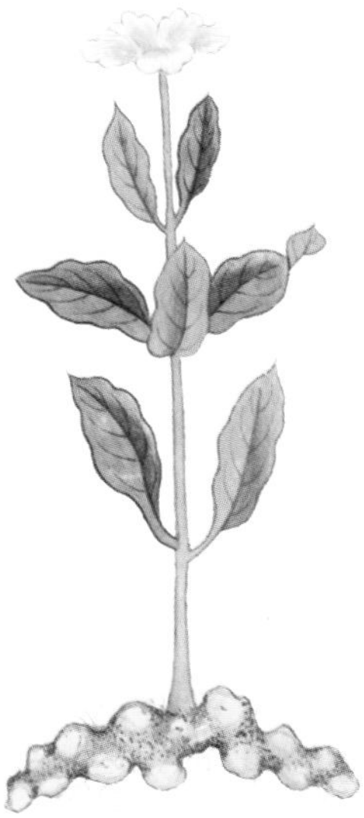

荆門軍蒼术

商州蒼朮

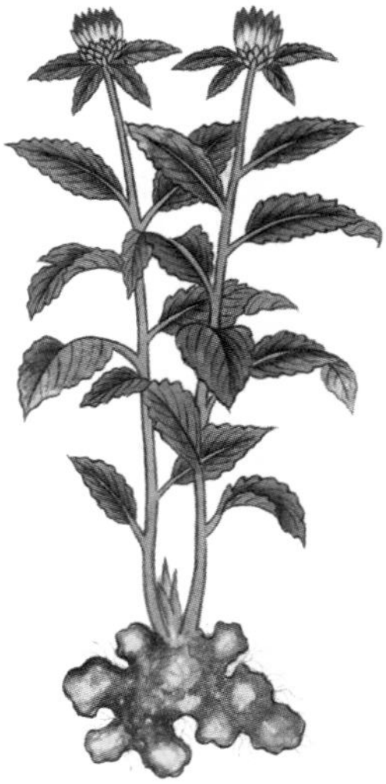

歙州蒼朮

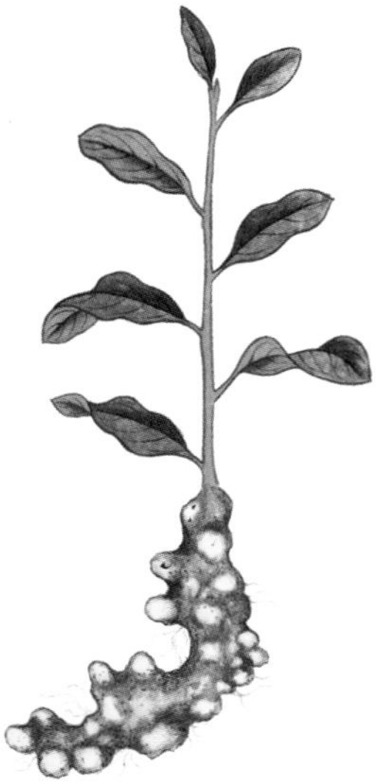

舒州白朮

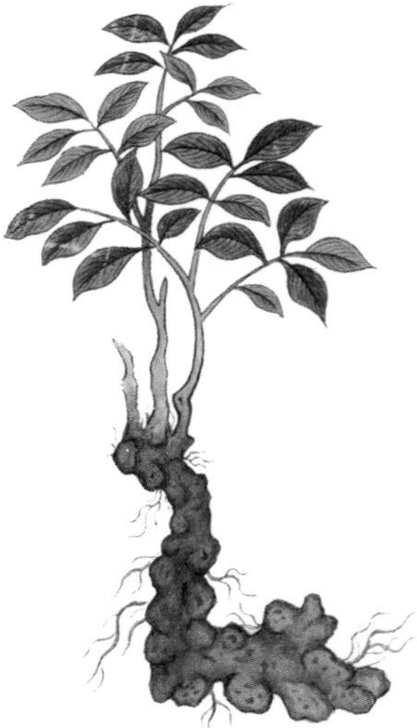

齊州蒼朮

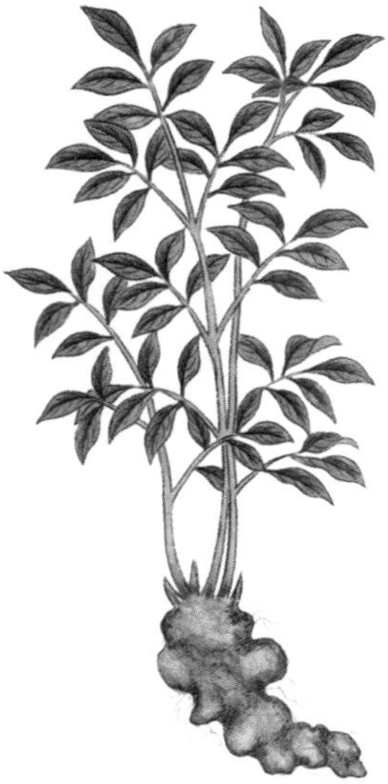

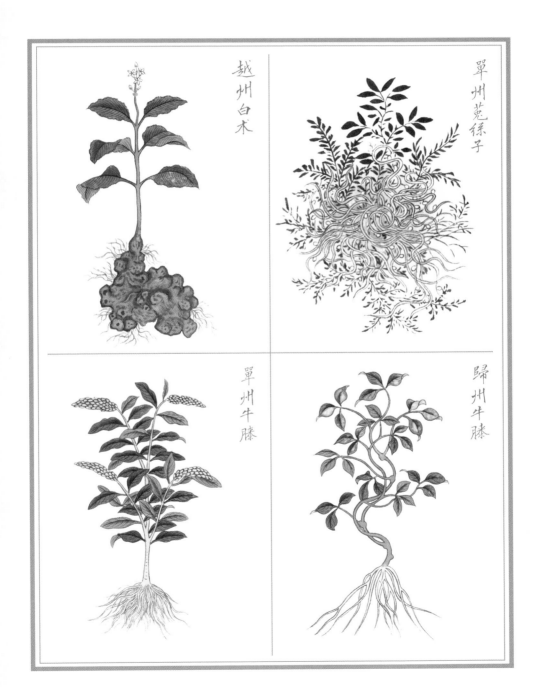

單州菟絲子

越州白朮

歸州牛膝

單州牛膝

茺蔚子

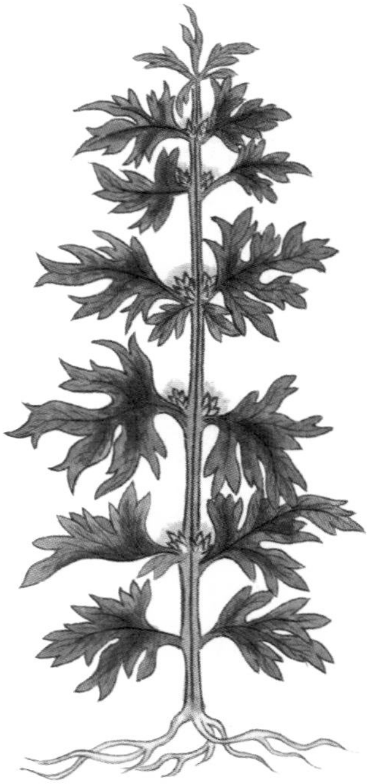

懷州牛膝

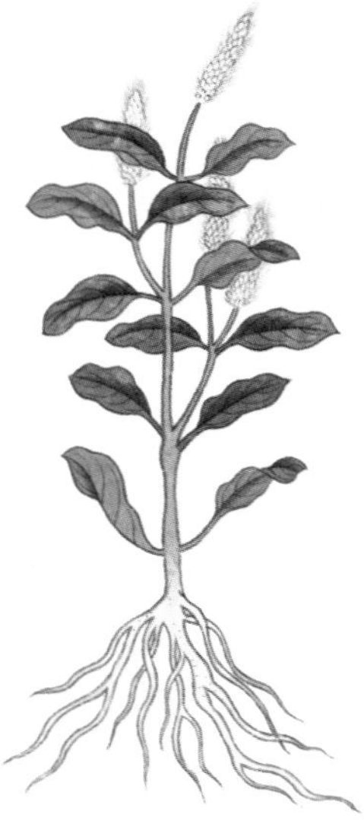

滁州牛膝

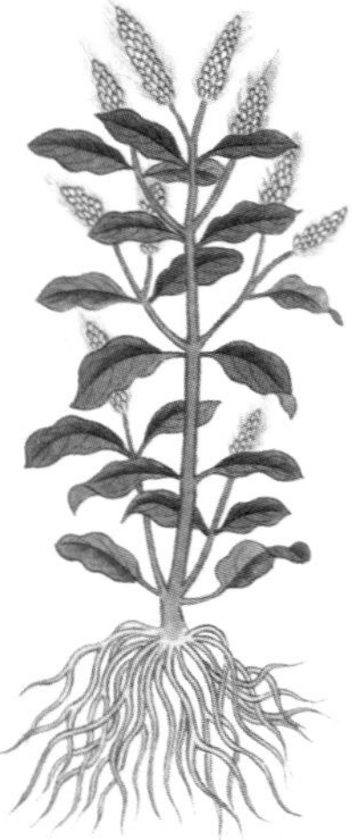

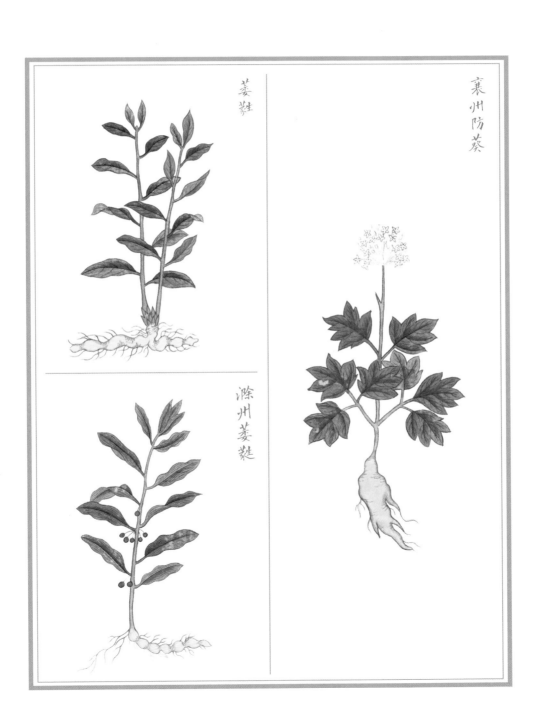

襄州防葵

萎蕤

滁州萎蕤

丹州柴胡

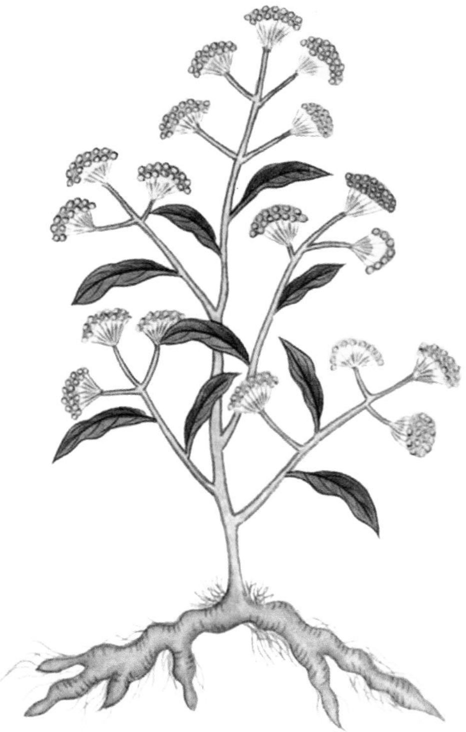

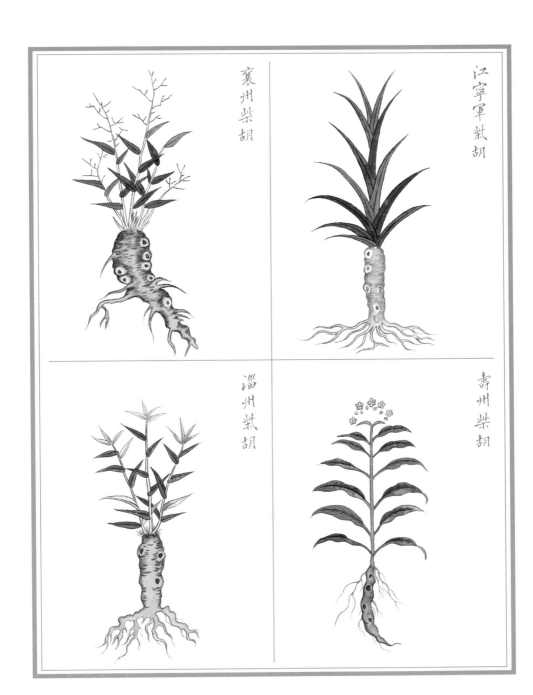

江寧軍柴胡

襄州柴胡

壽州柴胡

淄州柴胡

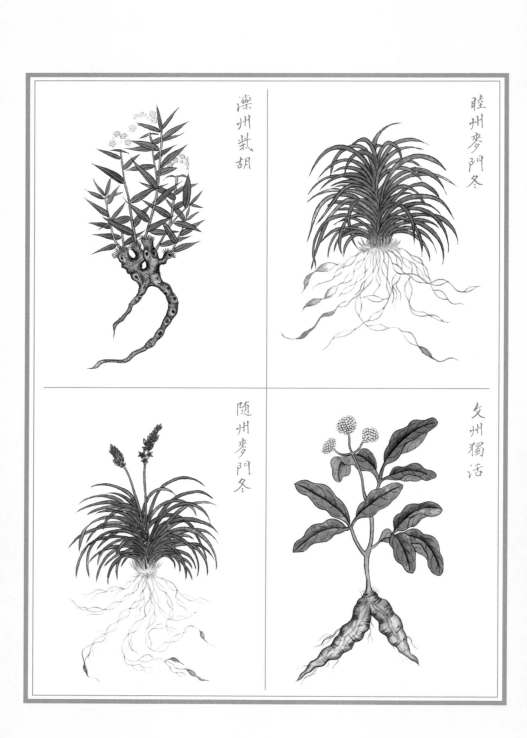

睦州麥門冬

濼州柴胡

文州獨活

隨州麥門冬

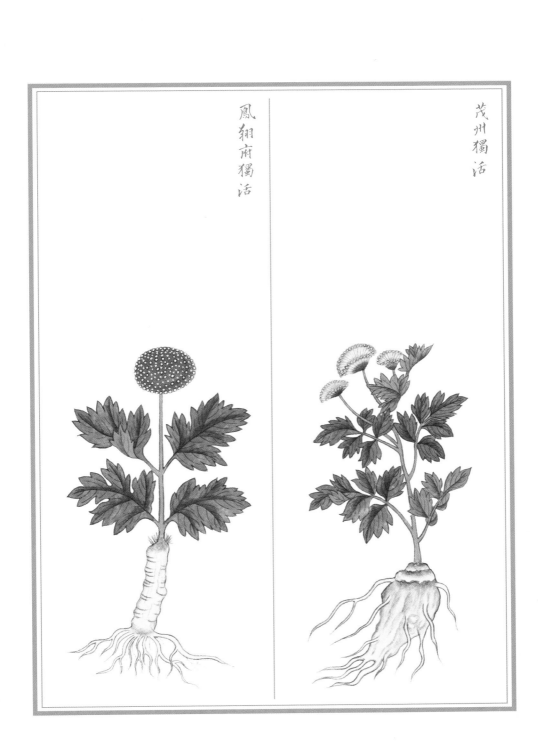

茂州獨活

鳳翔府獨活

阶前不死——麦门冬

在四川省三台县流传着这样一个故事。很久以前，在沿江河岸住着一户三口的人家，有一个小孩名叫没冬。不幸的是，没冬七岁时，母亲得病死了。为了照顾年幼的孩子，父亲给没冬找了个后妈。时间一长，没冬终究没有逃过后妈的刻薄和虐待。在一个大风雪的冬天，没冬被后妈赶出家门捡柴火，冻倒在一棵大树旁。直到雪化冰开时，父亲才找到他的尸体，埋在这棵大树下。第二年春天，没冬的坟上长出了一株奇怪的草，人们发现草下面结了许多纺锤形状的小块根，好奇的人们把它摘下来煮着吃，结果没病的人吃了更加强壮，有病的人吃了病就好了。于是人们精心培育它，使这株草一代一代生长下来。由于叶片很像麦苗，又是长在没冬坟上，于是称它为麦冬。

麦冬，又叫麦门冬，与天门冬同科不同属，为百合科沿阶草属多年生草本植物。其根较粗，中间或近末端常膨大成椭圆形或纺锤形的小块根；茎很短，叶基生成丛；花白色或淡紫色，花期为每年5—8月。生于溪旁、密林或疏林下灌丛中，分布于我国秦岭以南的各省区。一般在夏季采挖其小块根，晒干后作为药用或食用。

在古代，麦冬，有多种名称，李时珍《本草纲目》中有“虋冬，秦名羊韭，齐名爱韭，楚名马韭，越名羊耆，禹韭，禹余粮，忍冬，忍凌，不死草，阶前草”等名。其名由来，除了上面所说的传说故事外，还有其他说法。如陶弘景《本草经集注》曰：“根似穬麦，故谓门冬。”李时珍《本草纲目》曰：“麦须曰虋，此草根似麦而有须，其叶如韭，凌冬不凋，故谓之麦虋冬，及有诸韭、忍冬诸名。俗作门冬，便于字也。可以服食断谷，故又有余粮、不死之称。《吴普本草》：一名仆垒，一名随脂。”

麦冬，有不死之称，据说来自汉代文学家东方朔的志怪小说集《海内十洲记》，其中有一篇记载：“祖洲近在东海之中，地方五百里，去西岸七万里。上有不死之草，草形如菰苗，长三四尺，人已死三日者，以草覆之，皆当时活也，服之令人长生。昔秦始皇大苑中，多枉死者横道，有鸟如乌状，衔此草覆死人面，当时起坐而自活也。有司闻奏，始皇遣使者赍草以问北郭鬼谷先生。鬼谷先生云：‘此草是东海祖洲上，有不死之草，生琼田中，或名为养神芝。其叶似菰苗，丛生，一株可活一人。’始皇于是慨然言曰：‘可采得否？’乃使使者徐福发童男童女五百人，率摄楼船等入海寻祖洲，遂不返。”这个故事说在秦始皇时代，有一只神鸟自东海深处飞来，嘴里还衔着一株草，这种草能让人长生，把它盖在已死三天的人身上，当时即活。秦始皇向鬼谷子求证后，当即派徐福带童男童女五百人，乘船进入东海，以求这长生不老之药，结果音讯全无。秦始皇要找的这种草即为麦冬，又被称为不死草。当然，在《名医别录》中，麦冬虽然被列为上品，却不能让人拥有不死之身。

麦冬，又被称为沿阶草、阶前草，对于生长的环境要求并不高，就算是台阶附近也能成长，这种随遇而安的品性，再加上它的花开后非常漂亮，白、紫相间，且花葶长，花朵细碎，环绕生长，具有极高的观赏价值，自然赢得很多人的喜爱。在家庭绿植中，人们也把它当作花来养。

漢州升麻

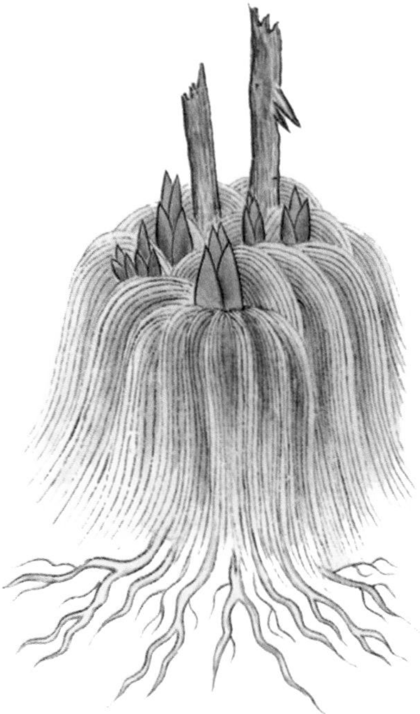

文州羌活

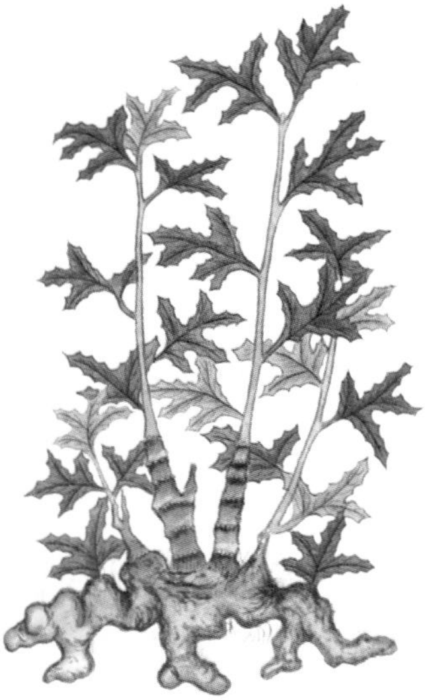

寧化軍羌活

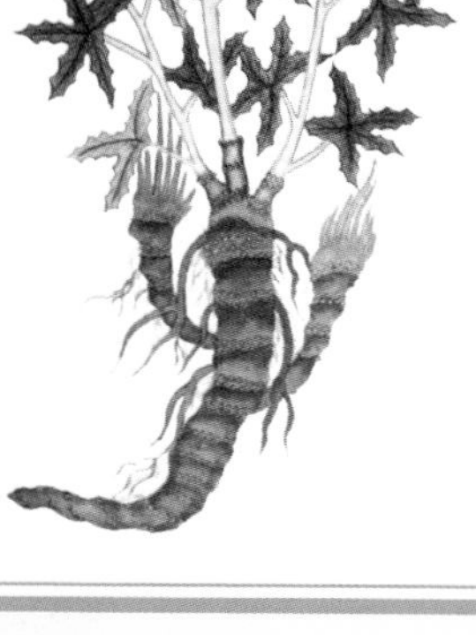

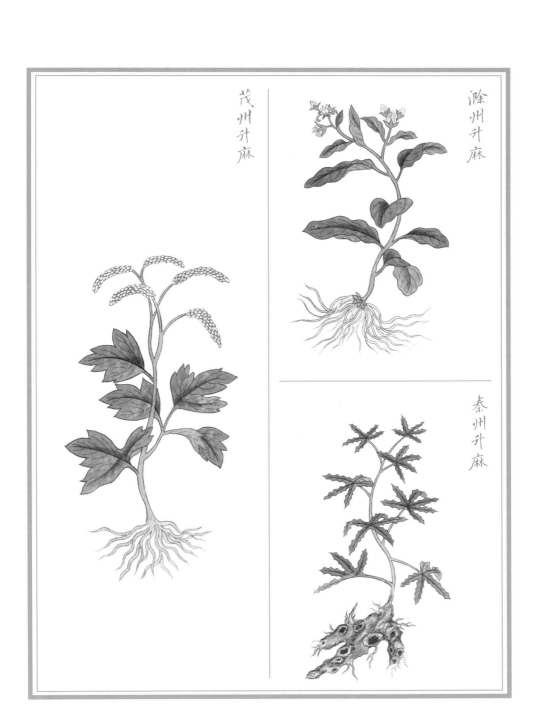

滁州升麻

秦州升麻

茂州升麻

車前子

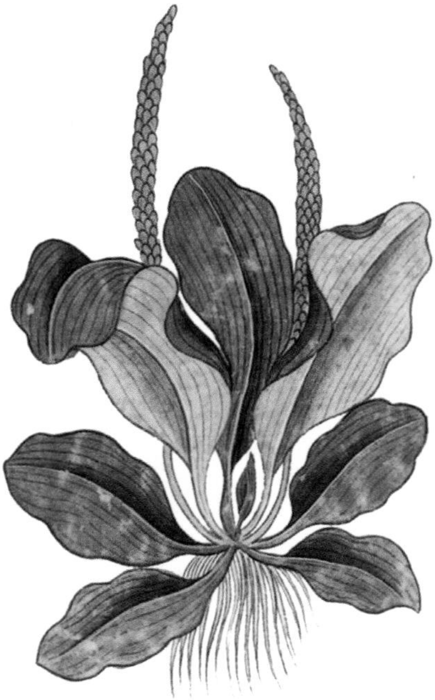

滁州青木香

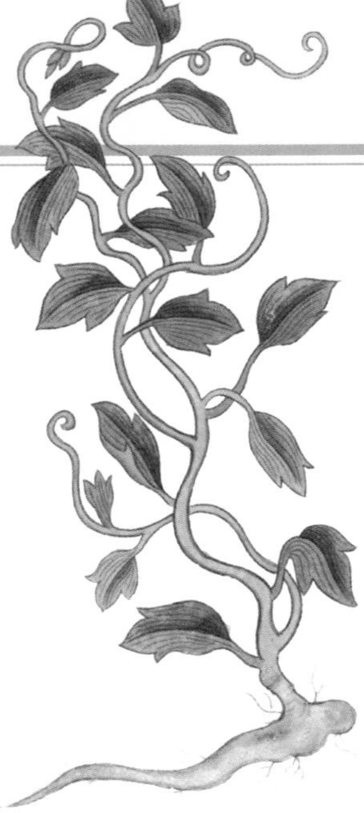

海州青木香

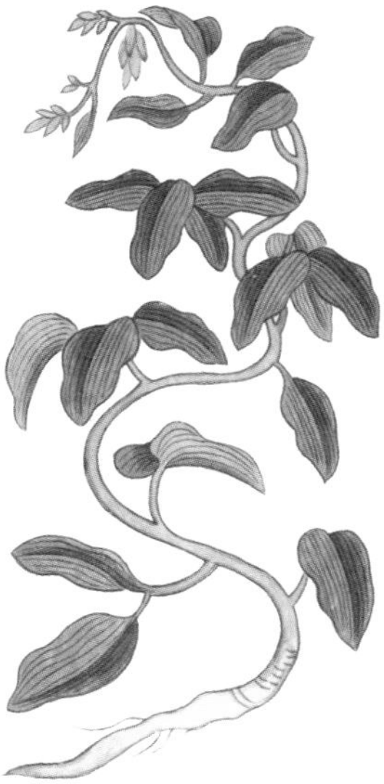

木香

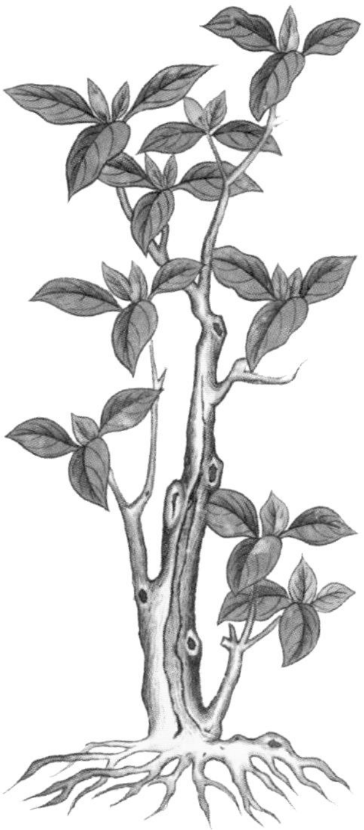

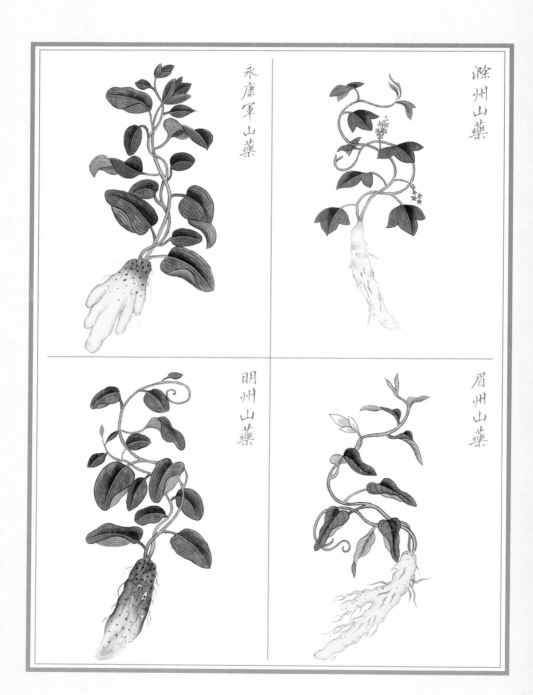

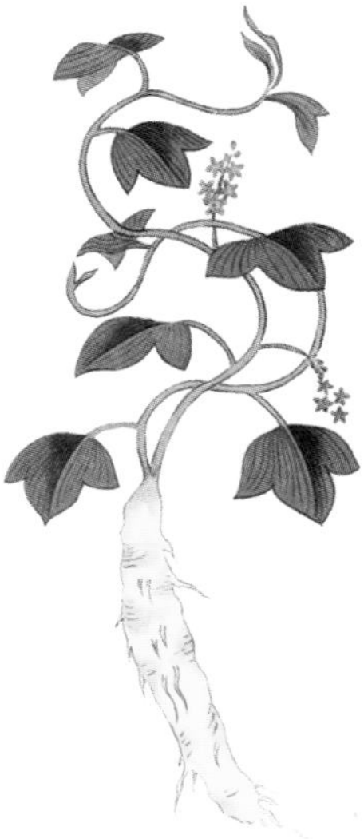
滁州山藥

永康軍山藥

眉州山藥

明州山藥

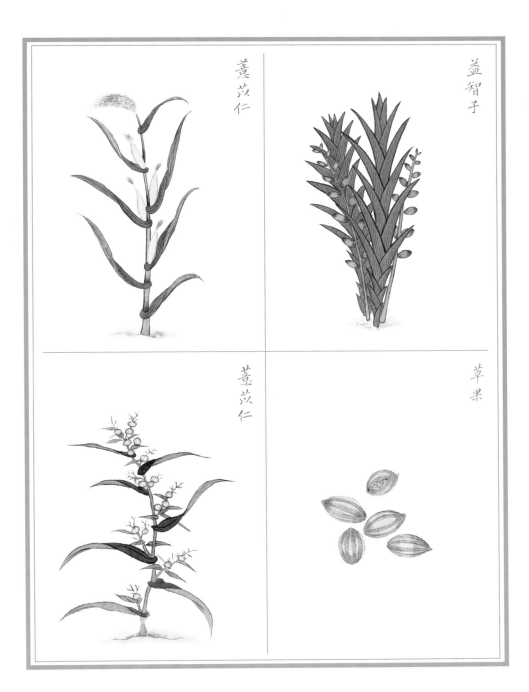

薏苡仁

益智子

薏苡仁

草果

黑芝

青芝

白芝

黃芝

紫芝

卷柏 兗州 海州

馬藍 福州

吳藍 江陵府

藍葉 蜀州

藍實

芎藭 鳳翔府 四川 永康軍

蘼蕪

黃連 澧州 宣州

絡石

蒺藜子 秦州

白蒺藜 同州

金石昆蟲艸木狀

艸二

澤瀉 齊州二 邢州

遠志 解州 泗州 威勝軍 齊州 商州

草龍膽 信陽軍 襄州 沂州

山龍膽 睦州

細辛 岢嵐軍 華州 信州

石斛 溫州 春州

巴戟天 滁州 歸州

白英

白蒿

赤箭二

菴蔄子 寧州 秦州

菥蓂子

著實 蔡州二

赤芝

黄耆 憲州

肉蓯蓉

防風 齊州 同州 河中府 解州

蒲黄

香蒲 泰州

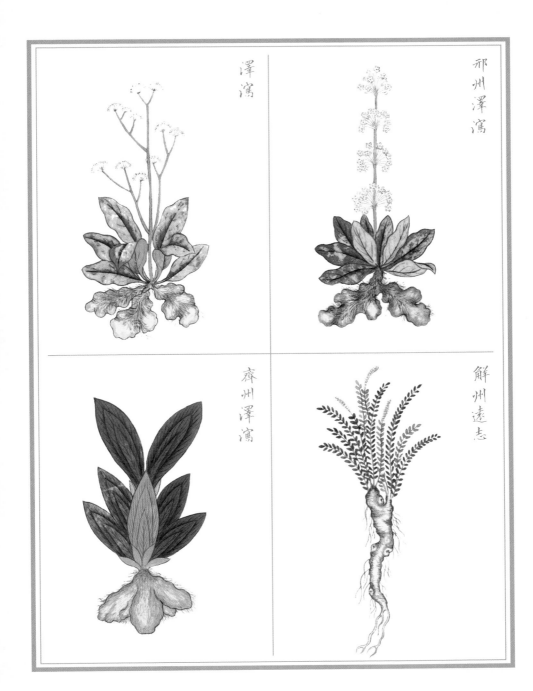

邢州澤瀉

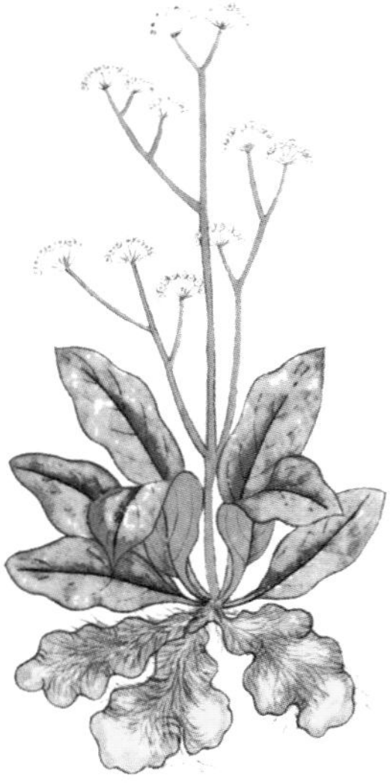

澤瀉

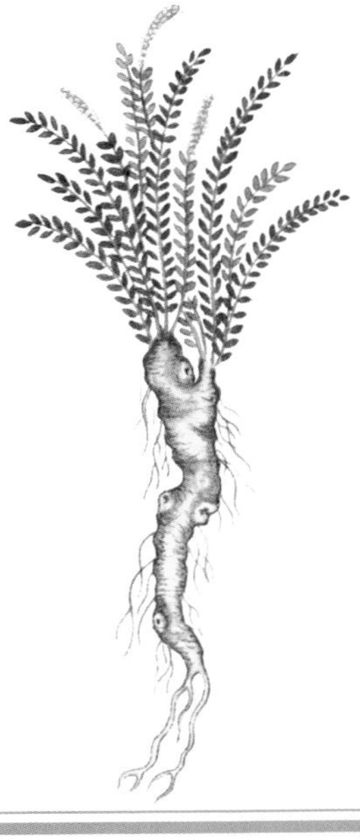

解州遠志

齊州澤瀉

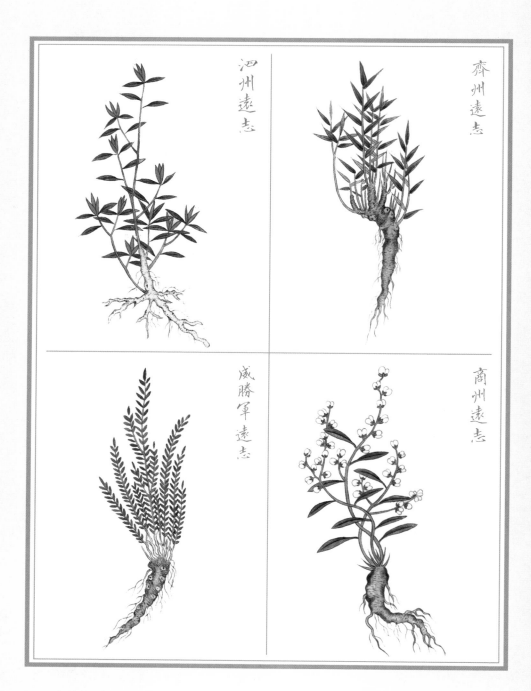

齊州遠志

泗州遠志

商州遠志

威勝軍遠志

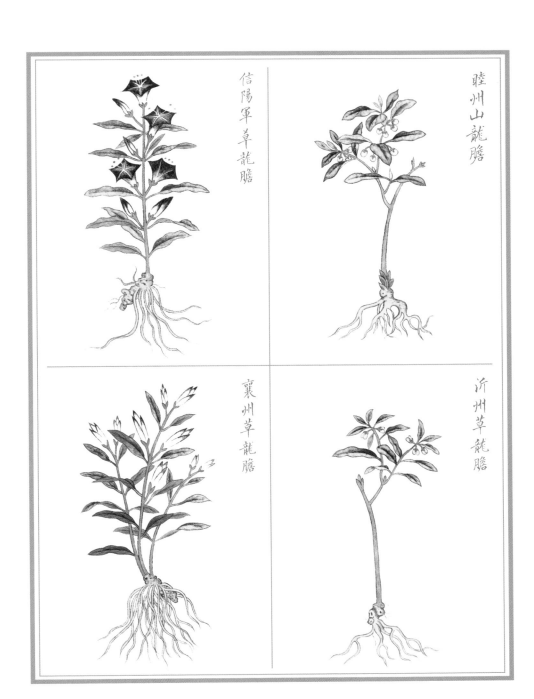

睦州山龍膽

信陽軍草龍膽

沂州草龍膽

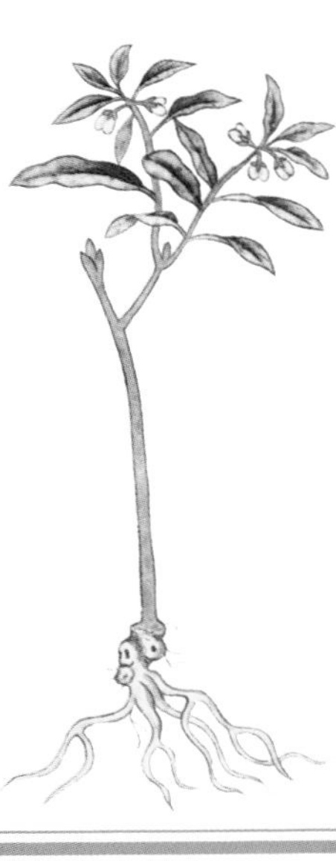

襄州草龍膽

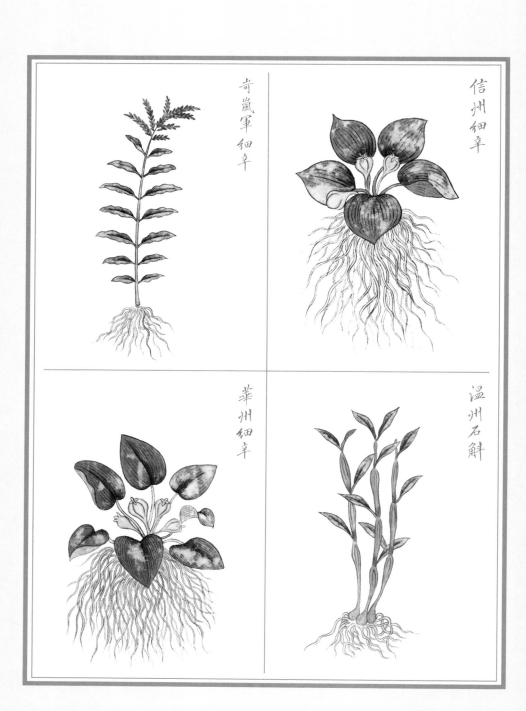

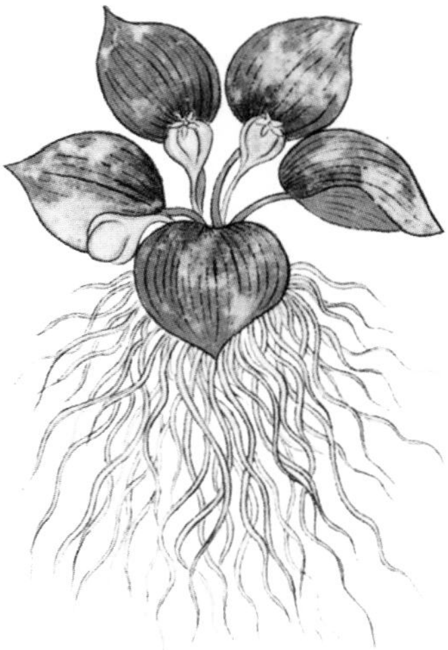

信州细辛

岢嵐軍细辛

温州石斛

華州细辛

春州石斛

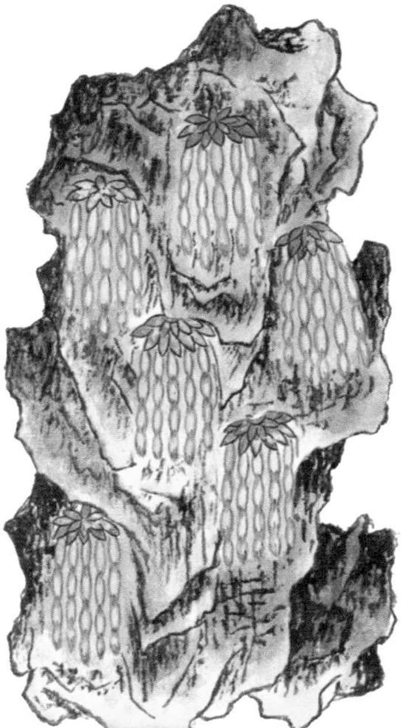

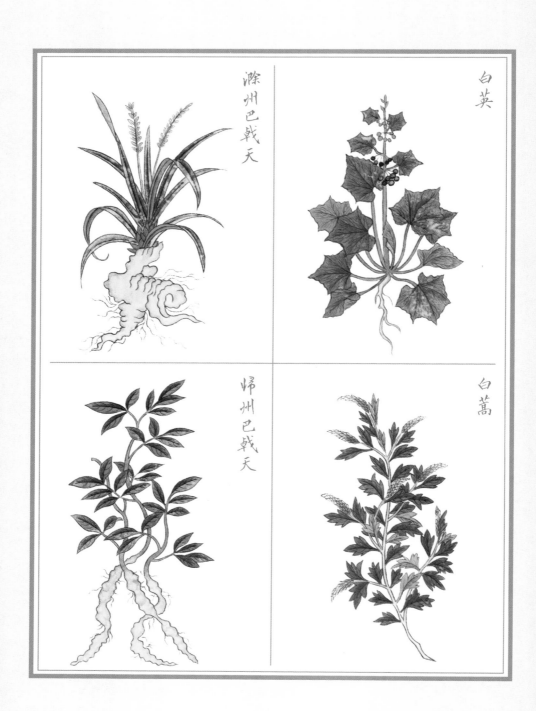

白英

滁州巴戟天

白蒿

帰州巴戟天

兖州赤箭

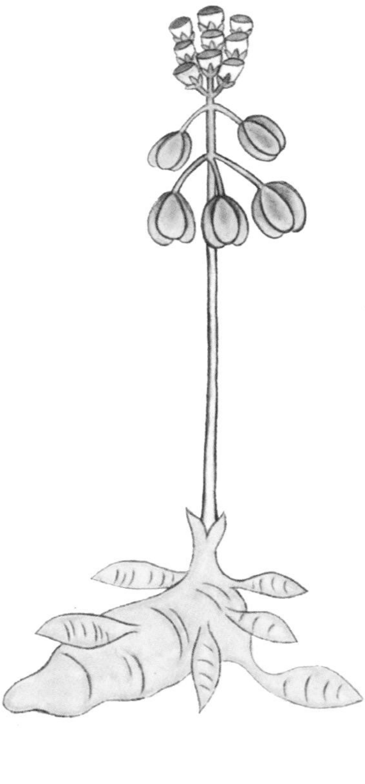

赤箭

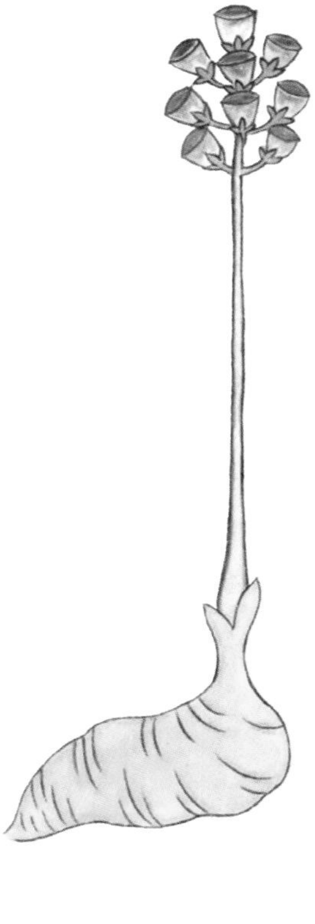

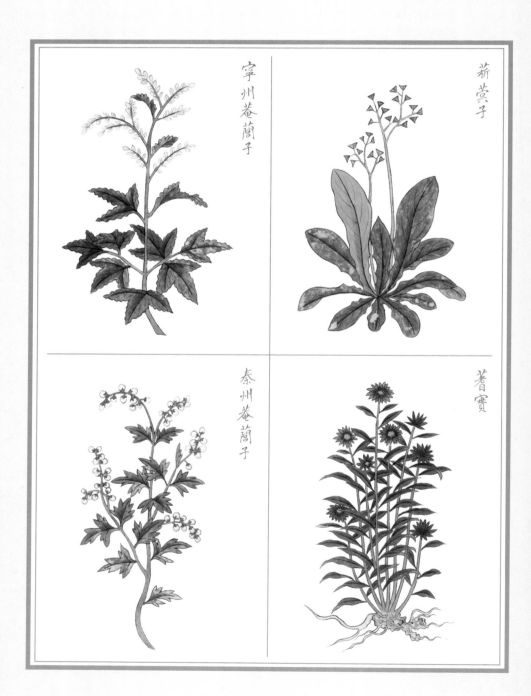

菥蓂子

寧州菴䕡子

蓍實

秦州菴䕡子

蔡州蓍實

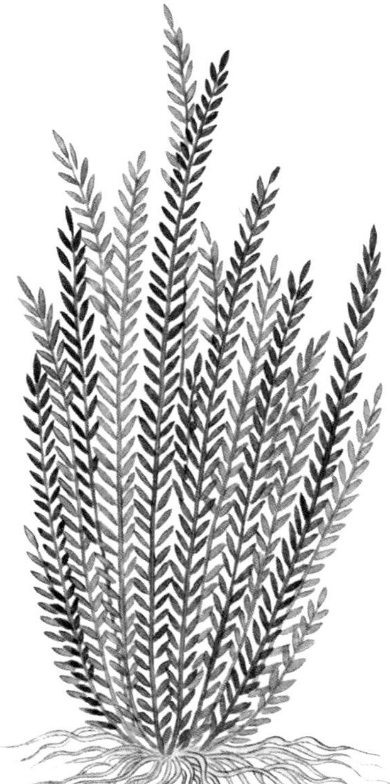

赤芝

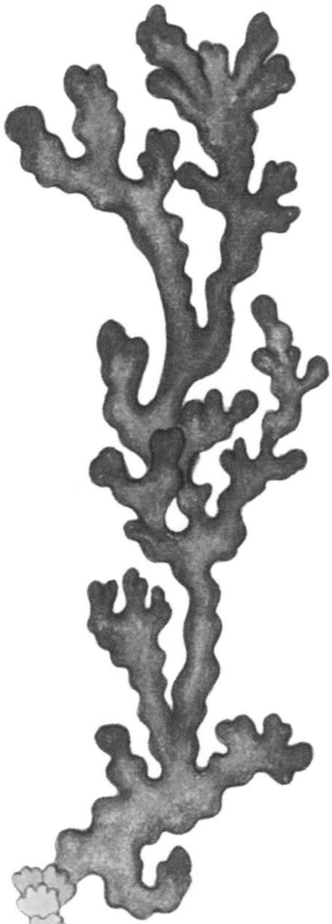

黑芝

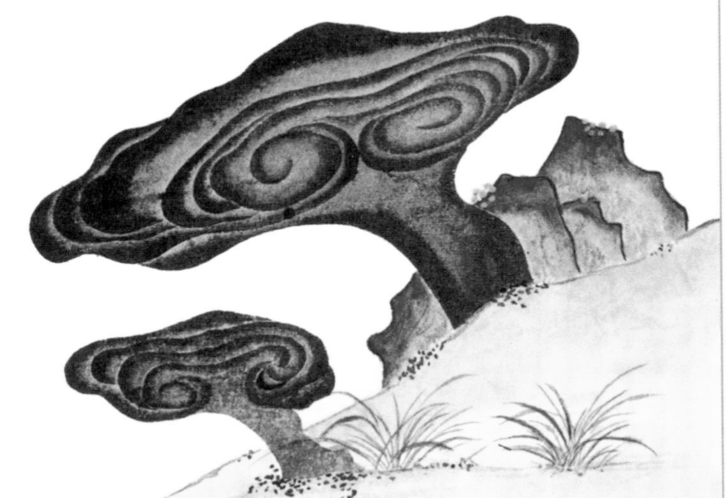

青芝

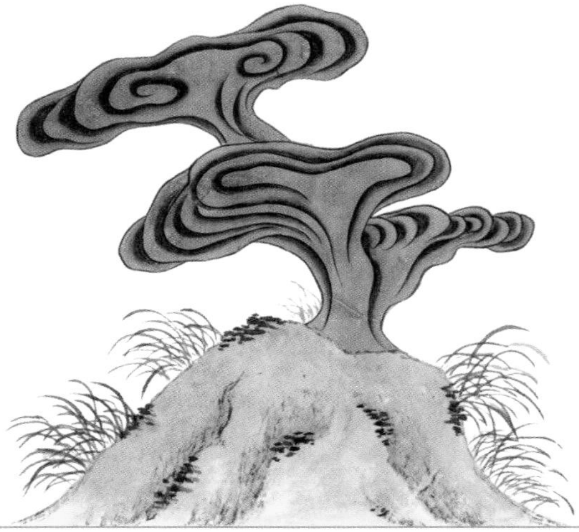

白芝

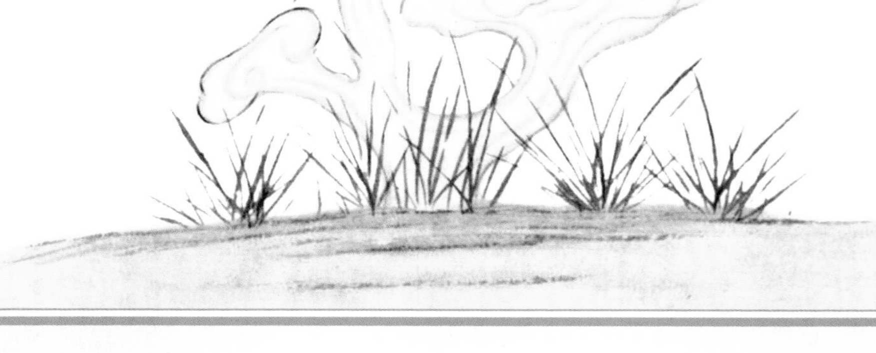

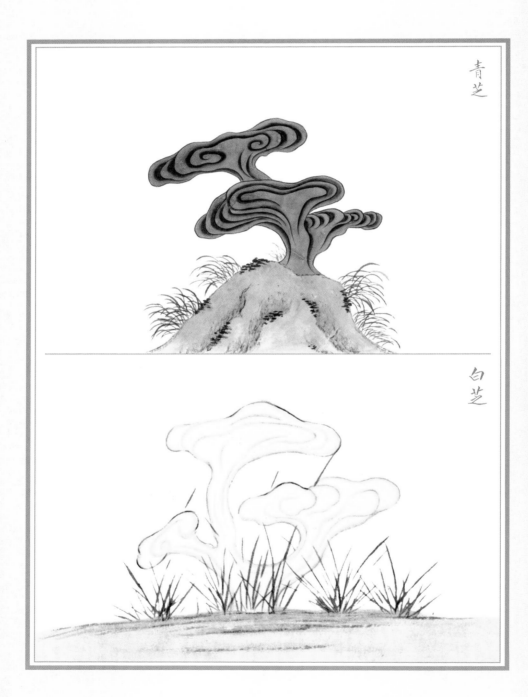

黄芝

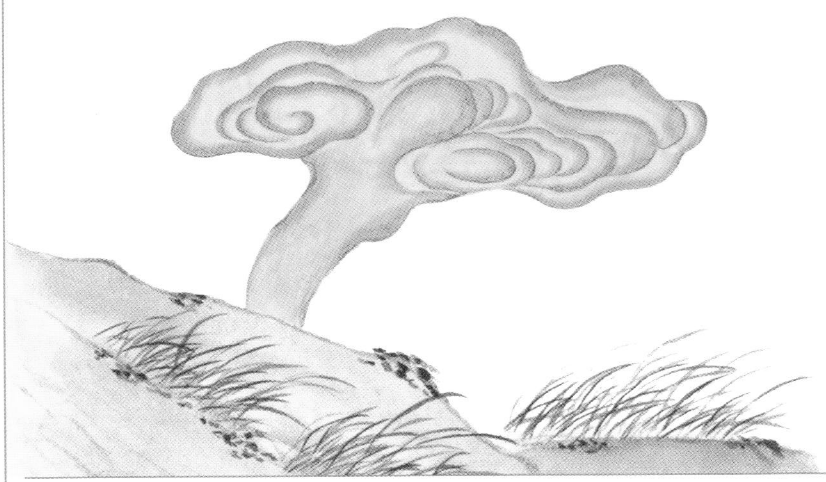

紫芝

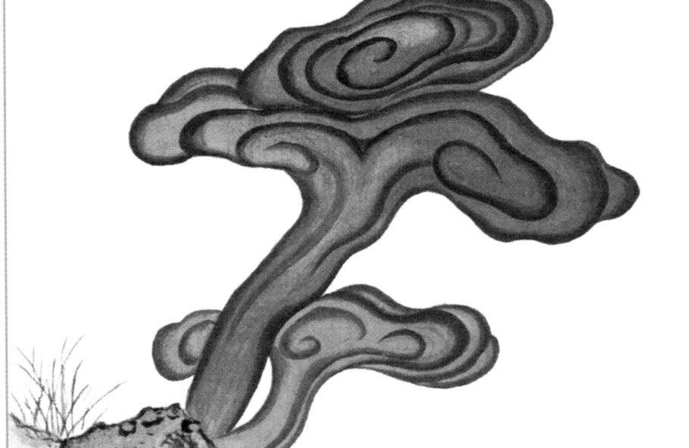

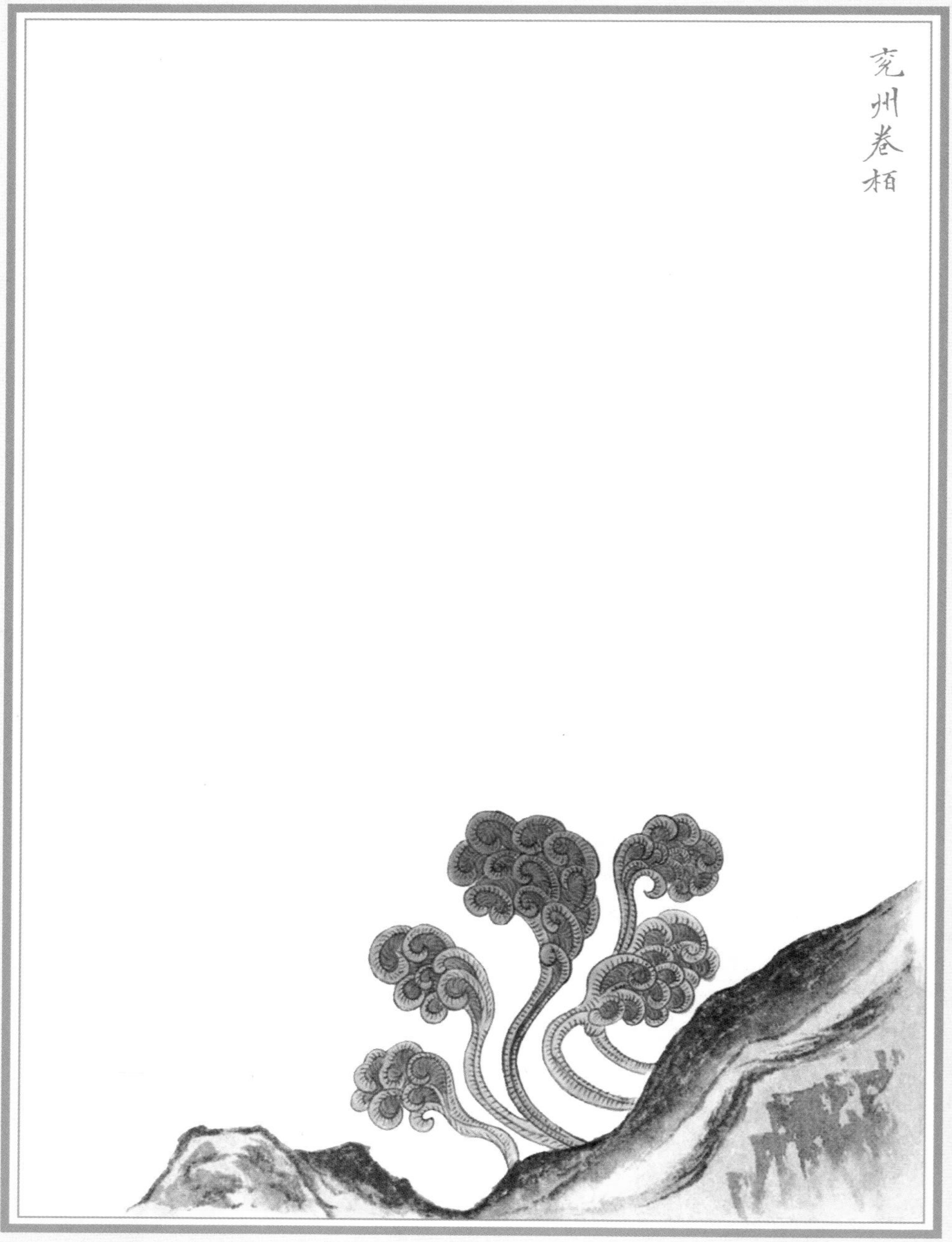
兖州卷柏

海州卷柏

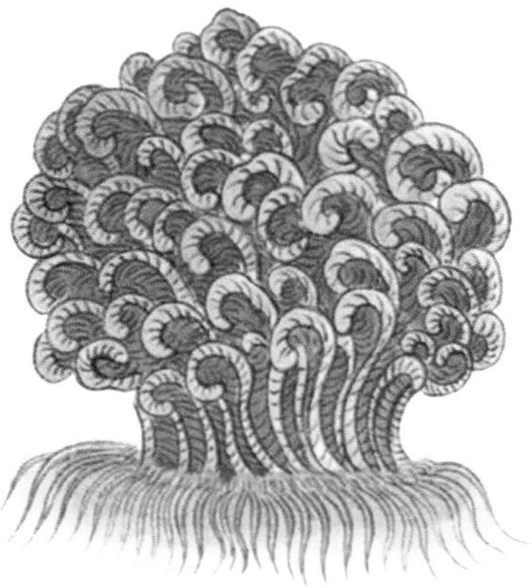

江陵府吳藍

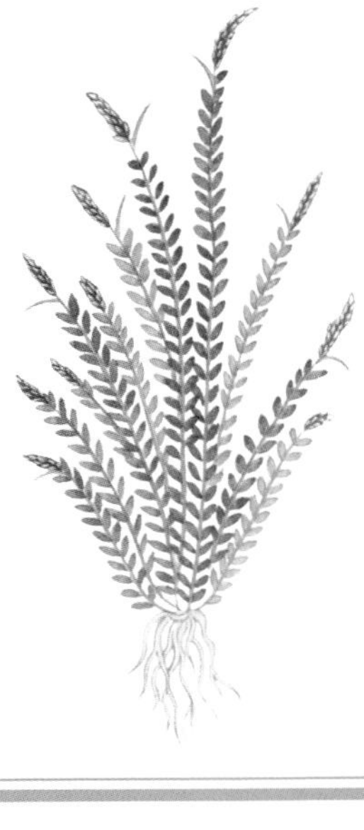

福州馬藍

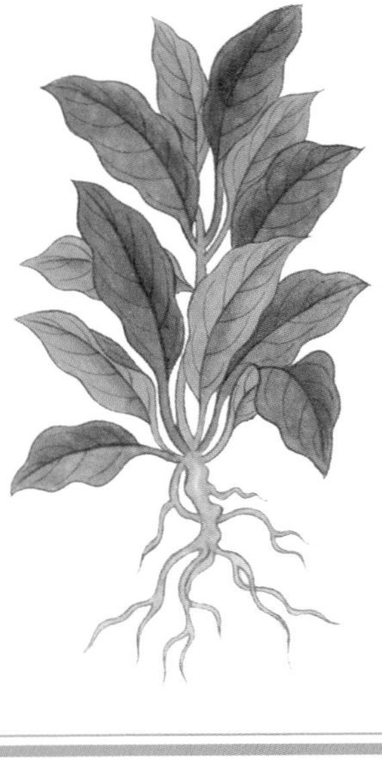

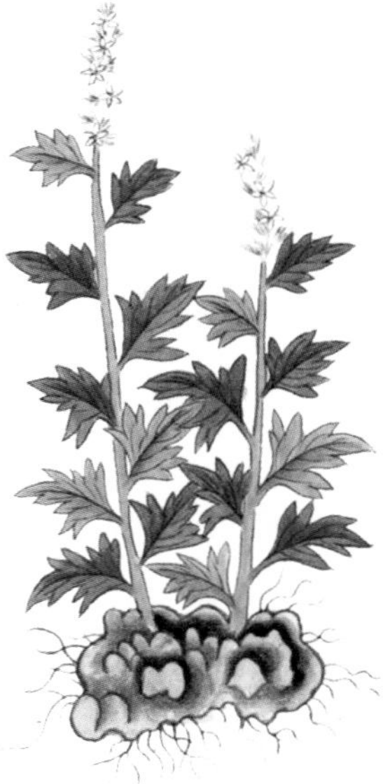

鳳翔府芎藭

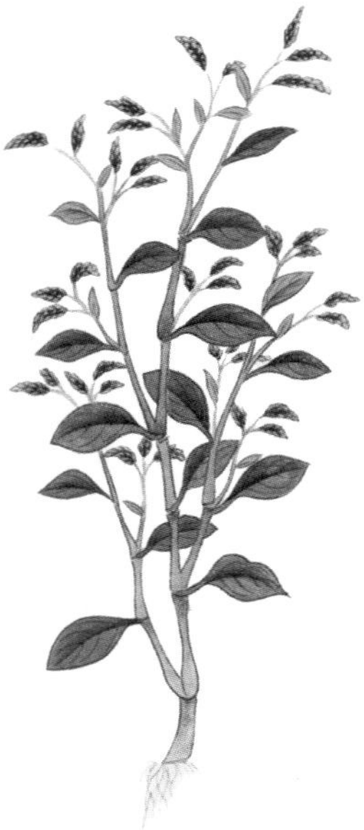

蜀州藍葉

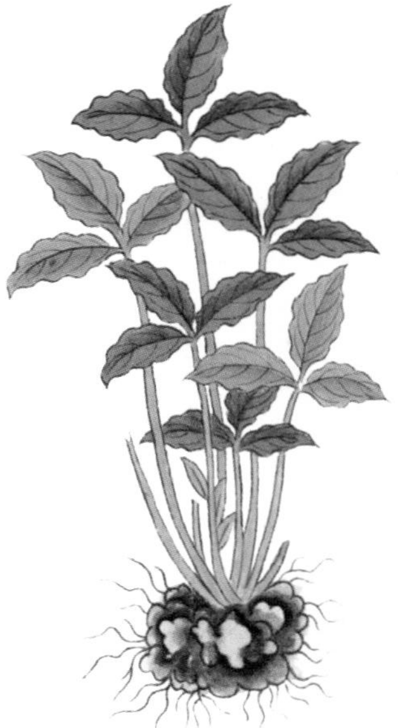

永康軍芎藭

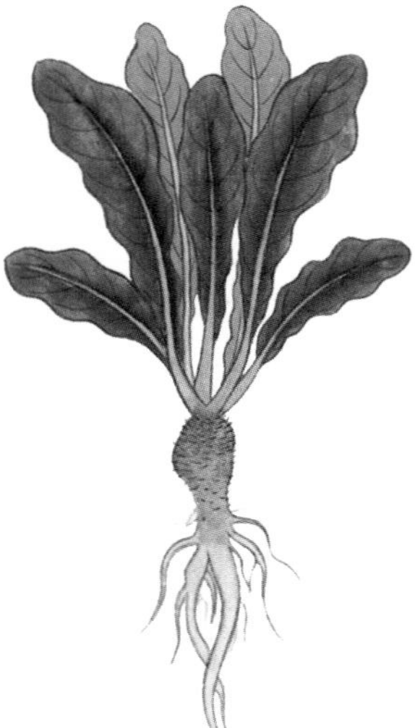

藍實

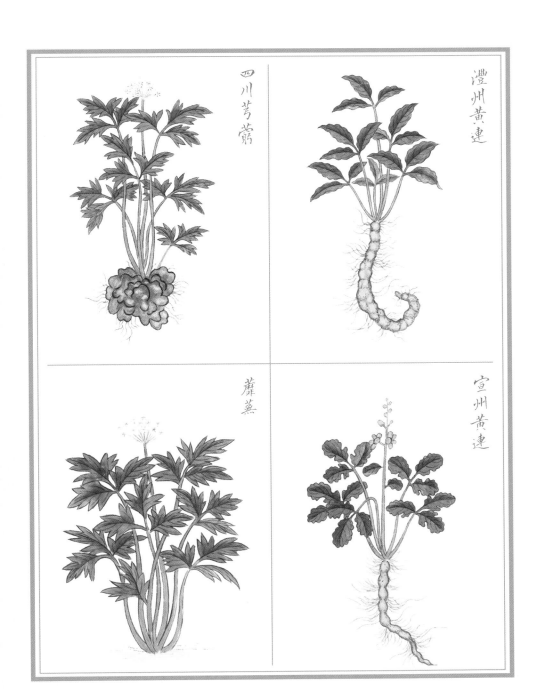

澧州黃連

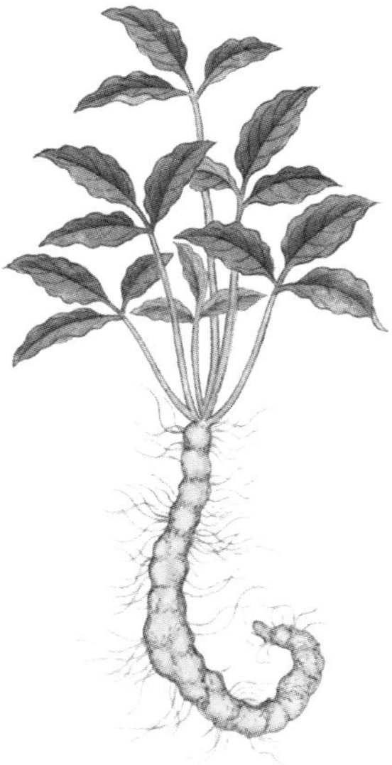

四川芎藭

宣州黃連

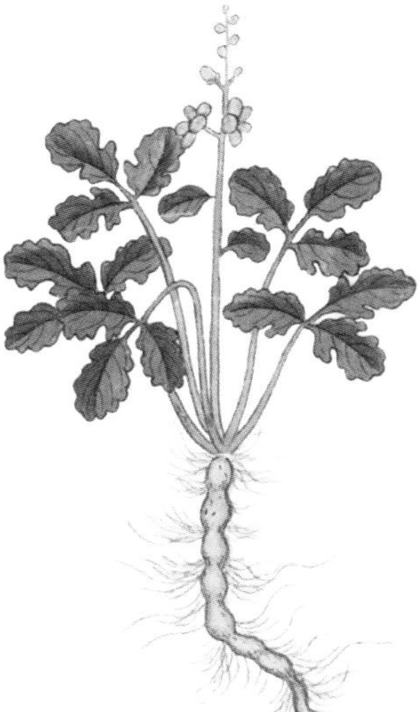

蘼蕪

络石

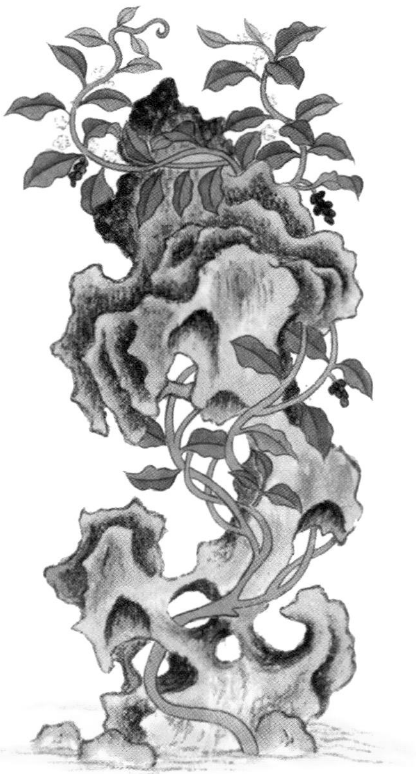

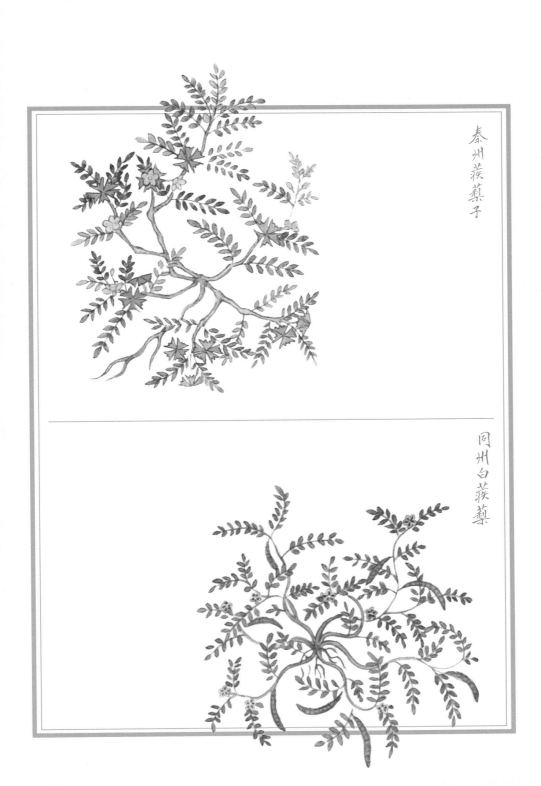

秦州蒺藜子

同州白蒺藜

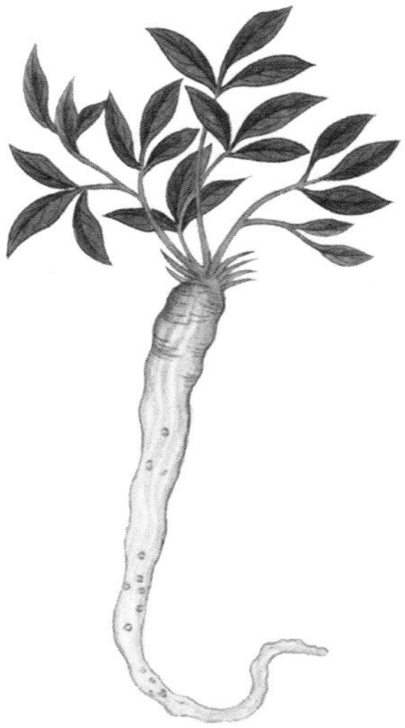

齊州防風

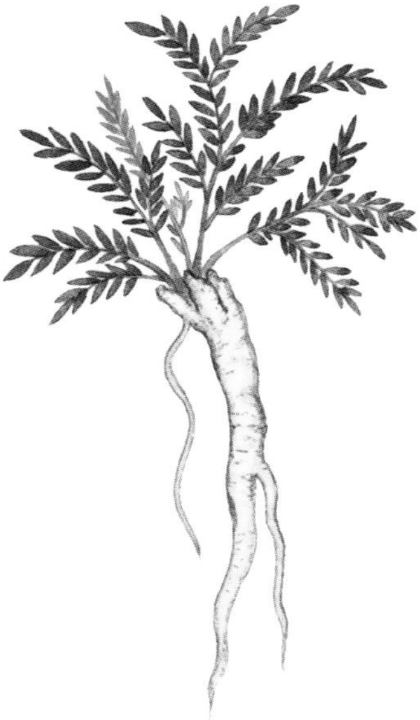

憲州黃耆

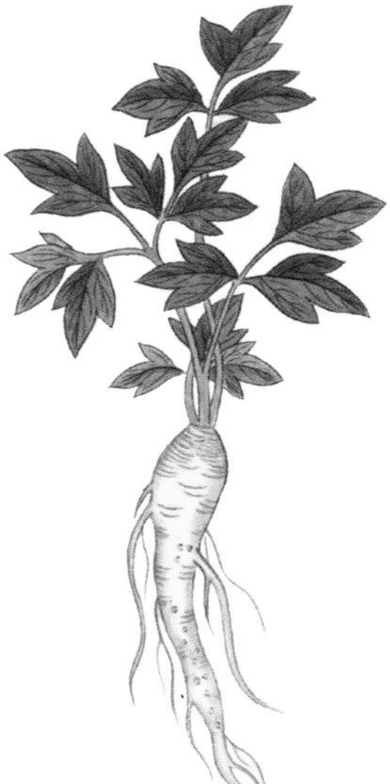

同州防風

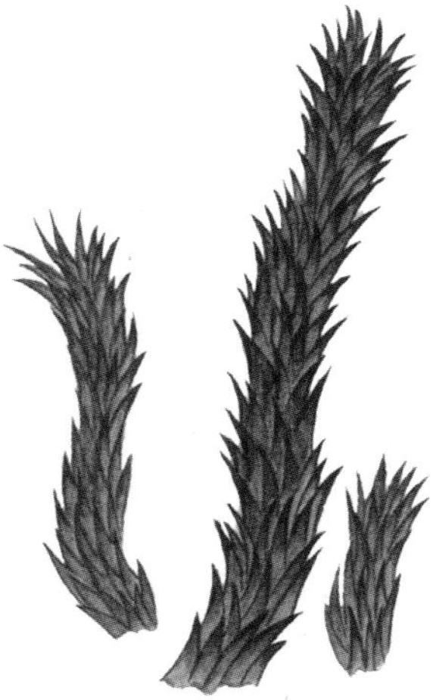

肉蓯蓉

蒲黄

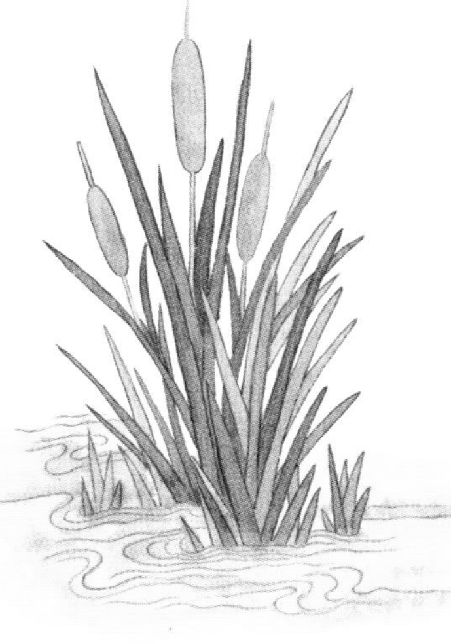

河中府防風

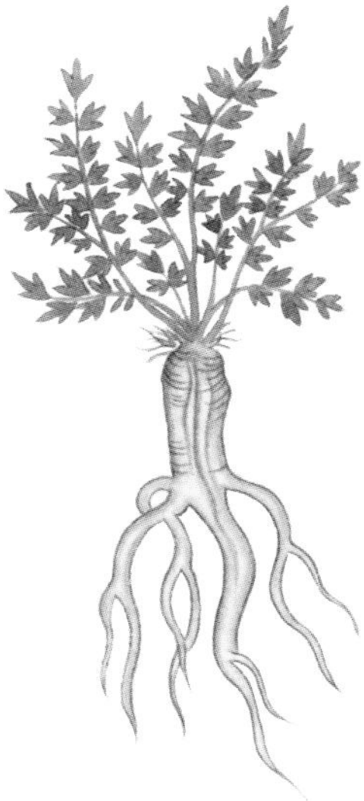

泰州香蒲

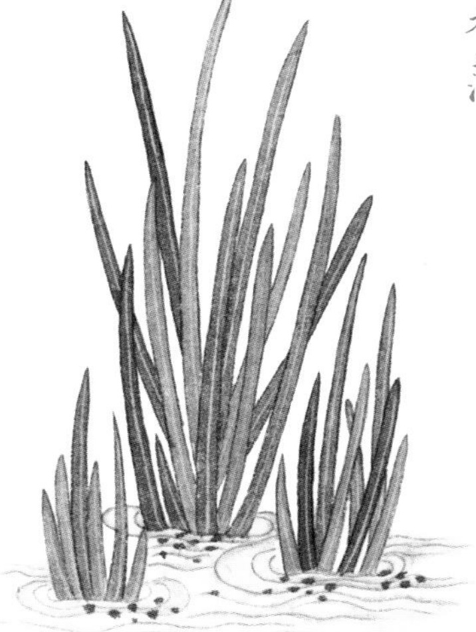

解州防風

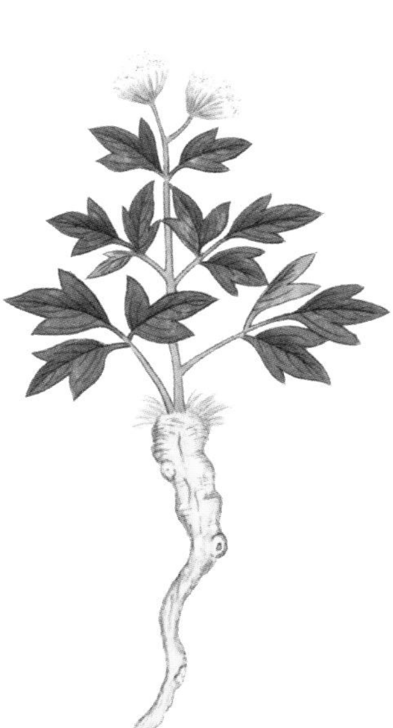

千歲虆 兖州

景天

茵陳蒿 絳州 江寧府

杜若

沙參 淄州 隨州 歸州

白兎藿

徐長卿 淄州 泗州

石龍芻

薇銜

雲實

王不留行 河中府 成德軍 江寧府

鬼督郵

白花藤

地不容 戎州

金石昆蟲艸木狀　艸三

續斷 晉州 越州 絳州　漏蘆 海州 秦州 單州 沂州

營實　天名精 明州 二

決明子 滁州 眉州　丹參 隨州

茜根　飛廉

五味子 越州 虢州 秦州　旋花 施州 二

蘭艸　忍冬

蛇牀子 南京　地膚子 蜜州 蜀州

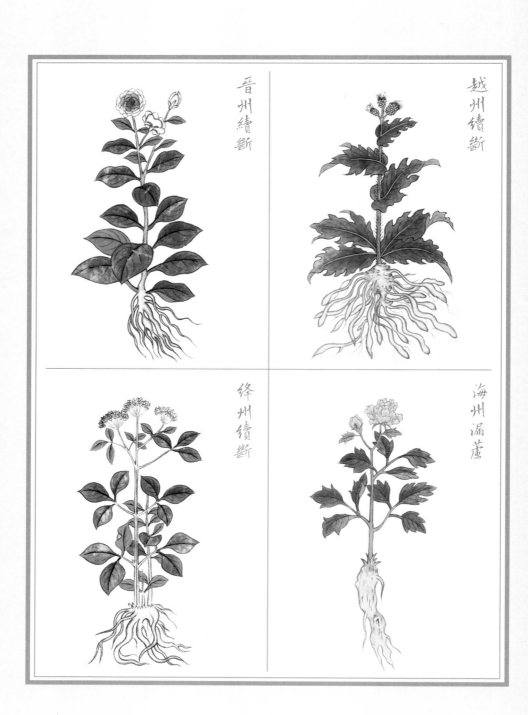

越州續斷

晋州續斷

海州漏蘆

绛州續斷

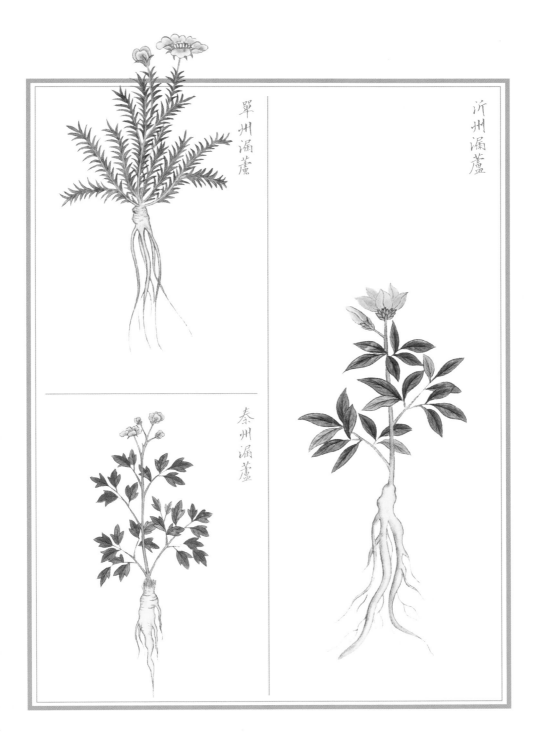

沂州漏蘆

單州漏蘆

秦州漏蘆

營實

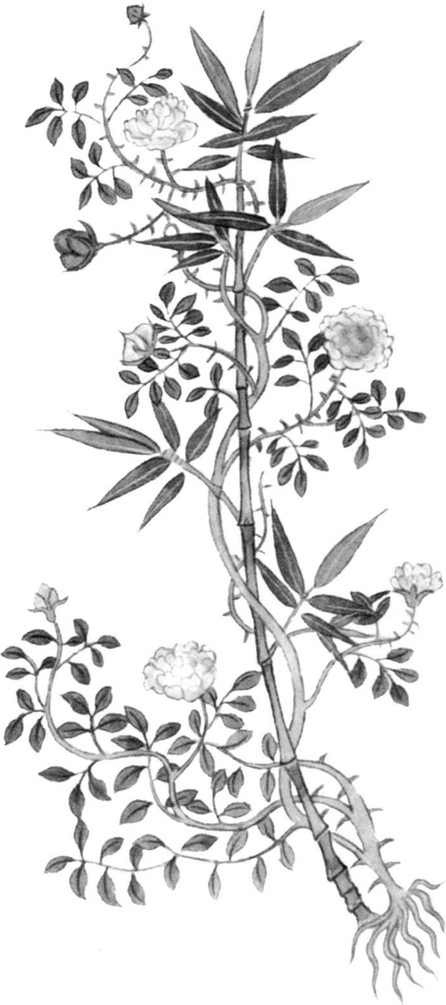

明州天名精

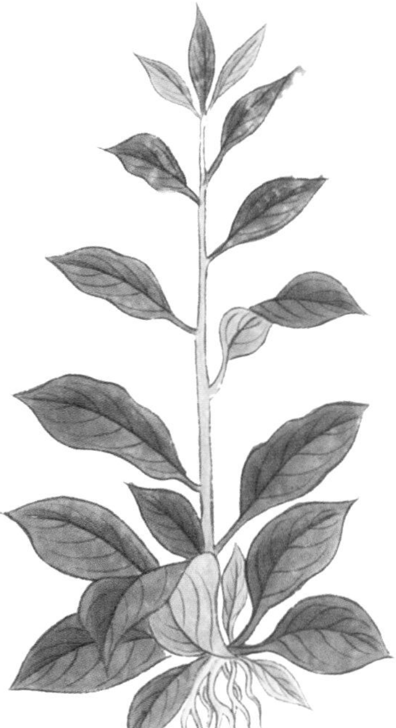

天名精

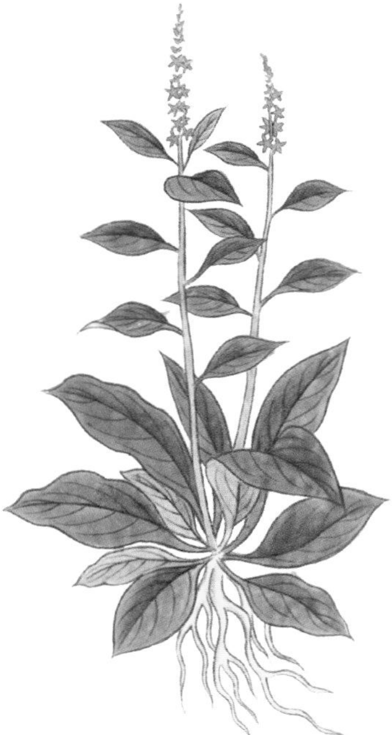

眉州决明子

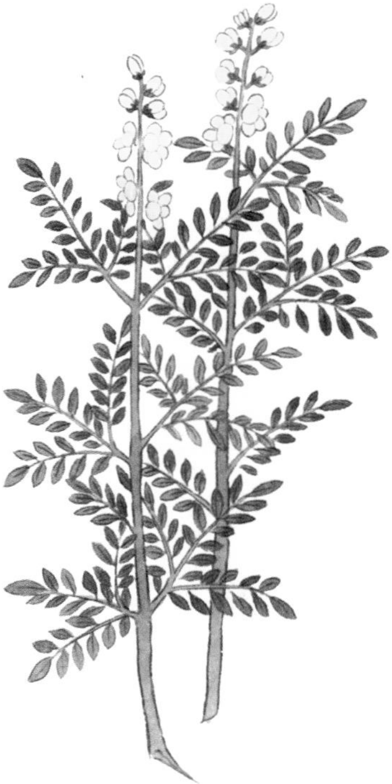

决明子

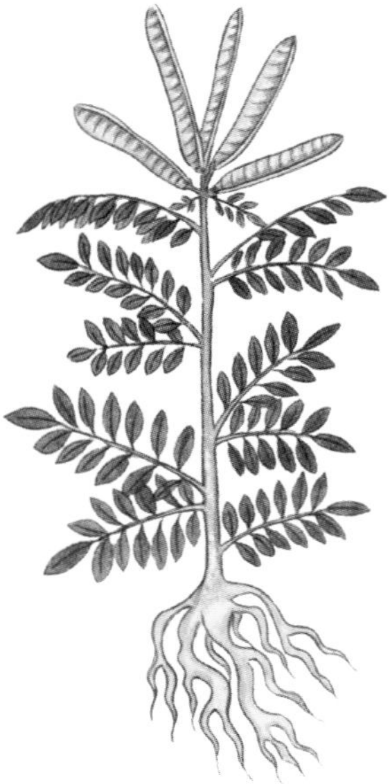

滁州决明子

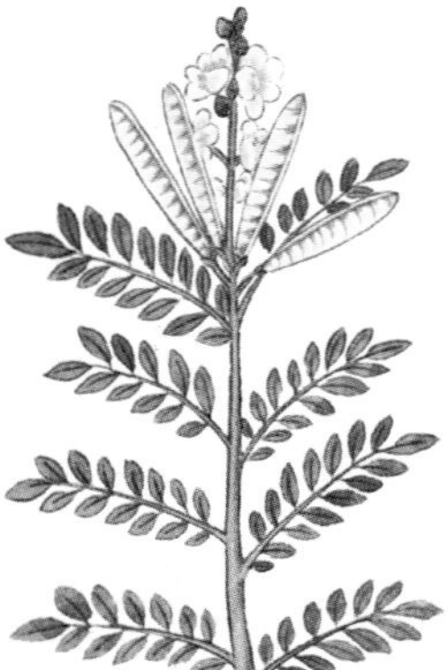

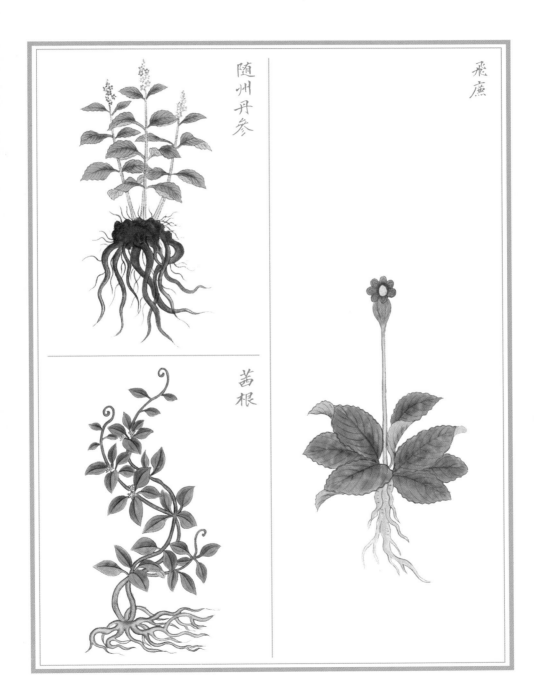

飛廉

随州丹参

茜根

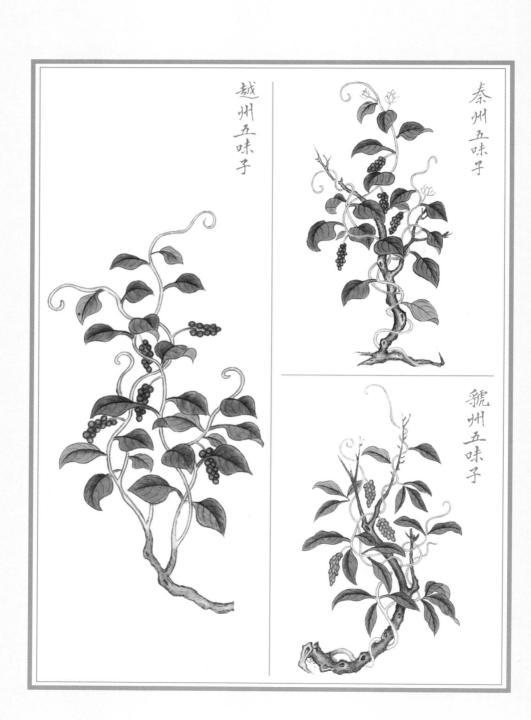

秦州五味子

虢州五味子

越州五味子

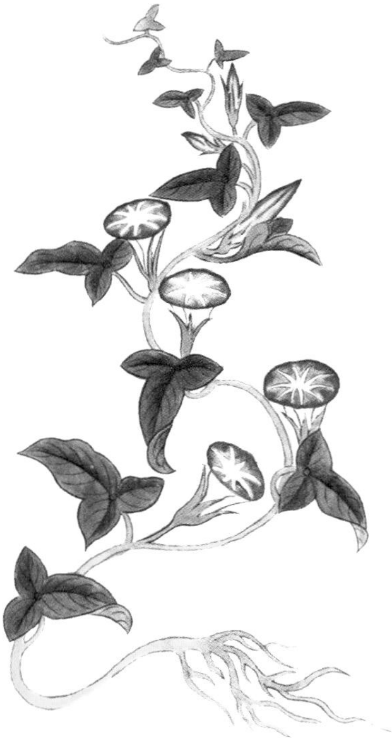

旋花

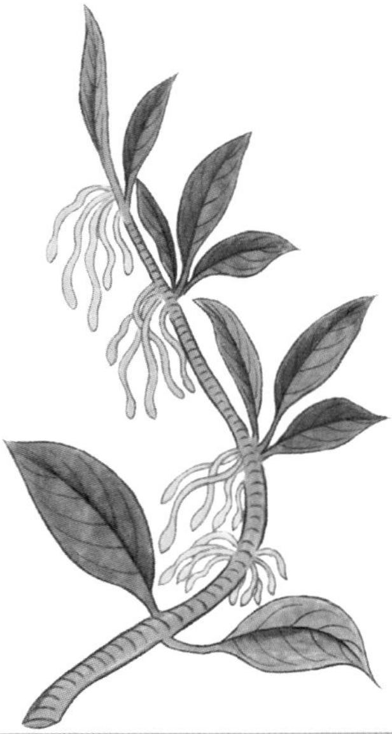

施州旋花

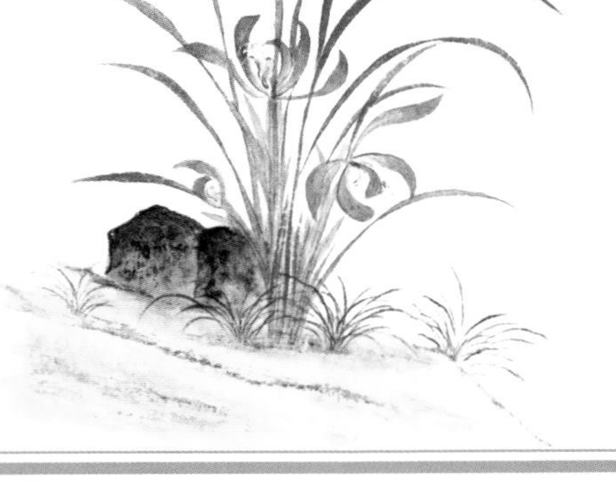

蘭草

国香无双——兰

在我国，唯有兰花，被冠以“国字号”——国兰。兰，属于兰科植物。兰科植物，在我国有171属1 247种，多数喜好生于阴湿密林中或灌丛中、溪谷旁、岩壁上，以云南、台湾、海南、广东、广西等地种类最多。

大约在唐宋之际，“兰”开始被用来指代兰科的兰花。关于兰花，古人研究得比较透彻，明代农学家王象晋《群芳谱》称：“江南兰只在春芳，荆楚及闽中者秋复再芳，故有春兰、夏兰、秋兰、素兰、石兰、竹兰、凤尾兰、玉梗兰。春兰花生叶下，素兰花生叶上，至其绿叶紫茎，则如今所见，大抵林愈深而茎愈紫尔。沅澧所产花在春则黄，在秋则紫，然春黄不如秋之芳馥也。凡兰皆有一滴露珠在花蕊间，谓之兰膏，不啻沆瀣，多取则损花。”

兰花花色淡雅，馨香清远，自古以来就被誉为香草。如《说文解字》称：“兰，香草也。”

《乐府诗集·琴曲歌辞二·猗兰操序》云：“《琴操》曰：《猗兰操》，孔子所作。孔子历聘诸侯，诸侯莫能任。自卫反鲁，隐谷之中，见香兰独茂，喟然叹曰：‘兰当为王者香，今乃独茂，与众草为伍。’乃止车，援琴鼓之，自伤不逢时，托辞于香兰云。”孔子称兰虽为王者之香，却像自己一样生不逢时，只能流离于乱世。

《左传·宣公三年》：“郑文公有贱妾曰燕姞，

梦天使与己兰，曰：‘余为伯鯈。余而祖也。以是为而子。以兰有国香，人服媚之如是。’既而文公见之，与之兰而御之。辞曰：‘妾不才，幸而有子，将不信，敢征兰乎？’公曰：‘诺。’生穆公，名之曰兰。”这段记载说郑文公的妾怀孕时，梦见上天赐予她兰草，并告知她的儿子像兰一样，因为兰花极香，她的儿子将像众人喜欢兰那样，被喜爱和拥戴。后来，郑文公妾室生下的儿子，便取名为兰，也就是郑穆公。“兰有国香”，这是对兰最高的评价。

《易经·系辞传》称：“二人同心，其利断金。同心之言，其臭如兰。”意思是说，二人精诚团结，同心协力，其气味的相投，犹如兰的芳香。

《楚辞·离骚》中描写兰“扈江离与辟芷兮，纫秋兰以为佩”“朝搴阰之木兰兮，夕揽洲之宿莽”“余既滋兰之九畹兮，又树蕙之百亩”“朝饮木兰之坠露兮，夕餐秋菊之落英”“步余马于兰皋兮，驰椒丘且焉止息”。诗人屈原在《离骚》里佩兰、种兰、赋兰，寄托自己的希望和理想，以兰来象征自己美好的品德。

唐代诗人唐彦谦《兰·其一》诗：“清风摇翠环，凉露滴苍玉。美人胡不纫，幽香蔼空谷。”前两句写出了兰叶的绿，嫩绿的兰叶细长，倒挂呈圆环状，有如“翠环”。凉露滴在兰叶上，如苍玉。后两句写兰花的芳香。这么美的兰，美人应把它连缀起来，佩戴在身上，怎能让它把幽香留给孤寂的空谷呢？

宋末书画家郑思肖，善画兰花，以兰为寄托，孤芳自赏，满画“纯是君子，绝无小人，深山之中，以春为天”。

古人把最美好的字眼，都赋予了兰。好的文章，称为兰章；华丽的宫室，叫作兰宇；盛大的酒宴，称为兰筵；高尚的品德，喻为兰心；美丽而优雅的女人，赞为兰心蕙质……

忍冬

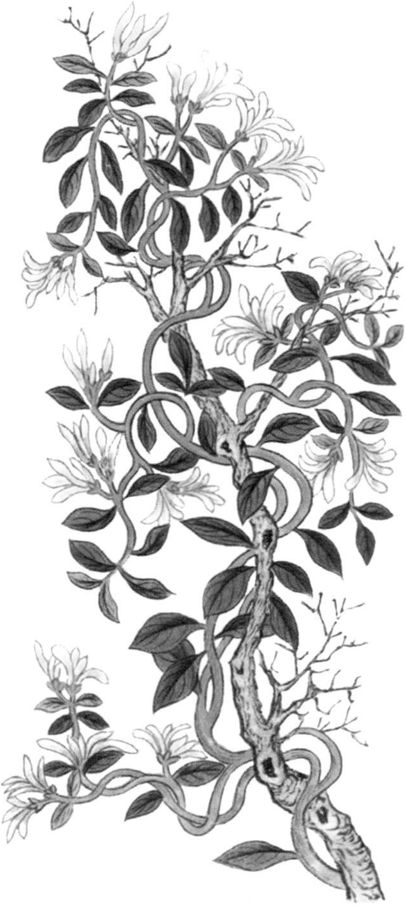

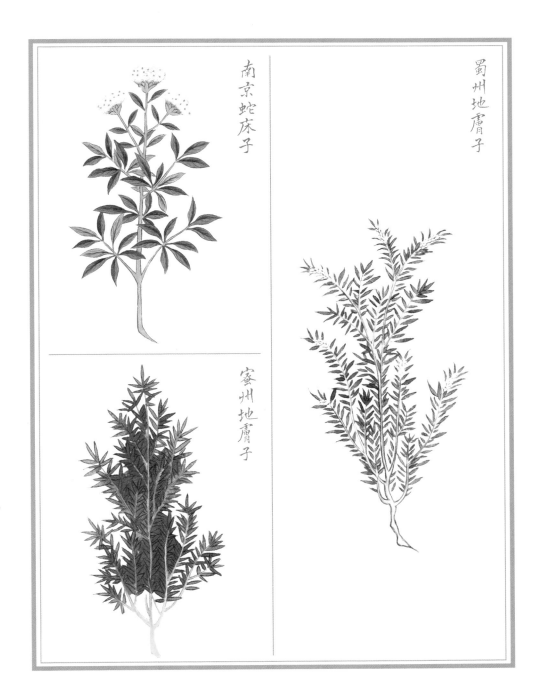

蜀州地膚子

南京蛇床子

密州地膚子

金银同蔓——忍冬

忍冬，忍冬科忍冬属多年生半常绿缠绕灌木，供药用，亦作观赏植物。中国大部分地区多有分布，以河南、山东所产最为闻名。

忍冬之名有什么说法呢？《本草经集注》云：“今处处皆有，似藤生，凌冬不凋，故名忍冬。”因为它耐寒，其名大概取其本性。忍冬又名金银花、鸳鸯藤，名出《本草纲目》：“其花长瓣垂须，黄白相半，而藤左缠，故有金银、鸳鸯以下诸名。”由于忍冬花初开为白色，后转为黄色，因此得名金银花；又因为一蒂二花，两条花蕊外探，成双成对，状如雄雌相伴、鸳鸯对舞，故有鸳鸯藤之称。忍冬花长瓣垂须，黄白相半，而藤左缠，故有老翁须、左缠藤诸名。忍冬花开放后，在一天之内从白色转淡黄，金银变色只在一日之间，花朵如鹭鸶般舞动，故又别名“鹭鸶花”。

忍冬是一种具有悠久历史的常用中药，始载于《名医别录》，列为上品。此外，还有银花、双花、二花、二宝花、双宝花等药材名称。

《本草纲目》中，李时珍描述道：“忍冬在处有之。附树延蔓，茎微紫色，对节生叶。叶似薜荔而青，有涩毛。三四月开花，长寸许，一蒂两花二瓣，一大一小，如半边状，长蕊。花初开者，蕊瓣俱色白；经二三日，则色变黄。新旧相参，黄白相映，故呼金银花，气甚芬芳。四月采花，阴干；藤叶不拘时采，阴干。”《本草纲目》中对忍冬的生长形态描写得很详细，现代植物学上的描述也不过如此。除了药用外，忍冬花晒干后还是一种很好的茶饮材料。盛夏时节，干的金银花加几片甘草，煮一壶花茶，冰镇饮之，香甜馥郁，消暑解渴，凉爽全身。

关于忍冬花，还有一个动人的传说。很久以前，在苏浙一带的小山村，有一对美丽的孪生姐妹，姐姐叫金花，妹妹叫银花。两姐妹善良聪慧，平时也热心帮助乡人，人们都很喜欢这对姐妹花。谁曾想，有一天金花得了热毒病，而银花为了照顾姐姐也被传染，双双去世。乡人们为这姐妹俩的噩运都嗟叹不已。但第二年的春天，姐妹俩的坟头上却长出了一株开满黄白相间花的植物，而此花正是治疗热毒病的奇效药。这大概就是姐妹俩对人间最后的报答吧！从此，人们就称这种花为“金银花”。

忍冬花在南北方都十分常见，其生命力旺盛，外表看起来娇弱，冬天叶子凋落后的藤蔓仿佛枯死一样，但是经历寒冬风雪的考验后，在春天依然继续发芽抽叶，绽放出香气袭人的金银变幻之花。

金银花的人工栽培，自古以来就有，历代文人骚客喜欢以金银花为题作诗。宋代诗人范成大《余杭》诗：“春晚山花各静芳，从教红紫送韶光。忍冬清馥蔷薇酽，薰满千村万落香。”这首诗描述了暮春时节杭州附近山花烂漫，唯有金银花和蔷薇两种散发出浓郁的花香。

一簇忍冬花，金银变幻间，花开的时候热闹非凡，要是能把它搬回家，那醉人的香味定会充满居室，令人心旷神怡，就像是把大自然搬回了家。难怪金代诗人段克己在《同封仲坚采鹭鸶藤因而成咏录寄家弟诚之兼简李卫二生》诗中为它鸣不平：“有藤名鹭鸶，天生匪人育。金花间银蕊，翠蔓自成簇……世俗不知爱，弃置在空谷。”诗人称忍冬为鹭鸶，自然开放，金银相间，翠绿成蔓，可惜的是它在山间空谷不为人知。

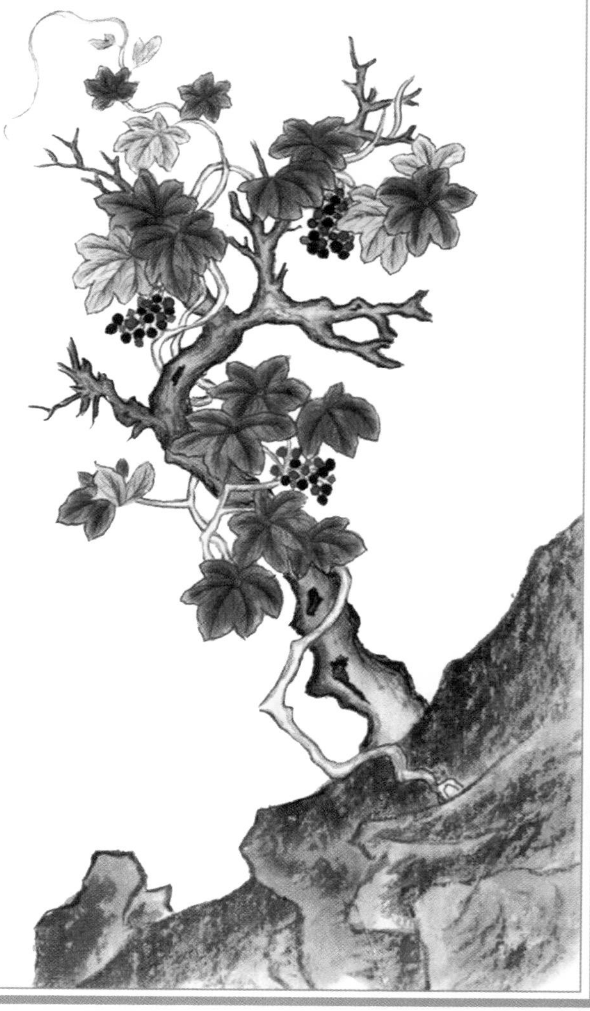

兗州千歲藟

景天

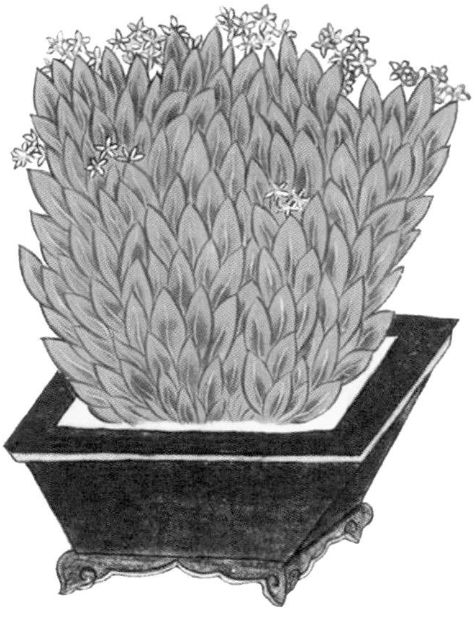

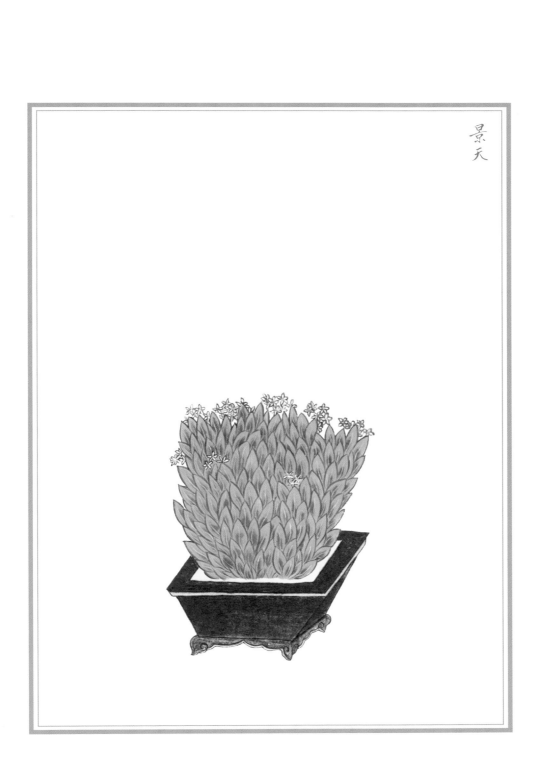

江寧府茵蔯

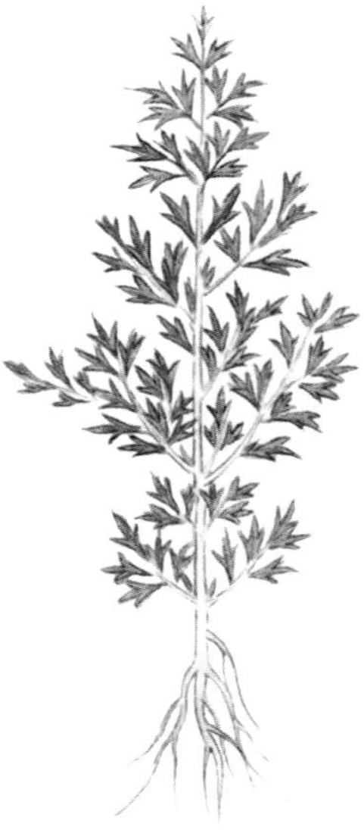

杜若

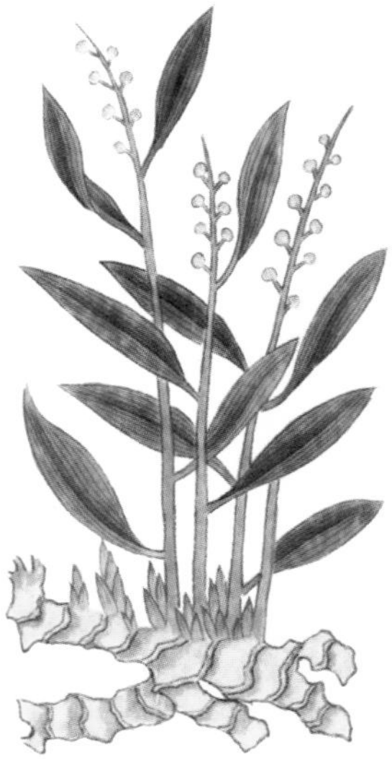

绛州茵蔯蒿

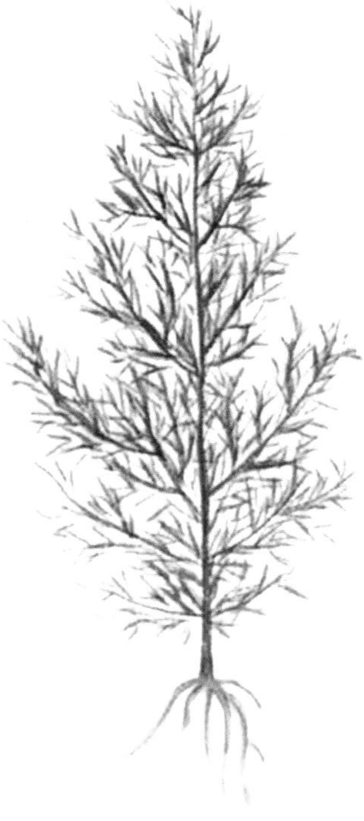

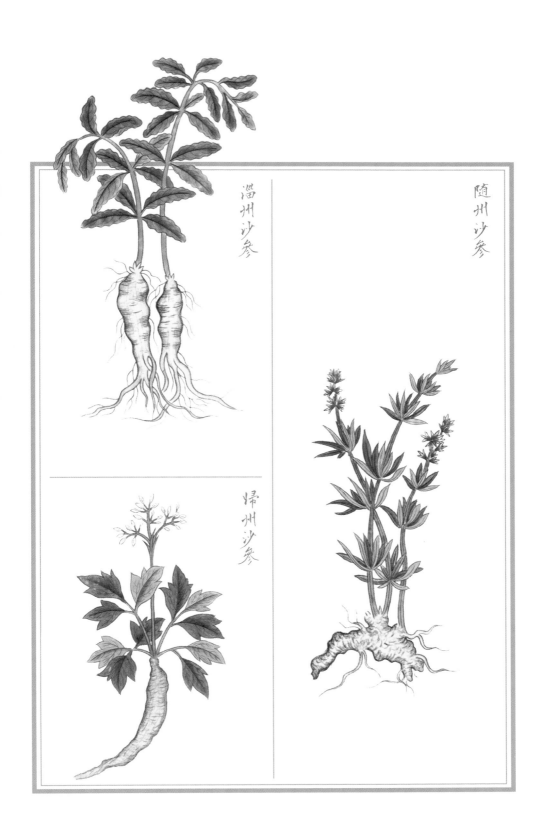

随州沙参

淄州沙参

归州沙参

淄州徐長卿

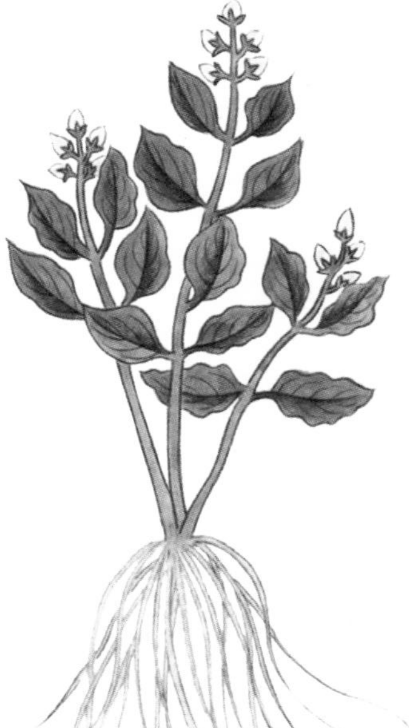

白兎藿

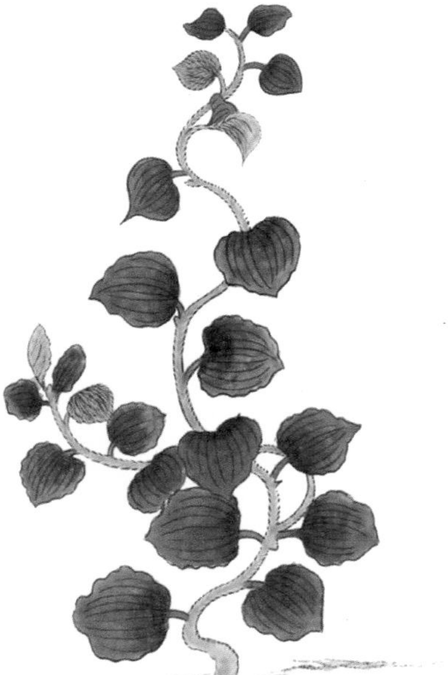

石龍蒭

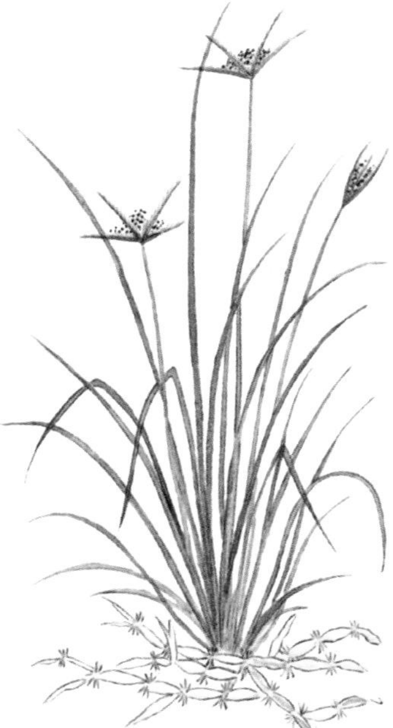

泗州徐長卿

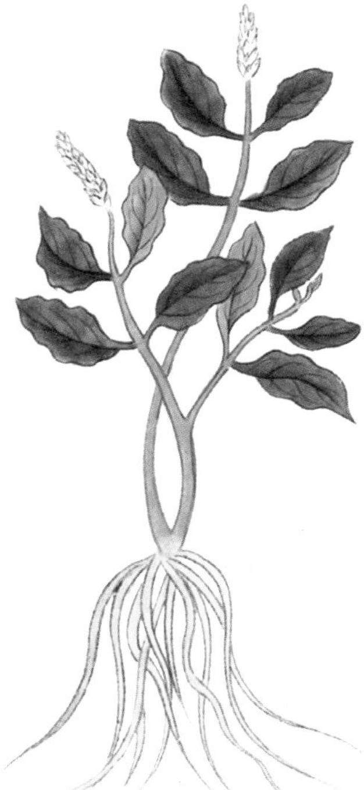

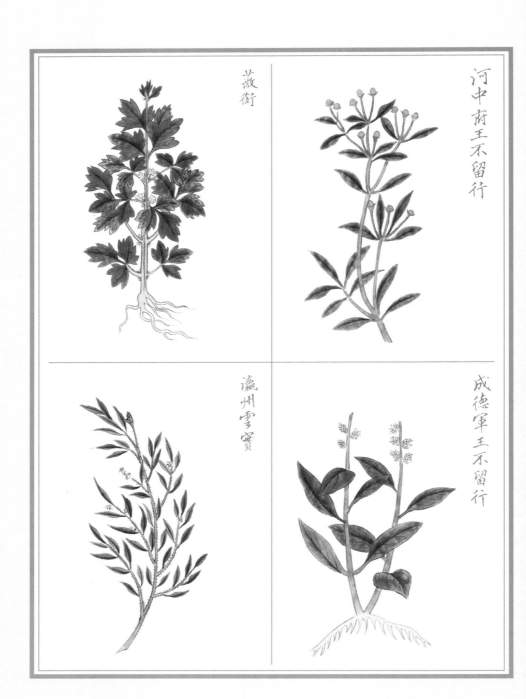

河中府王不留行

薇銜

成德軍王不留行

瀛州雲實

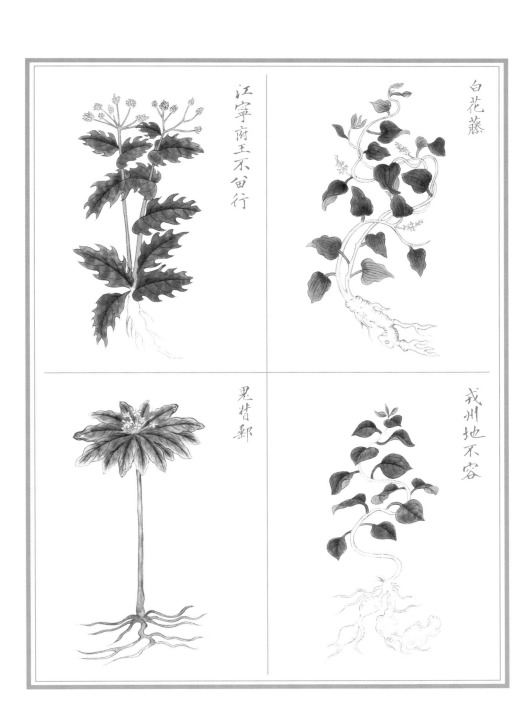

白花藤

江寧府王不留行

戎州地不容

鬼督郵

民俗象征　调和诸香

“草部”四至六卷，卷四收录三十种，卷五收录三十四种，卷六收录四十种，共一百零四种，皆属《本草品汇精要》著录的“中品”。

这一部分，许多都是分布极为广泛、山野田间经常看到的植物，如葈耳、葛、败酱、酸浆、艾、大蓟、小蓟之类。葈耳，又名苍耳、卷耳、地葵，因果实形似妇女的耳珰，又名耳珰草。《诗经·周南》有《卷耳》一诗，云“采采卷耳，不盈顷筐。嗟我怀人，置彼周行”，以述女子对远行丈夫的怀恋之情，但亦从侧面反映出古人有采摘卷耳嫩苗食用的习惯。药用以其果实为主，即葈耳实，形似枣核而多刺，可黏附在人或动物身上进行种子的传播。

葛这种常见的蔓生藤类在古人生活中有着极其重要的作用。葛根既是常用药物，也可作为食物来源，从中提取的淀粉可制成葛粉食用，也可作为酿酒的材料。除此之外，葛的花、叶、藤蔓、种子皆可入药，同时，葛藤茎皮产出的纤维用途广泛，可搓绳、造纸、织布、编履。古时百姓食葛根、穿葛衣、佩葛巾、蹑葛履、用葛绳、书葛纸，可以说衣食住行都离不开葛。

为人熟知的艾草在药用价值和文化价值两方面都具有代表性。艾叶更多的用途是将艾叶捣绒，制成艾炷或艾条，用作灸治，本草书中称“主灸百病”，可见艾灸应用范围之广。艾同时也是民俗文化的重要象征物之一。如端午节，民间又称“艾节”，悬挂和佩戴艾草，被认为有辟邪祛毒的效用，至少从晋代开始就有，一直延续至今。

不少药用植物就生长在人们的堂前屋后，或被有意种植在园圃之内。如葫芦科的栝楼，《诗经·豳风·东山》言“果臝之实，亦施于宇”，果臝即栝楼，它的藤蔓已伸展到屋檐之下，上面结着果实。因其常见，别名亦多，还有王菩、天瓜、黄瓜、地楼、泽姑等，现在又写作瓜蒌。栝楼入药以根和果实为主。栝楼根经浸洗滤汁后呈洁白细腻的粉状，名天花粉，又称白药、瑞雪。与栝楼出自同一科属、形态相似者还有王瓜。王瓜，又名土瓜、老鸦瓜、赤雹子、野甜瓜等，根、果实、种子亦作药用，但功效与栝楼各有侧重，使用时当作辨析，更不能因别名相同或相似，而将栝楼、王瓜与现代作为蔬菜的“黄瓜”混同。

芳香类植物是本草的重要组成部分。《本草纲目·草部》专辟一卷，记载“芳草类”共五十六种。本书前三卷“上品”中，便有木香、芎䓖、蘼芜、兰草等数种。卷四至卷六中，芳香类更为集中，约近三十种，超过四分之一。常用者包括主要以根入药的当归、芍药、白芷、郁金香，以根茎入药的高良姜、姜黄、蓬莪茂（术）、香附子，根与根茎皆入药的藁本、甘松香，以块茎入药的京三棱（古人用药，往往根、根茎、块茎之类不甚区分，只要是生长在地下部分者，多通称“根”），花、苗叶、根皆入药的茅香，以果实入药的补骨脂、缩砂蜜、茴香子，以果穗入药的荜茇、蒟酱，以及可全草入药的杜衡、石香葇、零陵香、积雪草、艾纳香、爵床、马兰等。

其中，多有出自同类植物者。如芍药有赤、白之分，不仅花分赤、白，而且根也分赤、白。又如香附子和水香棱，都源自莎草。原来根与苗叶俱用，因叶似三棱及巴戟而生于湿地，故称水香棱、水三棱或水巴戟；后来只用其根茎，因上有形似枣核状的突起，本草文献中认为是“根下子”，故名香附子，又名雀头香，是理气解郁的要药。但也有认为二者不属一类。指出水香棱的苗叶似莎草，而名三棱草或水莎；根若附子，谓之草附子，和香附子不同。总之，有待进一步考证。

李白名诗《客中行》云：“兰陵美酒郁金香，玉碗盛来琥珀光。”这里的“郁金香”究竟是什么？本书卷四和卷五，分别出现郁金香和郁金两种。《本草品汇精要》引《说文》“郁金，芳草也”，认为古时用于祭祀的香酒“鬯”就是用郁金和黑黍共同酿成的，其花类似菊科的红蓝花。但郁金没有明显香气，药用其根，还可用来染衣服。对照本书两张图谱来看，两种植物的花叶明显不同，但同样具有膨大的赤黄色根，应同属于姜科植物。由于姜科植物郁金、姜黄或蓬莪术的根都作为郁金的药物基源，因此推测《本草品汇精要》中的郁金和郁金香是同一科属植物。又据李时珍言，用花者为郁金香，用根者为郁金。郁金泡酒会使酒形成明亮的金黄色，如“琥珀光”，即是李白盛赞的兰陵美酒。但唐代陈藏器《本草拾遗》又有“郁金香生大秦国”之说，“大秦”在中国古代统指罗马帝国和近东地区，因此，本草书中所称的“郁金香”，也有指我们现代熟悉的、原产自欧洲的郁金香，属百合科植物。根据现代中药学，郁金为姜科植物郁金、姜黄或蓬莪术的根，郁金香为百合科植物郁金香的花，同名异药，不能混淆。

我们常用“豆蔻年华”代指十三四岁的少女时代，而在本草中有着多种名为“豆蔻”的药物，我们应该如何区分呢？豆蔻有草豆蔻、肉豆蔻、红豆蔻和白豆蔻几种，第一种出现在本书“果部”，后三种出现在“草部”，且形态各不相同。这些品种的豆蔻原来都生长在热带地区或亚热带地区，我国南方地区，尤其是岭南一带多有种植。豆蔻也是外贸进口的主要香料之一，特别是肉豆蔻和白豆蔻，一般认为从海外输入者品质更佳。其进口途径主要从南洋通过海运传入，早期也有从印度辗转至西域一带进入中原的，因此本草文献中有产于“胡国”的记载。草豆蔻就是平时所说的豆蔻，为和肉豆蔻区别而有此名。它是姜科植物草豆蔻的成熟种子，炮制后成褐色团状。但从原植物看，肉豆蔻实际不应属于“草部”，而是肉豆蔻科小型乔木类。红豆蔻与高良姜同为姜科山姜属，基源植物相近，红豆蔻是大高良姜的果实，形如豆而红，古代本草中也认为是“高良姜子”。白豆蔻是姜科豆蔻属植物白豆蔻的果实，黄白色，略呈球形，种子又称“白蔻仁”。但在当前药典中，白豆蔻也以“豆蔻”之名入药。此外，还有来源、形态与功效都类似白豆蔻的缩砂蜜，果实黄赤色，皮紧厚而皱。

从以上这些豆蔻的样貌、产地与传入时间看，杜牧诗中“豆蔻梢头二月初”所指的可能是草豆蔻或白豆蔻的花。豆蔻花形容娇美，红白相间，含苞待放，用来形容少女最合适不过。

芳香草中，名“艾纳香”者也存在同名异药的情况。本书图谱中，同时展示了两种出处：一是胡人所持的似艾草的茎叶，一是从松树皮上刮取的绿苔。据《本草品汇精要》引《广志》，艾纳香“出西国，似细艾。又有松树皮上绿衣，亦名艾纳”。但说此药“丽生”，应认为以后者为主。而现代中药学使用的主要是菊科植物艾纳香的枝叶或全草。艾纳香可以用来和合诸香，烧之可辟瘟疫，用途颇广。

这一部分需要鉴别的还有红蓝花，即一般所称的红花或草红花，它应与我们熟悉的藏红花有所区别。红花原产于西域一带，是重要的染料和制作胭脂的原材料，匈奴王后便以“阏氏”（胭脂的同音）为名。汉武帝时卫青与霍去病西征，将匈奴驱逐出河西走廊，匈奴为此悲歌曰：“失我焉支山，令我妇女无颜色。”焉支山，又名燕支山或胭脂山，即是红花的产地。红花因其叶子长得像蓝草，又名红蓝花；花色红中带黄，又名黄蓝。红花属菊科植物。藏红花，又名番红花、西红花，原产于欧洲南部和西亚地区，是西方传统的香料、药物、染料和食品调味剂。约元代时传入中国，元代著名食疗著作《饮膳正要》中称“咱（洎）夫蓝”，又有撒馥兰、撒法郎等称呼。因后来有部分从印度经西藏这一路线传入，故被误认为产于西藏而有藏红花之名。番红花在本书中即以“撒馥兰”之名出现在《草部·外草卷》，其来源是鸢尾科植物番红花的花蕊柱头。与草红花相比，番红花产量较少，故更为昂贵。

卷五与卷六中，还描绘了海藻、昆布、海带三种海生植物。当前来看，它们既可作为食物，也具有重要的药用价值。从现代植物学看，海藻出自马尾藻科，昆布出自海带科，海带出自大叶藻科，图谱所绘的形态各有不同。

本书卷六还集中出现了数种苔类植物，如船底苔、垣衣、陟厘、土马鬃、井中苔萍，分别附丽于旧船底、垣墙背阴处、水中石上、垣墙上、水井侧壁等处而生，这些苔类植物，虽然少见，但民间经常使用。

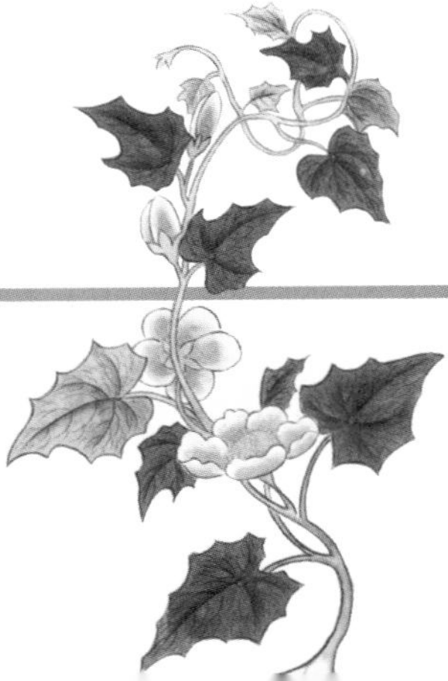

百合 成州 滁州

知母 滁州 衛州 解州 威勝軍 隰州

貝母 越州二 峽州

白芷 澤州

淫羊藿 永康軍 沂州

黄芩 燿州 潞州

狗脊 成德軍 眉州 溫州 淄州

石龍芮 兖州

茅根 澶州 鼎州

紫菀 成州 解州 泗州

紫草 東京 單州

前胡 絳州 江寧府 成州 建州 淄州

敗醬 江寧府

白鮮 江寧府 滁州

酸漿

鬱金香 又見下卷

金石昆蟲艸木狀

艸四

葈耳實 滁州

葛根 海州 成州

栝樓 均州

苦參 威德軍 邵州 秦州二

當歸 文州 滁州

麻黃 茂州 同州

木通 海州 解州 興元府

通草

白芍藥

赤芍藥

蠡實 冀州

瞿麥 絳州

玄參 邢州 江州 衡州

秦艽 石州 秦州 寧化軍

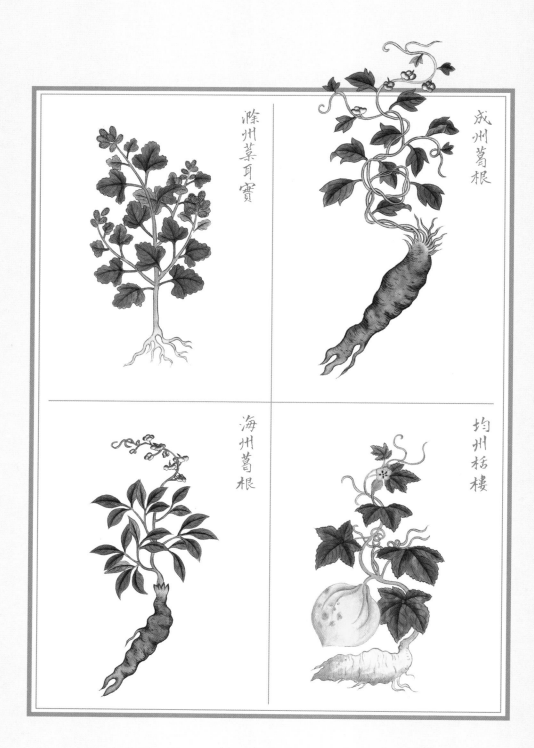

成州葛根

滁州葈耳實

均州栝樓

海州葛根

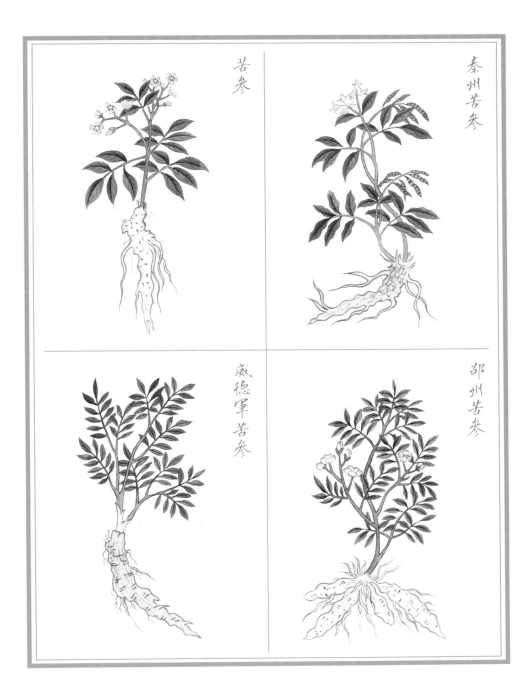

苦參

秦州苦參

威德軍苦參

邵州苦參

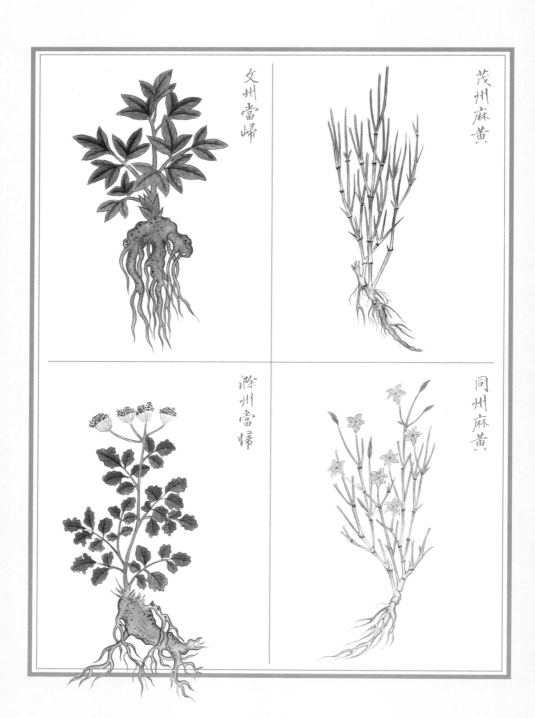

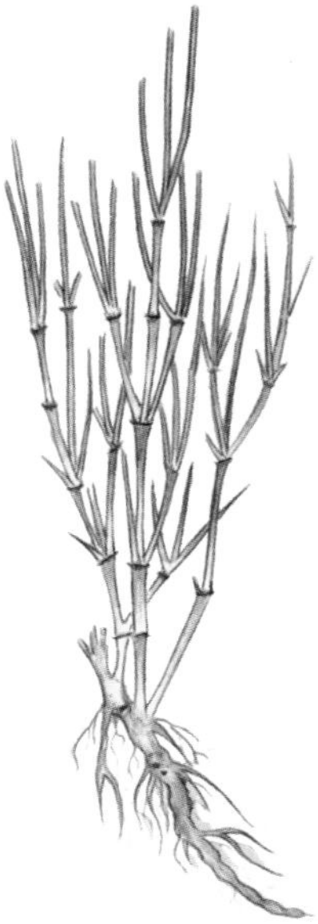
茂州麻黄

文州當歸

同州麻黄

滁州當歸

觧州木通

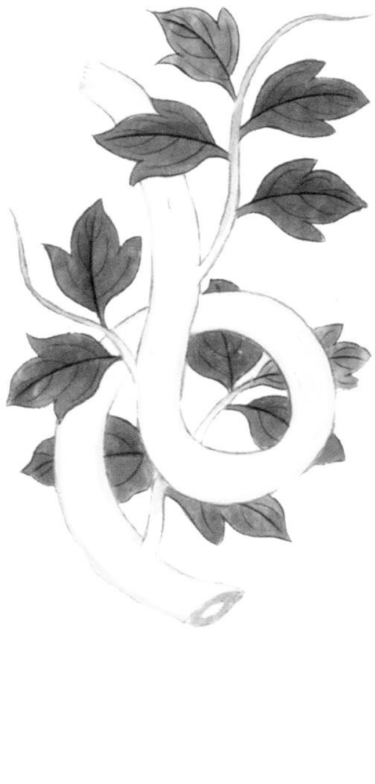

海州木通

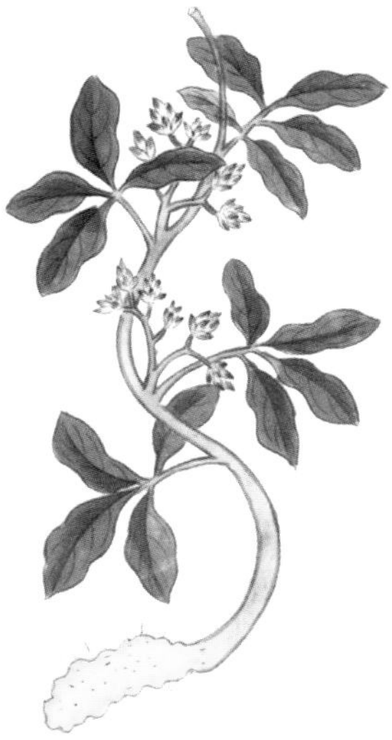

興元府木通

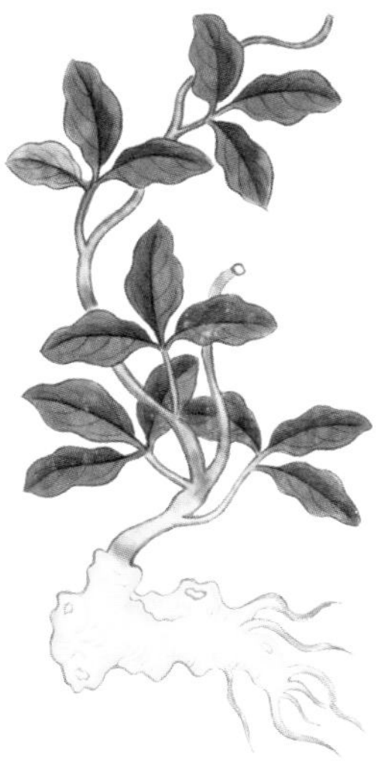

白芍藥

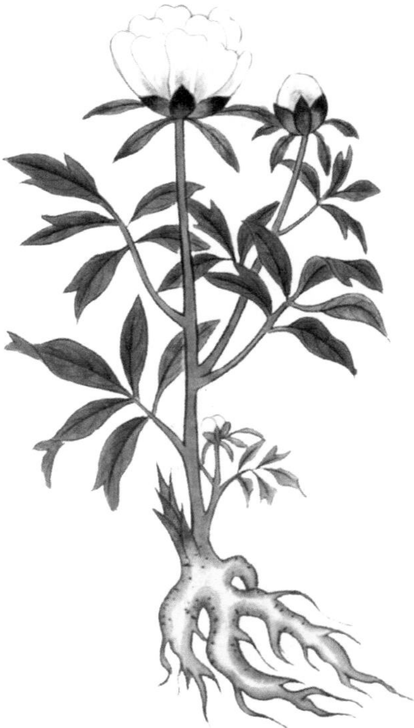

通草

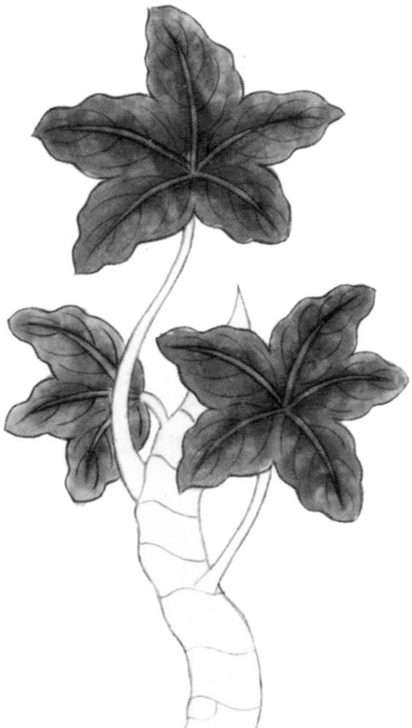

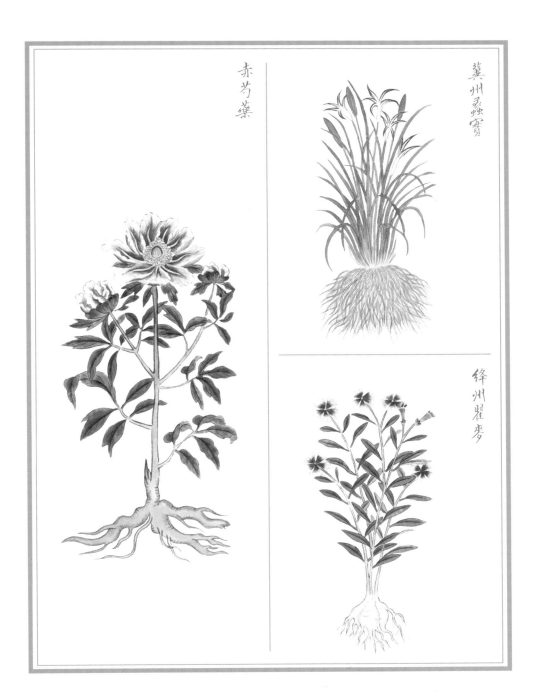

冀州蠡實

絳州瞿麥

赤芍藥

花中宰相——芍药

《诗经·郑风·溱洧》：

溱与洧，方涣涣兮。士与女，方秉蕳兮。
女曰：观乎？士曰：既且。且往观乎。
洧之外，洵訏且乐。维士与女，伊其相谑，
赠之以勺药。
溱与洧，浏其清矣。士与女，殷其盈矣。
女曰：观乎？士曰：既且。且往观乎。
洧之外，洵訏且乐。维士与女，伊其将谑，
赠之以勺药。

这首诗写男女郊游之乐，犹如生活中的欢快插曲。诗中男女临别之时，为何赠之以芍药？西晋崔豹《古今注·问答释义》记载："牛亨问曰：'将离别，相赠以芍药者何？'答曰：'芍药一名可离，故将别以赠之，亦犹相招召赠之以文无，文无亦名当归也。'"可见，芍药在古代男女交往时，被当作爱情之花，表达离别之情。在离别之时，女子会赠送芍药给自己的心上人，所以芍药别名"将离"。

李时珍《本草纲目》称："芍药，犹婥约也。婥约，美好貌。此草花容婥约，故以为名……《郑风》诗云：'伊芳其相谑，赠之以芍药。'《韩诗外传》云：'芍药，离草也。'董子云：'芍药一名将离，故将别赠之。'俗呼其花之千叶者，为小牡丹；赤者为木芍药，与牡丹同名也。”这段文字把芍药的名称由来和所代表的含义都做了阐述。

芍药，是既能药用，又能供观赏的经济植物之一，为芍药科芍药属多年生草本植物，有将离、离草、婪尾春、余容、犁食、没骨花、黑牵夷、红药等别名。其茎高40—70厘米；花数朵，生茎顶和叶腋，有时仅顶端一朵开放，花瓣呈倒卵形，花瓣各色，花期在5月和6月。在中国主要分布于江苏、东北、华北、陕西及甘肃南部。

芍药，名字带有“药”字，说明可以治病救人。传说花神为了给人间消灾除疫，从王母娘娘那盗取仙丹，撒到人间，一些变成了木本的牡丹，另一些则变成了草本的芍药，由于它们开花时，都是国色天香之姿，因此备受世人青睐。《本草纲目》描述牡丹说：“唐人谓之木芍药，以其花似芍药，而宿干似木也。群花品中，以牡丹第一，芍药第二，故世谓牡丹为花王，芍药为花相。”芍药的药用价值，据说是神医华佗最先发现。在华佗的故里——安徽亳州，种植芍药之风盛行，正如清代文学家刘开《芍药》诗云：“小黄城外芍药花，十里五里生朝霞。花前花后皆人家，家家种花如桑麻。”诗中的“小黄”为亳州别名。到了明代，安徽成了有名的芍药之乡，又以亳州为最。亳州白芍，是安徽“四大名药”之一。

芍药的美，在于它的婉约风流，《红楼梦》第六十二回“憨湘云醉眠芍药裀，呆香菱情解石榴裙”，史湘云“卧于山石僻处一个石凳子上，业经香梦沉酣，四面芍药花飞了一身，满头脸衣襟上皆是红香散乱，手中的扇子在地下，也半被落花埋了，一群蜂蝶闹穰穰的围着她，又用鲛帕包了一包芍药花瓣枕着”，湘云醉眠之处是芍药丛，这大概就是曹雪芹以花喻人，认为湘云在身份和气质上，均无法与宝钗相提并论，如果宝钗是“花王”牡丹，那么湘云就只能是“花相”芍药了。

江州玄參

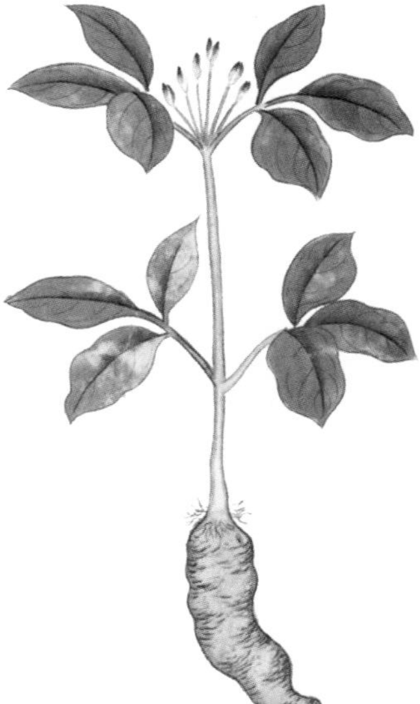

邢州玄參

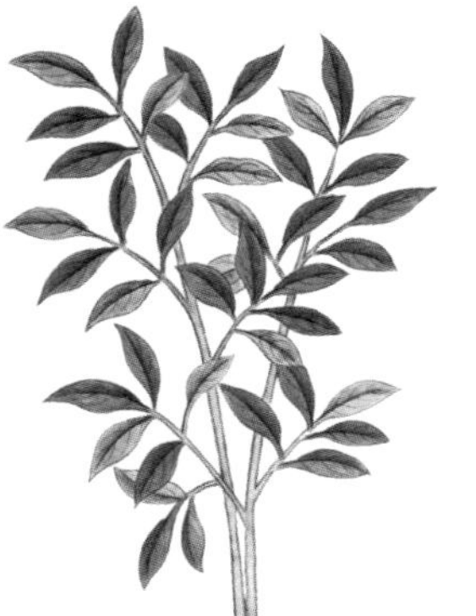

衡州玄參

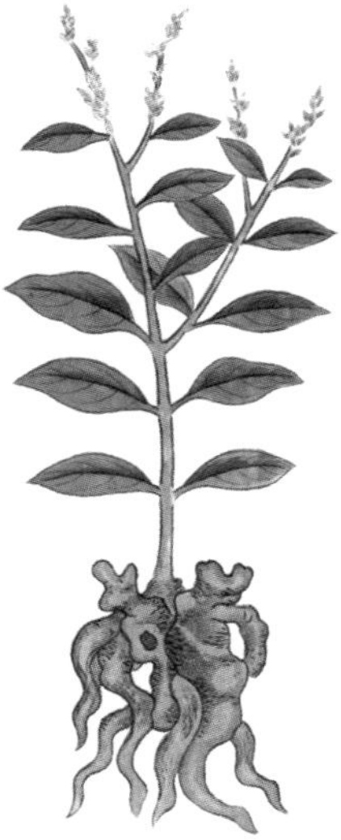

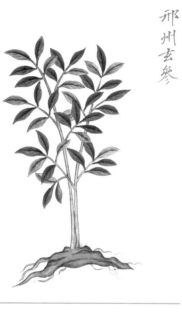

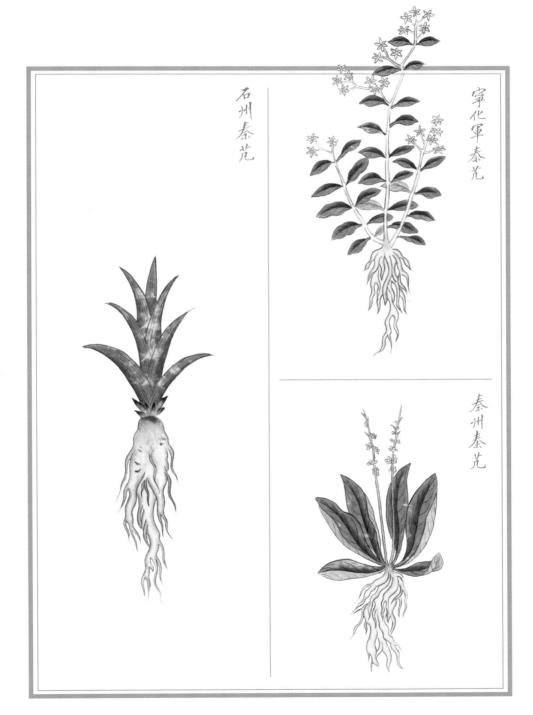

石州秦艽

寧化軍秦艽

秦州秦艽

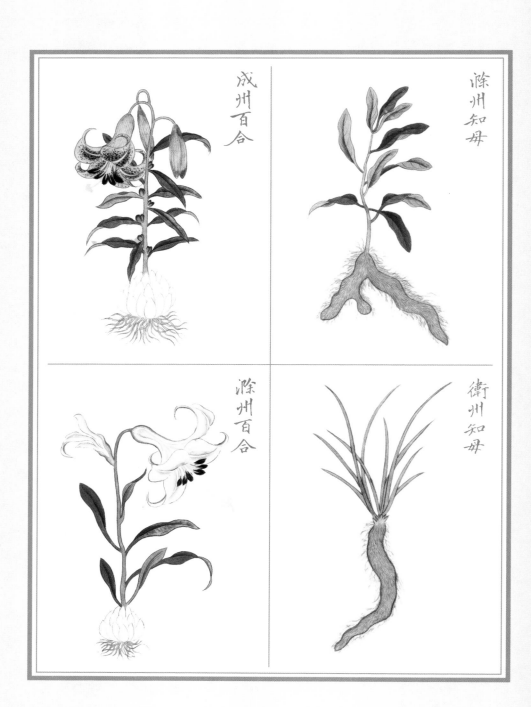

滁州知母

成州百合

衛州知母

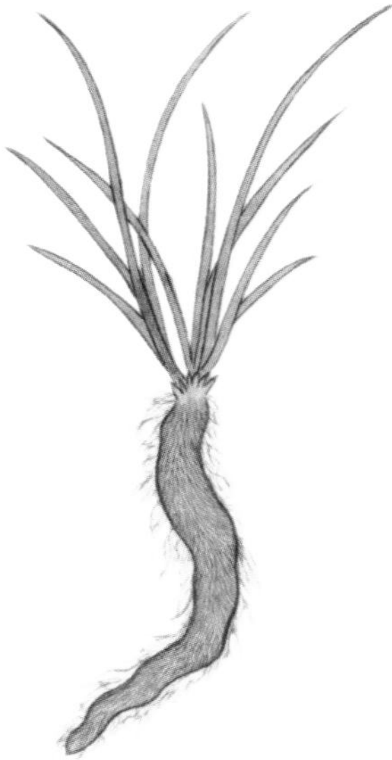

滁州百合

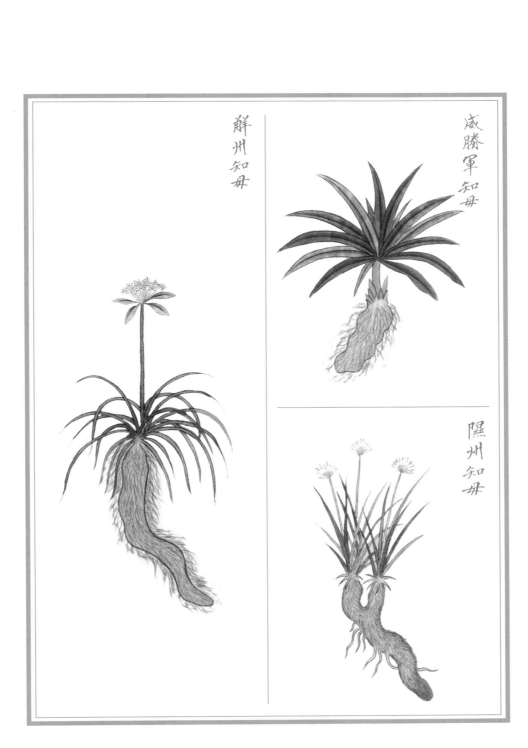

威勝軍知母

隰州知母

觧州知母

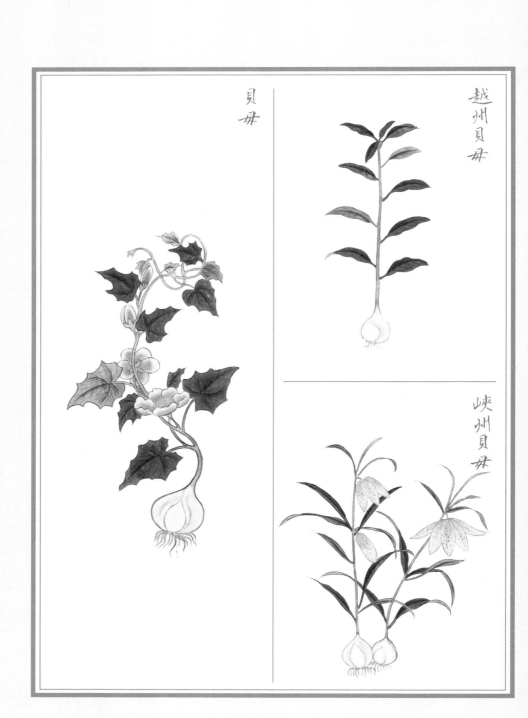

越州貝母

峡州貝母

貝母

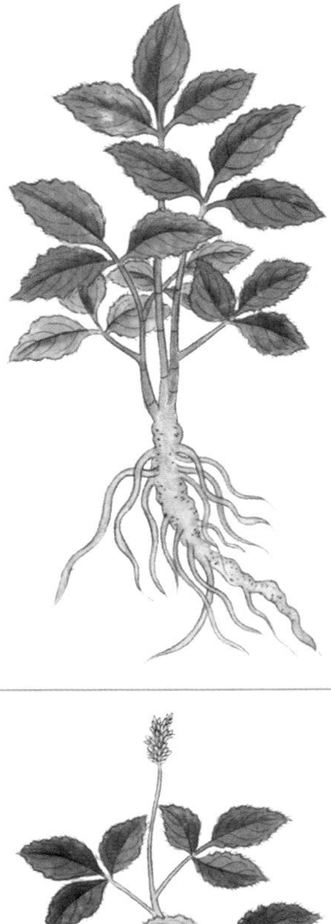

永康軍滛羊藿

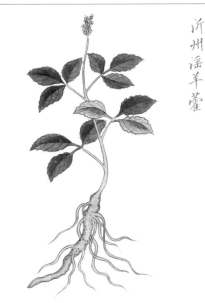

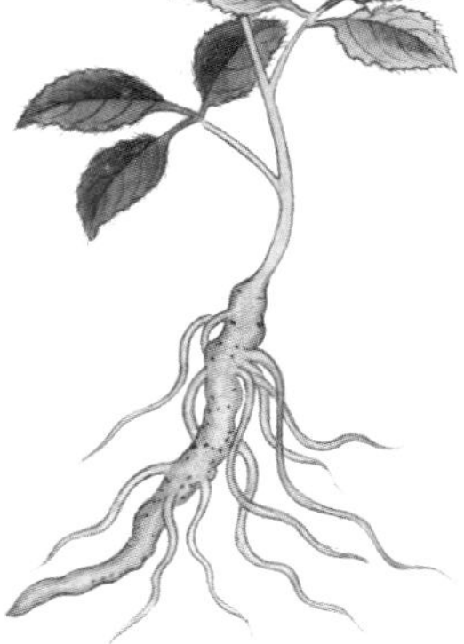

沂州滛羊藿

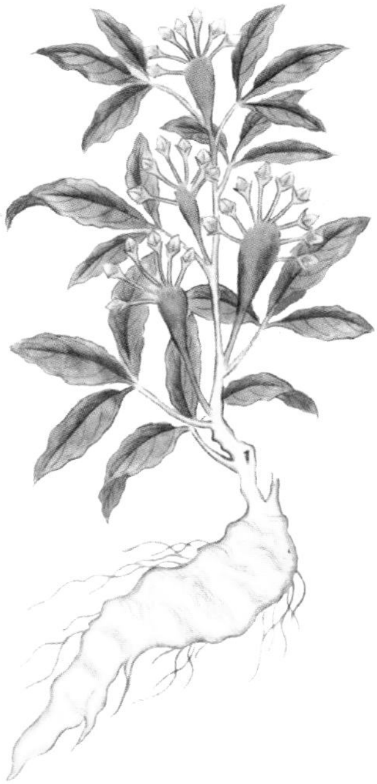

澤州白芷

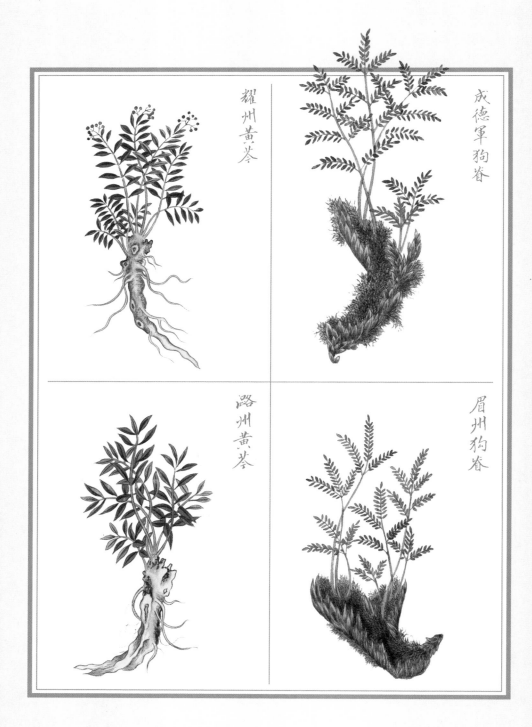

成德軍狗脊

耀州黃芩

眉州狗脊

潞州黃芩

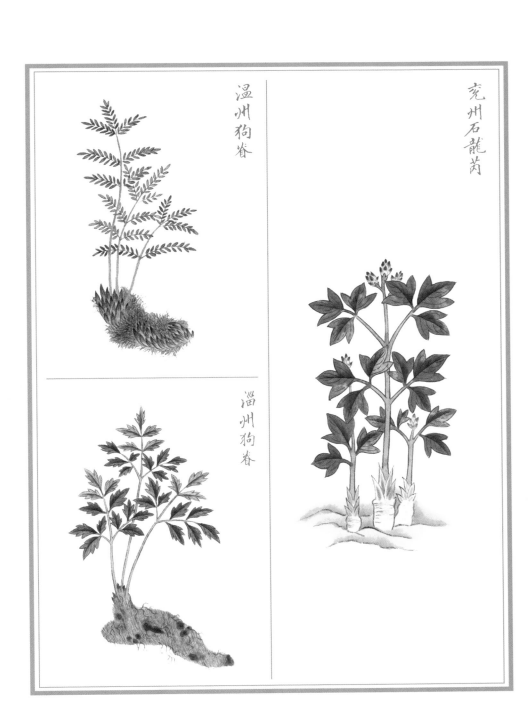

兖州石龍芮

温州狗脊

淄州狗脊

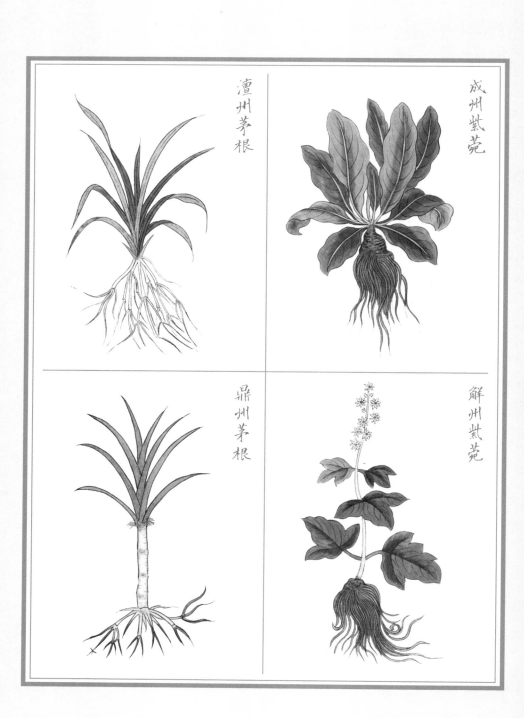

成州紫菀

澧州茅根

解州紫菀

鼎州茅根

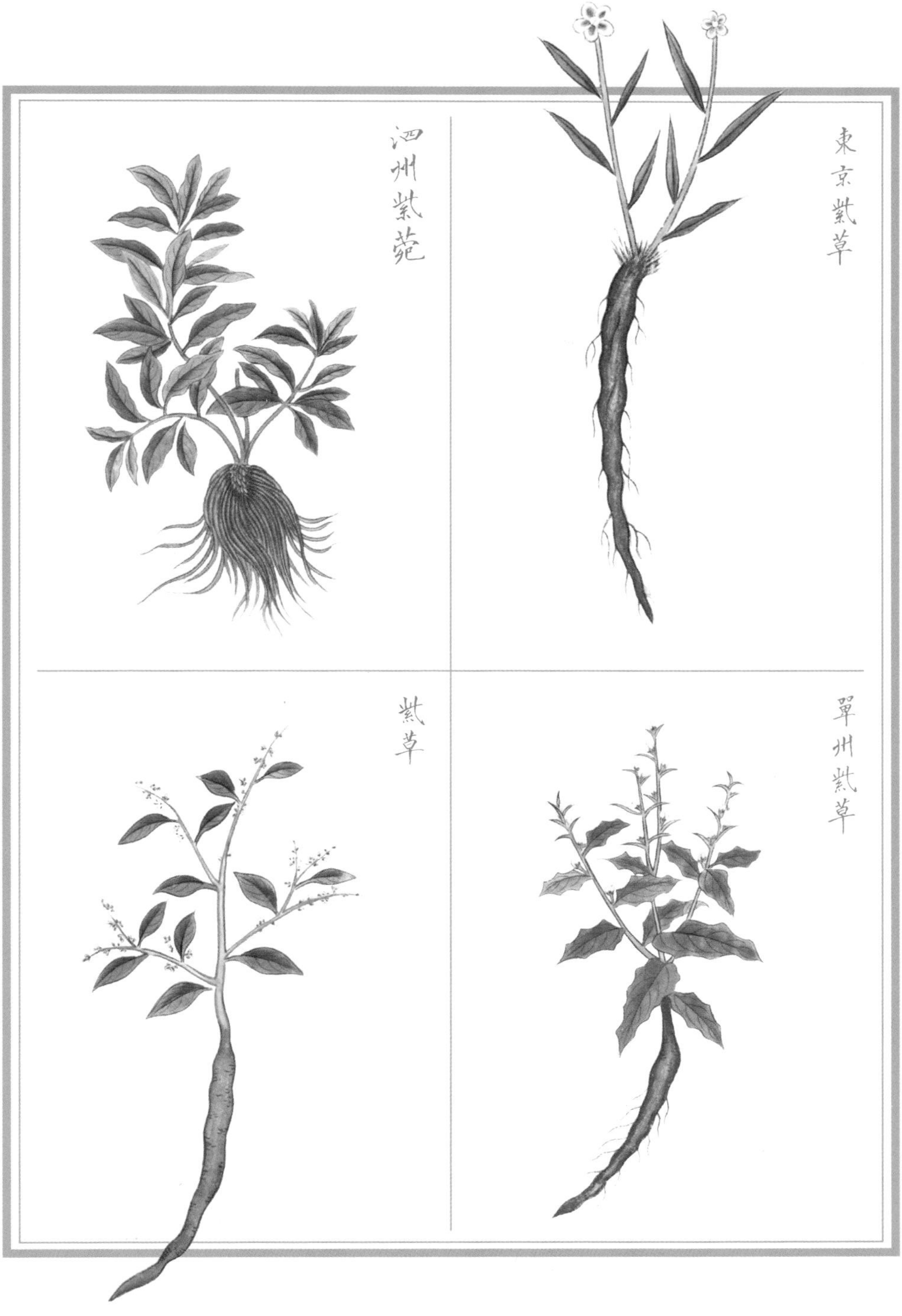
東京紫草
泗州紫菀
單州紫草
紫草

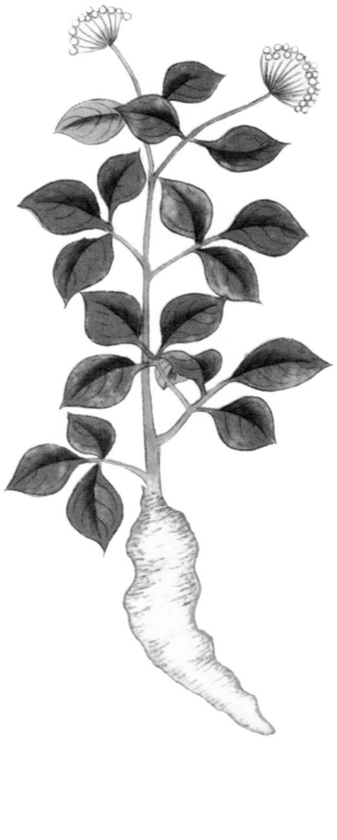

成州前胡

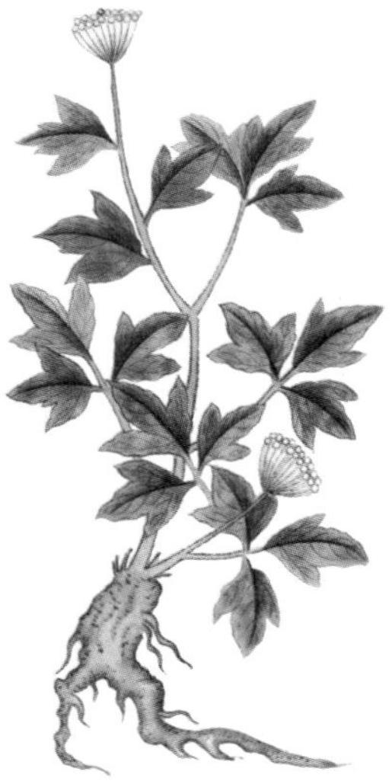

绛州前胡

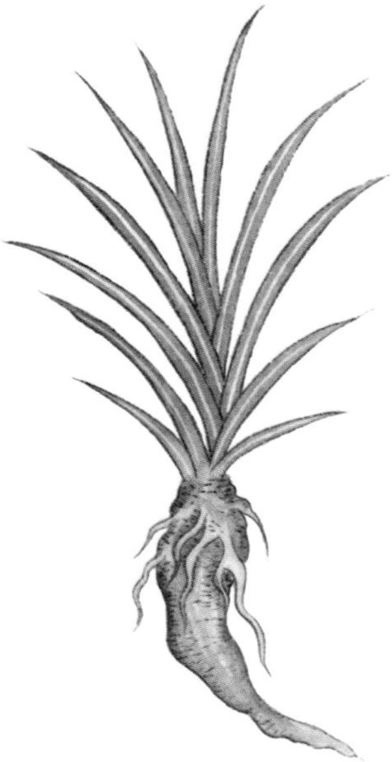

江宁府前胡

江寧府敗醬

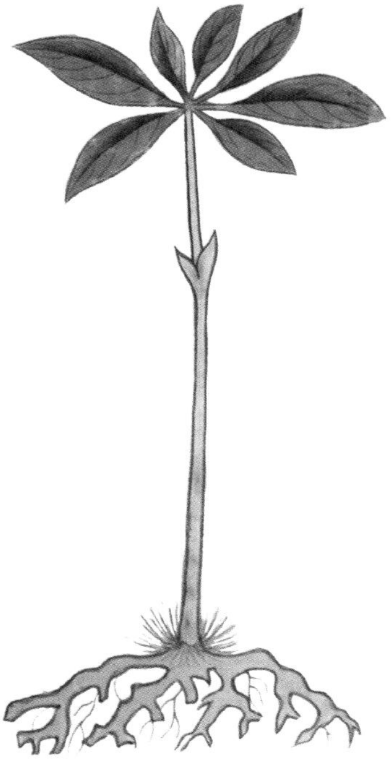

建州前胡

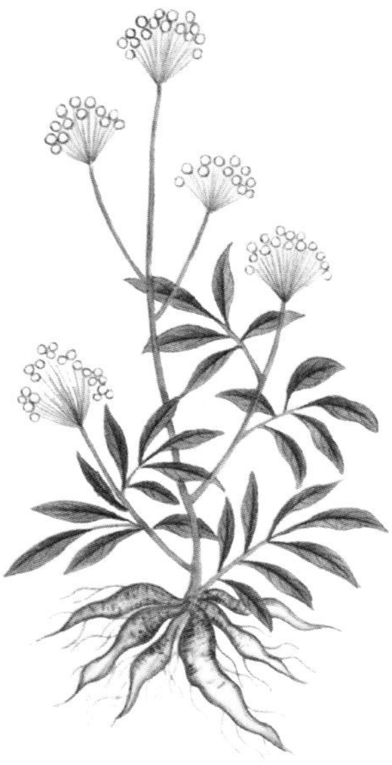

淄州前胡

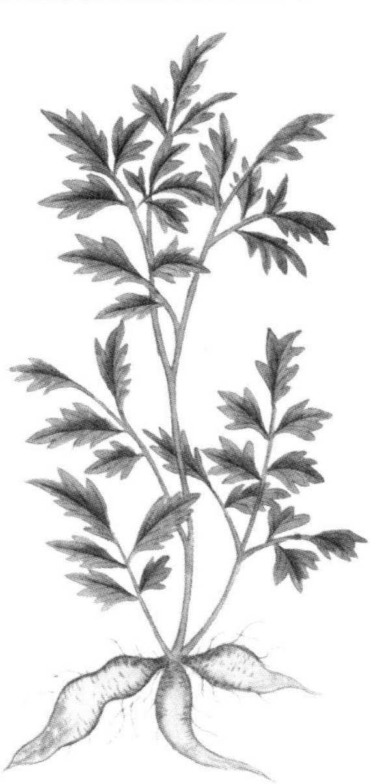

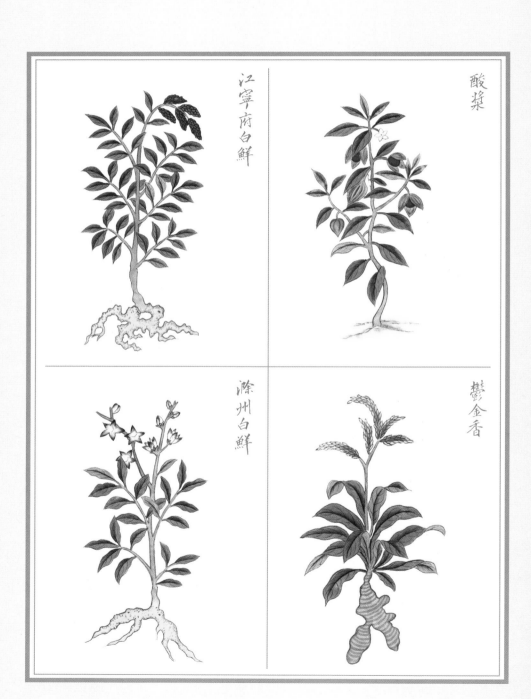

酸漿

江寧府白鮮

鬱金香

滁州白鮮

金石昆蟲艸木狀

紫參 滁州 晉州 濠州 眉州　藁本 幷州 寧化軍 威勝軍

石韋 海州　萆薢 興元軍 荊門軍 成德軍 邛州

杜衡　白薇 滁州

菝葜 江州 成德軍 海州 江寧府　大青 信州

女萎　石香菜

艾葉 明州　鼠黏子 蜀州

水萍　王瓜 均州

蘿藦子　鬱金 潮州
馬先蒿　延胡索

地榆 江寧府 衡州

大薊 冀州

海藻

澤蘭 徐州 梧州

昆布

防己 興化軍 黔州

天麻 邵州

高良薑 儋州 雷州

百部 衡州 滁州 峽州

茴香子 簡州

款冬花 秦州 燿州 潞州 晉州

紅藍花

京三棱 隨州 邢州 淄州 河中府 江寧府

薑黃 隨州 澧州

蓽撥 端州

蒟醬

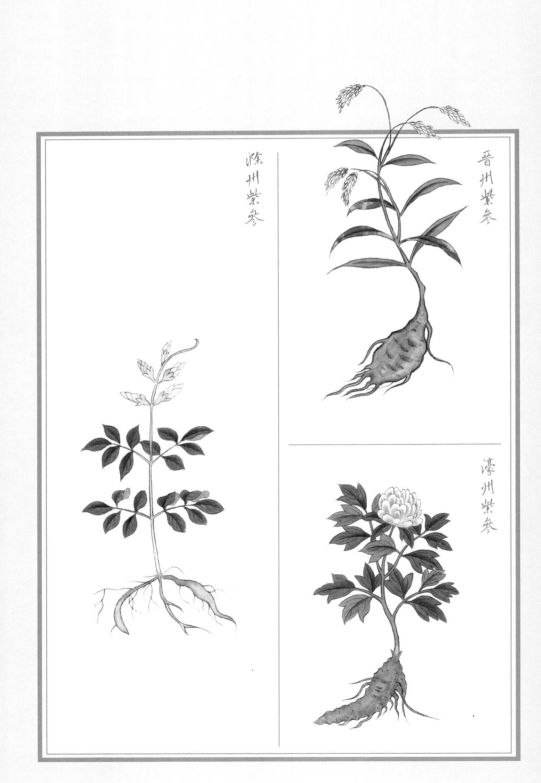

晋州紫参

濠州紫参

滁州紫参

眉州紫参

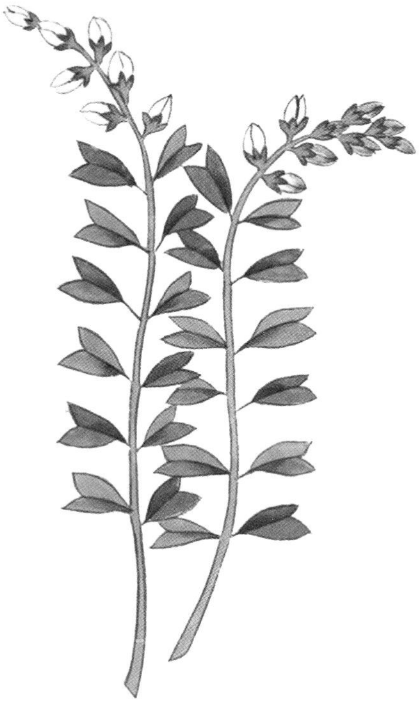

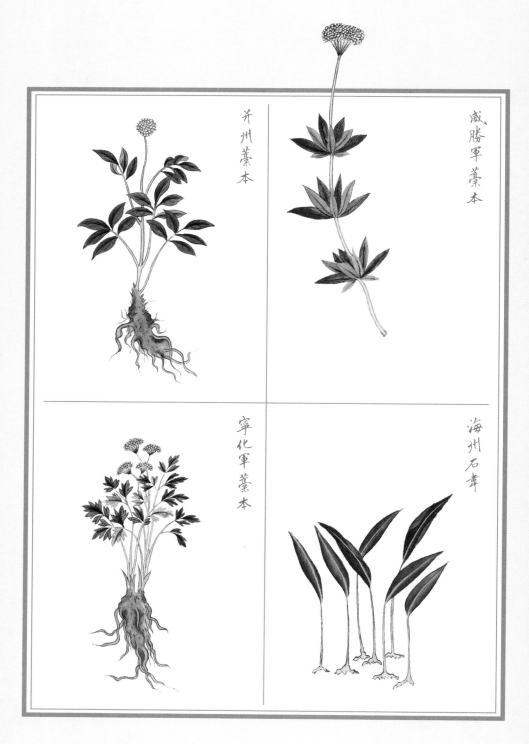

威勝軍藁本

并州藁本

海州石韋

寧化軍藁本

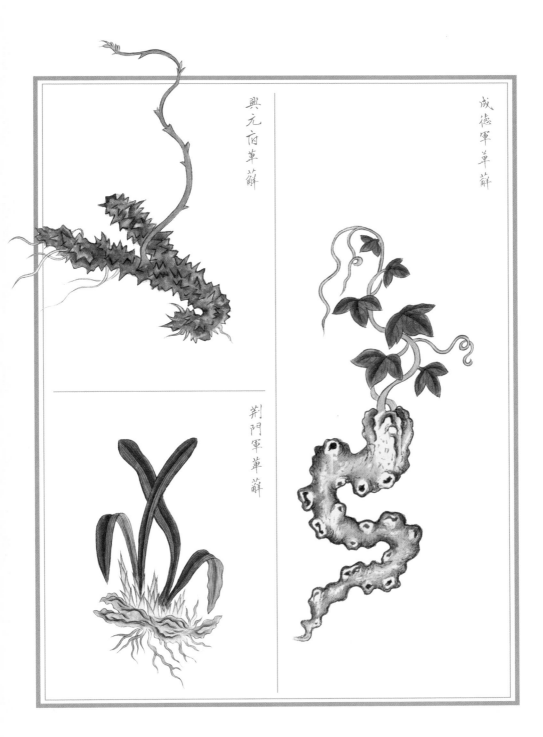

成德軍萆薢

興元府萆薢

荆門軍萆薢

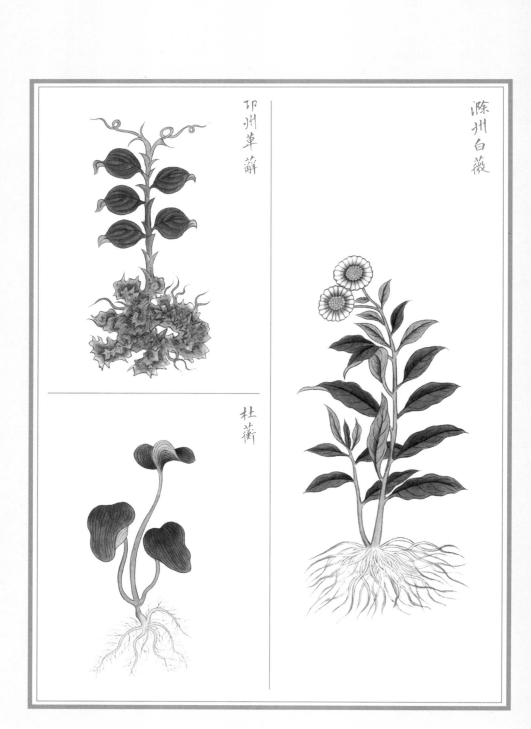

滁州白薇

邛州萆薢

杜衡

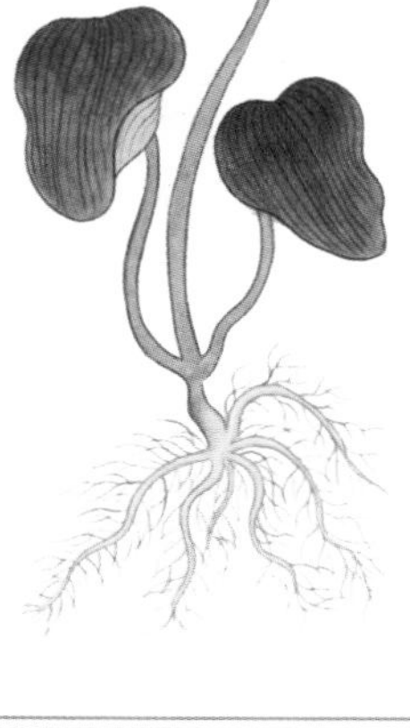

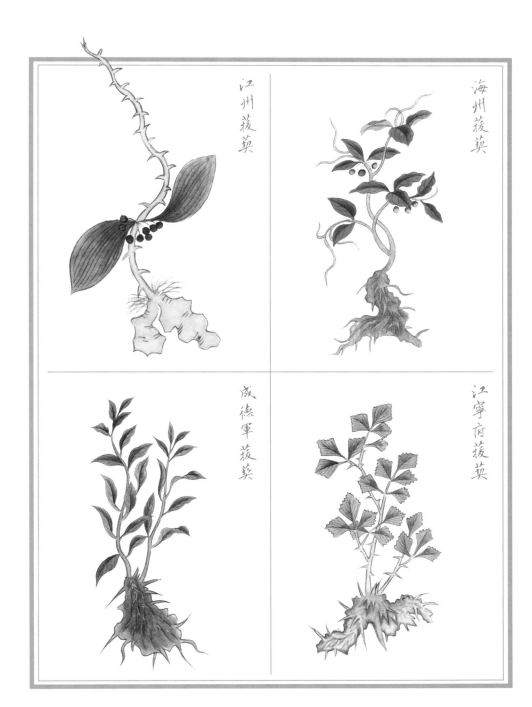

海州菝葜

江州菝葜

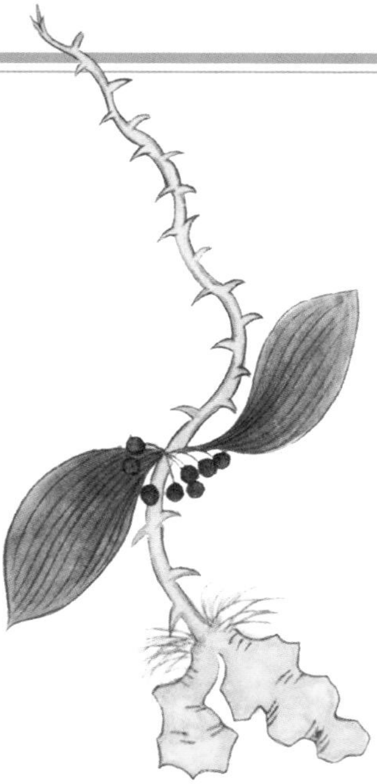

江寧府菝葜

成德軍菝葜

仙山马蹄——杜衡

《山海经·西山经》记载："又西三百五十里，曰天帝之山……有草焉，其状如葵，其臭如蘼芜，名曰杜衡，可以走马，食之已瘿。"这里的记载把杜衡视为一种仙草，意思是说，天帝山上有一种草，形状像山葵，散发出一种像蘼芜那样的香气，名叫杜衡。据说用这种草制成饲料喂给马吃，可以使马跑得飞快。

杜衡，马兜铃科、细辛属多年生草本植物，又称杜蘅、马辛、南细辛、马蹄香、马蹄细辛。其属于小型植株，高15—25厘米，根状茎短，根丛生；叶片丛生，呈阔心形至肾心形，饱满圆润，质地肥厚柔韧。青绿色的叶面上带有一块块淡绿色的斑纹，像是随便泼的墨一样，在阳光照射下，光洁透亮；花暗紫色，每年4—5月开花。在我国，杜衡主要分布在长江以南地区，包括浙江省西部、江苏省南部，以及湖南省的少数区域，生长在海拔800米以下林下沟边阴湿地。

据史料记载，从春秋战国时期开始，古人就已发现野生杜衡，并且用它的叶子制作熏衣的香料，或用来熏房子，以去除污秽之气。如战国时期的诗人屈原《楚辞·九歌·湘夫人》中写道："芷葺兮荷屋，缭之兮杜衡。"诗句中，诗人描绘为了迎接湘夫人，在荷屋上覆盖芷草，用杜衡缠绕四方。芷草和杜衡都是香草，可以为屋子去除污秽之气，使之变得圣洁高雅。古代北宋博物学家苏颂《本草图经》云："杜蘅，旧不著所出州土，今江淮间皆有之。苗叶都似细辛，惟香气小异，而根亦粗，黄白色，叶似马蹄，故名马蹄香……《尔雅》谓之‘杜’，又名‘土卤’……今人用作浴汤及衣香，甚佳。”

古人对杜衡这种植物十分喜爱，诗人屈原在《楚辞》中还提到过两次杜衡，《离骚》：“畦留夷与揭车兮，杂杜衡与芳芷。”描述了诗人喜欢种植香草杜蘅和白芷。《九歌·山鬼》：“被石兰兮带杜衡，折芳馨兮遗所思。”写诗人身披石兰，腰束杜衡，聊表相思之情。另外，还有唐代诗人皇甫冉《江草歌送卢判官》诗：“杂蘼芜兮杜蘅，作丛秀兮欲罗生。”唐代诗人钱起《县内水亭晨兴听讼》诗：“会惜寒塘晚，霜风吹杜蘅。”清代文学家曹雪芹《红楼梦》第七十八回中，主人公贾宝玉祭奠丫鬟晴雯时所作的一篇祭文《芙蓉女儿诔》，其中就提到了杜衡：“闻馥郁而薆然兮，纫蘅杜以为纕耶？”

相比于古代而言，现在很少有人在乎杜衡的存在，但对于杜衡来说，这有什么呢？万物皆自然，杜衡曾经也是仙山中的一棵形似马蹄的仙草！

女萎

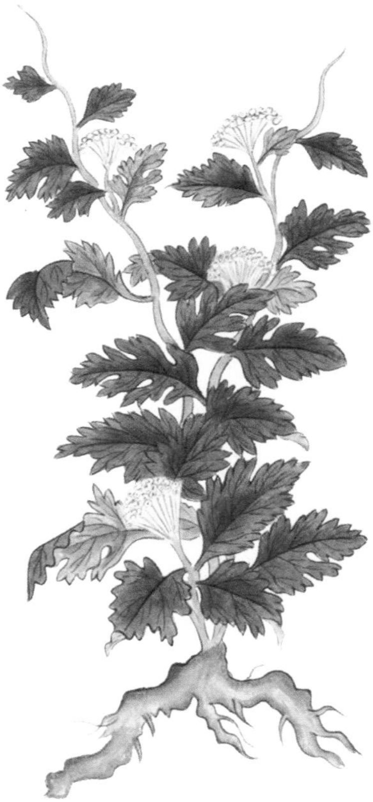

信州大青

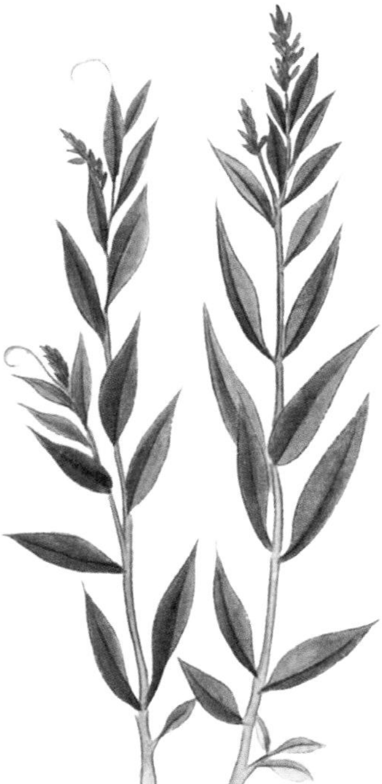

明州艾葉

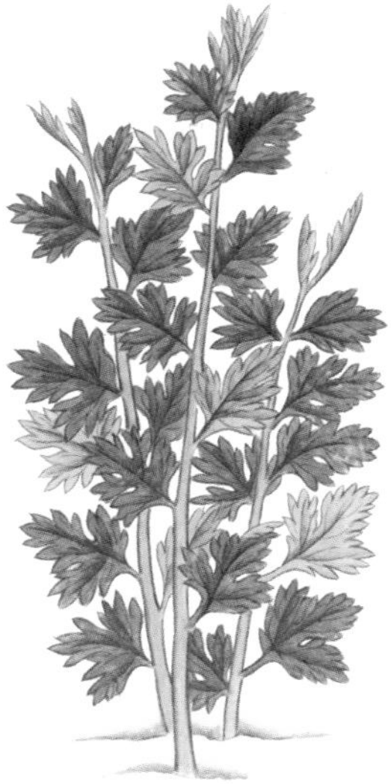

蜀州鼠黏子

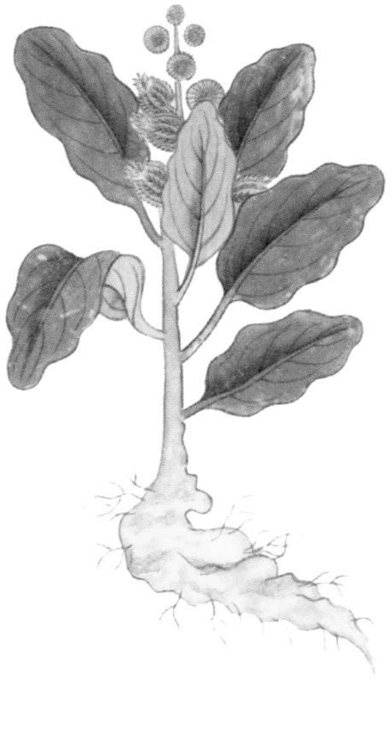

石香菜

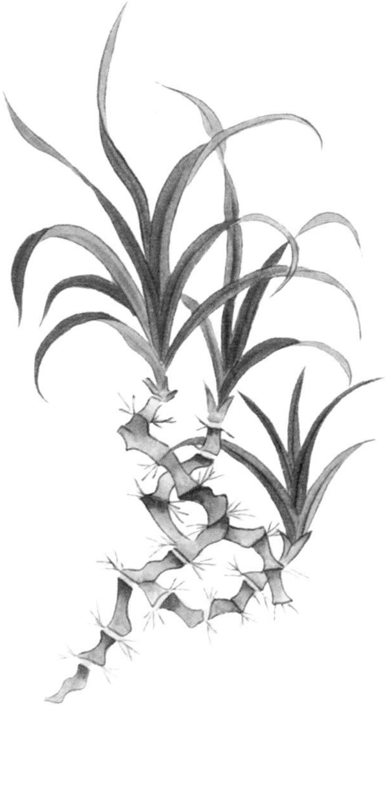

水萍

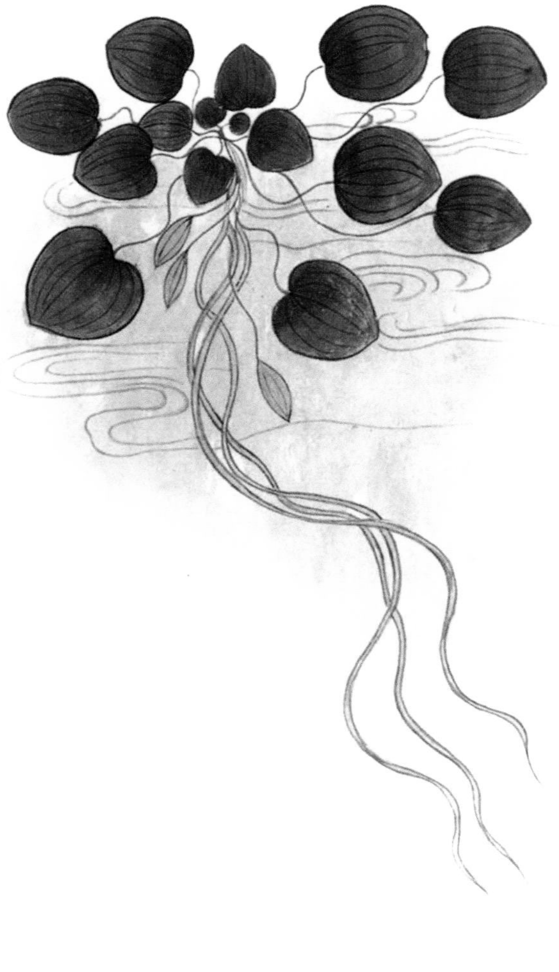

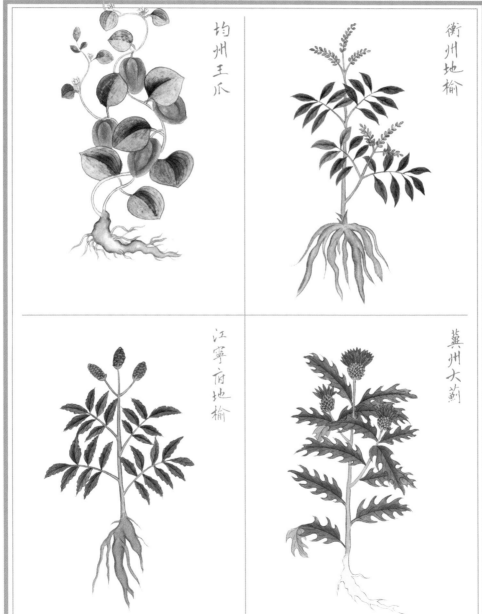

均州王瓜

衡州地榆

江寧府地榆

冀州大薊

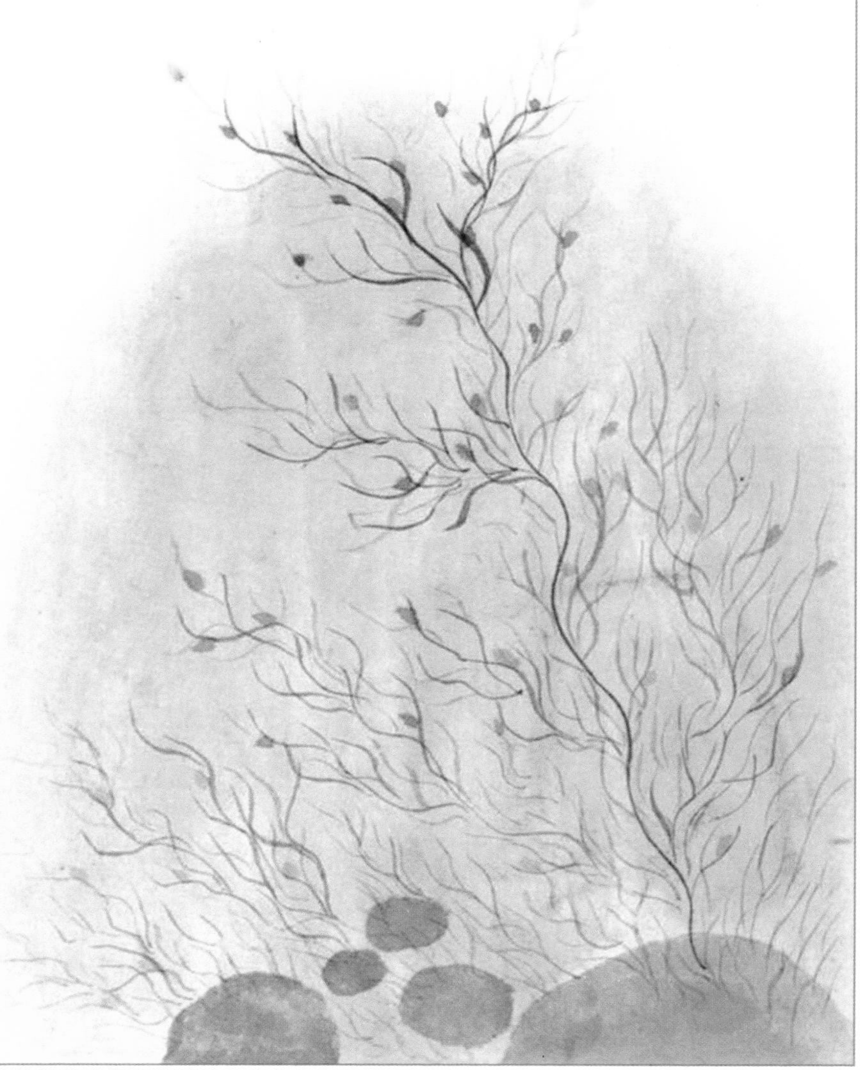

海藻

梧州澤蘭

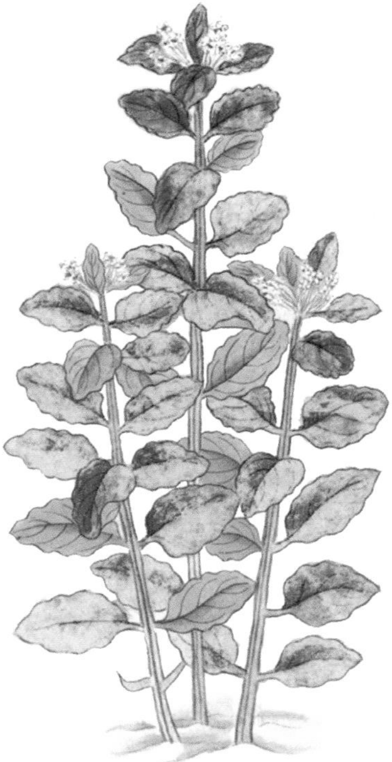

徐州澤蘭

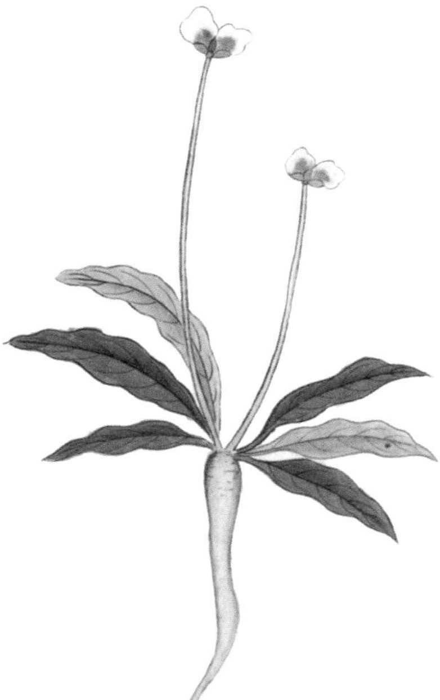

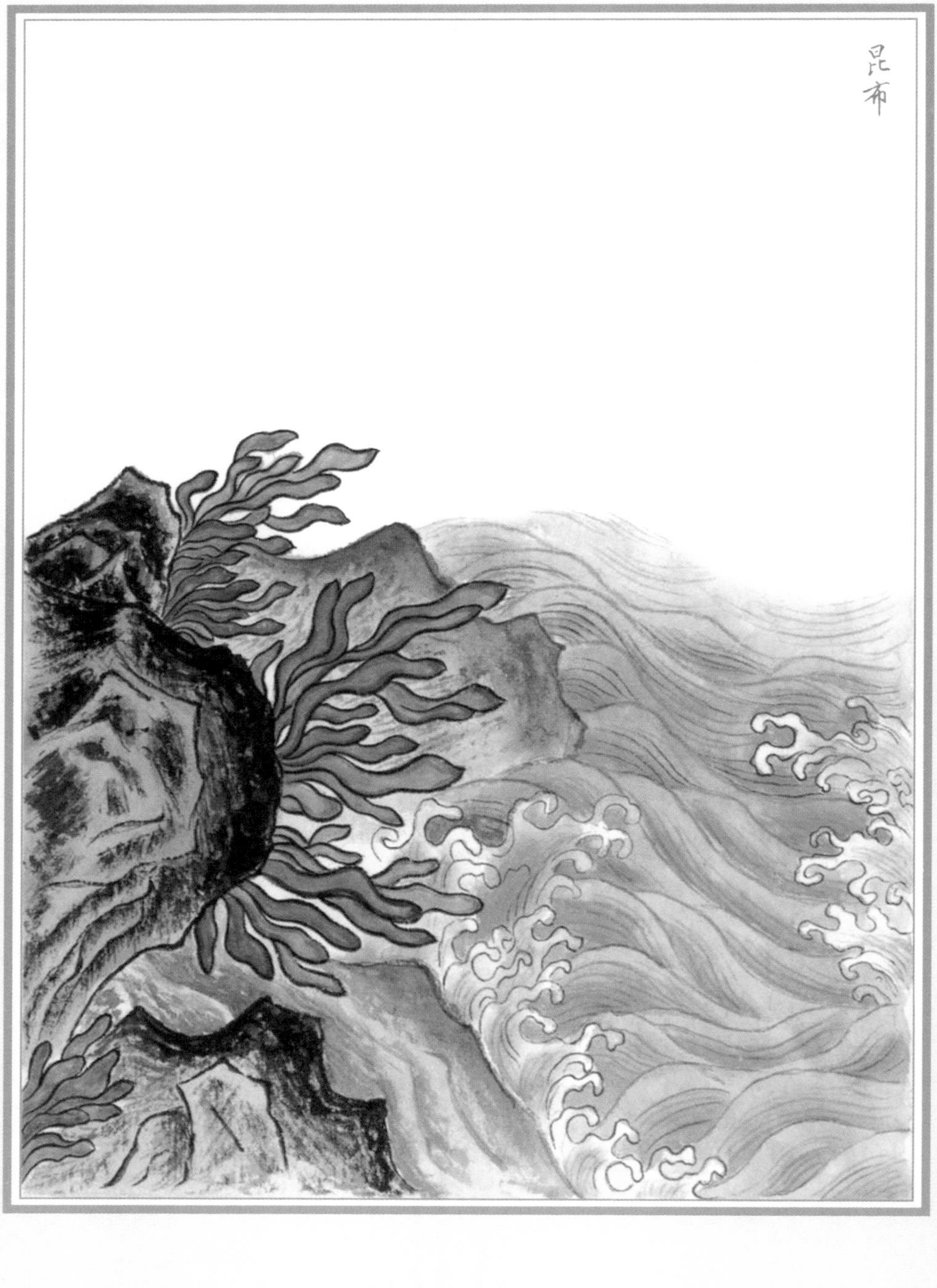
昆布

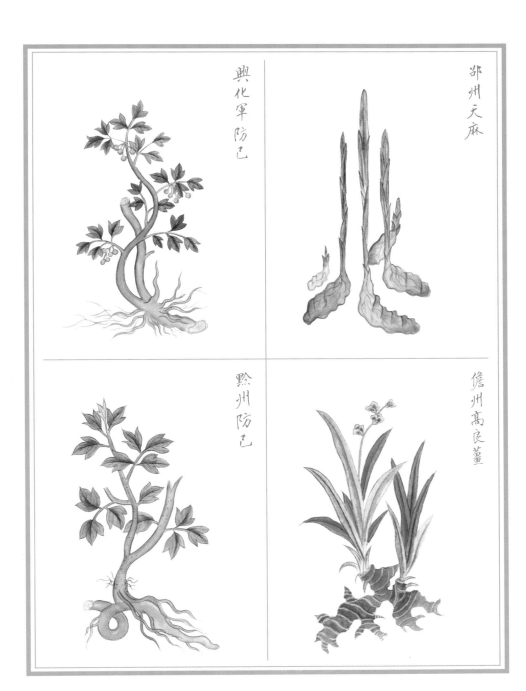

邵州天麻

興化軍防己

儋州高良薑

黔州防己

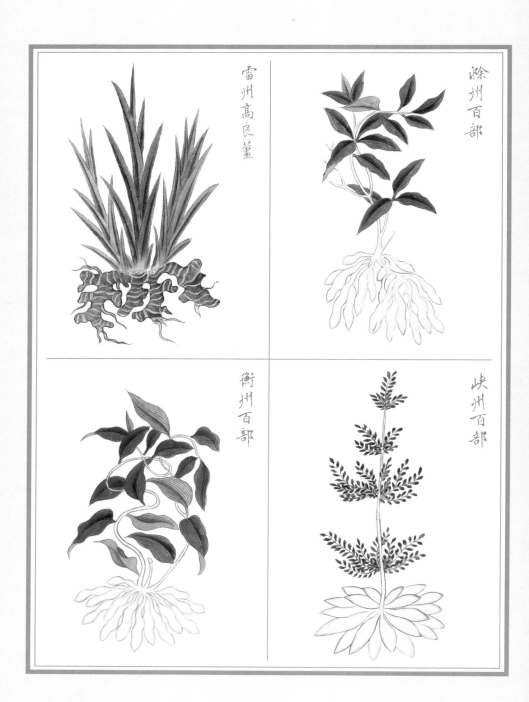

滁州百部

雷州高良薑

峡州百部

衡州百部

秦州款冬花

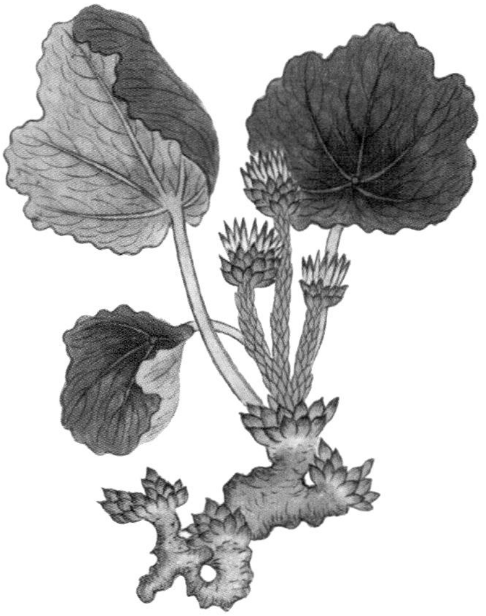

簡州茴香子

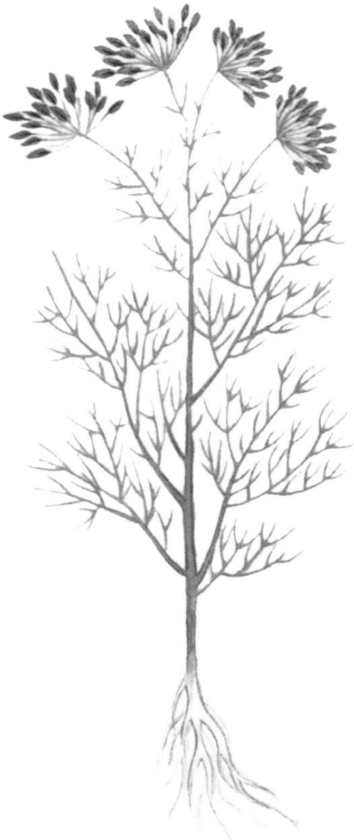

耀州款冬花

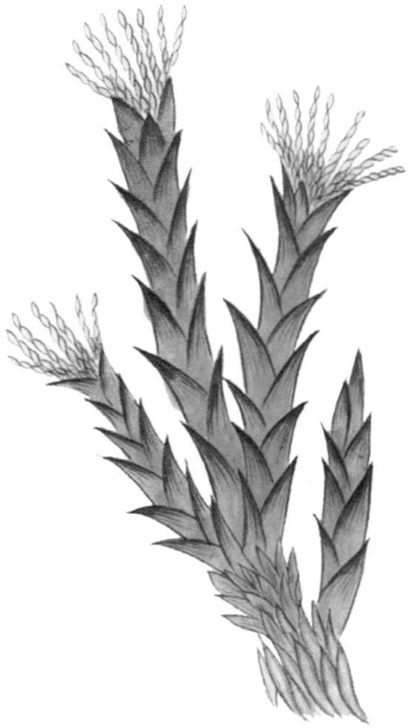

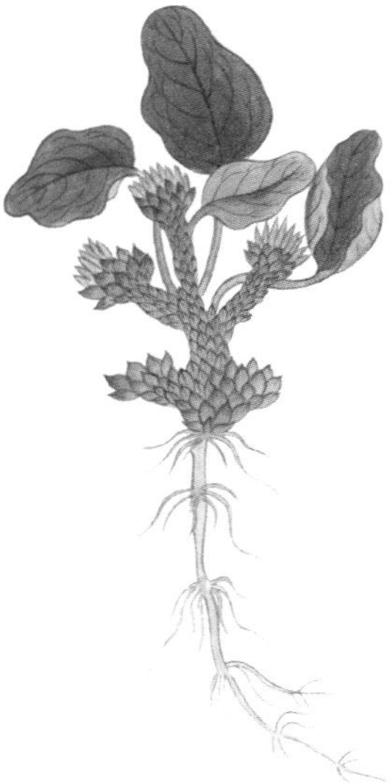

州款冬花

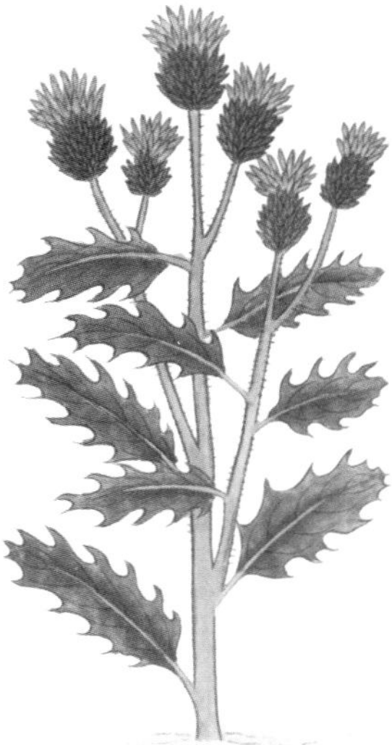

紅藍花

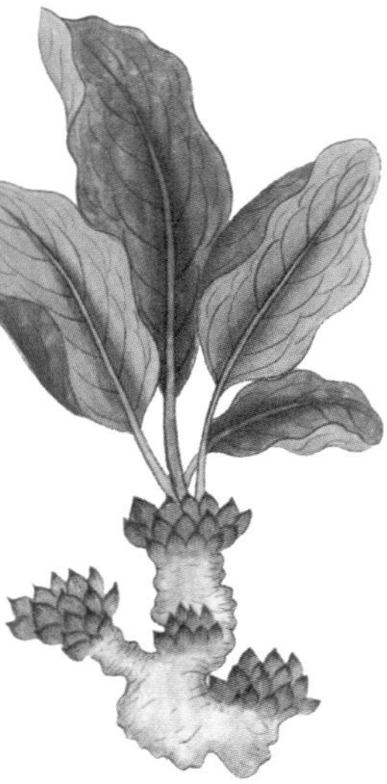

晉州款冬花

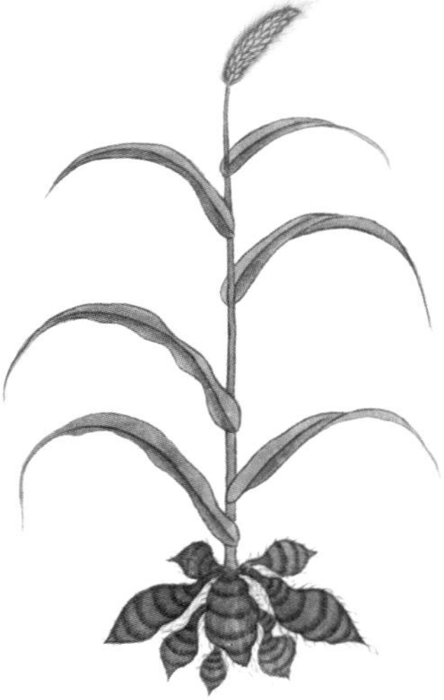

隨州京三稜

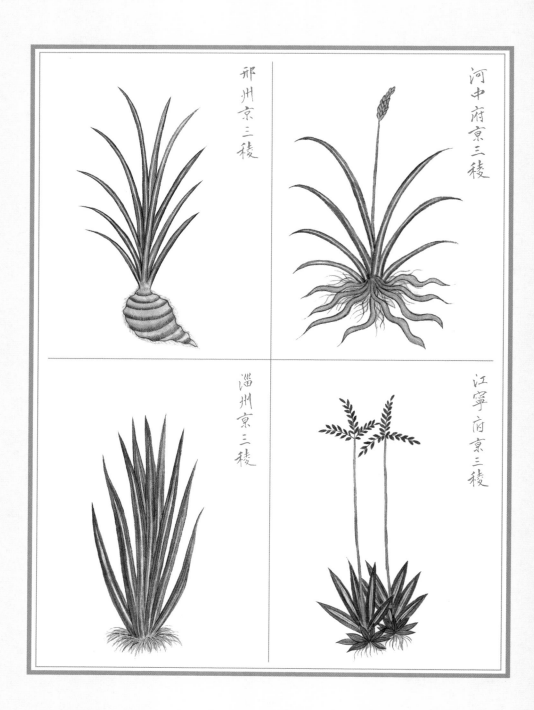

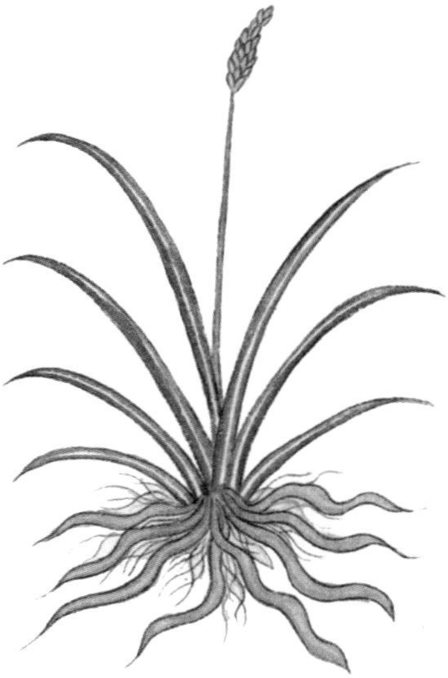

河中府京三稜

邢州京三稜

江寧府京三稜

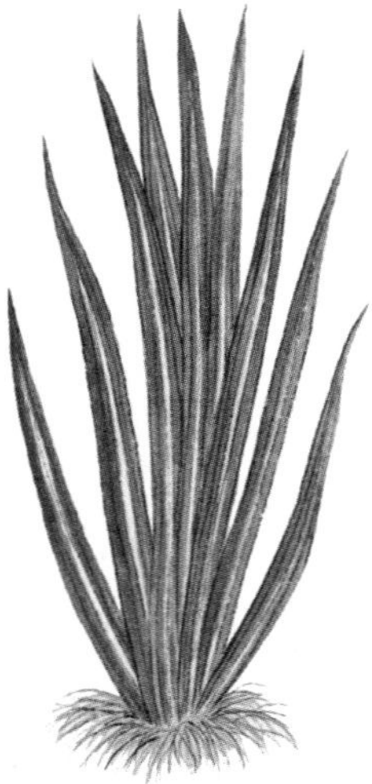

淄州京三稜

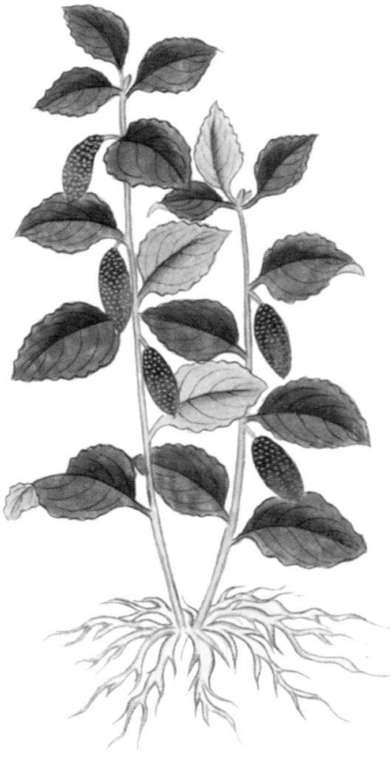
端州蓽撥

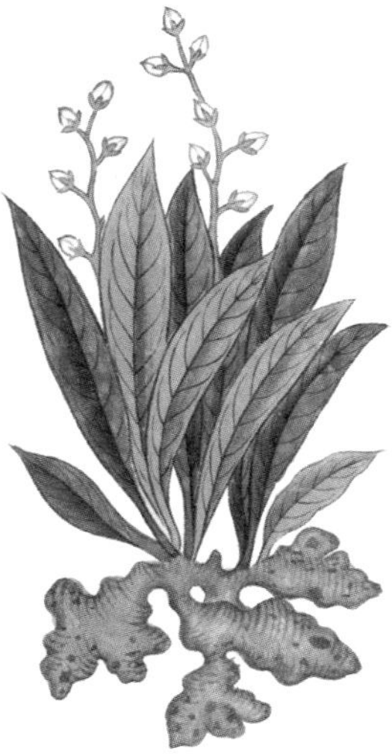
隨州薑黄

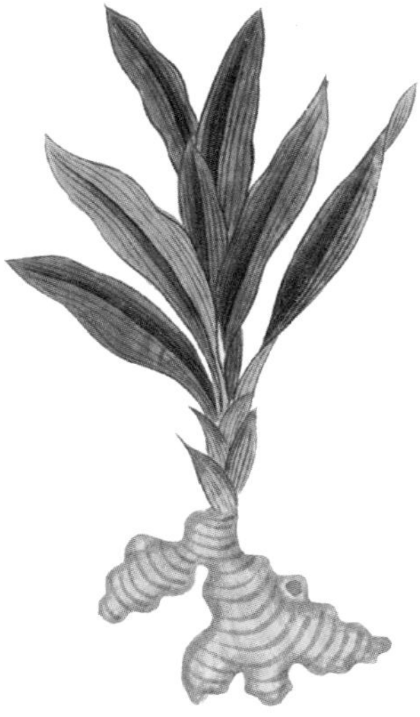
澧州薑黄

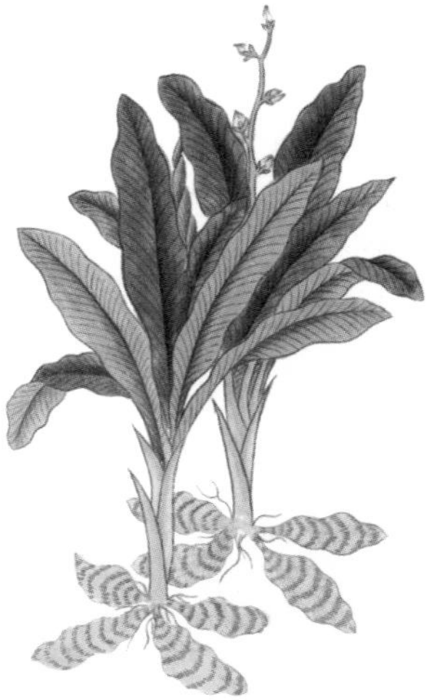

潮州鬱金

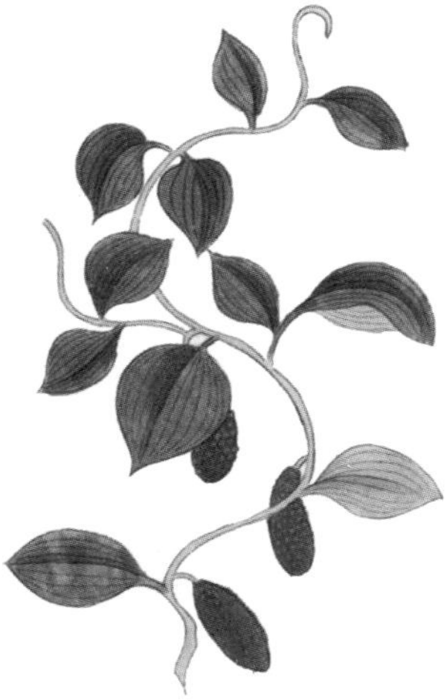

蒟醬

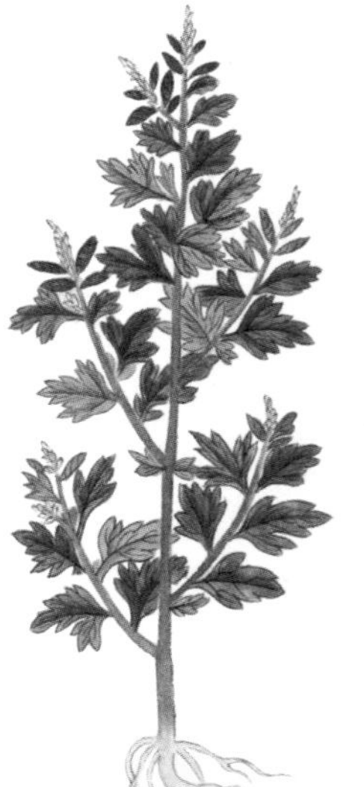

馬先蒿

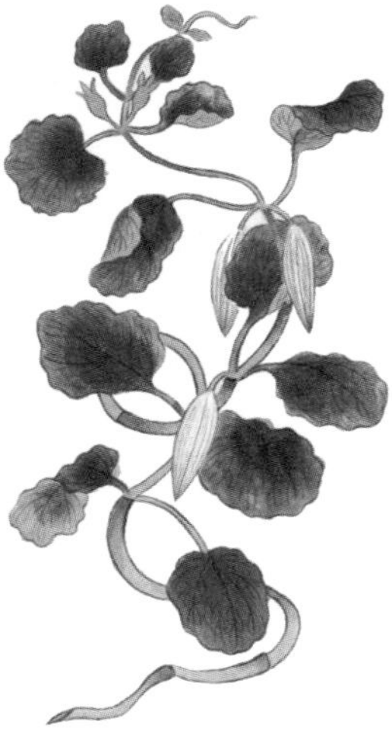

蘿摩子

延胡索

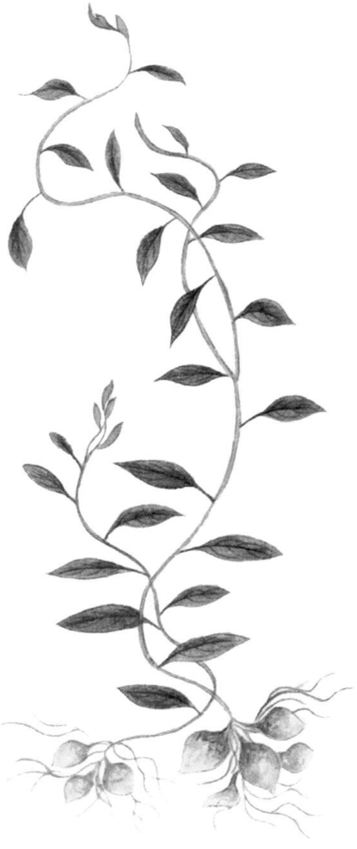

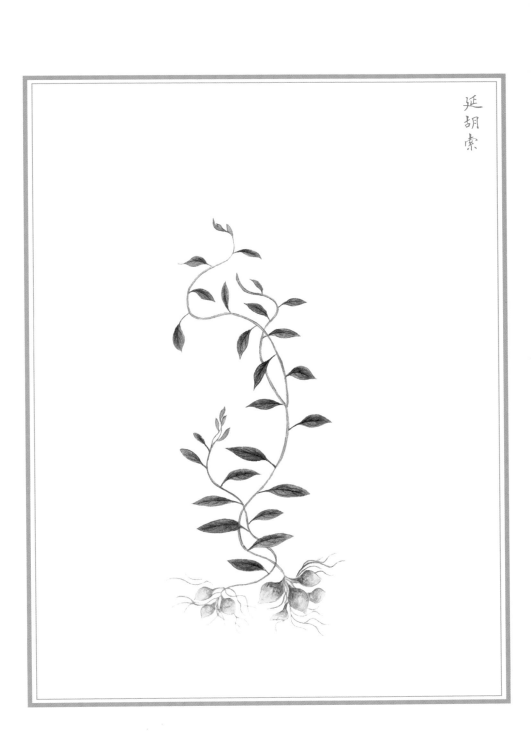

胡黃連 廣州　　船底菭

紅荳蔻　　蒔蘿 廣州

艾納香　　甘松香 文州

垣衣　　陟釐

鳧葵　　女菀

王孫　　土馬騣

蜀羊泉　　菟葵

蘚草　　鱧腸 滁州 二

金石昆蟲艸木狀　　艸六

肉荳蔻 廣州　補骨脂 梧州

零陵香 蒙州 濠州　縮沙蜜 新州

蓬莪茂 端州 溫州　積雪草

白前 越州 舒州　薺苨 潤州 蜀州

白藥 興元府 臨江軍 施州 洪州　小赤藥 施州

葒草　香附子 澧州 二

水香棱　華澄茄 廣州

醫牀　井中苔萍

茅香 淄州 丹州　岢嵐軍 馬蘭

使君子 眉州　百脉根

白荳蔻 廣州　地筍

海帶　剪草 潤州

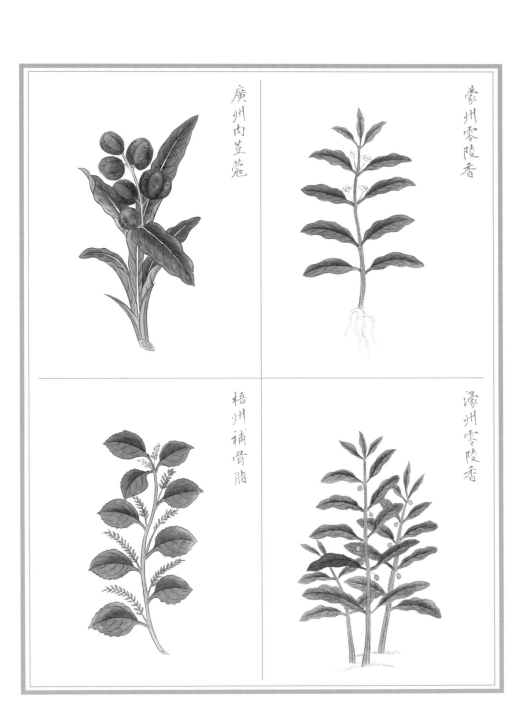

蒙州零陵香

廣州肉荳蔻

濠州零陵香

梧州補骨脂

端州蓬莪茂

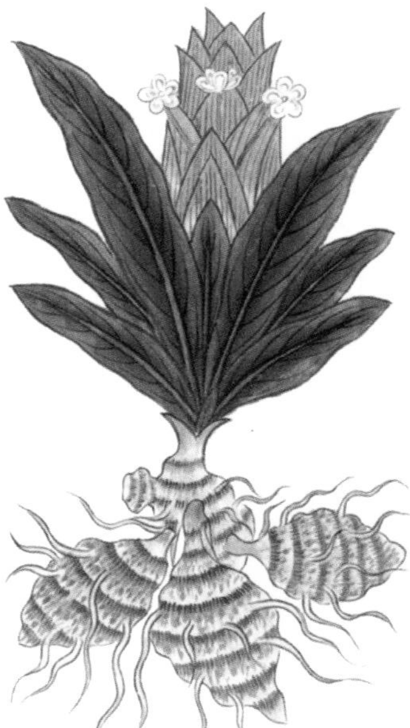

新州缩沙蜜

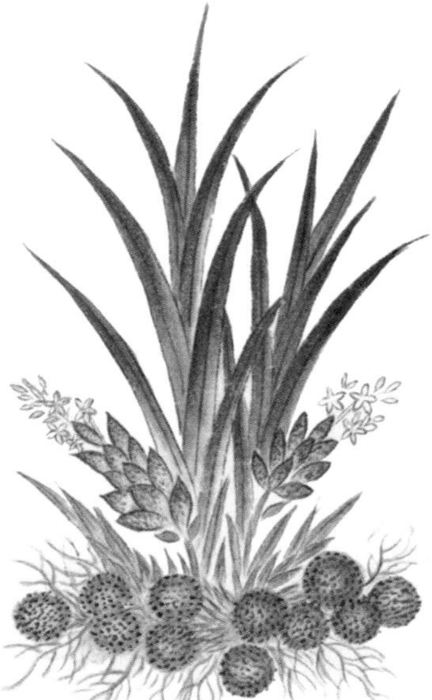

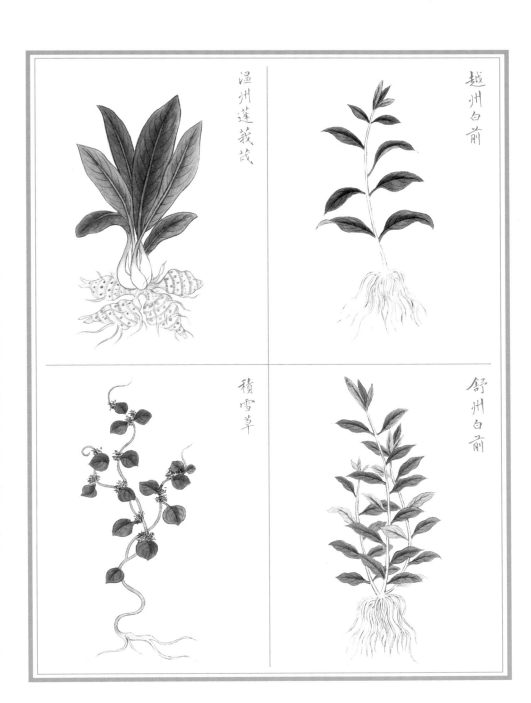

越州白前

温州蓬莪茂

舒州白前

積雪草

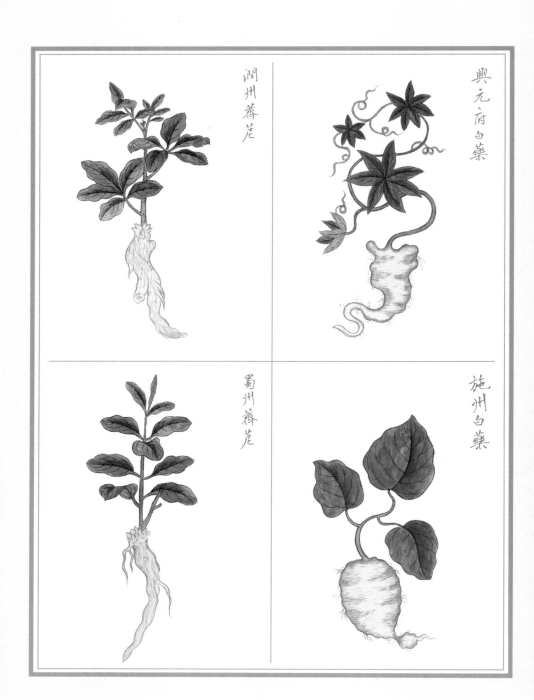

興元府白藥

潤州薺苨

施州白藥

蜀州薺苨

臨江軍白藥

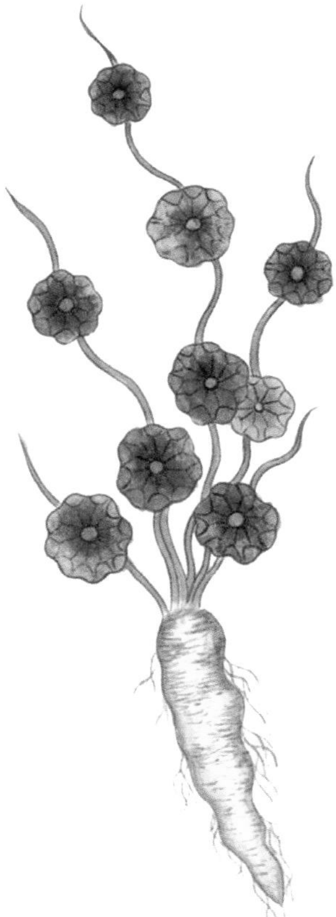

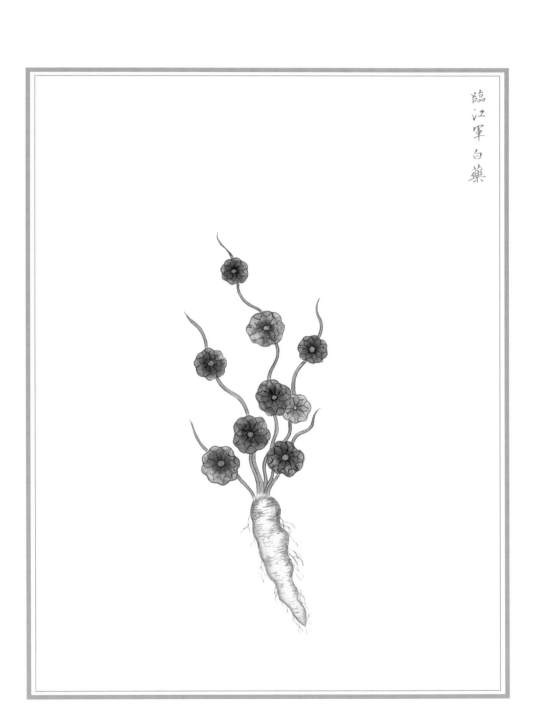

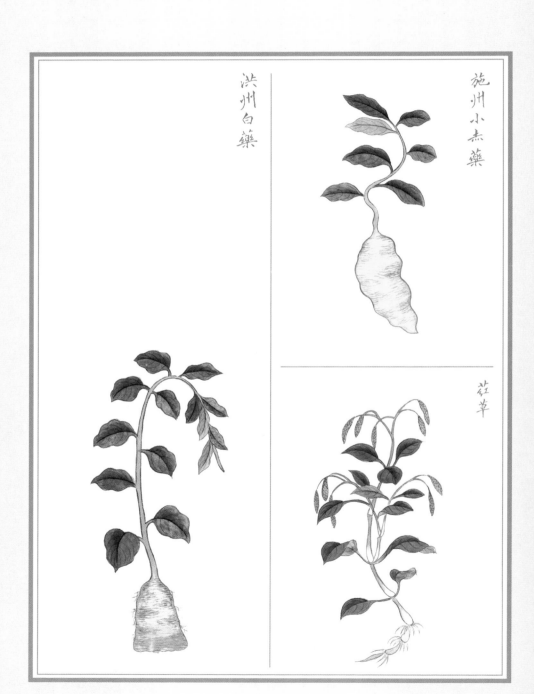

施州小赤藥

葒草

洪州白藥

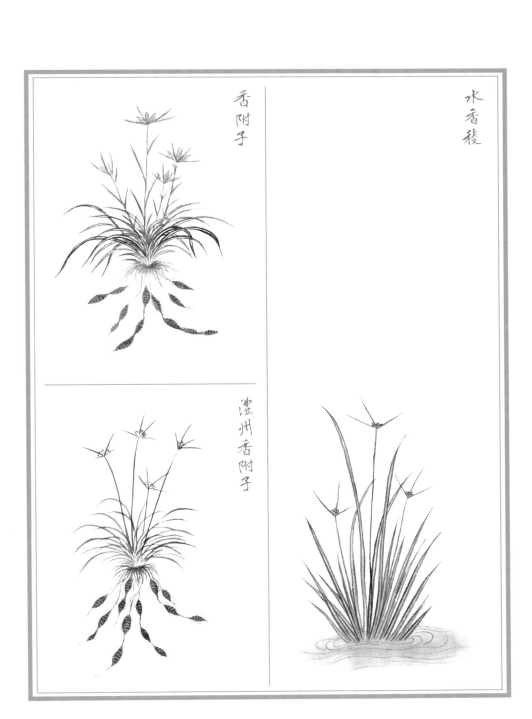

水香稜

香附子

澧州香附子

廣州胡黃連

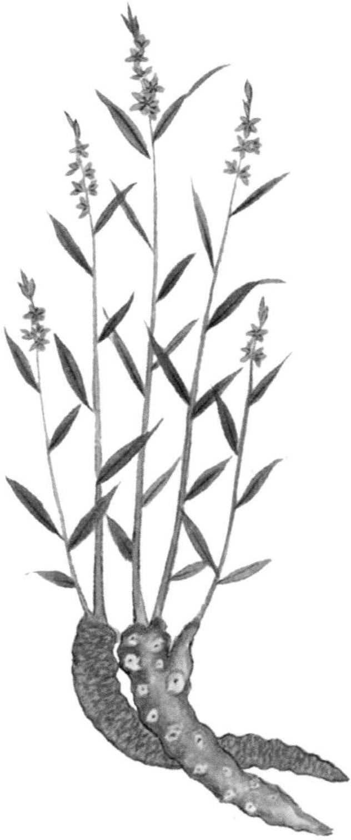

廣州蓽澄茄

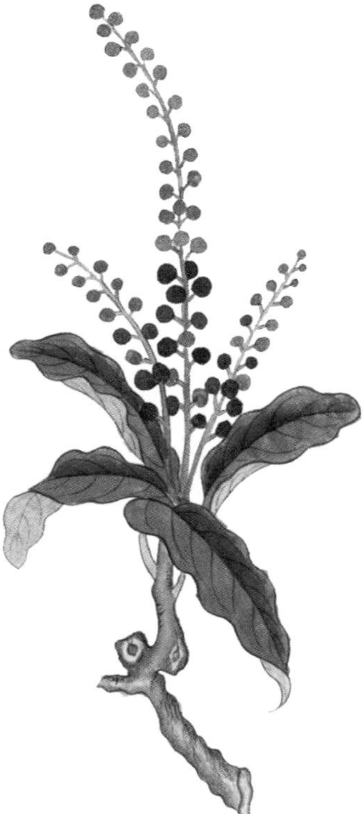

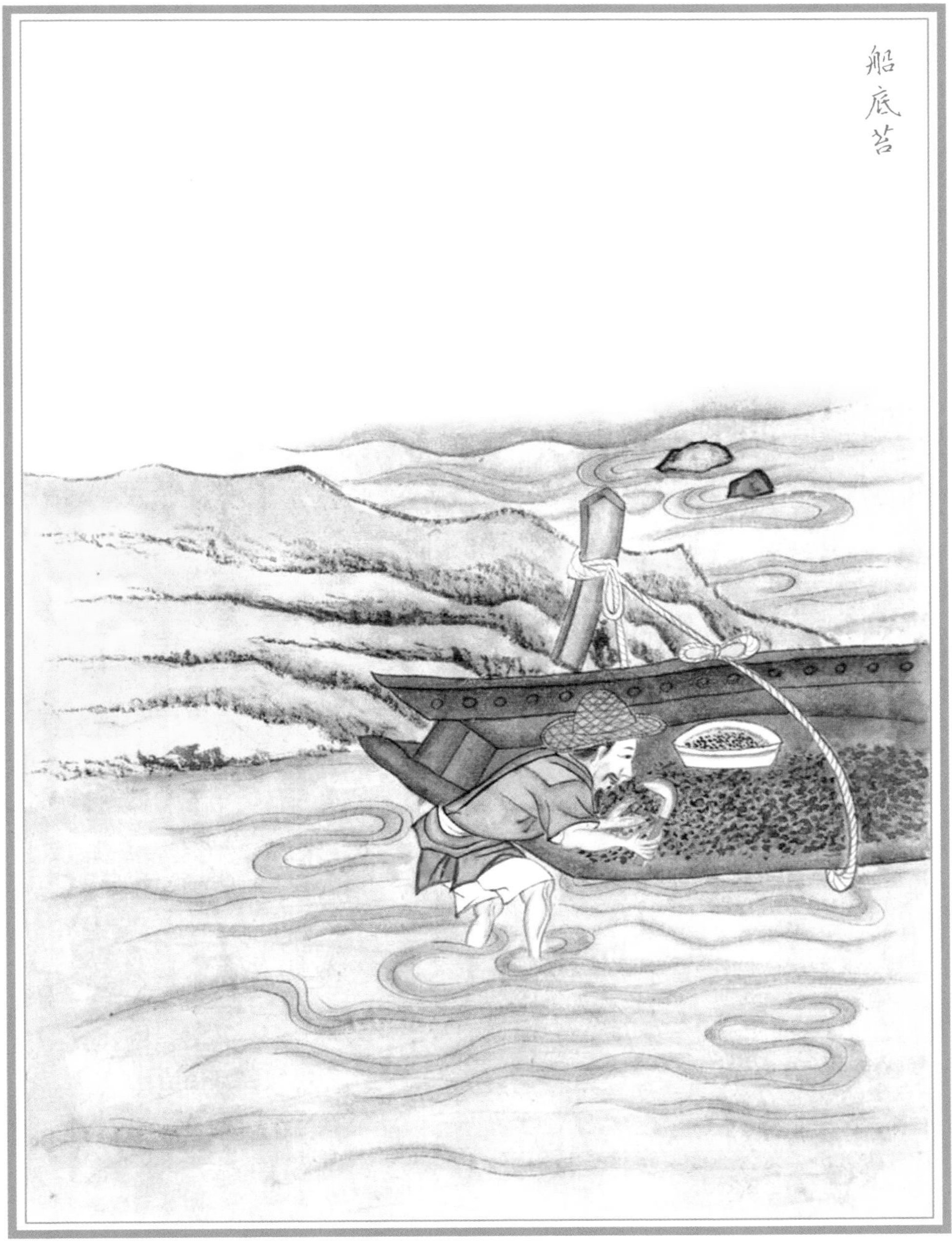
船底苔

紅荳蔻
廣州蒔蘿
艾納香

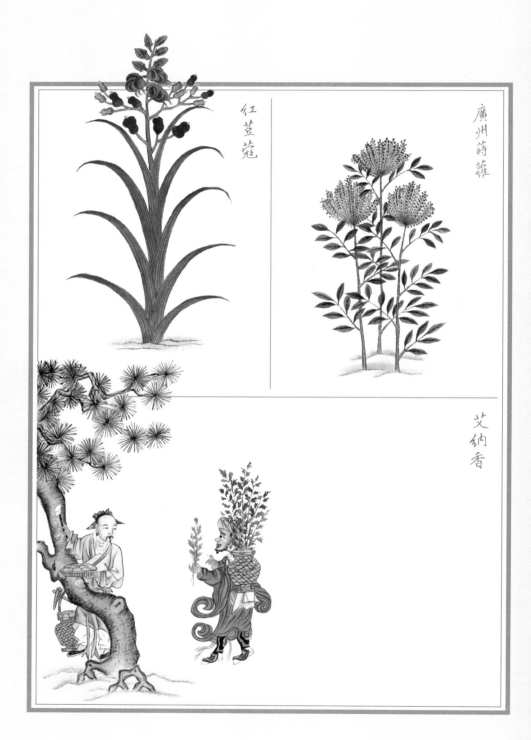

垣衣
文州甘松香

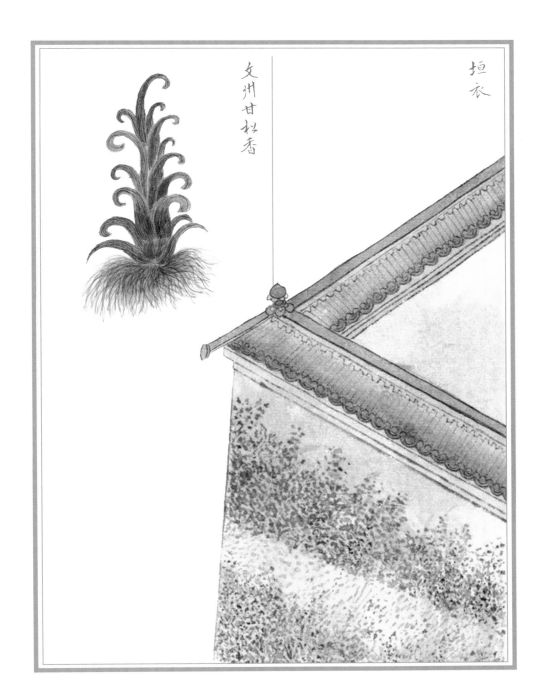

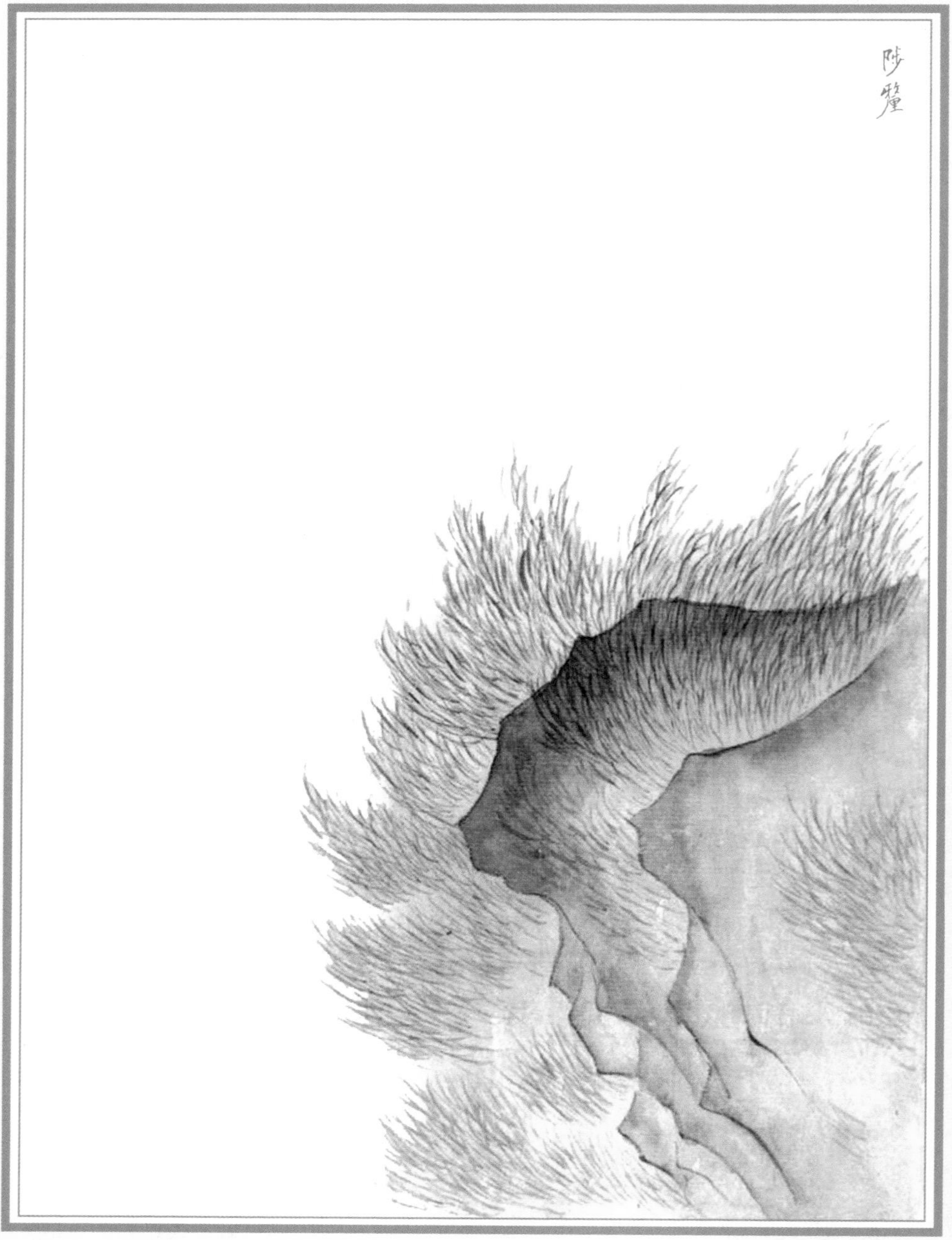
陟釐

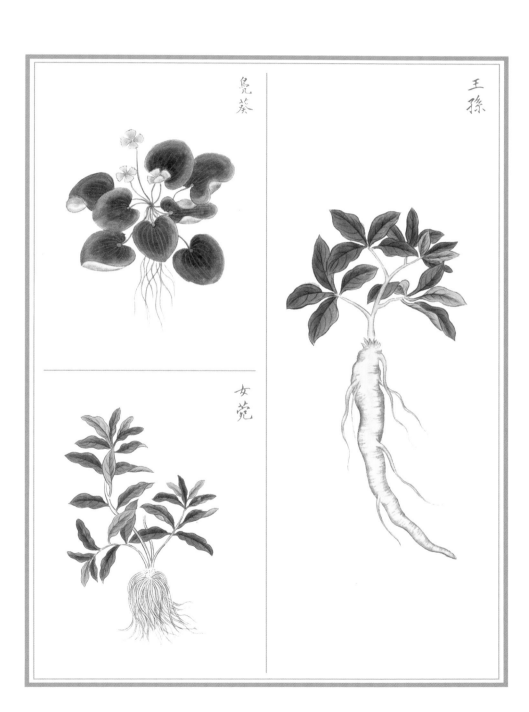

王孫

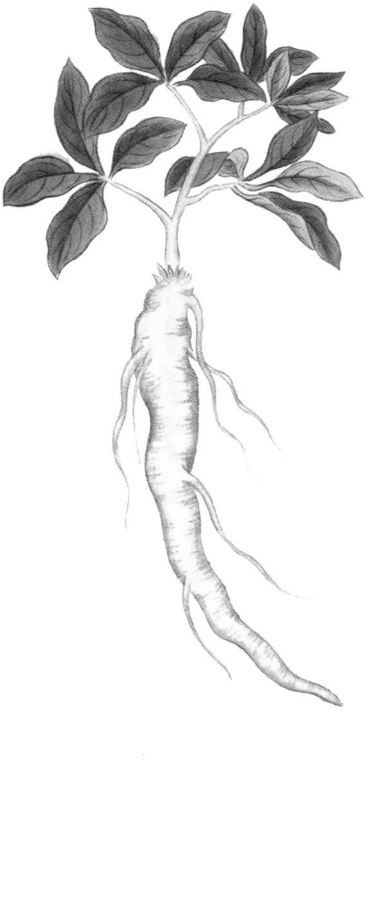

鳧葵

女菀

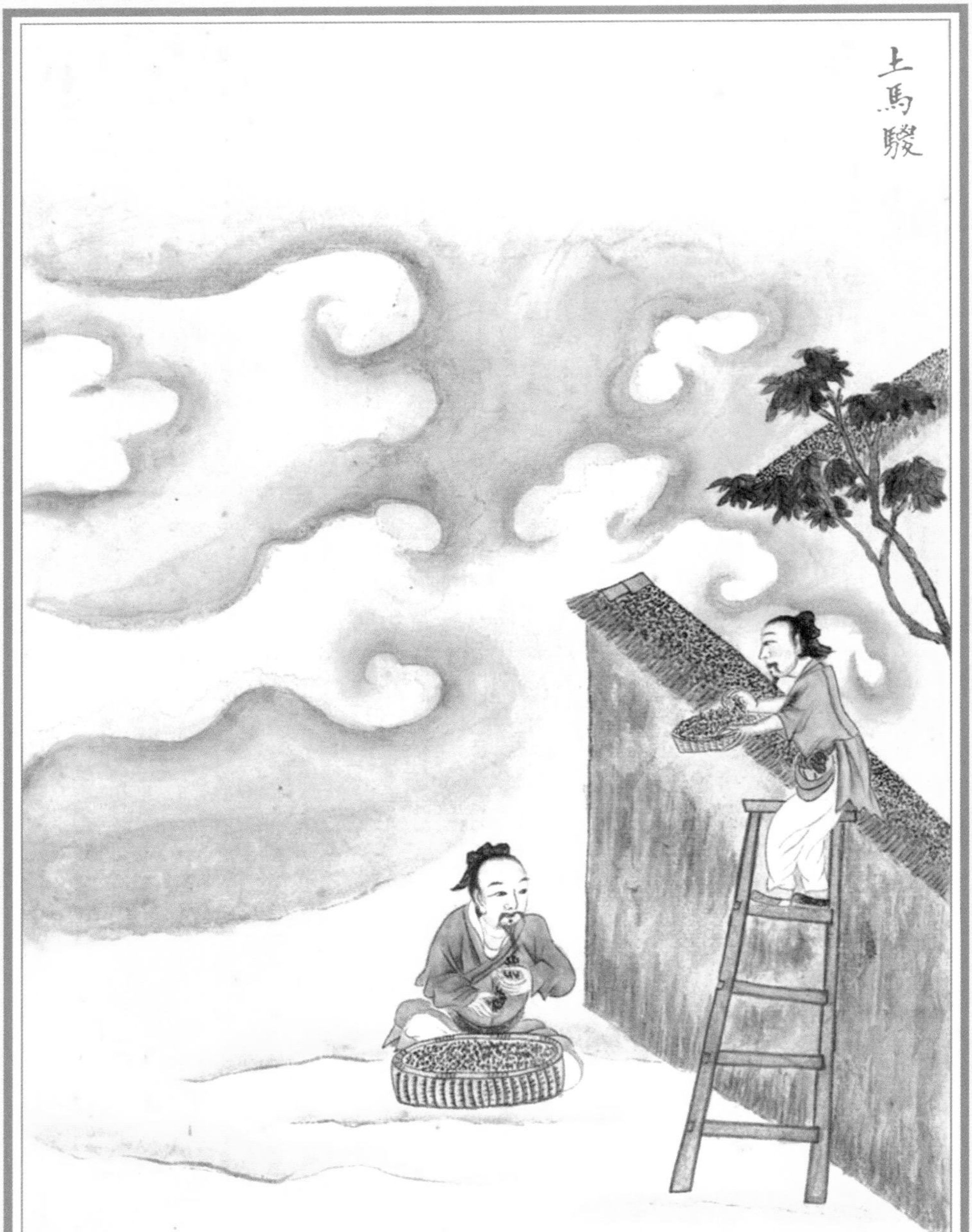
土馬騣

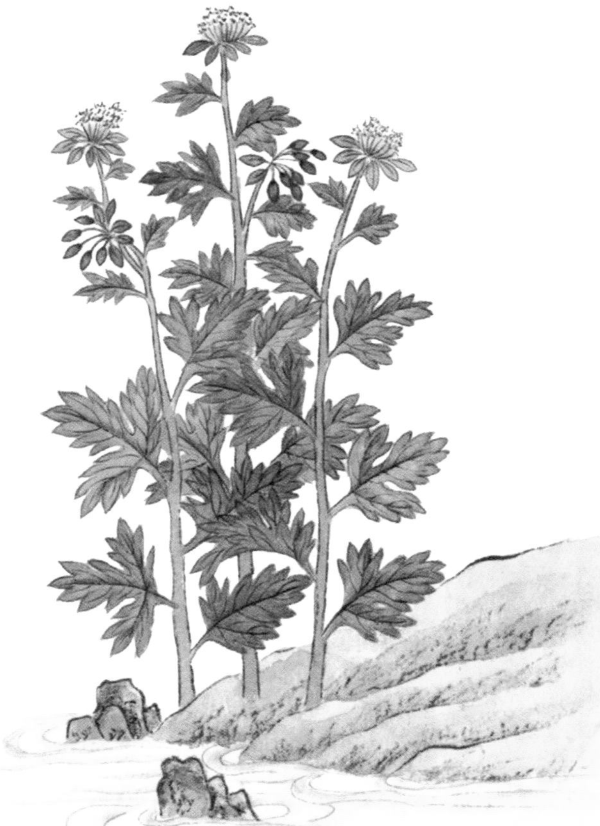

蜀羊泉

蔛草

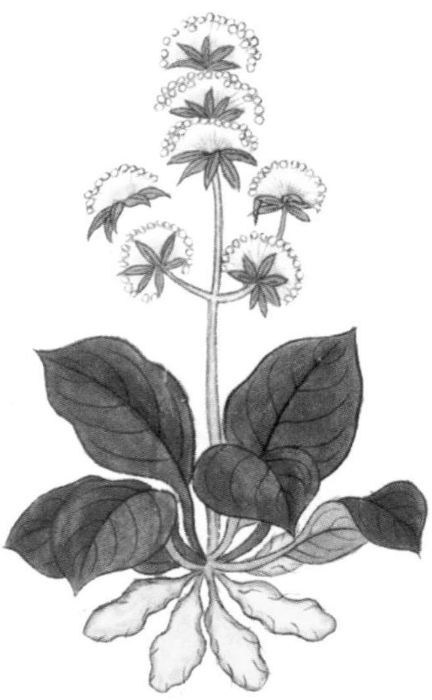

鱧腸

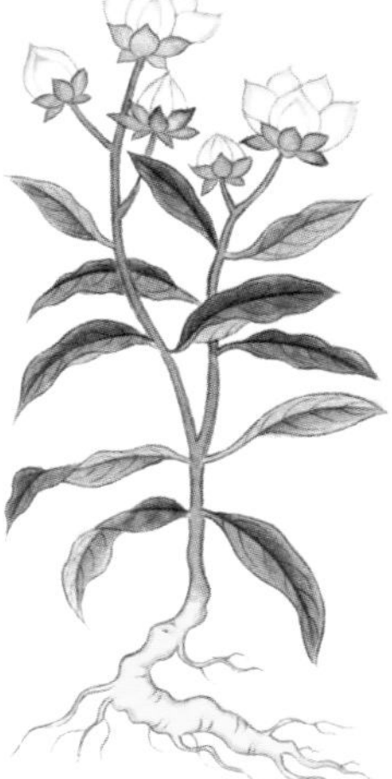

菟葵

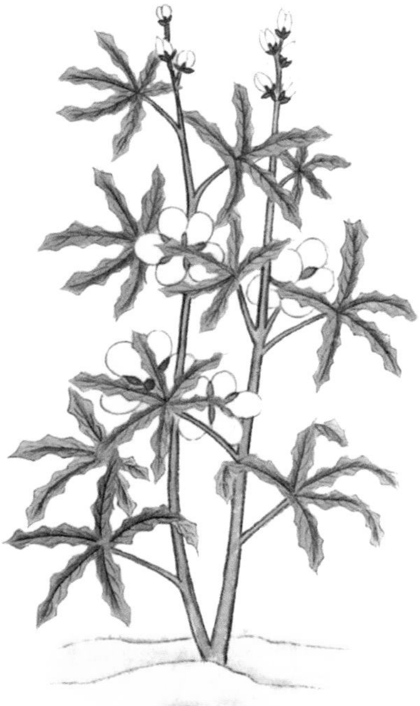

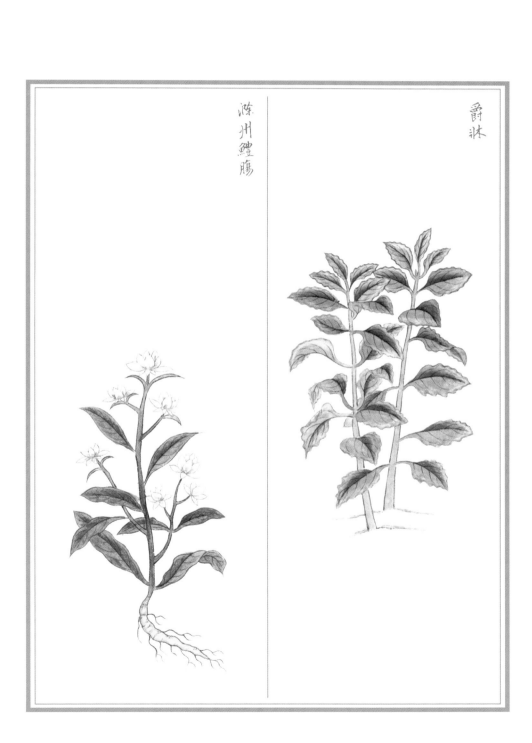

爵牀

滁州鱧腸

井中苔萍

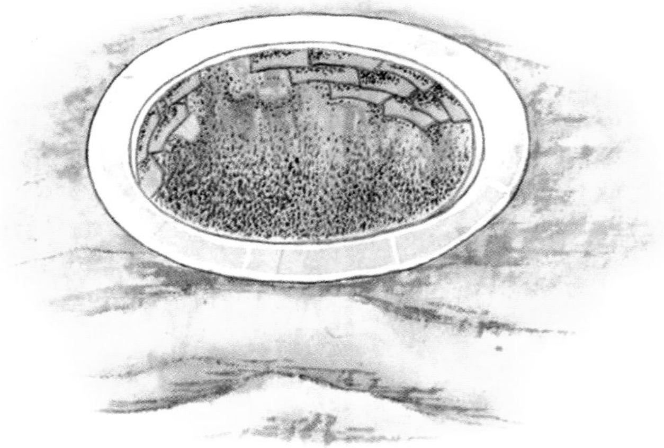

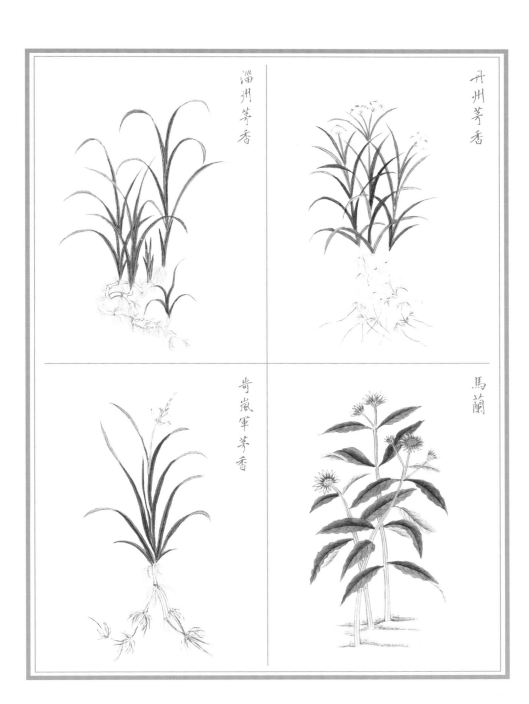

丹州茅香

淄州茅香

馬蘭

岢嵐軍茅香

眉州使君子

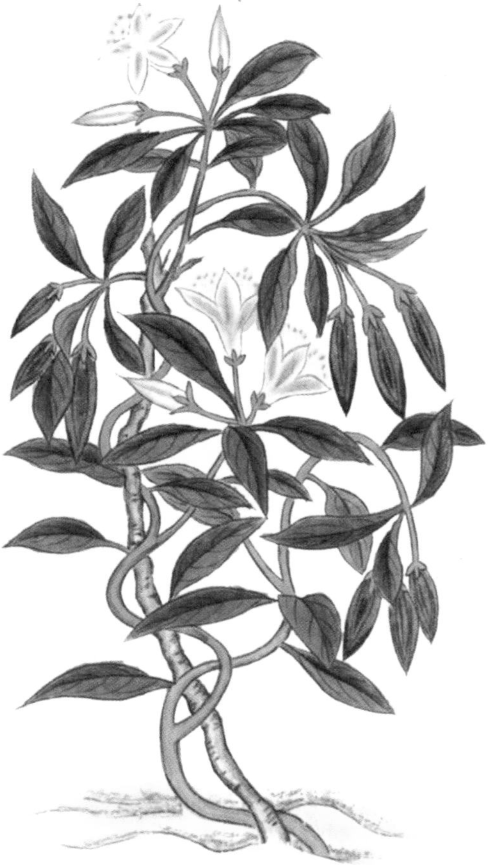

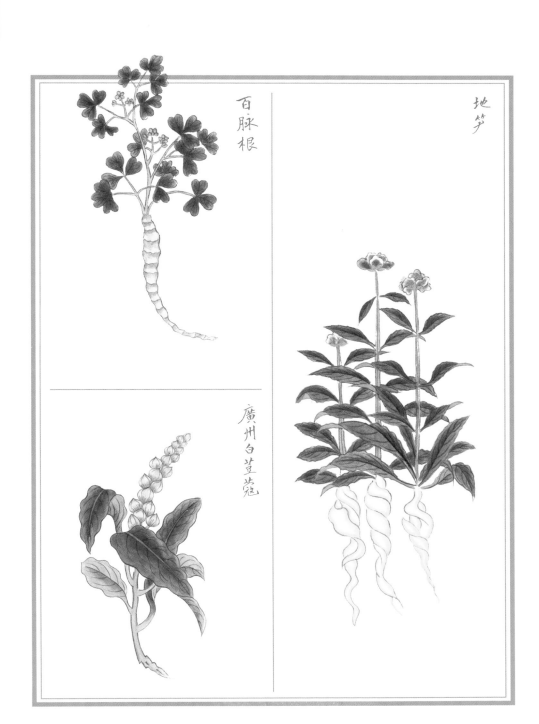

百脉根

廣州白荳蔻

地笋

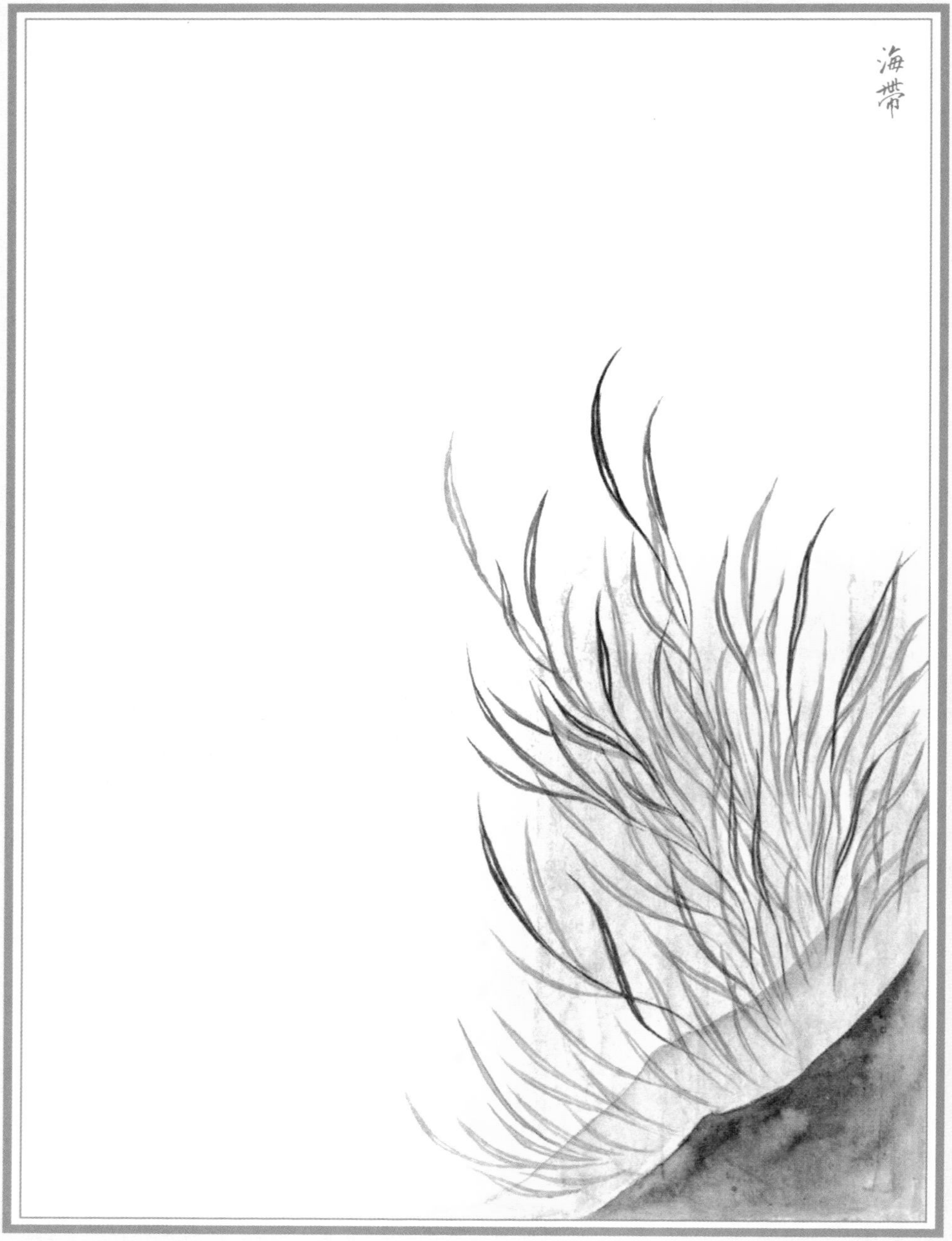
海帶

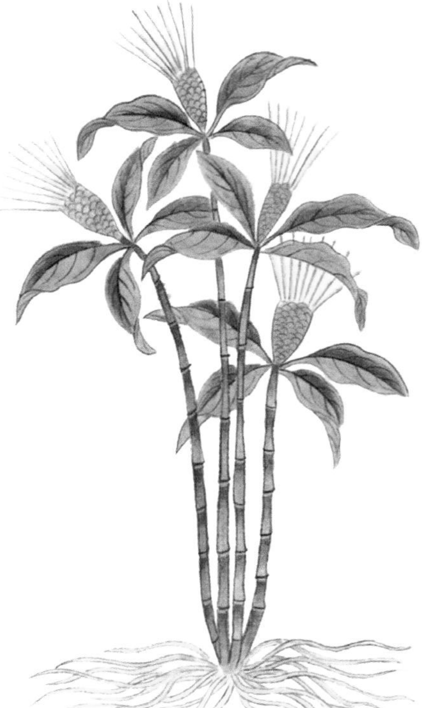

潤州翦草

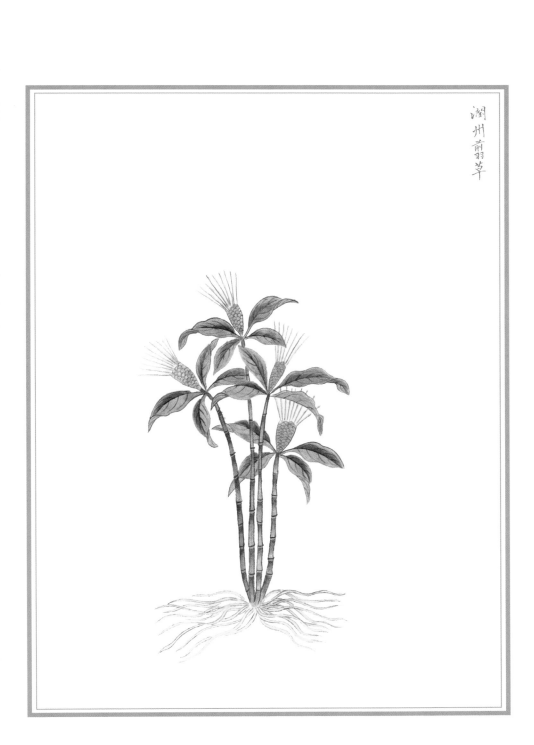

草药之名 大有学问

“草部”七至九卷，对应《本草品汇精要》著录的“草部下品”。其中，卷七收录四十七种，卷八收录四十六种，卷九收录三十七种，共一百三十种，大多是有一定毒性或偏性较强的药物。

非常具有代表性的毒性药物当属附子一类。本书中所绘附子、乌头、天雄、侧子虽然产地不一，图像有别，但其实出自同一种植物，即毛茛科植物乌头。乌头，主要以根入药，毒性成分以乌头碱为主。《神农本草经》载有附子、乌头、天雄三药，陶弘景《名医别录》又增侧子一条，而汉以前的医药文献中多出现乌喙的使用。至于具体的辨析，主要有以下几种说法：一是根据采摘时间的不同，如陶弘景《名医别录》认为，“八月采为附子，春采为乌头”，《证类本类》又说：“冬月采为附子，春采为乌头。”另一种是根据生长时间的长短，如《广雅》云：“一岁为侧子，二年为乌喙，三年为附子，四年为乌头，五年为天雄。”但被本草学普遍认同的是根据生长部位和形态的不同而区分。据韩保升《蜀本草》所言，乌鸟头者为乌头，两歧者为乌喙，细长至三四寸者为天雄，根旁如芋散生者为附子，旁连生者为侧子。宋代杨天惠有《彰明附子记》，谓附子的品名共有七种，即“其种之化者为乌头，附乌头而傍生者为附子，又左右附而偶生者为鬲子，又附而长者为天雄，又附而尖者为天锥，又附而上出者为侧子，又附而散生者为漏篮”。但在这么多的品种中，最常用的还是附子和乌头。

植物乌头的侧根品名为附子，以蜀地梓州所产最为道地，本书图谱即以“梓州附子”为示例。附子分生、熟两种。生附子毒性较强，熟制后，可明显降低其中乌头碱的毒性，当前加工炮制品包括盐附子、黑附片、白附片等。

同一植物的主根称为乌头，古书中又有茇、堇、乌喙、奚毒、鸡毒、耿子、毒公等多种别称，可见古人对这一植物的重视。乌头有川乌头和草乌头两种，主要通过产地而区别，前者指产于四川的栽培品种，后者指产于其他地区的野生种或北乌头。本书图谱中出现的产地便有晋州、成州、邵州、梓州、江宁、龙州等，可谓遍布全国。乌头是古人常用毒药的来源之一，从乌头中提取的汁液制作的药膏称“射罔”，制成毒箭，有见血封喉之效。

后来被认为是养生要药的何首乌，出现在本书卷七，也就是《本草品汇精要》的“下品”中。据目前的文献记载，何首乌入药最早见于唐代的《日华子本草》。此药原名“交藤”，因为一个名叫何首乌的人采食而得名。唐代李翱《何首乌传》，讲述了一家祖孙三代因服食此药而长寿多子的故事。祖父何能嗣，天生体弱，年五十八岁，无妻无子，偶见野外藤蔓相交，便掘其根服用，十年间身轻体健，且生数子，与儿子延秀都活到一百六十岁。延秀生子名何首乌，“首乌服药，亦生数子，年百三十岁，发犹黑”。何首乌一药因此闻名。何首乌又名野苗、夜合、地精、陈知白、桃柳藤、赤葛等，藤茎名夜交藤，块根名何首乌。传统本草认为何首乌有赤、白两种，赤者为雄，白者为雌。当前药用的多为赤首乌，属蓼科植物；而白首乌是萝藦科植物牛皮消的块根，严格来说与赤首乌不是同一科属。

如果说“何首乌”是以传说中的人物命名，那么卷八的“刘寄奴”便来自真实的历史人物，但同样带有明显的神话色彩。寄奴，是南朝宋高祖刘裕的小名。《南史·武帝本纪》记载，刘裕称帝前，曾于山林中射伤一条大蛇。第二天他发现几个青衣童子在山林中捣药，遂询问，童子回答：“我们的王被刘寄奴射伤，我们为他配制敷伤口的药。”又称刘寄奴有帝王之命，因此不能加害。刘裕喝散童子，收药而归，因此此药就以“刘寄奴”命名。后来用这种草药外敷治疗金疮，非常灵验。又因“刘（劉）”繁体可拆为“卯金刀”，故以“金”代“刘”，将“刘寄奴”称为“金寄奴”。刘寄奴出自菊科植物奇蒿，与艾蒿相似，分布较广，以带花穗的全草入药。

这部分植物中，最具文化意义的当属“萱草”。不同的寓意赋予萱草不同的别名。如萱草又名“忘忧”“疗愁”，最早出于《诗经》。《卫风·伯兮》中记载了一位思妇的吟唱："焉得谖草？言树之背。愿言思伯，使我心痗。""谖草"即萱草。诗句表达了种植萱草，可以赏花以忘忧的意思。萱草还是母亲的象征，如孟郊的《游子吟》诗写道："萱草生堂阶，游子行天涯。慈亲倚堂门，不见萱草花。""萱堂"指母亲的居室，也可借指母亲。萱草一名"宜男"，据周处《风土记》记载，怀孕妇女佩戴萱草花，可以生男孩，故名宜男。李时珍又言，萱草苗烹煮的气味如葱，而鹿食九种解毒之草中包括萱草，因此萱草又名"鹿葱"。萱草属百合科，花朵呈橘红或橘黄色，极具观赏性。花蕾干制后，即是金针菜，又称黄花菜。萱草夏季采花，秋季采根入药，嫩苗和花作蔬菜食用，有较高的营养价值。萱草的毒性也很明显，与其中主要集中在根部的秋水仙碱有关，并且因品种和产地的不同毒性有很大差异，但加热六十摄氏度以上可使其毒性减弱，甚至完全破坏。鲜金针菜中亦含有少量秋水仙碱，如果处理不当则会中毒，出现动风、昏然如醉的症状，古人将这些反应作为"忘忧"的一种解释。而我们现在知道鲜金针菜不宜食用，食用干制品之前也一定要用开水焯熟，避免产生不良反应。

后世更多作为食物而不是药物来看待的，还有卷八的"菰"。《本草品汇精要》虽然将其归在"下品"，但菰和水稻一样属禾本科植物，人们最早食用的是它的果实，即菰米（又名雁膳、菰粱、茭米、雕胡米等，是一种主食）。李白有诗句"跪进雕胡饭，月光明素盘"（《宿五松山下荀媪家》），杜甫也有诗句"滑忆雕胡饭，香闻锦带羹"（《江阁卧病走笔呈崔卢两侍御》），其中的"雕胡饭"即是菰米饭，口味香滑，为唐人所推崇。菰根入药，最早见于晋代《本草经集注》，陶弘景认为其性冷利，可清热除烦，生津止渴。菰的茎秆若被黑粉菌寄生，便生长得白嫩肥大，如竹笋状，即是我们熟悉的茭白（又名菰笋、茭瓜），但不能开花结实。正因为茭白的价值更为人们认可，因此从宋代以后，人们开始有意识地栽培被黑粉菌寄生的菰，生产茭白作为蔬菜食用，而菰米的产量就此减少。

这部分还有许多名称中出现动物的植物，反映出古人通过观察自然界动植物之间的联系，从而给药物命名的观念。其中，最多见的是以形态相似而命名，如虎掌、鸢尾、牙子（一名狼牙）、鼠尾草、马勃、鸡冠等。有因某种动物喜食而命名者，如蛇莓、鹿药，后者《本草图经》称："苗根并似黄精，其根鹿好食，故名鹿药也。"有因动物发现该药的疗效而命名者，如蛇含，据李时珍引刘敬叔《异苑》云，有位农夫发现受伤的蛇衔此草敷于伤口，后试用治疗疮疡蛇毒，皆验，因此得名。也有因动物食用后的反应而命名者，如羊踯躅，又名闹羊花、惊羊花、羊不食草，有大毒，陶弘景言："羊误食其叶，踯躅而死，故以为名。"

另外，"草部"中还载有故麻鞋底、败蒲席、甑带灰、败船茹、屐屧鼻绳灰、败芒箔、弓弩弦等名称中带有日用器具类物品的药物，其功效多与制作物品的材质相关，同时也被赋予一些社会文化内涵。如故麻鞋底、弓弩弦多以麻制，两者都有轻捷快速之义，故用治难产。败蒲席、甑带与屐屧鼻绳（相当于鞋带）多是蒲草所制，败芒箔是废弃的茅草帘子，这些用来煮汁或烧灰入药，都有止血疗疮、化瘀解毒等作用。败船茹是船上刮下的竹茹，古人用竹茹来补船漏处，研末用以止血、治金疮，现代已皆不用。又有"质汗"一药，出自陈藏器《本草拾遗》，称来自西番，是用甘草、松泪、柽乳、地黄合热血一同煎成，状如凝血，治疗金疮折伤有神效。图谱所绘胡人制药的情景颇为传神，但该药物的具体来源还需进一步考证。李时珍《本草纲目》将其归于“木部”，似乎更为合适。

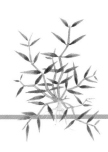

旋覆花 隨州　藜蘆 解州二

鉤吻　射干 滁州

蛇含 興州　常山

蜀漆 明州 海州二　甘遂 江寧府

白斂 滁州　青葙子 滁州

雚菌　白及 興州

大戟 滁州 信州 河中府 并州　澤漆 冀州

茵芋 絳州　赭魁

金石昆蟲艸木狀

艸七

附子 梓州二 烏頭 晉州 部州 成州 梓州

江寧府 龍州 天雄

側子 峽州 半夏 齊州

虎掌 冀州 江州 由跋

鳶尾 大黃

葶藶 曹州 成德軍 丹州 莨菪 秦州

桔梗 解州 和州 成州 艸蒿 二

佛耳艸

狼把艸

貫衆 淄州　蕘花

牙子 江寧府　及己

山躑躅 海州　羊躑躅 潤州

藿香 蒙州　何首烏 西京

商陸 并州 鳳翔府　威靈僊 并州 石州 晉州 寧化軍

牽牛子 越州　蓖麻 明州 儋州

天南星 江寧府 滁州　三賴

八角茴香　兩頭尖

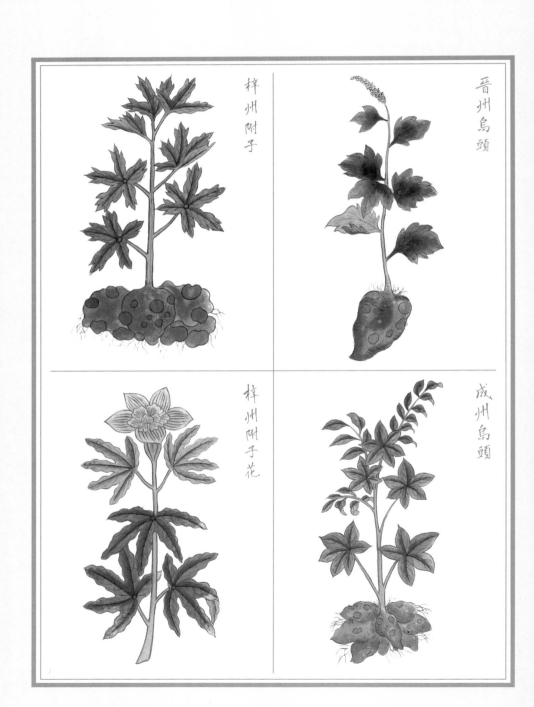

晉州烏頭

梓州附子

成州烏頭

梓州附子花

梓州草烏頭

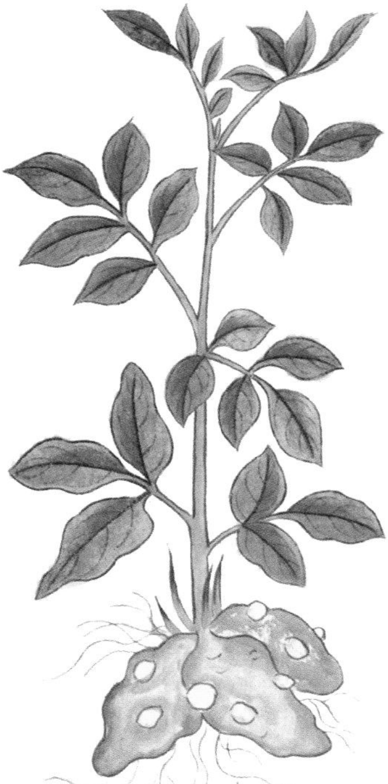

邵州烏頭

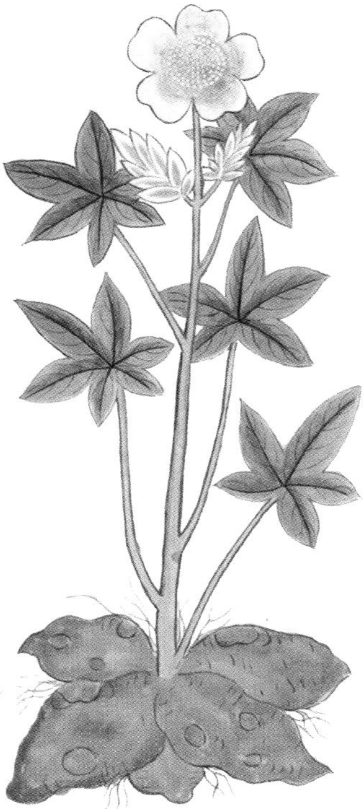

天雄

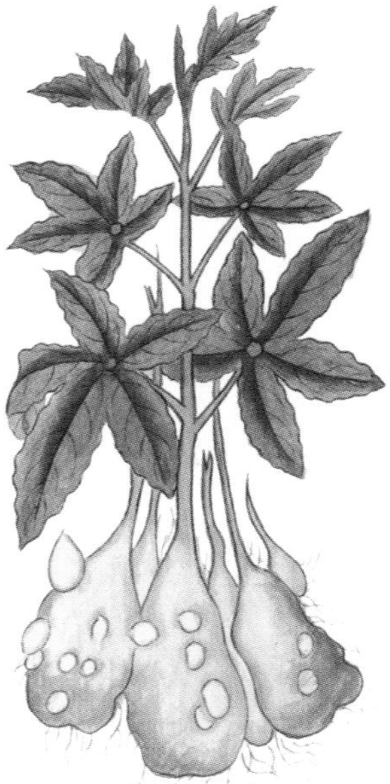

江寧府烏頭

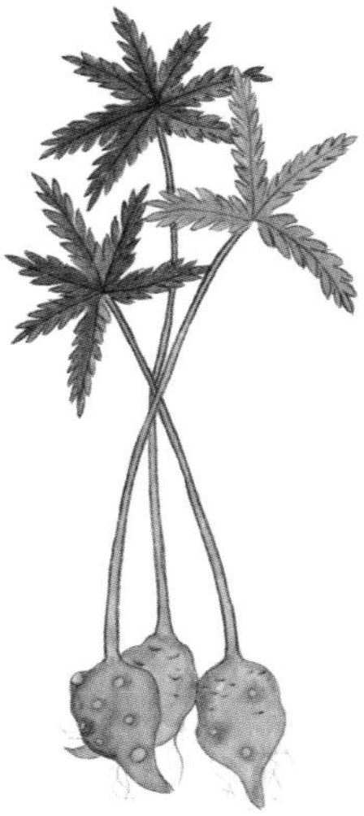

龍州烏頭

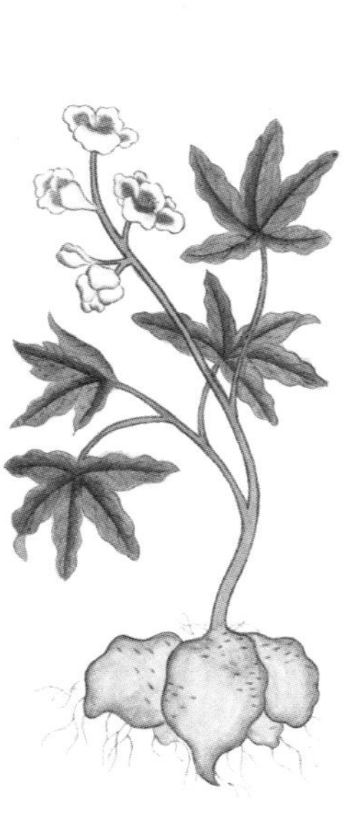

齊州半夏

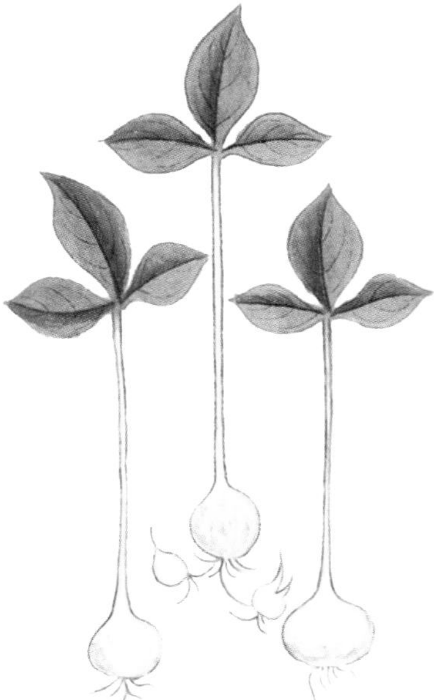

峡州側子

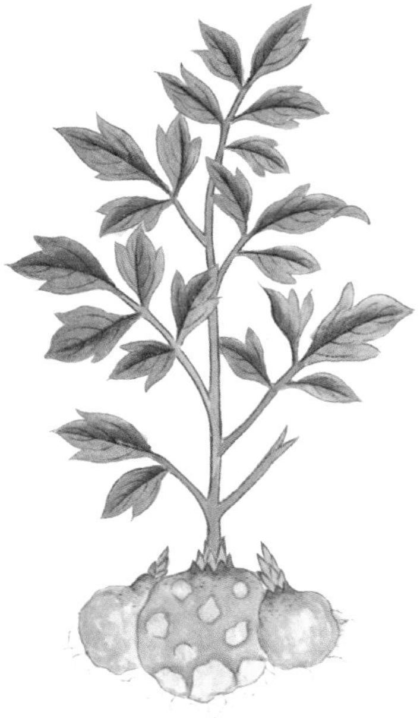

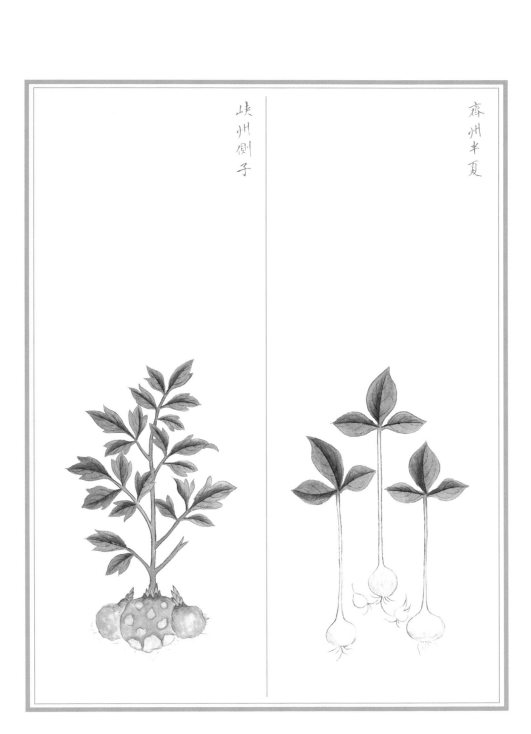

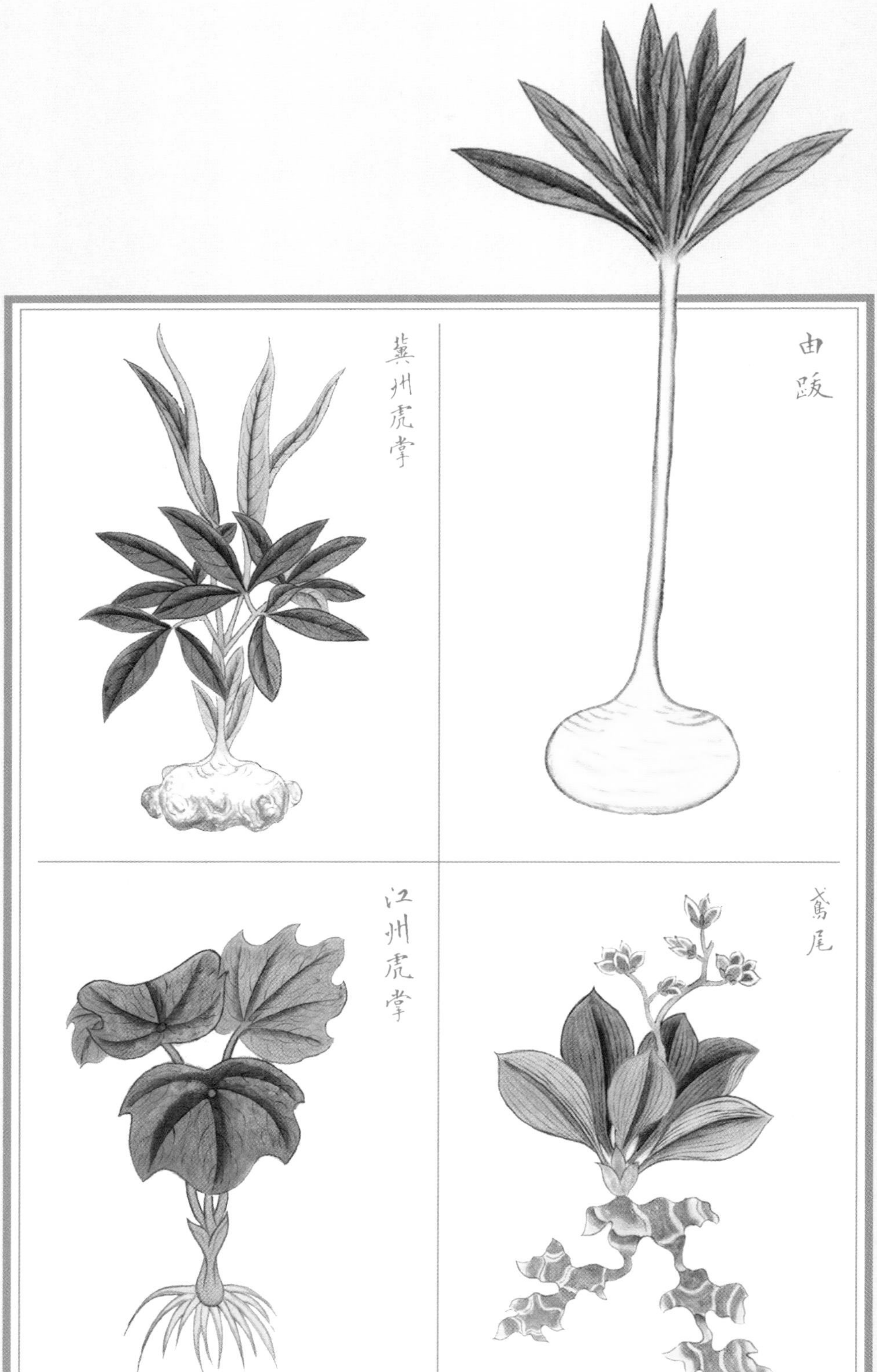
由跋
冀州虎掌
鳶尾
江州虎掌

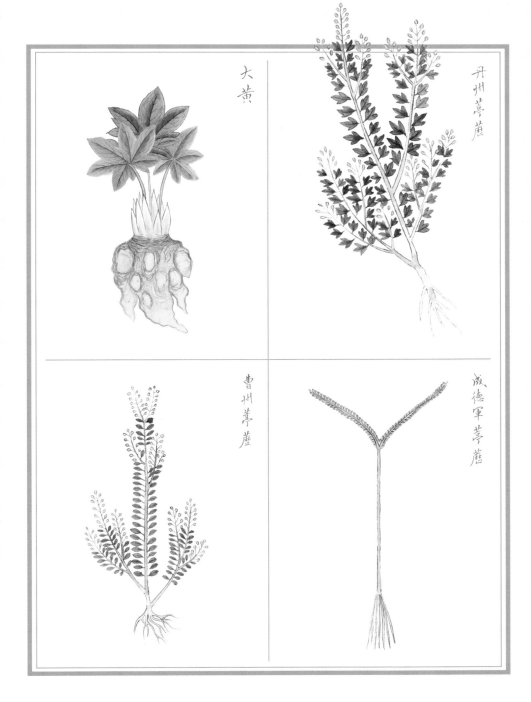

丹州葶藶

大黄

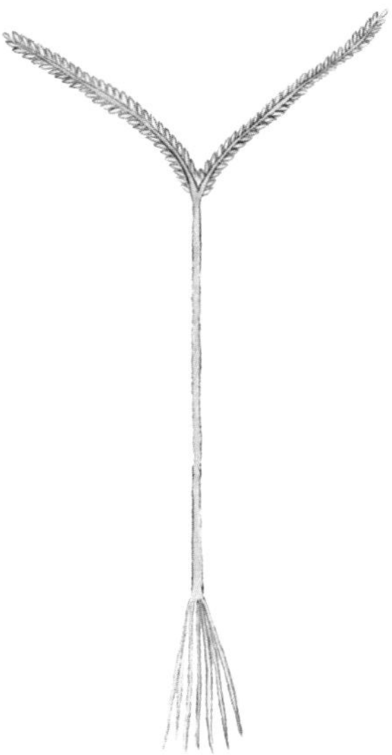

成德軍葶藶

曹州葶藶

觧州桔梗

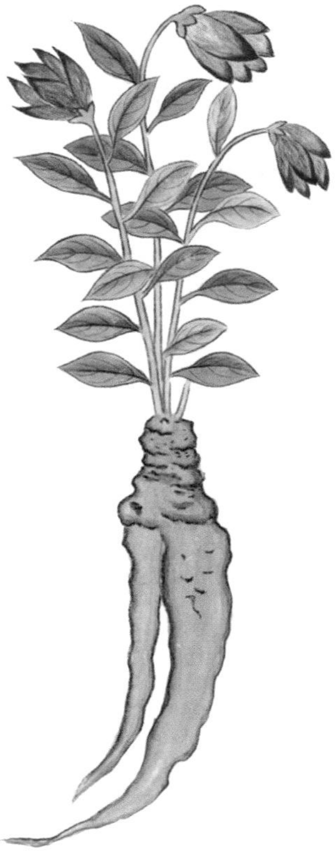

秦州莨菪

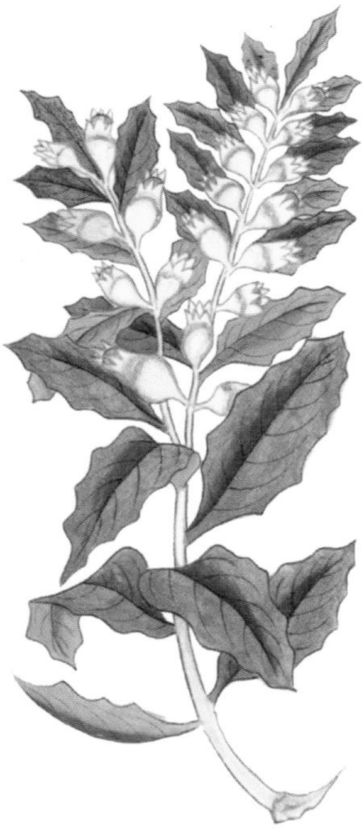

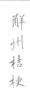

和州桔梗

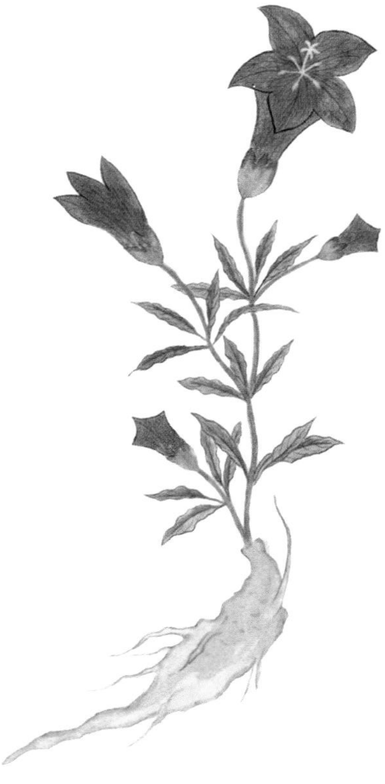

成州桔梗

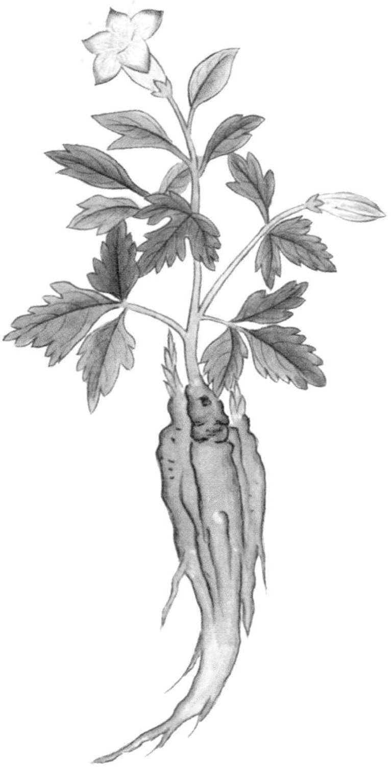

草蒿

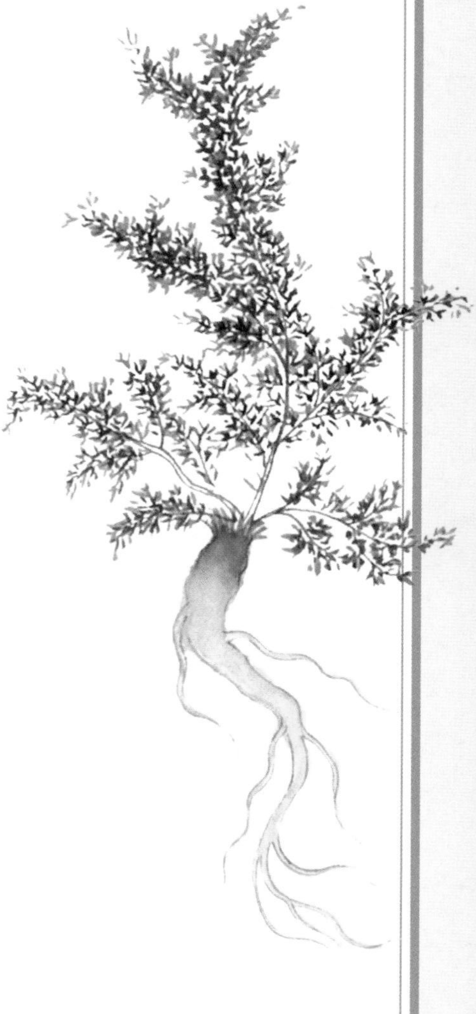

草蒿

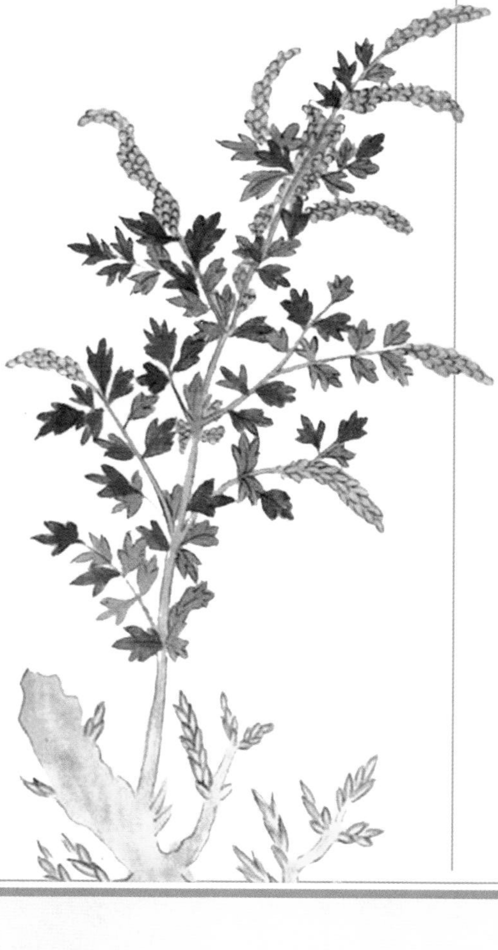

解州藜蘆

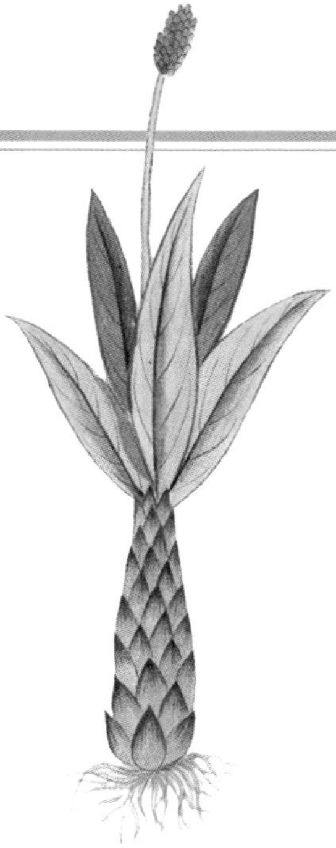

解州藜蘆

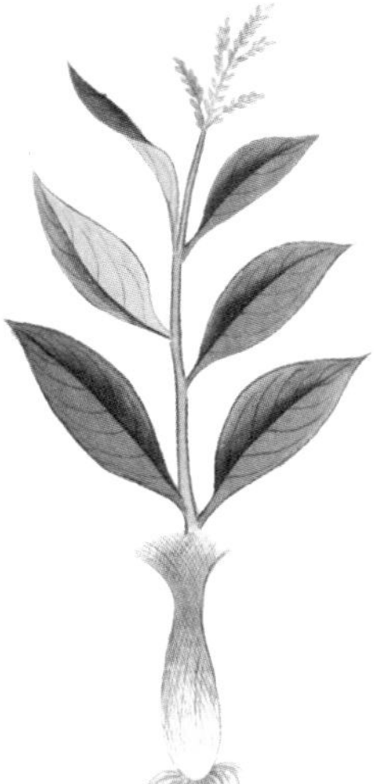

随州旋覆花

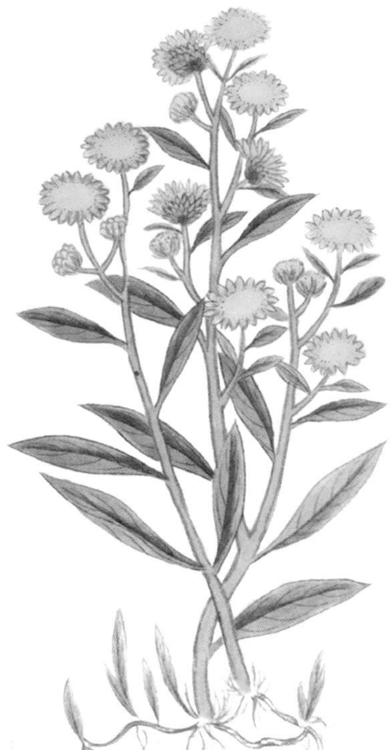

鉤吻

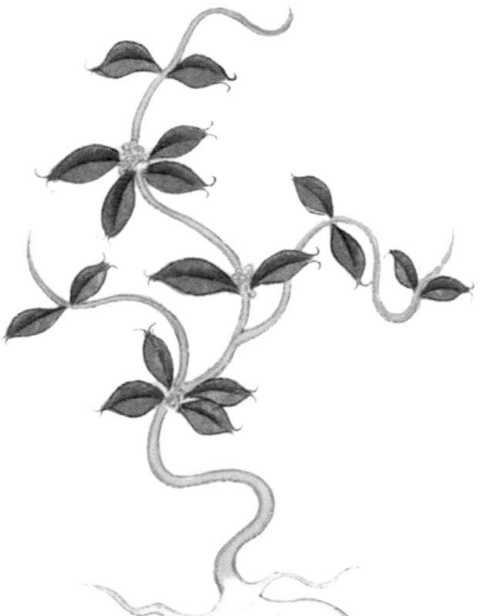

滁州射干

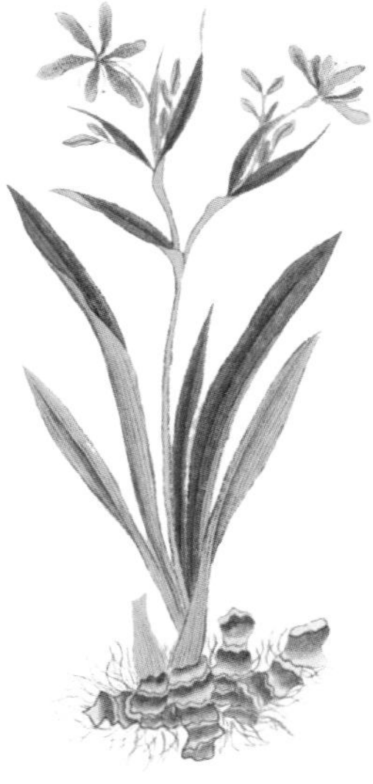

興州蛇含

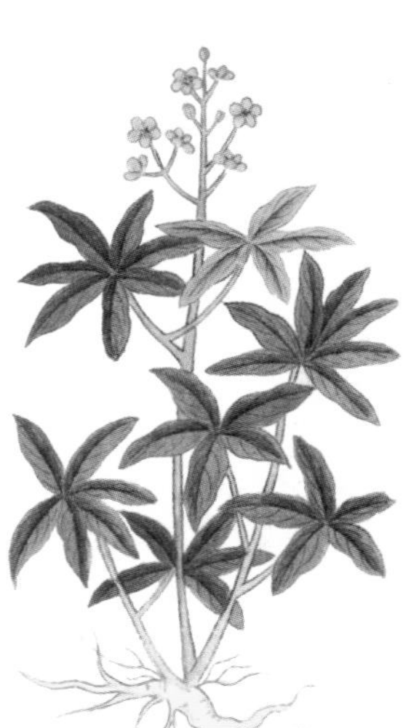

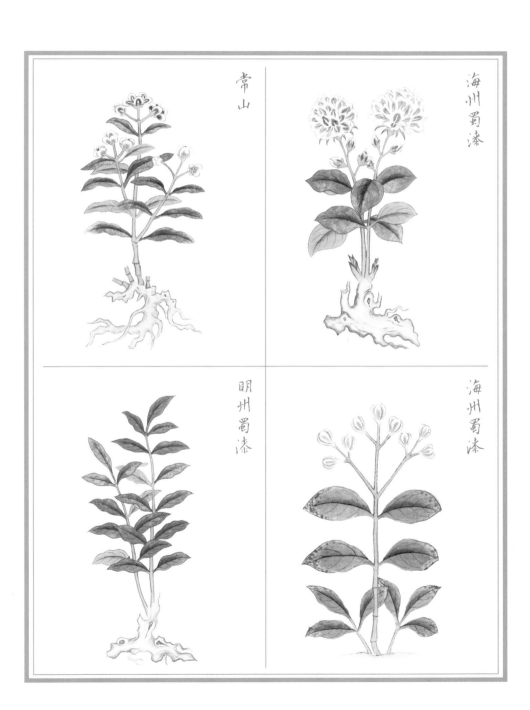

海州蜀漆

常山

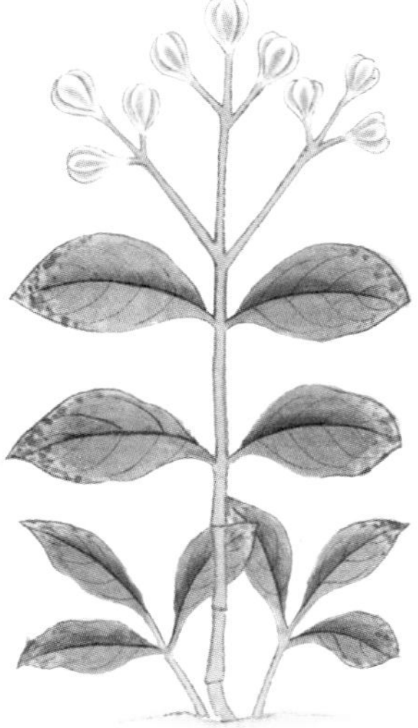

海州蜀漆

明州蜀漆

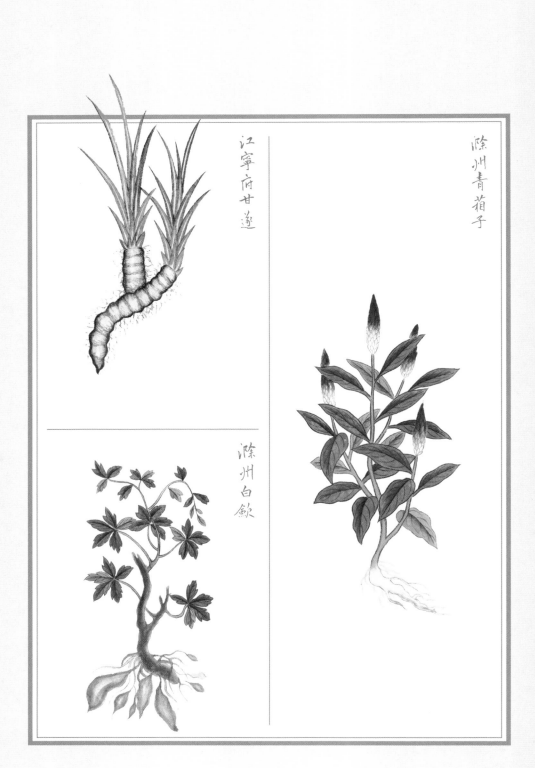

滁州青葙子

江寧府甘遂

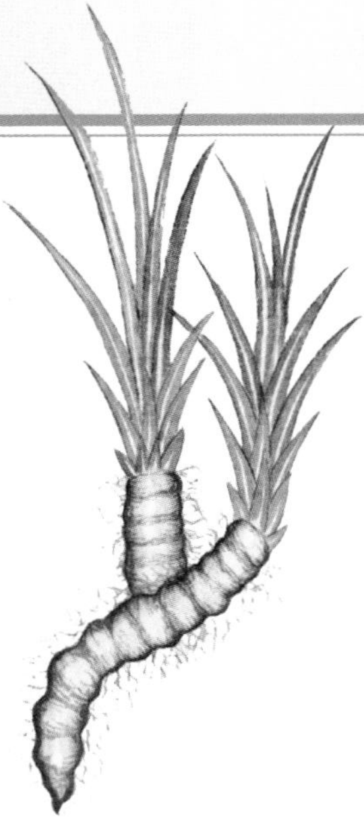

滁州白歛

興州白及

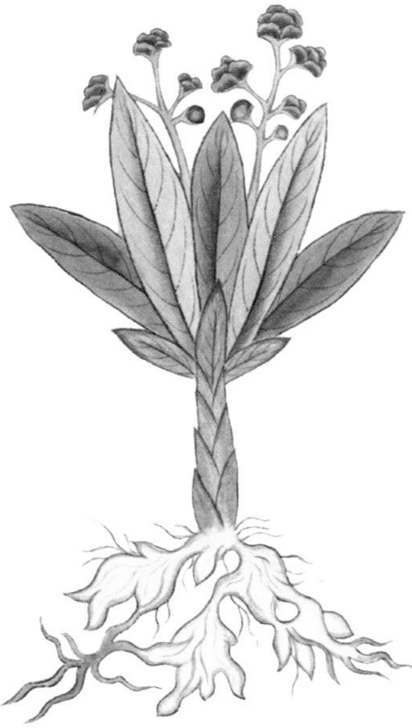

藋菌

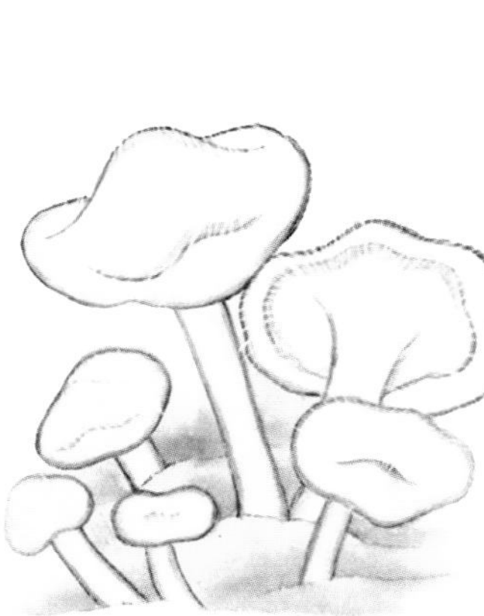

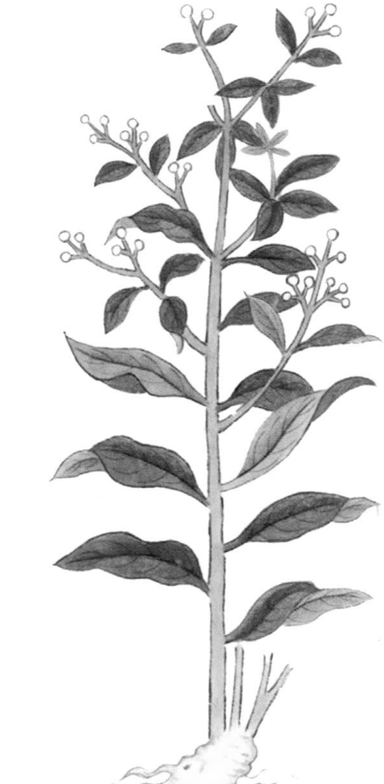

滁州大戟

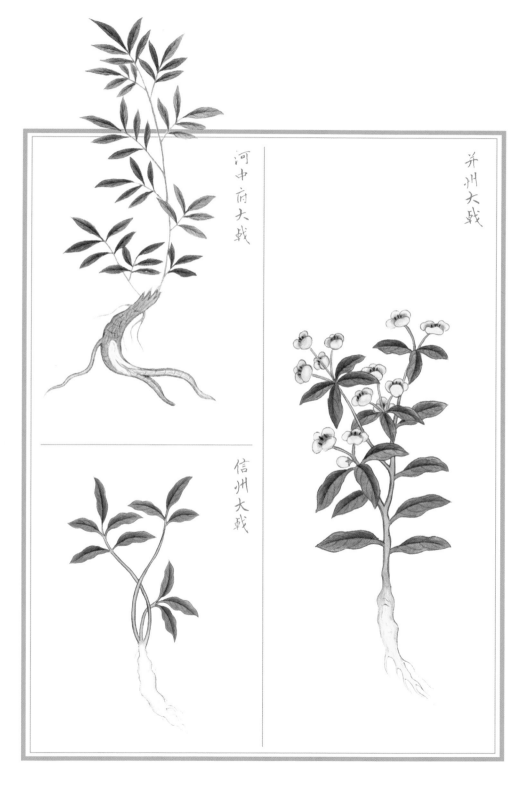

并州大戟

河中府大戟

信州大戟

絳州茵芋

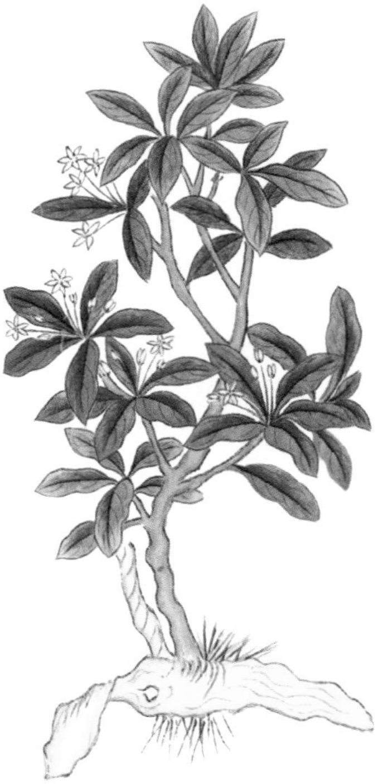

冀州澤漆

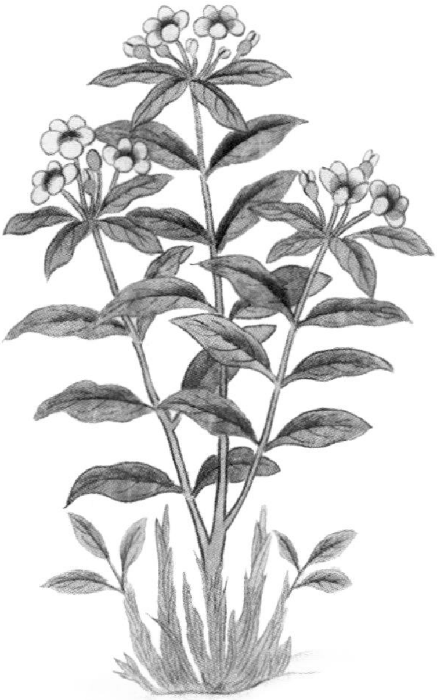

淄州貫衆

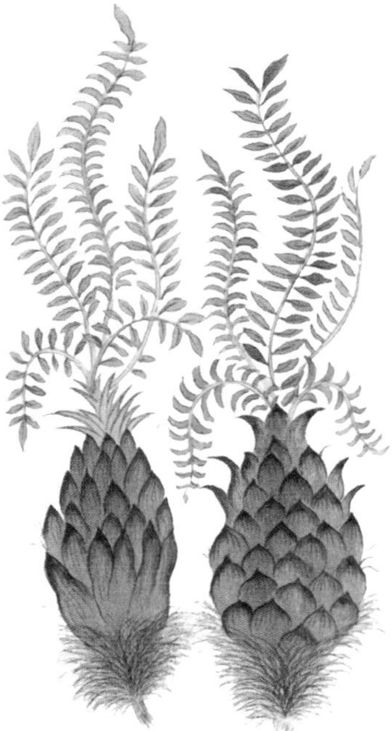

赭魁

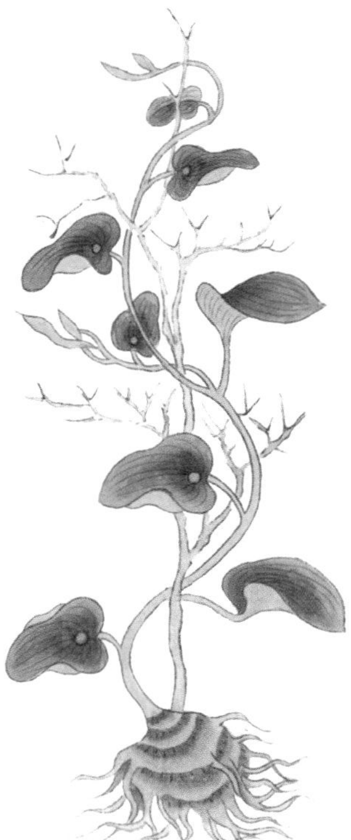

芫花

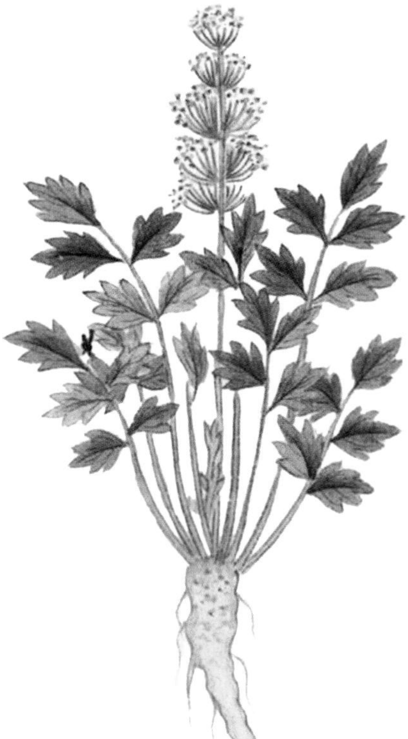

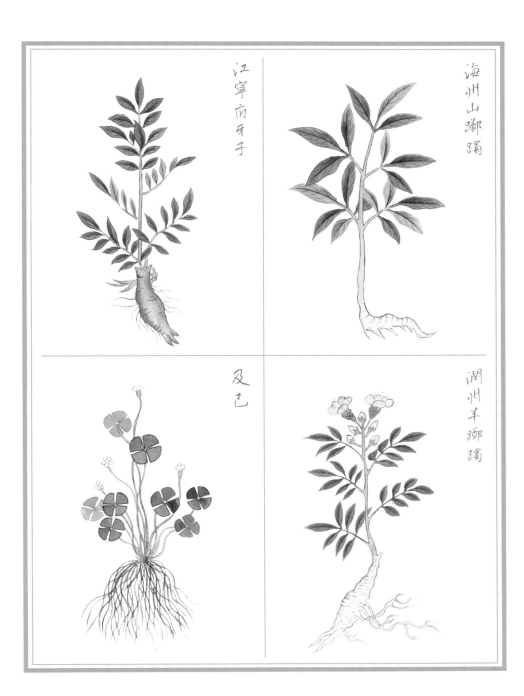

海州山躑躅

江寧府牙子

潤州羊躑躅

及己

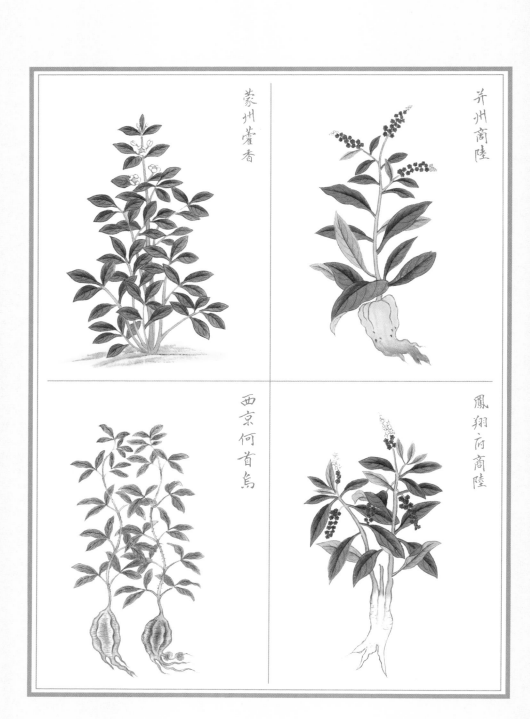

并州商陸

蒙州藿香

鳳翔府商陸

西京何首烏

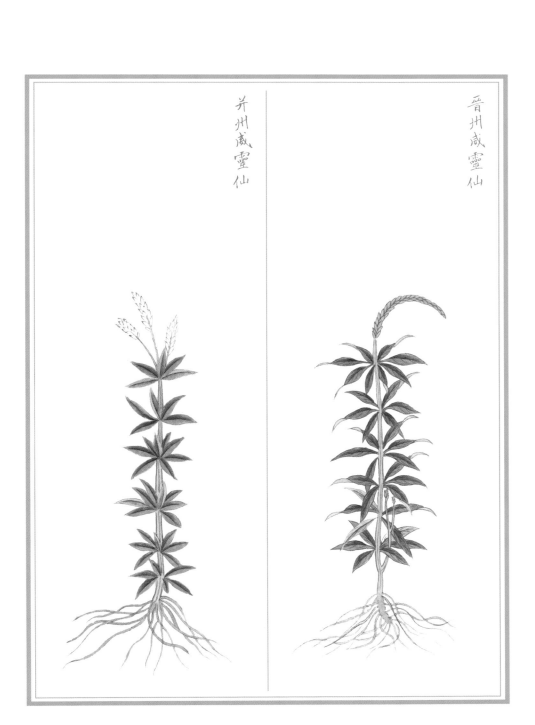

晉州威靈仙

并州威靈仙

寧化軍威靈仙

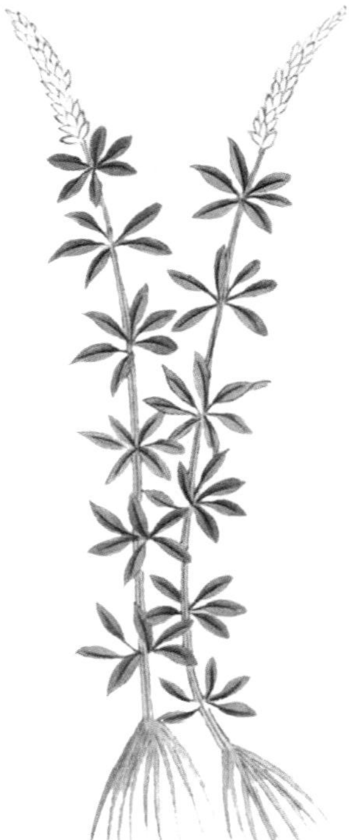

石州威靈仙

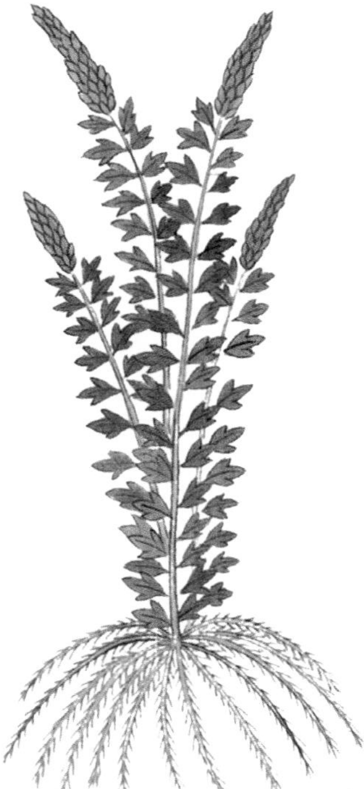

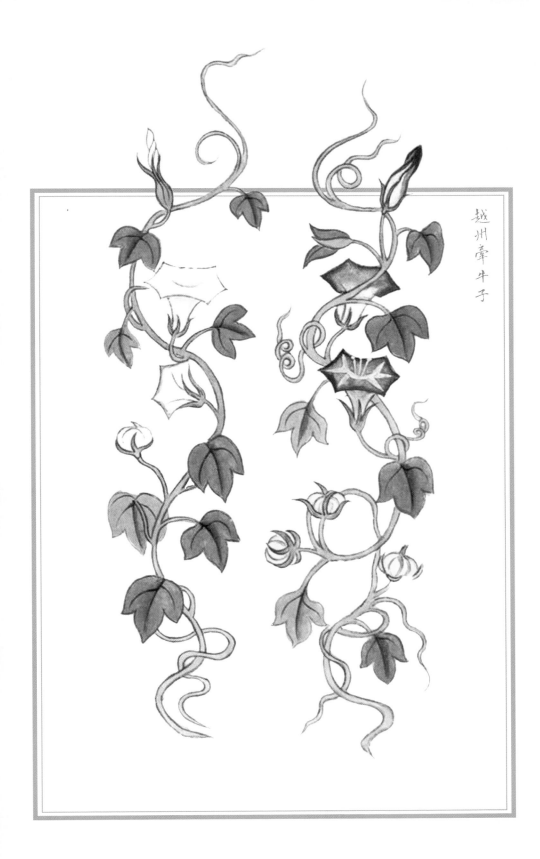

越州牽牛子

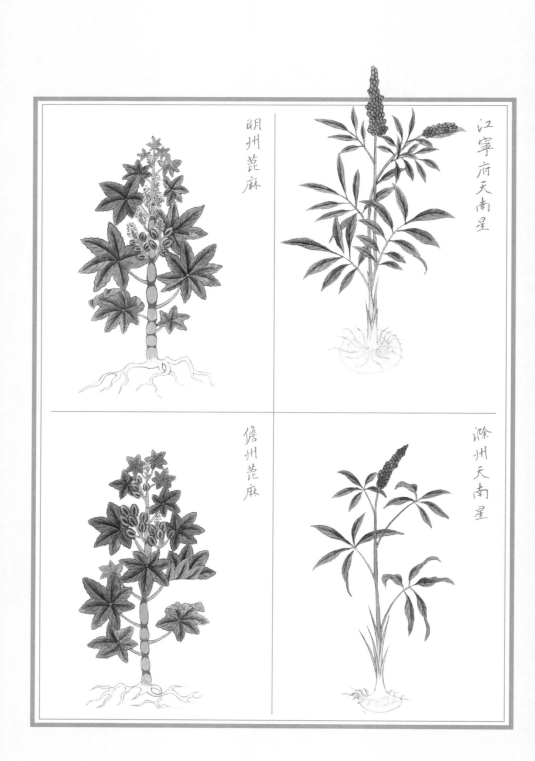

江寧府天南星

明州萞麻

滁州天南星

儋州萞麻

三頼

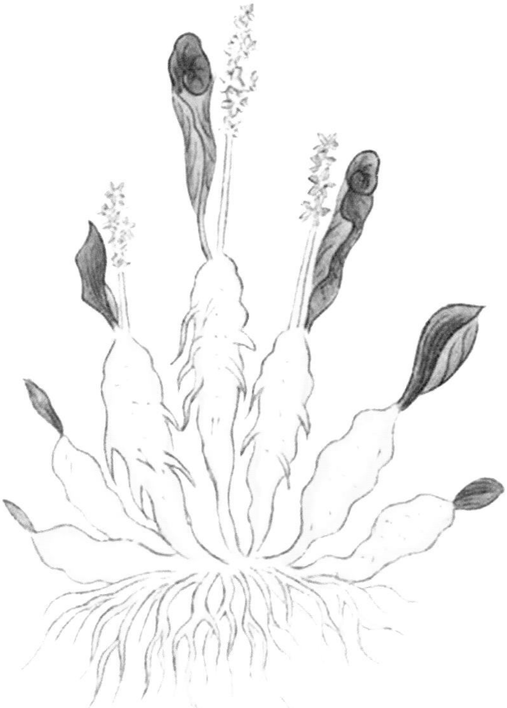

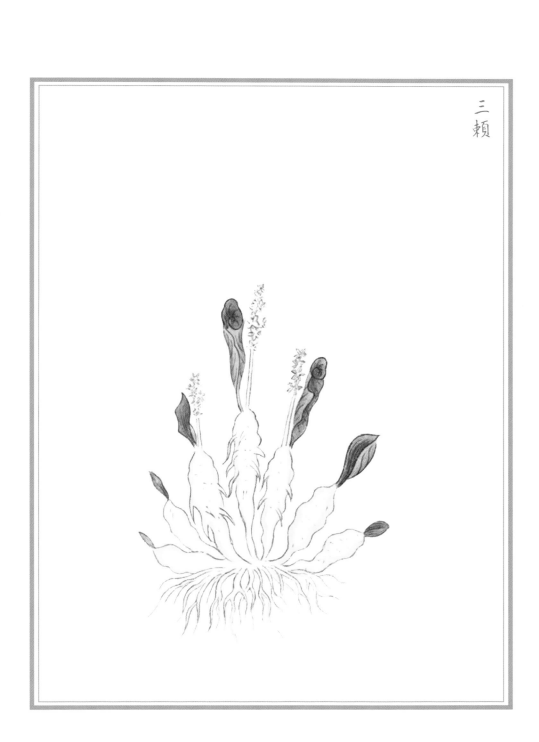

八角茴香

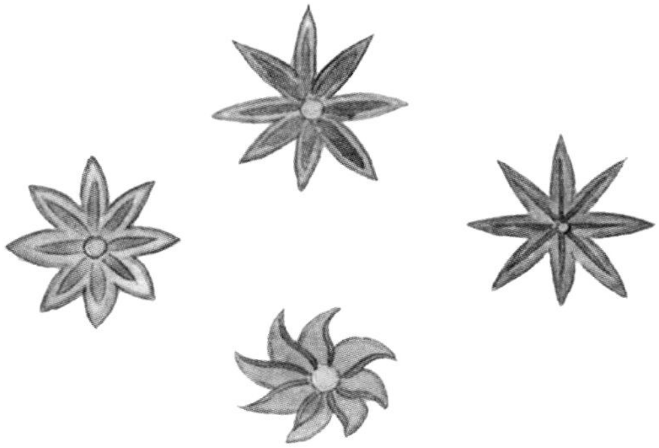

兩頭尖

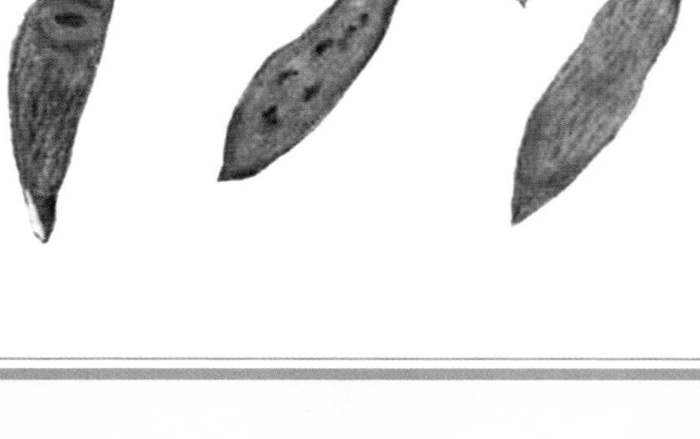

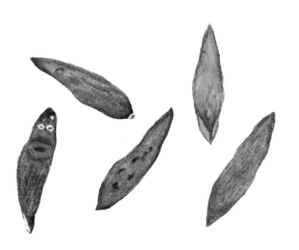

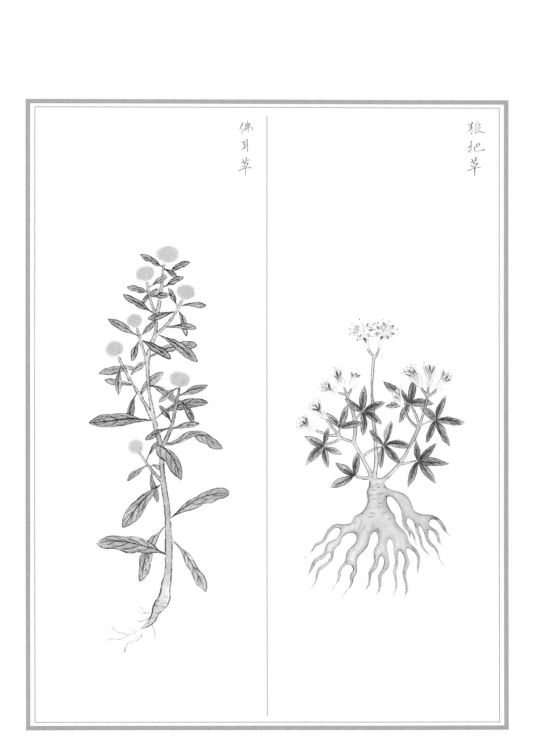

狼把草

佛耳草

僊茅 戎州 江寧府 羊桃

鼠尾草 黔州 女青

故麻鞋底 劉寄奴 滁州

骨碎補 海州 戎州 舒州 秦州 連翹 河中府 岳州 澤州 兗州 鼎州

續隨子 廣州 敗蒲席

山豆根 宜州 果州 三白草

䕡茹 淄州 蛇莓

金星草 施州 峽州 葎草

金石昆蟲艸木狀　　　　　　艸八

羊蹏　　　　　　菰

萹蓄 冀州　　　　狼毒 石州

豨薟 海州　　　　馬鞭草 衡州

苧　　　　　　白頭翁 商州 徐州

芭蕉花　　　　　甘蕉 南恩州

蘆　　　　　　鬼臼 舒州 齊州

角蒿　　　　　　馬兜鈴 信州 滁州

鶴蝨 成州 滁州 雀麥

甑帶灰 赤地利 華州

烏韭 白附子

紫葛 台州 江寧府 獨行根

豬膏苺 鹿藿

蚤休 石長生

烏蘞苺 陸英

蒴藋 預知子 辟州

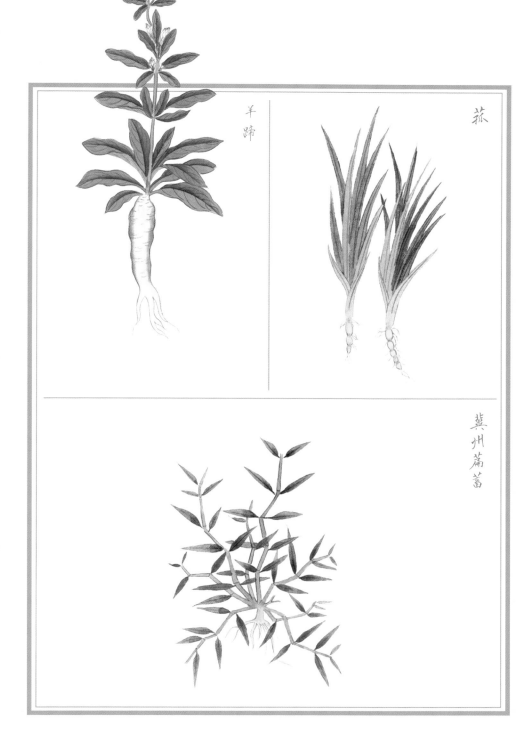

羊蹄

菰

冀州萹蓄

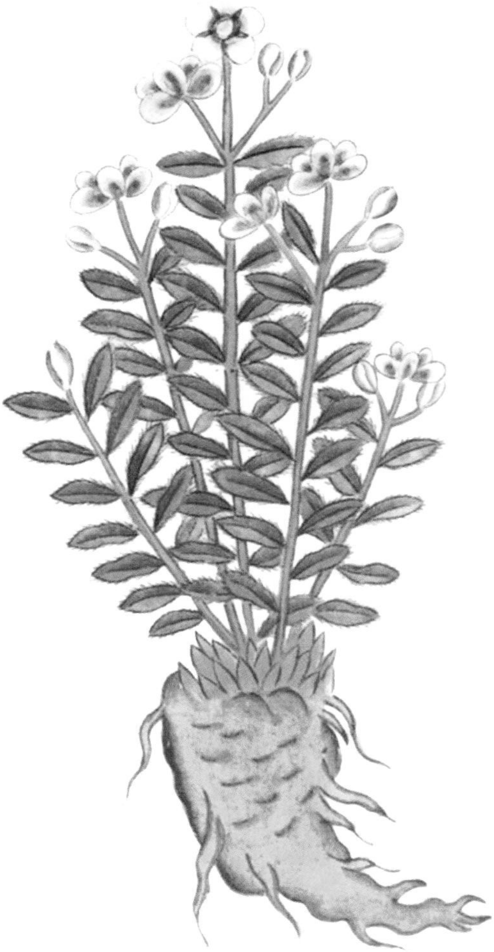

石州狼毒

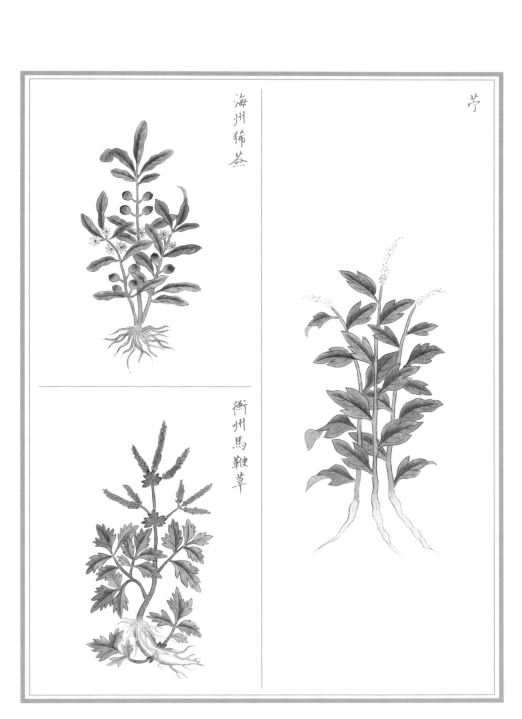

苧

海州豨薟

衡州馬鞭草

徐州白頭翁

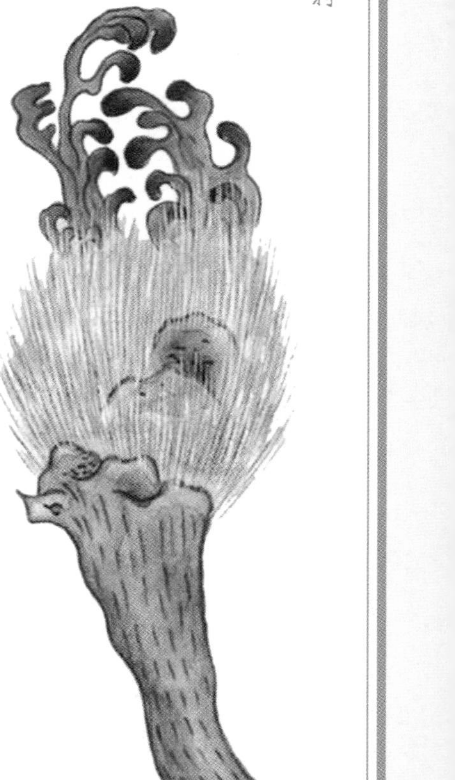

商州白頭翁

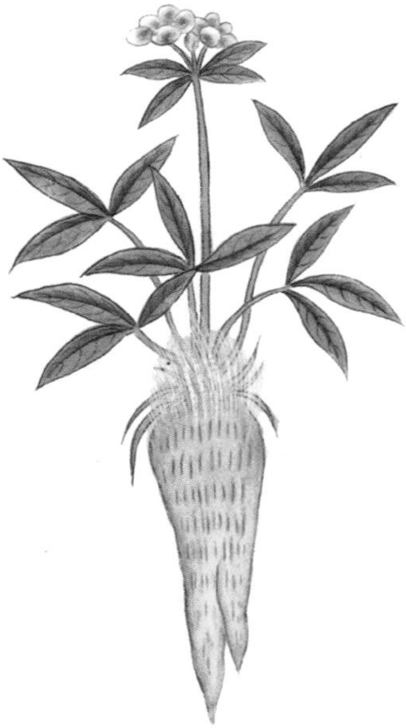

南恩州甘蕉

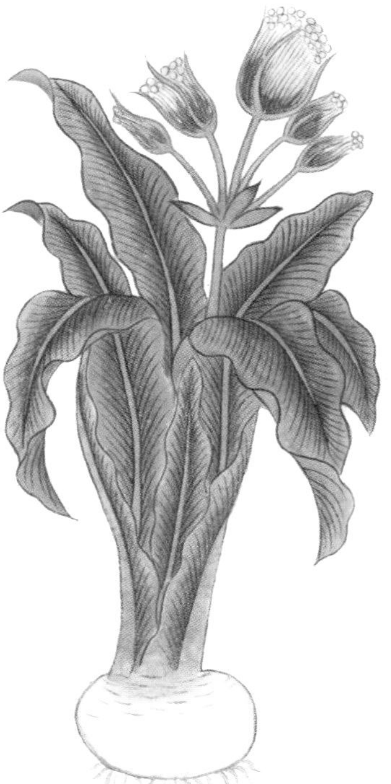

芭蕉花

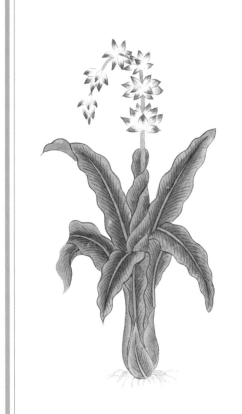

愁绪离情——芭蕉

明代王象晋《二如亭群芳谱》中写道："蕉者，草类也。叶青色最长，首尾稍尖，菊不落花，蕉不落叶。一叶生，一叶蕉，故谓之芭蕉。"这是对芭蕉很形象直观的描述。芭蕉又名甘蕉、绿天、扇子仙，芭蕉科芭蕉属多年生草本，叶片呈长圆形，叶面宽大且光滑平整，鲜绿有光泽，纹理清晰流畅，放眼望去如丝织品般，数叶即可成荫。夏日微风习习，叶面的绿韵随风摇曳，似乎随时能洒在院落中，让人倍感清爽。

芭蕉历来备受文人士子们所青睐，明末清初文学家李渔《闲情偶寄·种植部·众卉第四》中关于芭蕉的文字：

幽斋但有隙地，即宜种蕉。蕉能韵人而免于俗，与竹同功，王子猷偏厚此君，未免挂一漏一。蕉之易栽，十倍于竹，一二月即可成荫。坐其下者，男女皆入画图，且能使合榭轩窗尽染碧色，"绿天"之号，洵不诬也。竹可镌诗，蕉可作字，皆文士近身之简牍。乃竹上止可一书，不能削去再刻。蕉叶则随书随换，可以日变数题，尚有时不烦自洗，雨师代拭者，此天授名笺，不当供怀素一人之用。予有题蕉绝句云："万花题遍示无私，费尽春来笔墨资。独喜芭蕉容我俭，自舒晴叶待题诗。”此芭蕉实录也。

在文人笔下，芭蕉代表的是一种独特的忧愁和浓浓的离情，古人将自己满腔的愁绪、无法排遣的苦闷，和着愁雨一股脑儿倾吐出来。如宋代女词人李清照的《添字丑奴儿》，雨打芭蕉，声声入耳，更是写尽孤寂愁绪：

窗前谁种芭蕉树，阴满中庭。
阴满中庭。叶叶心心，舒卷有馀情。
伤心枕上三更雨，点滴霖霪。
点滴霖霪。愁损北人，不惯起来听。

宋代词人万俟咏《长相思·雨》：

一声声，一更更。窗外芭蕉窗里灯，此时无限情。
梦难成，恨难平。不道愁人不喜听，空阶滴到明。

相思之人倚窗蕉下，听着愁雨，整夜难眠，这种孤独之雨偏偏整夜不停，随着蕉叶滴落空阶。

用芭蕉来表达内心的愁绪离情，在不同时代、不同阶层的人士之间形成共识的现象，在中国古代文学史上可谓独一无二。

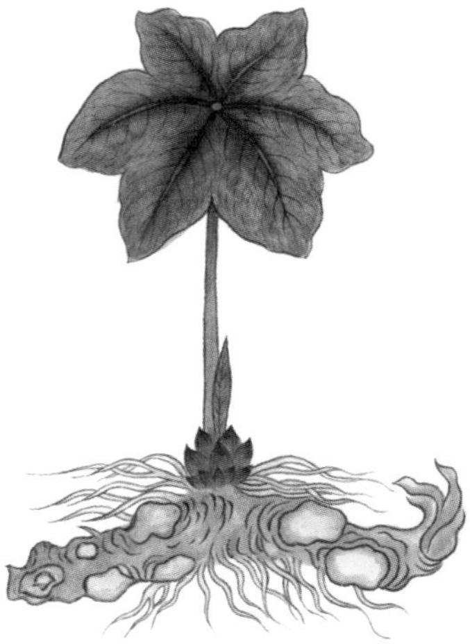
舒州鬼臼

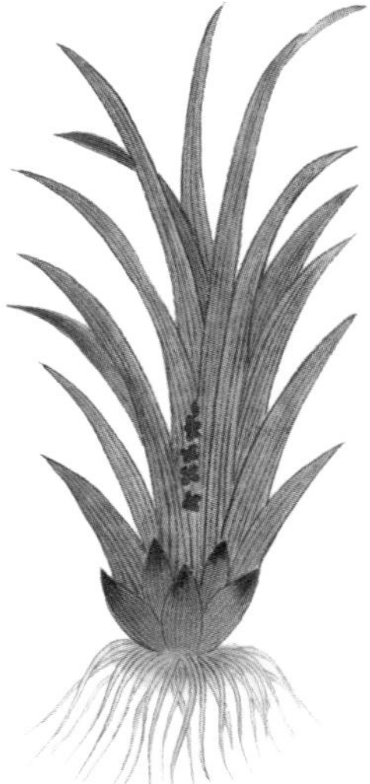
齊州鬼臼

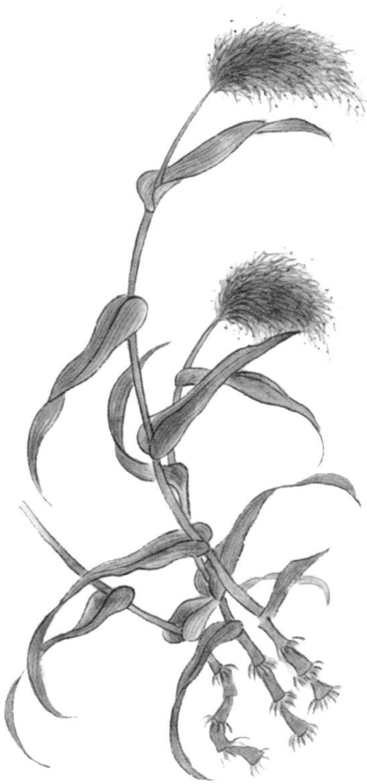
蘆

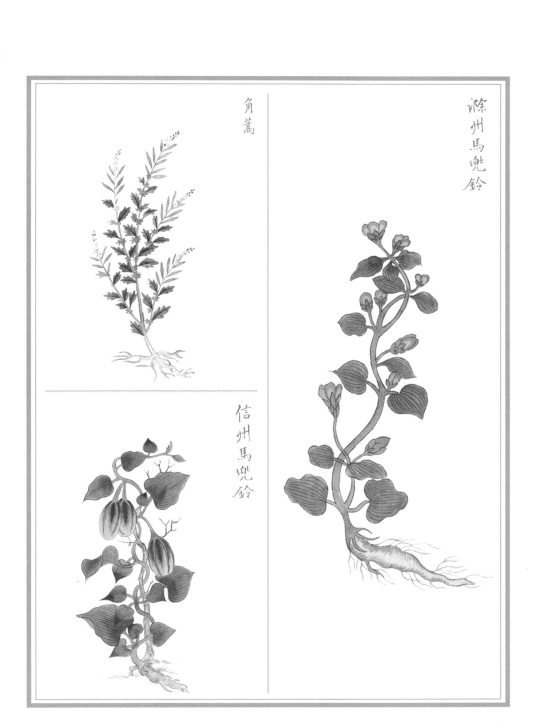

滁州馬兜鈴

角蒿

信州馬兜鈴

江寧府仙茅

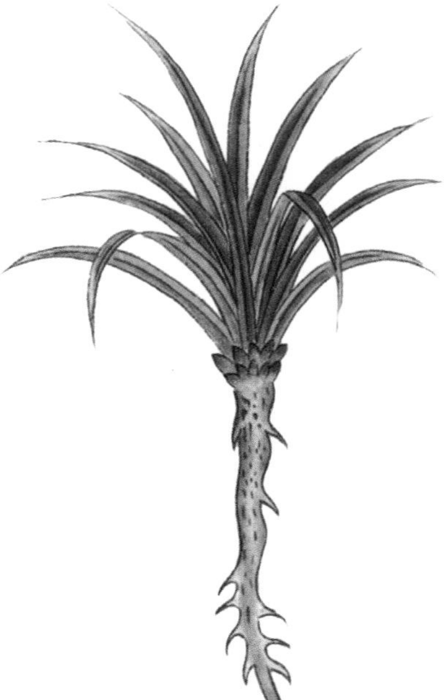

戎州仙茅

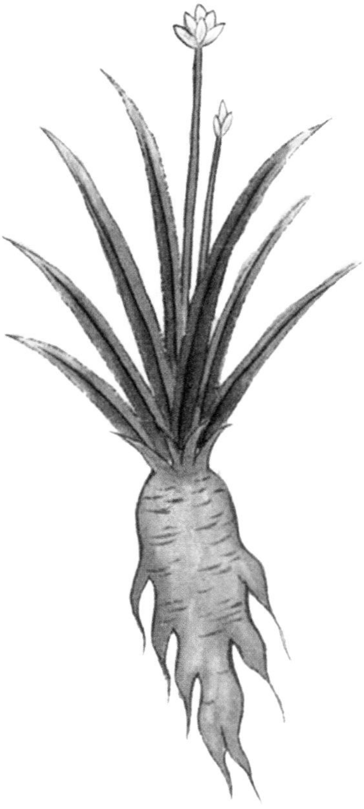

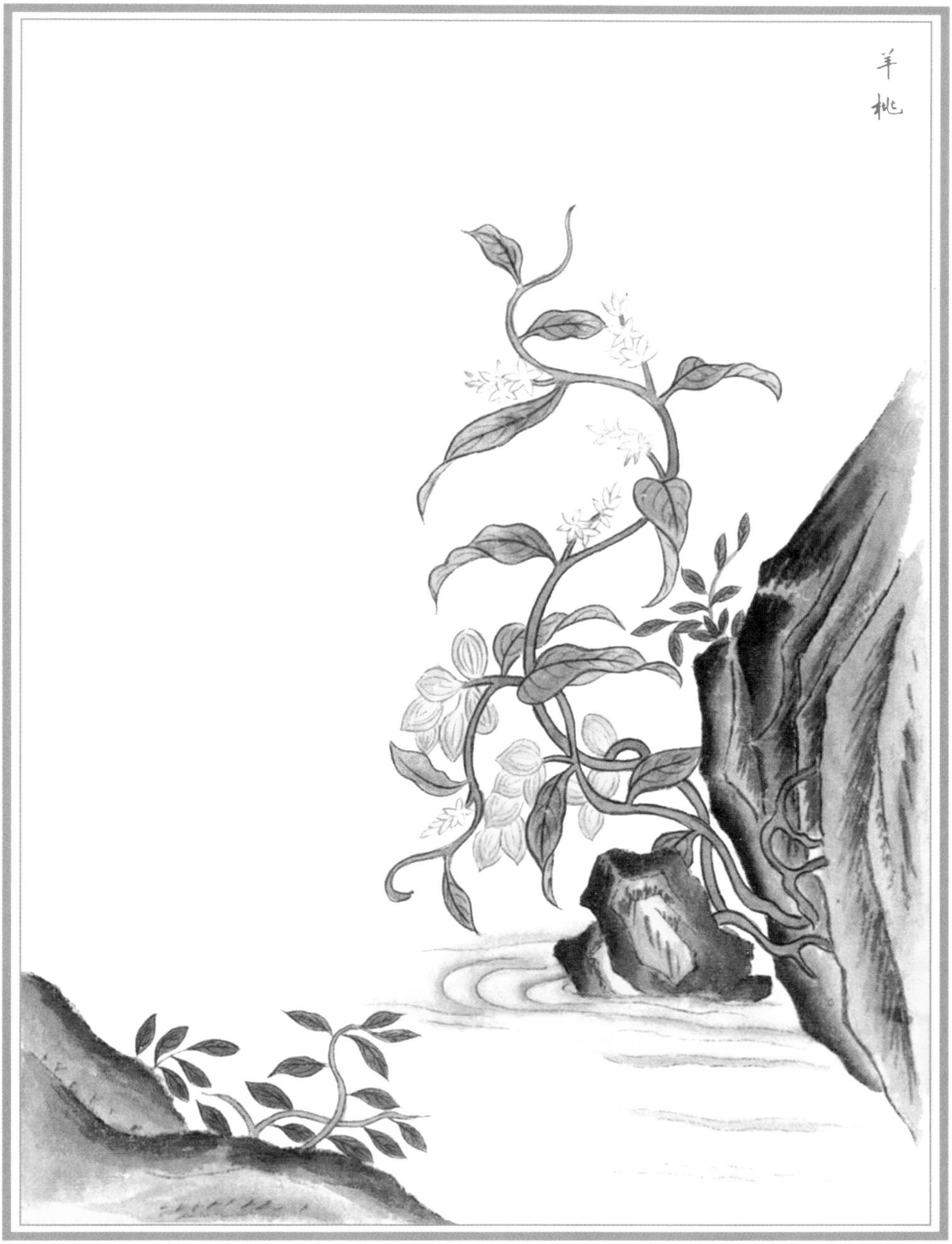
羊桃

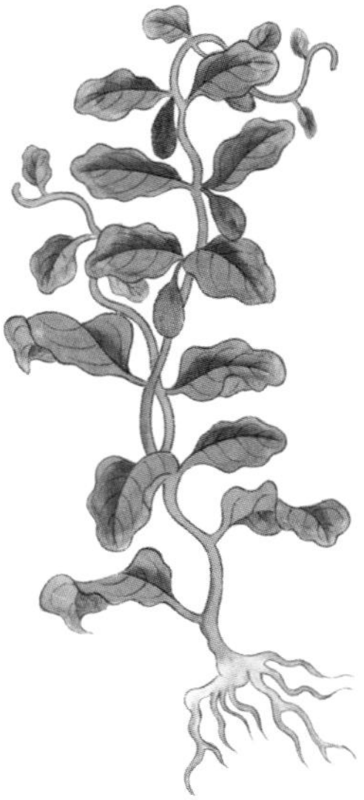
女青

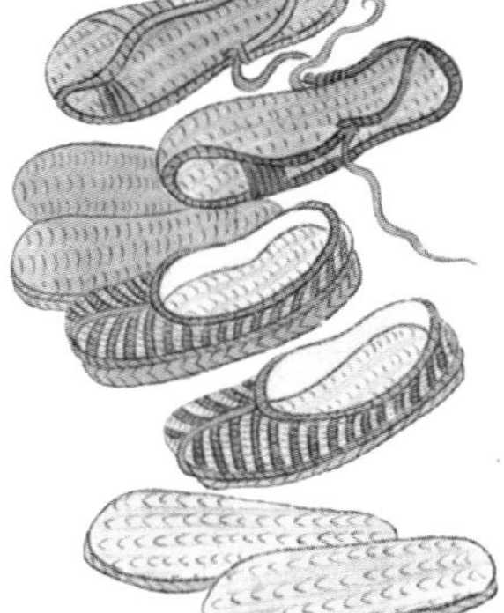
故麻鞋底

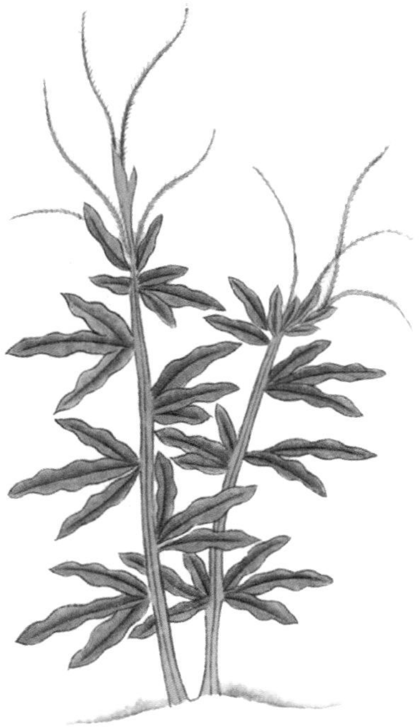
黔州鼠尾草

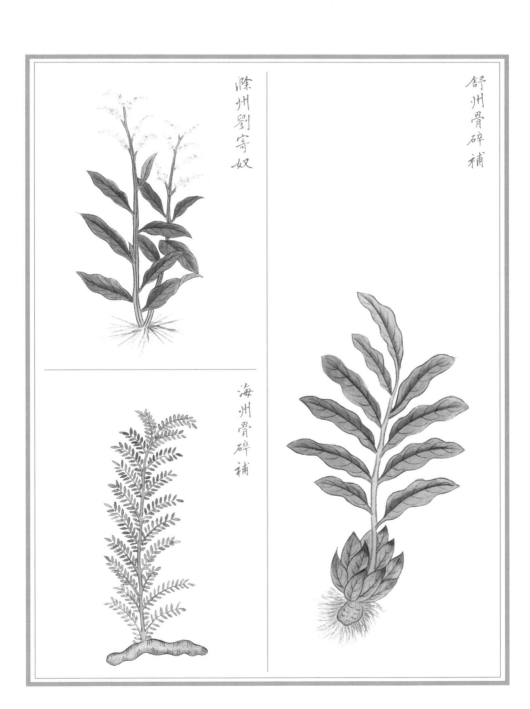

舒州骨碎補

滁州劉寄奴

海州骨碎補

戎州骨碎補

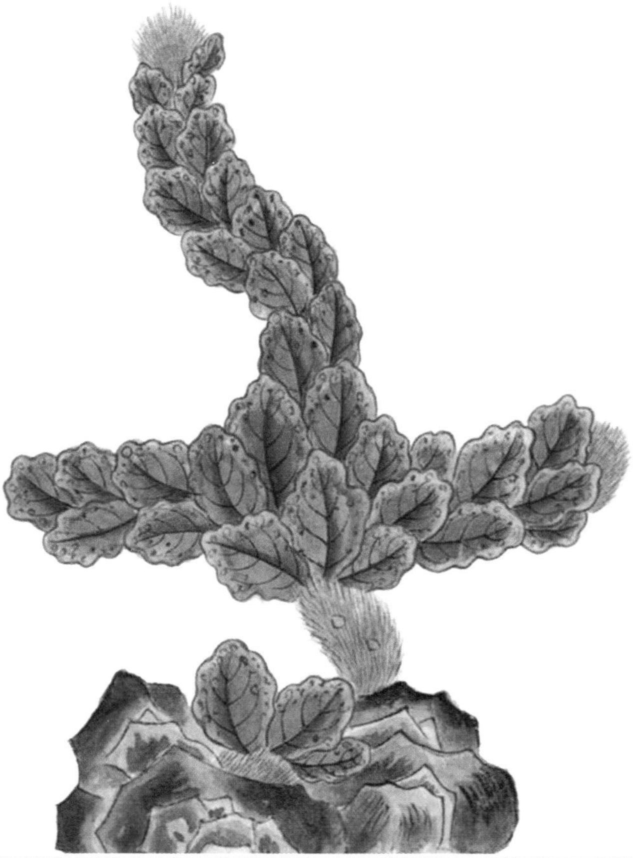

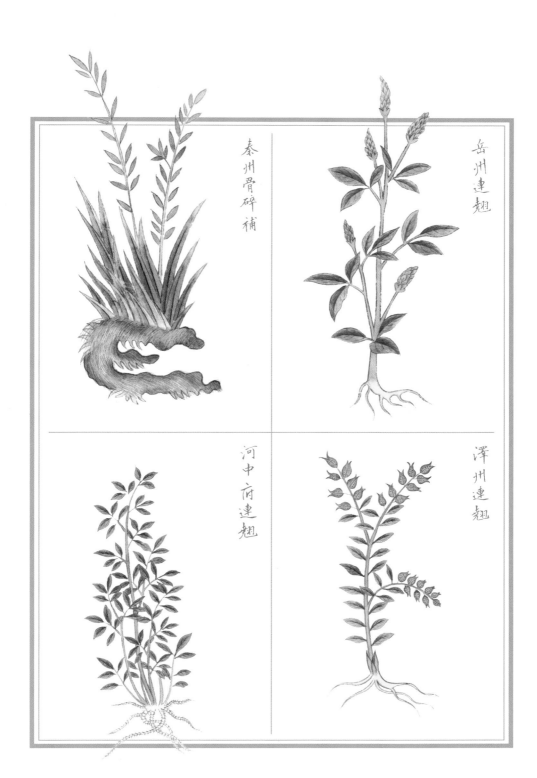

岳州連翹

秦州骨碎補

澤州連翹

河中府連翹

鼎州連翹

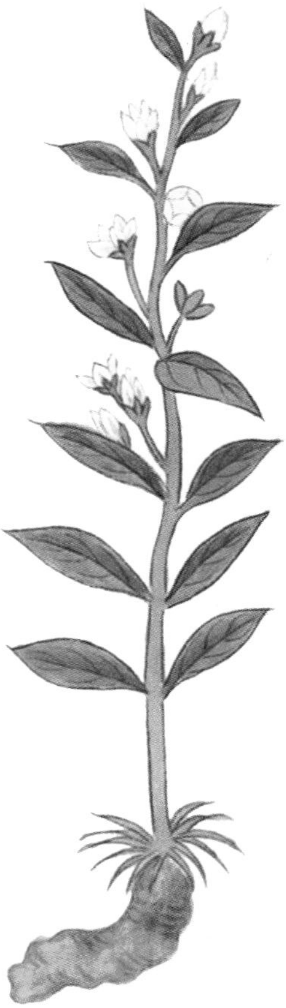

兗州連翹

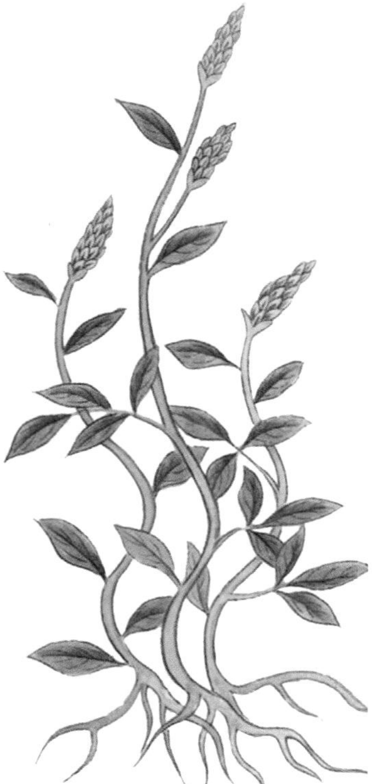

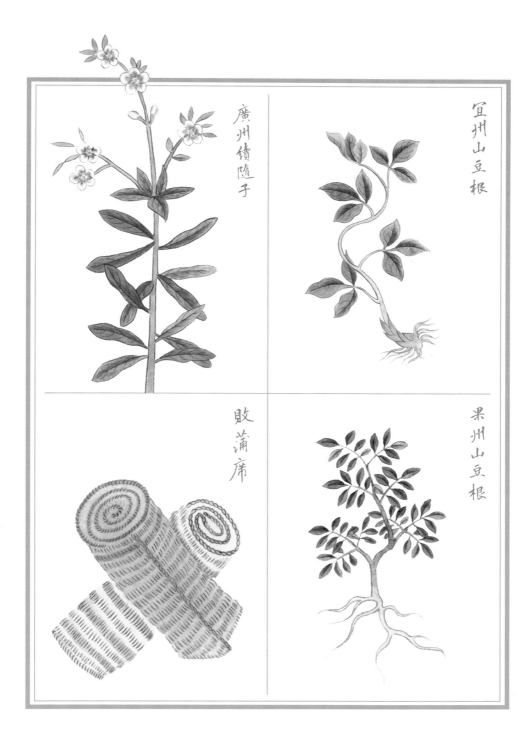

宜州山豆根

廣州續隨子

果州山豆根

敗蒲席

淄州藺茹

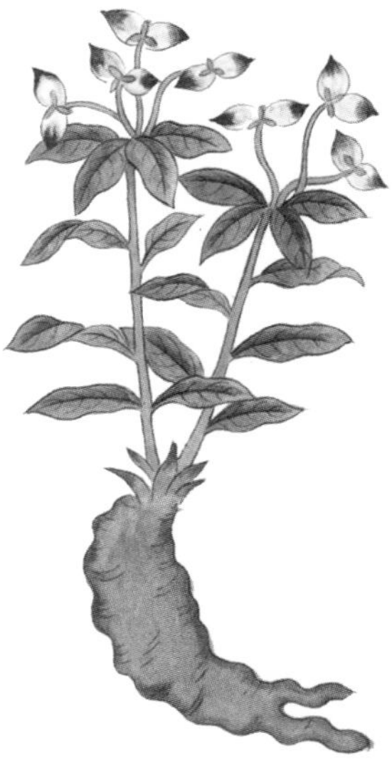

蛇莓

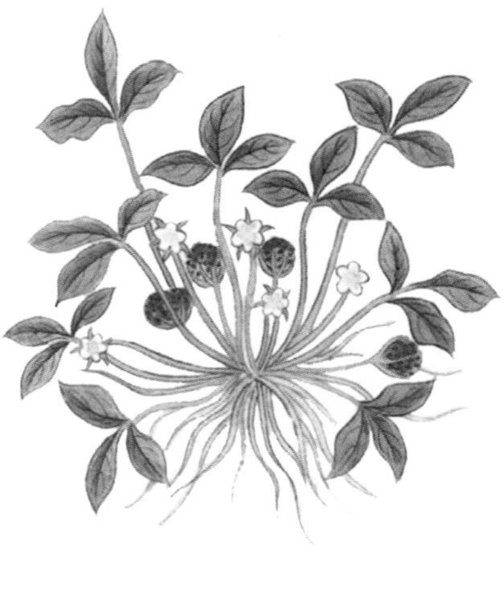

三白草

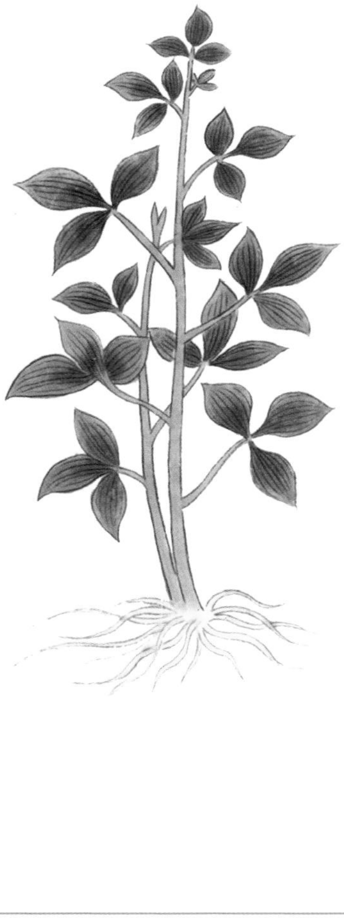

峡州金星草

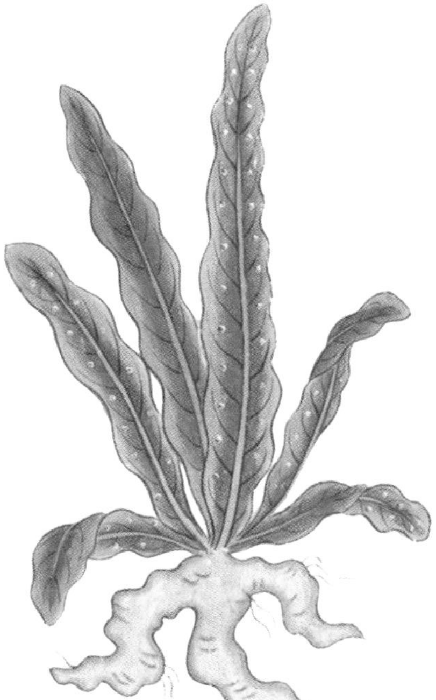

施州金星草

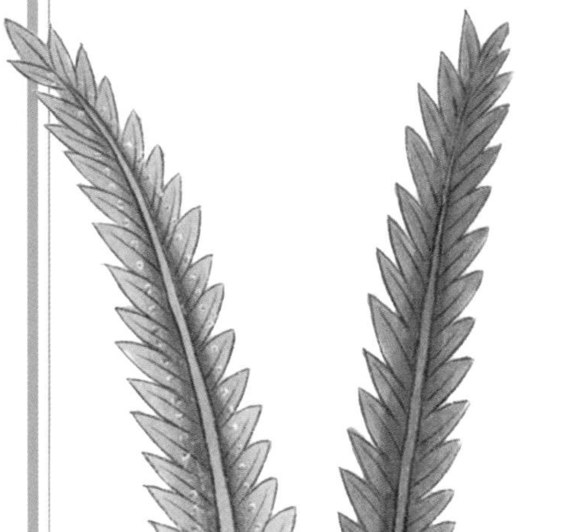

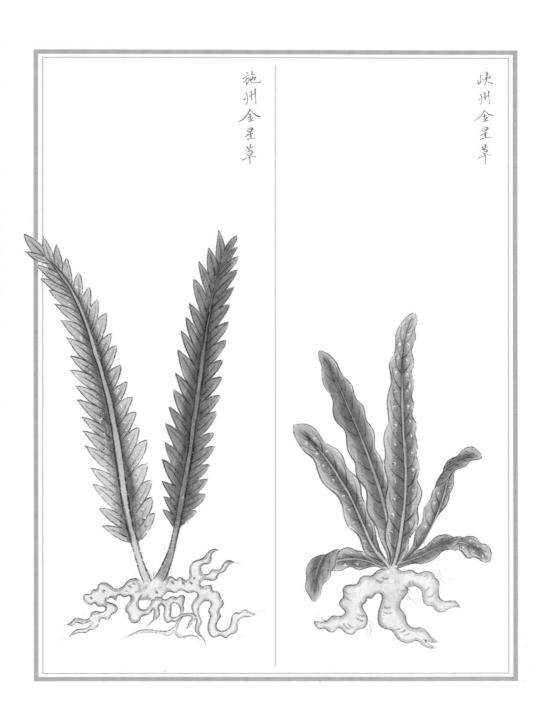

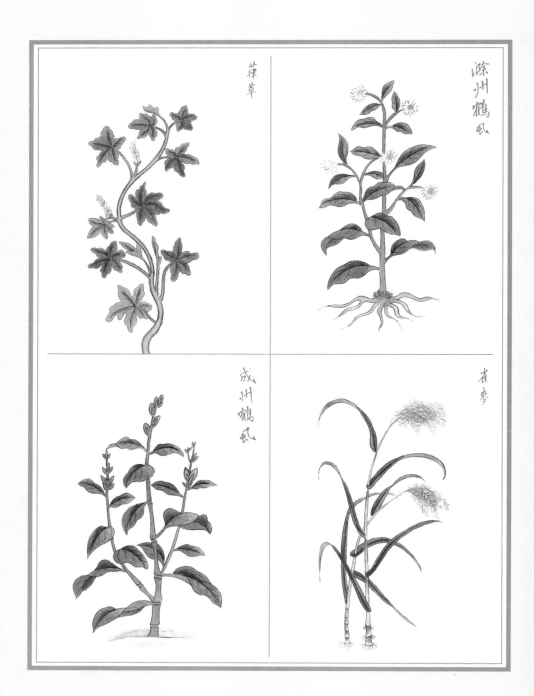

葎草

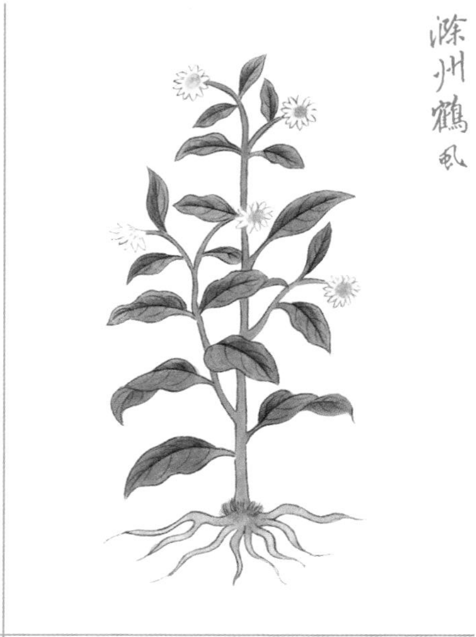
滁州鶴虱

成州鶴虱

雀麦

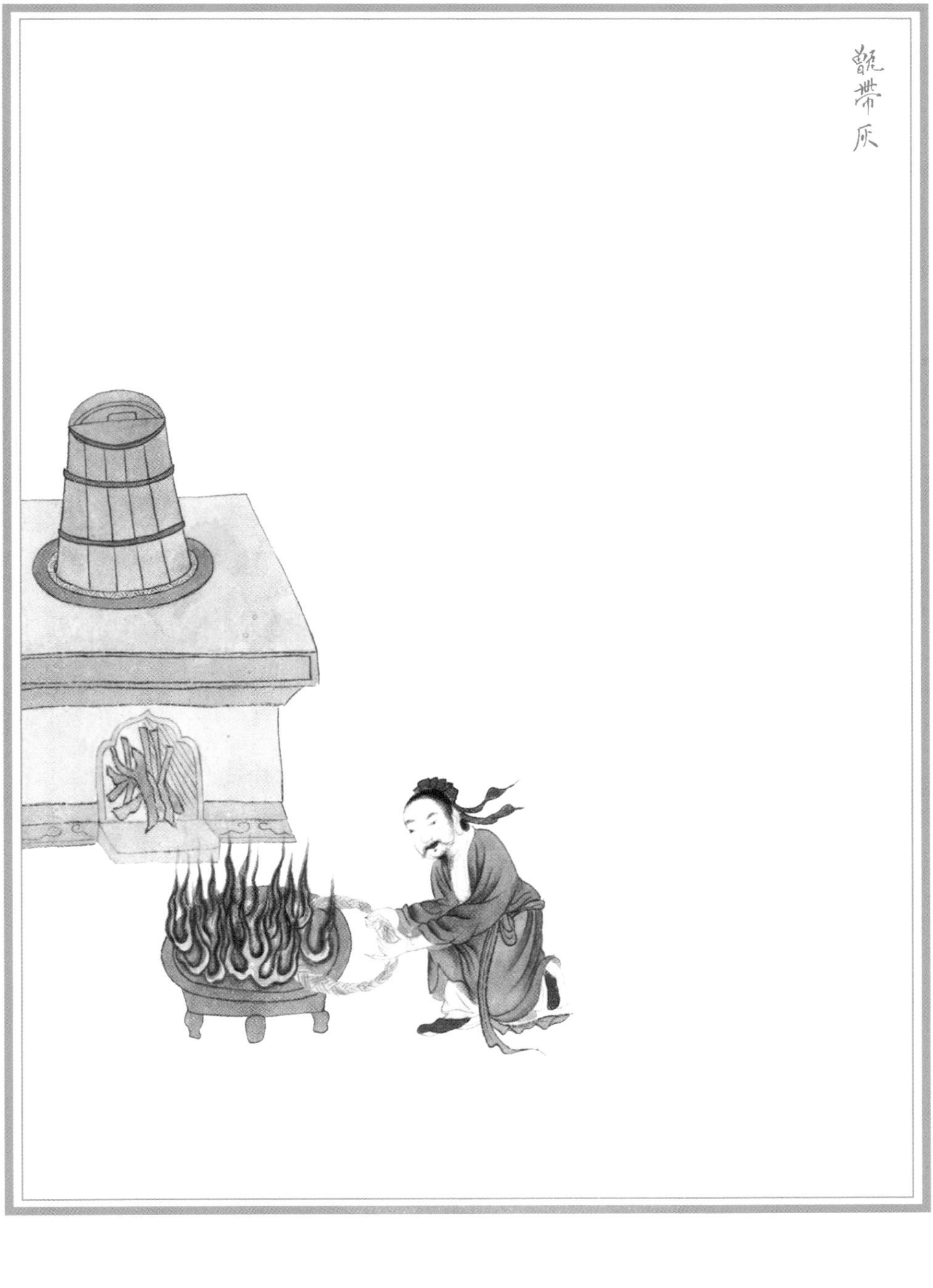
甑帶灰

華州赤地利

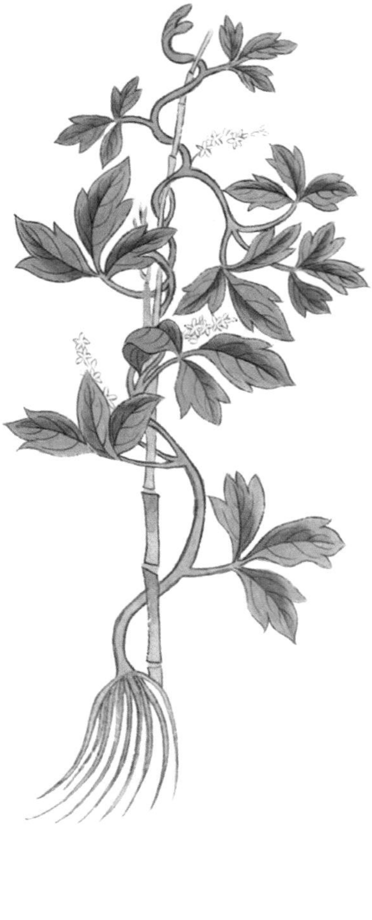

烏韭

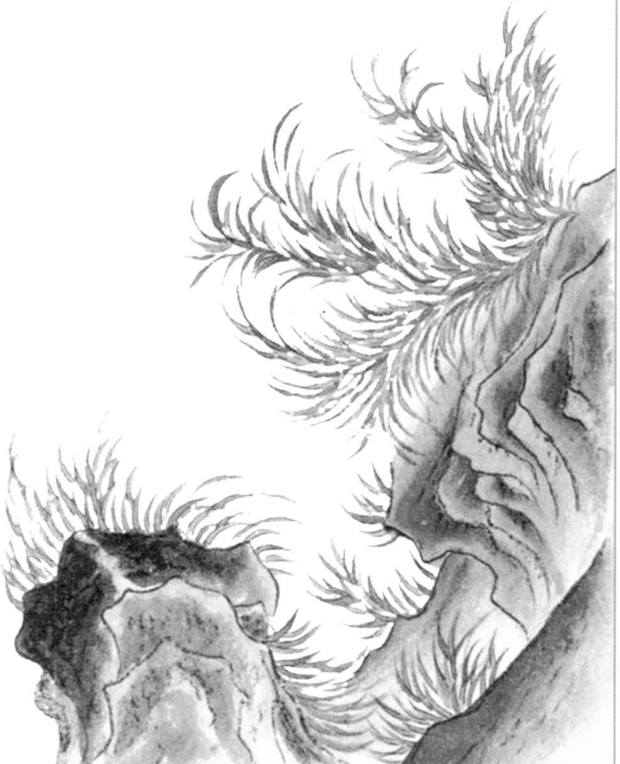

江寧府菝葜

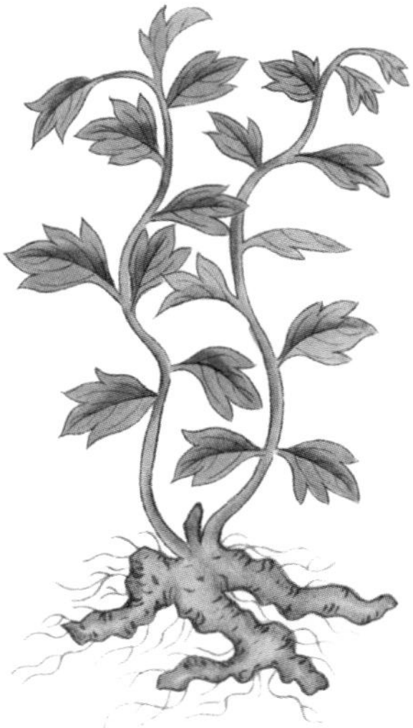

白附子

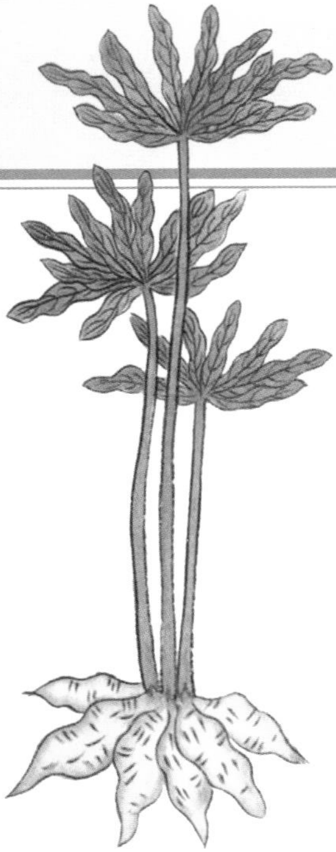

獨行根

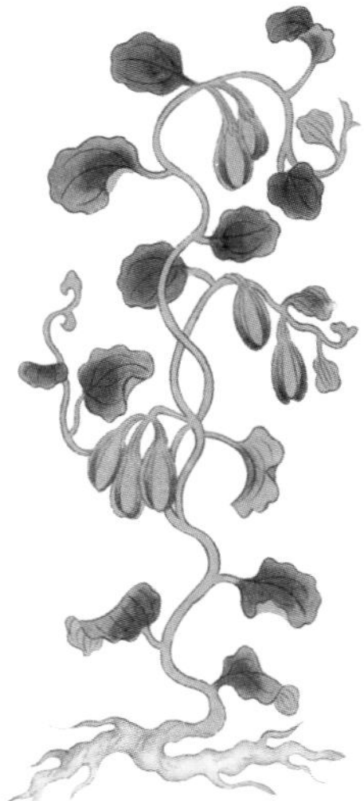

台州菝葜

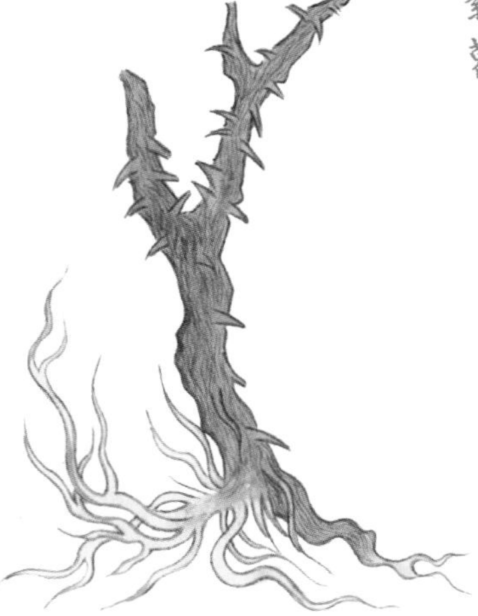

豬膏莓

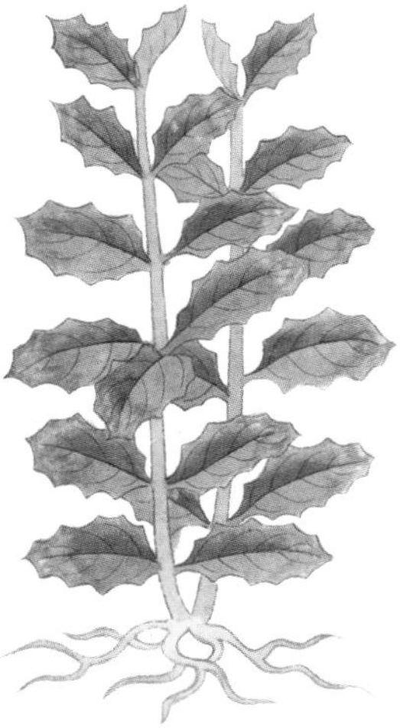

鹿藿

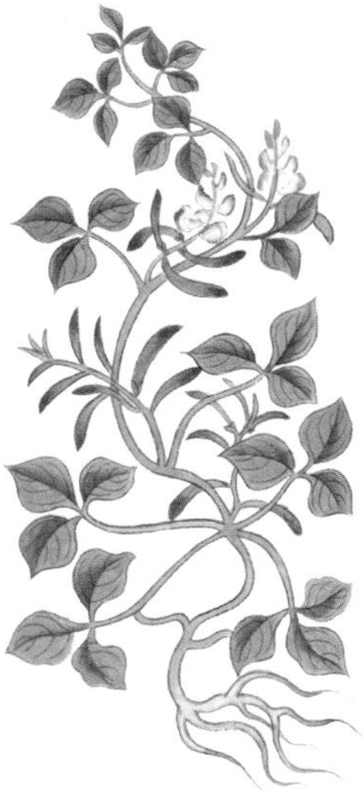

蚤休

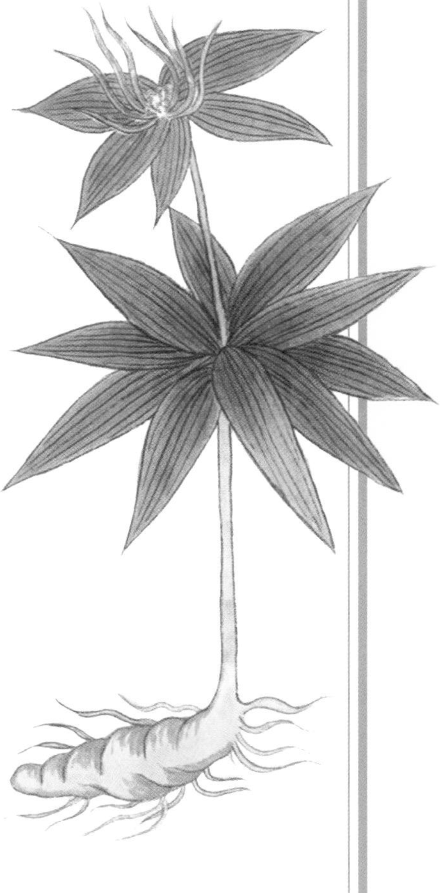

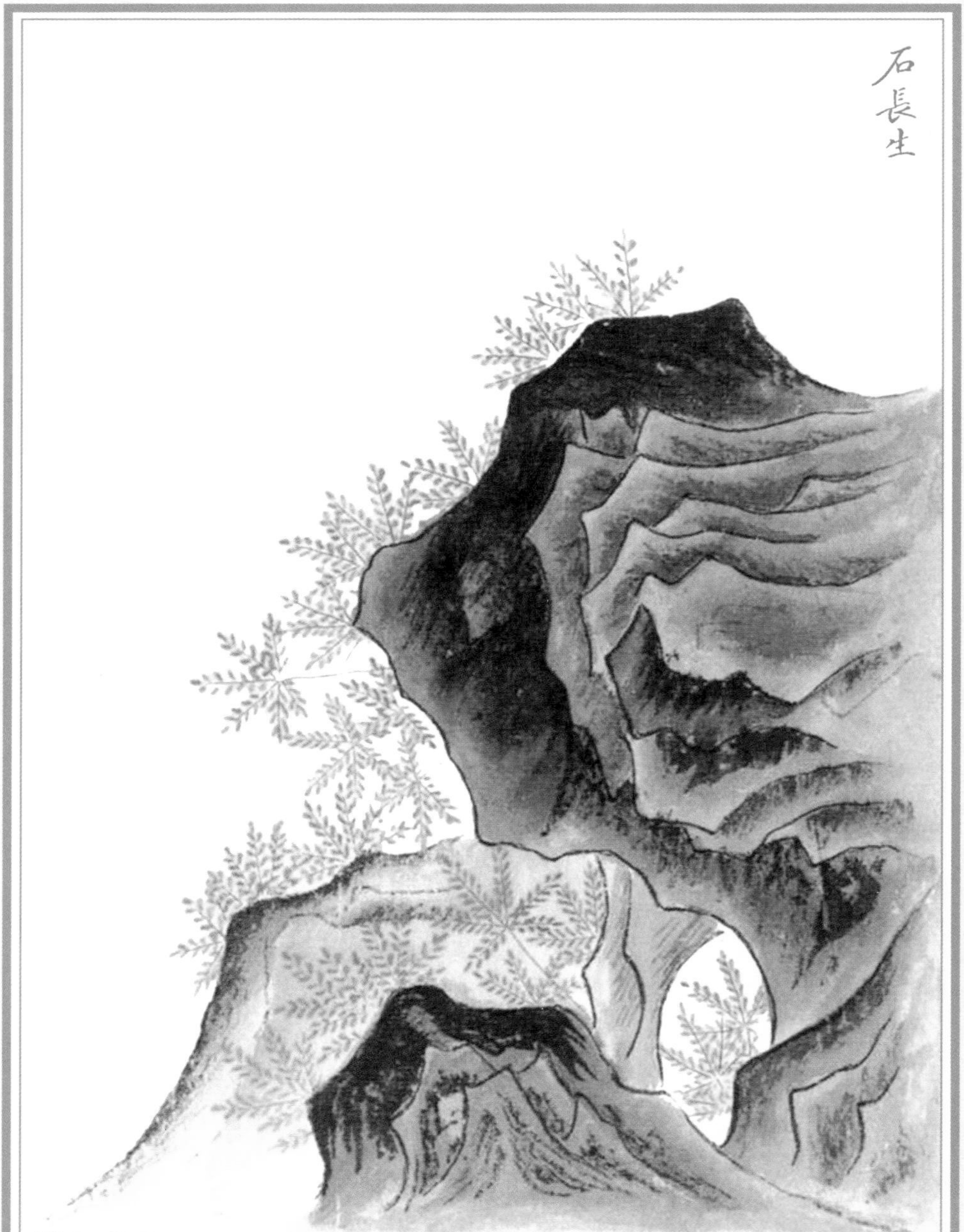
石長生

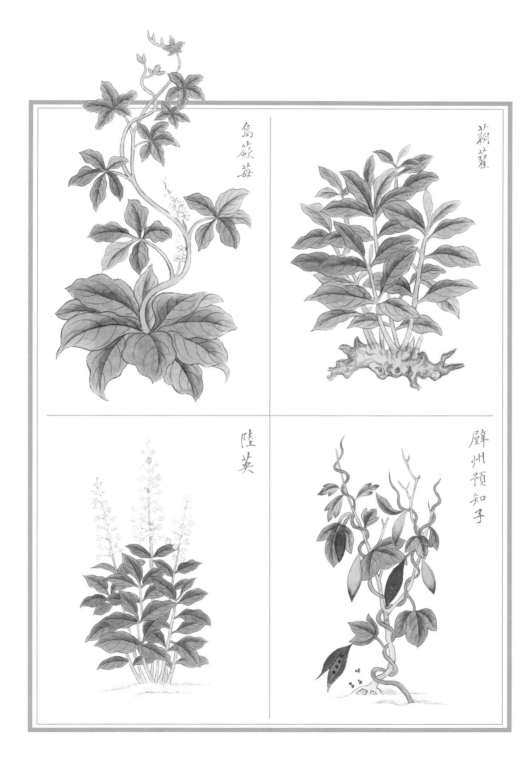

烏蘞莓

蒴藋

陸英

壁州預知子

狼跋子　　地錦草 滁州
敗船茹　　鐙心草
五毒草　　鼠麴草
列當　　馬勃
屐屧鼻繩灰　　質汗
水蓼　　蕕草
敗芒箔　　狗舌草
海金沙 黔州　　萱草

金石昆蟲艸木狀

艸九

葫蘆巴 廣州　木賊 秦州

蓋草　蒲公草

穀精 江寧府 秦州　牛扁 潞州

苦芺　酢漿草

昨葉何草　蒻頭 楊州

夏枯草 滁州　鴨跖草

苘實　赤車使者

格注艸　雞冠子
地椒　艸三棱
合明草　鹿藥
弓弩弦

秦州木賊

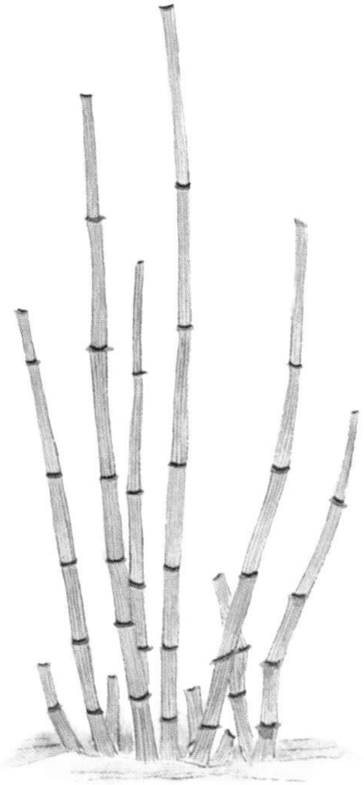

廣州葫蘆巴

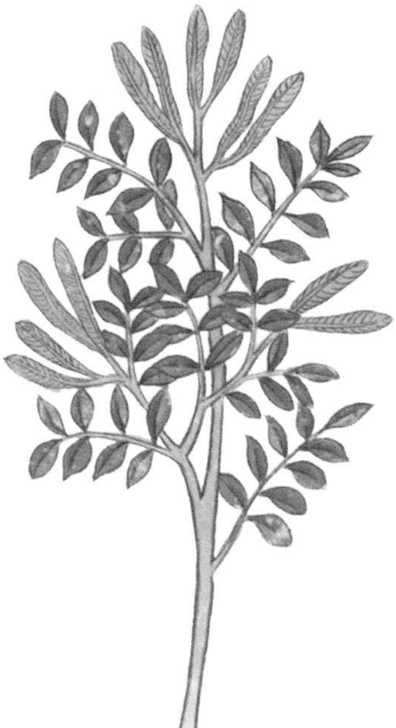

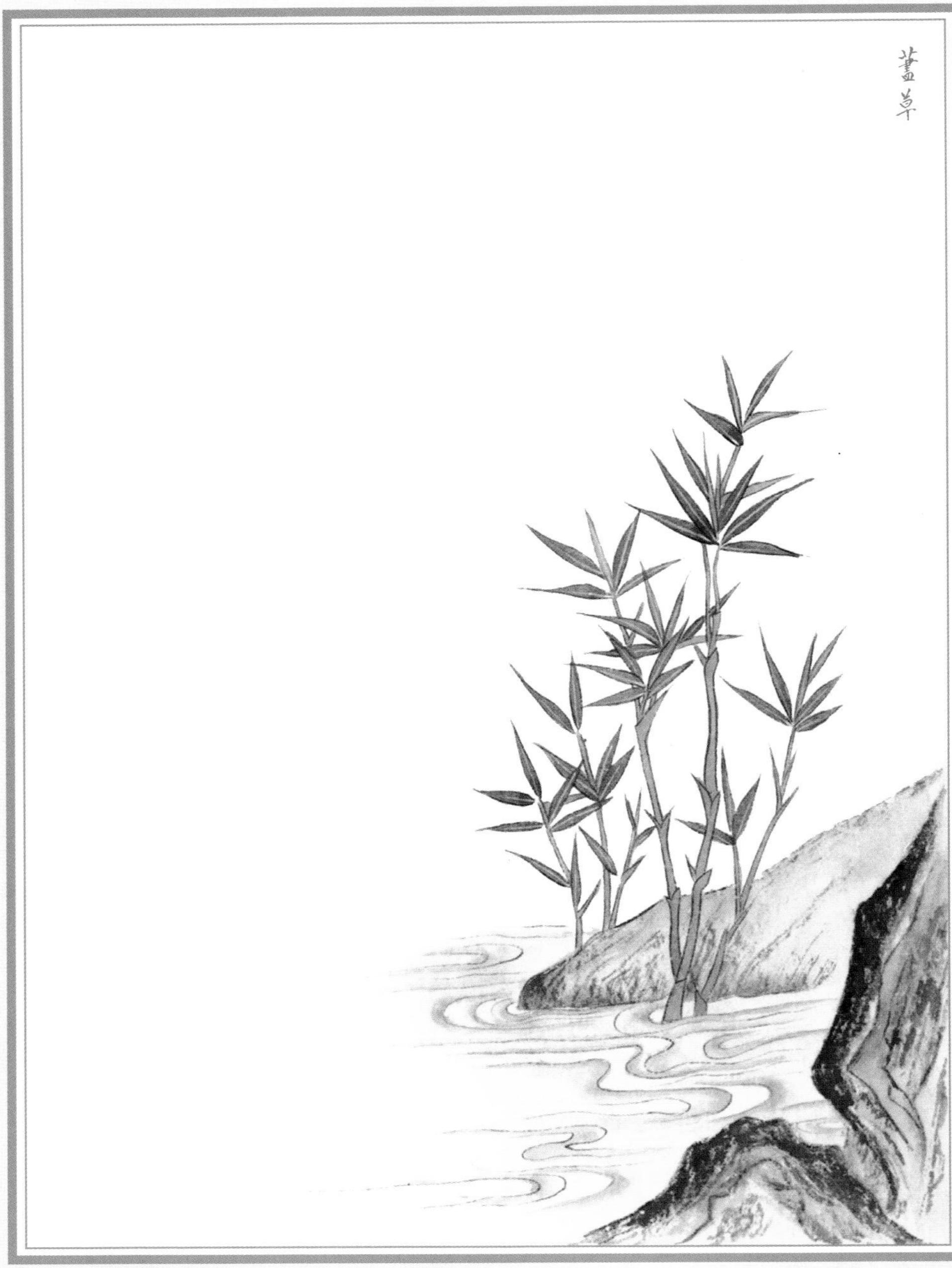
藎草

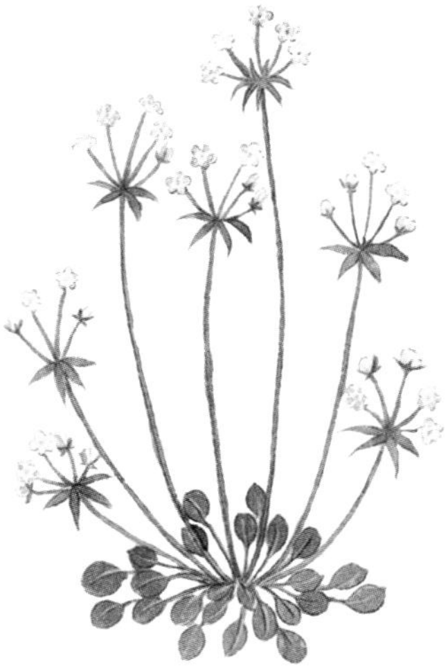

江寧府穀精草

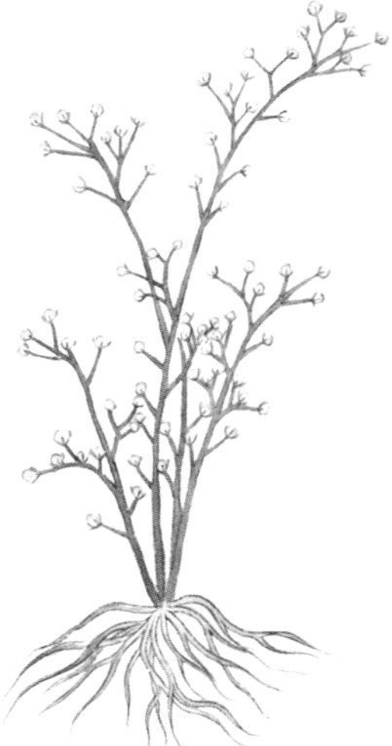

泰州穀精草

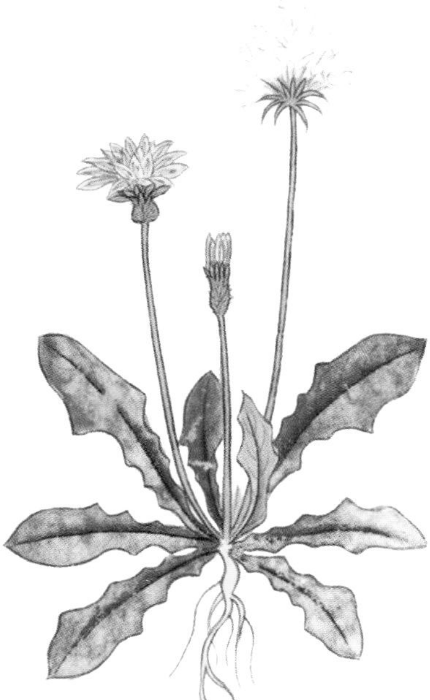

蒲公草

苦芙

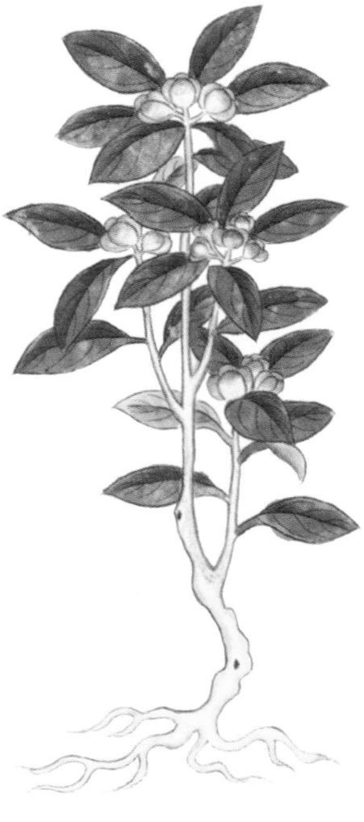

潞州牛扁

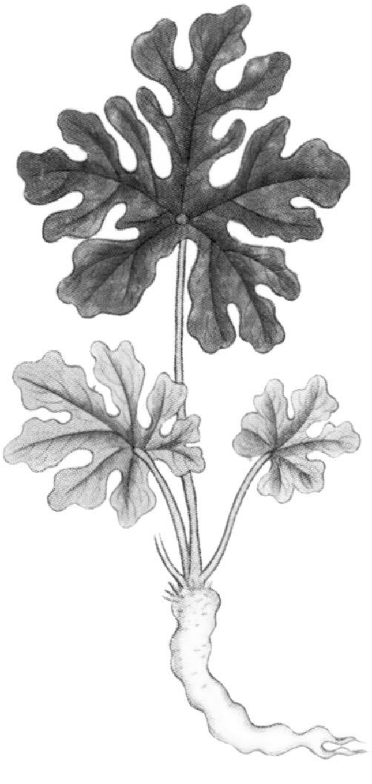

酢浆草

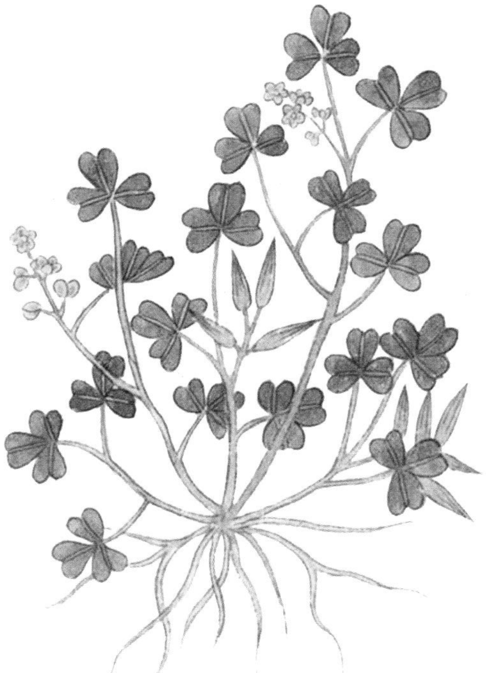

滁州夏枯草

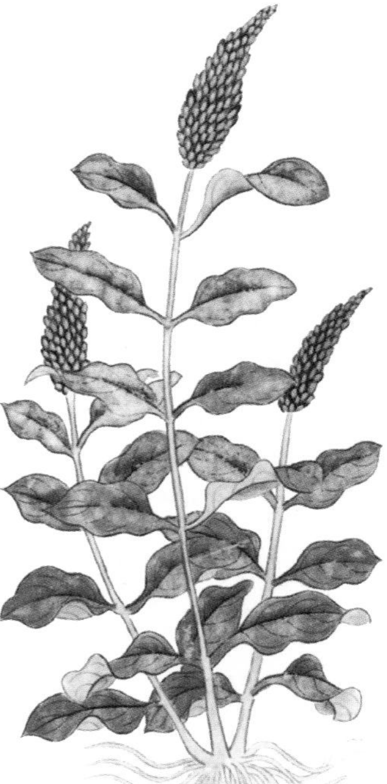

昨葉何草

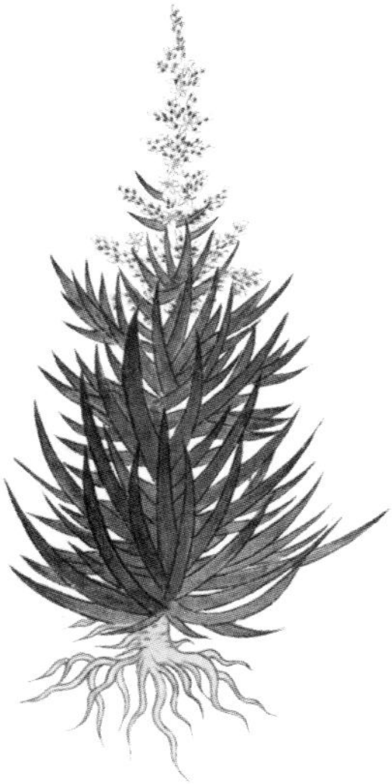

楊州蒻頭

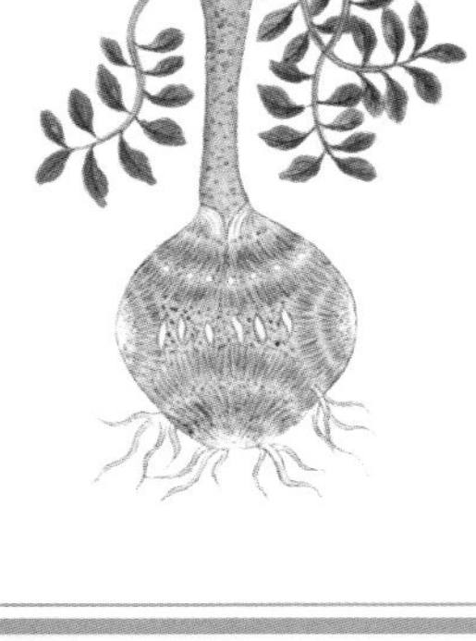

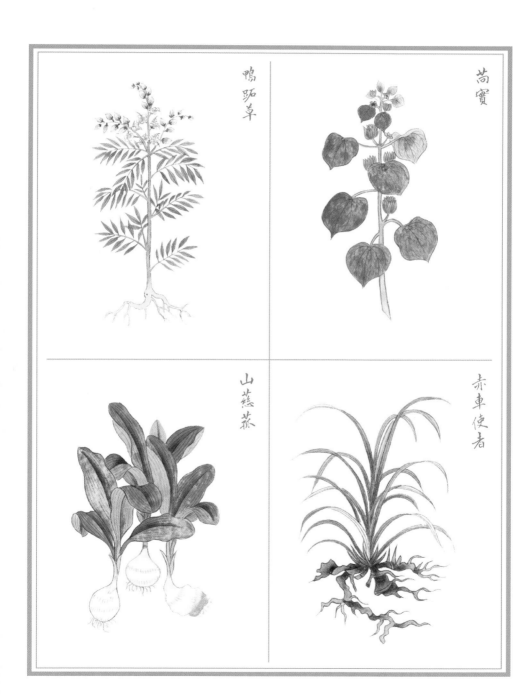

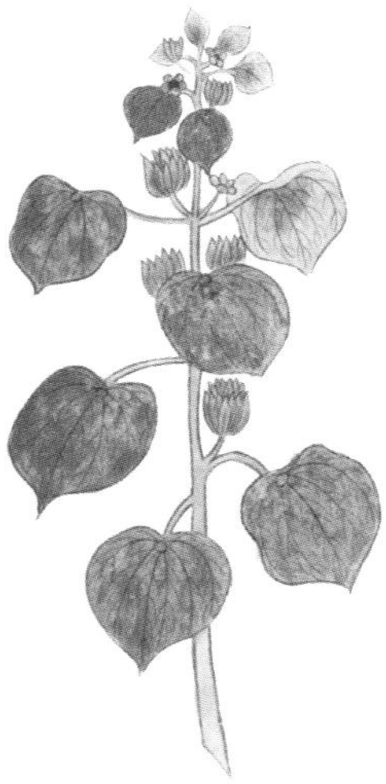

苘實

鴨跖草

赤車使者

山慈菰

滁州地錦草

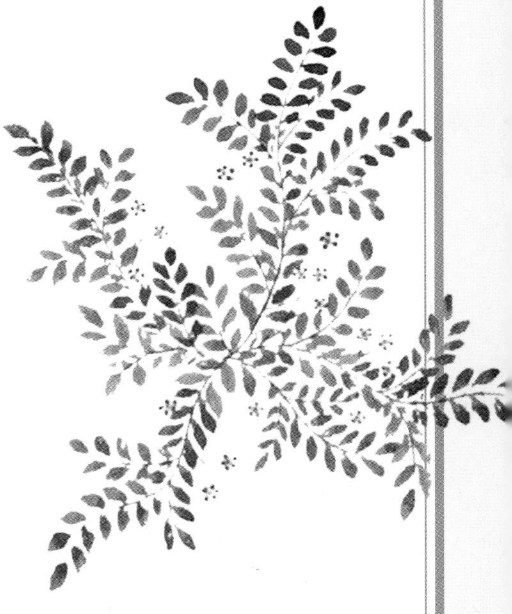

狼跛子

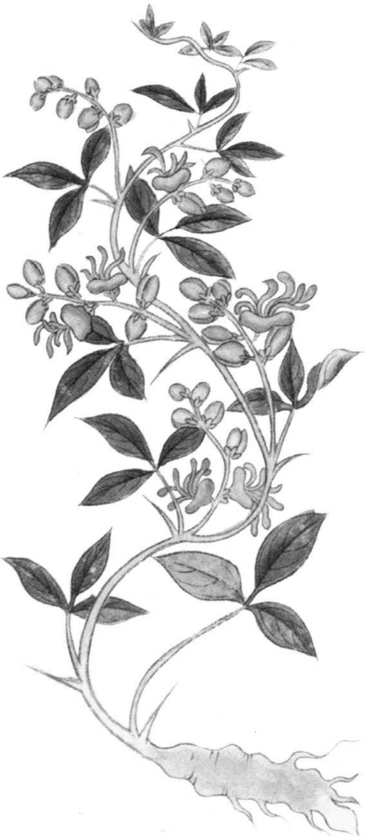

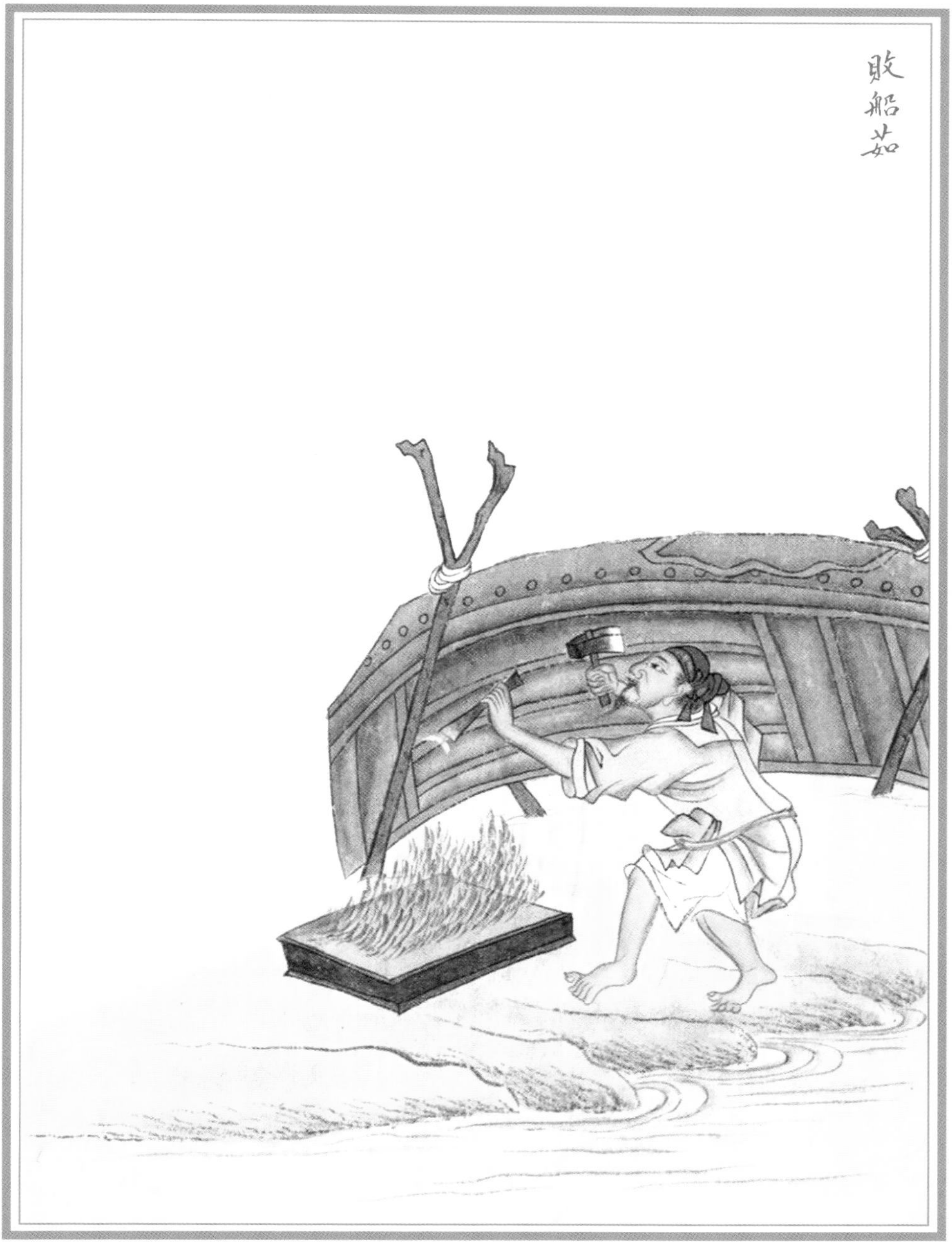
敗船茹

五毒草

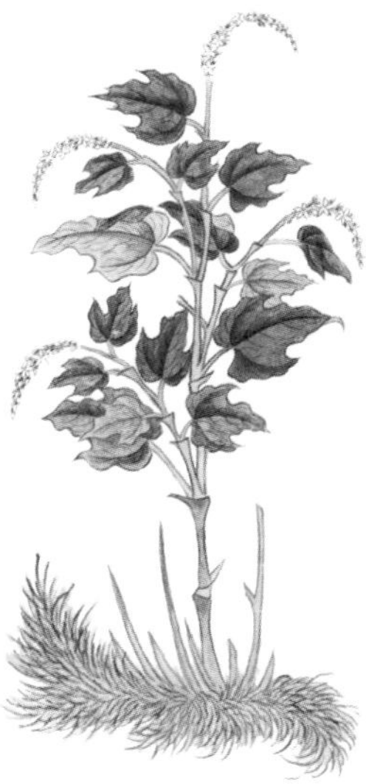

鼠麹草

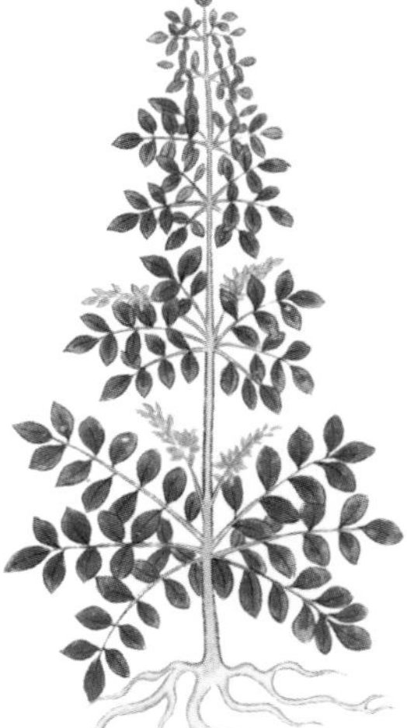

燈心草

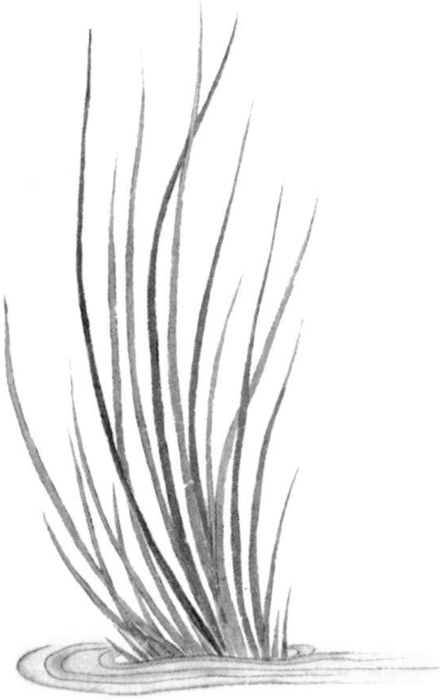

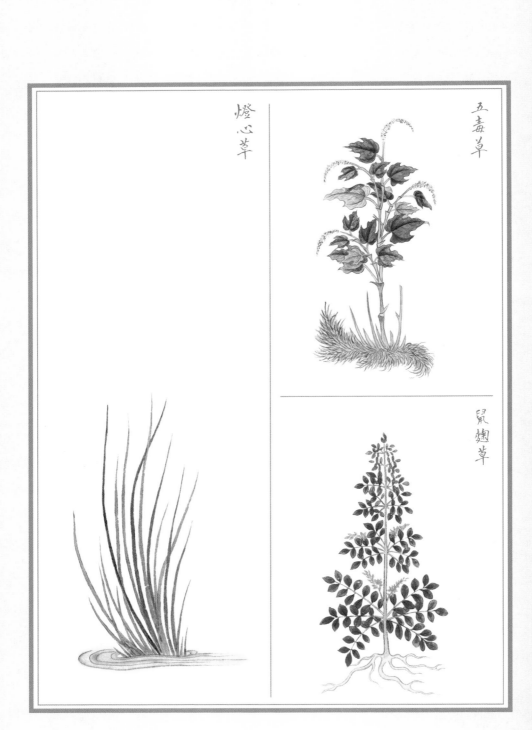

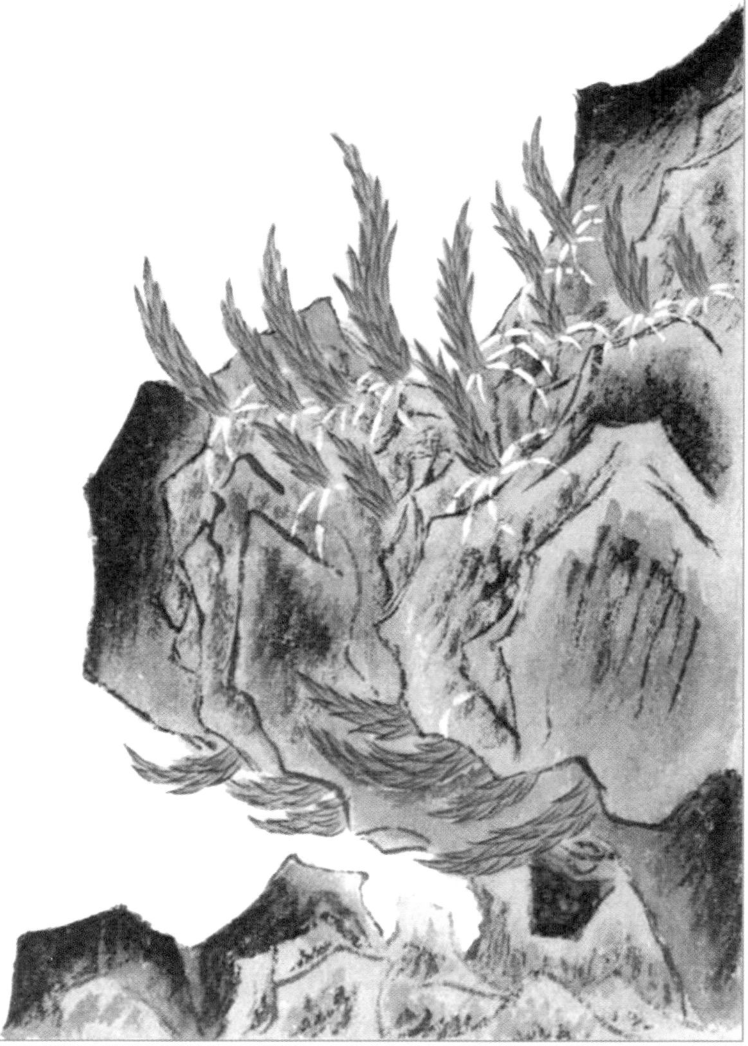

列當

馬勃

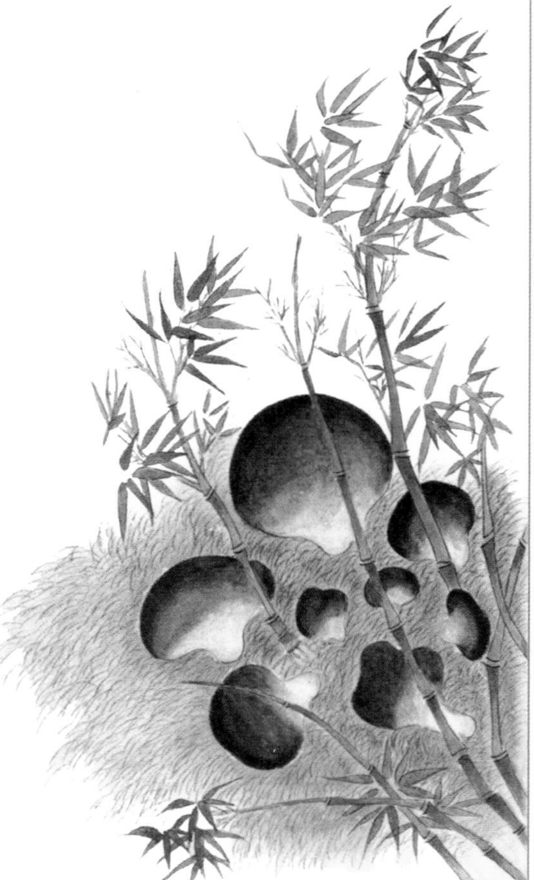

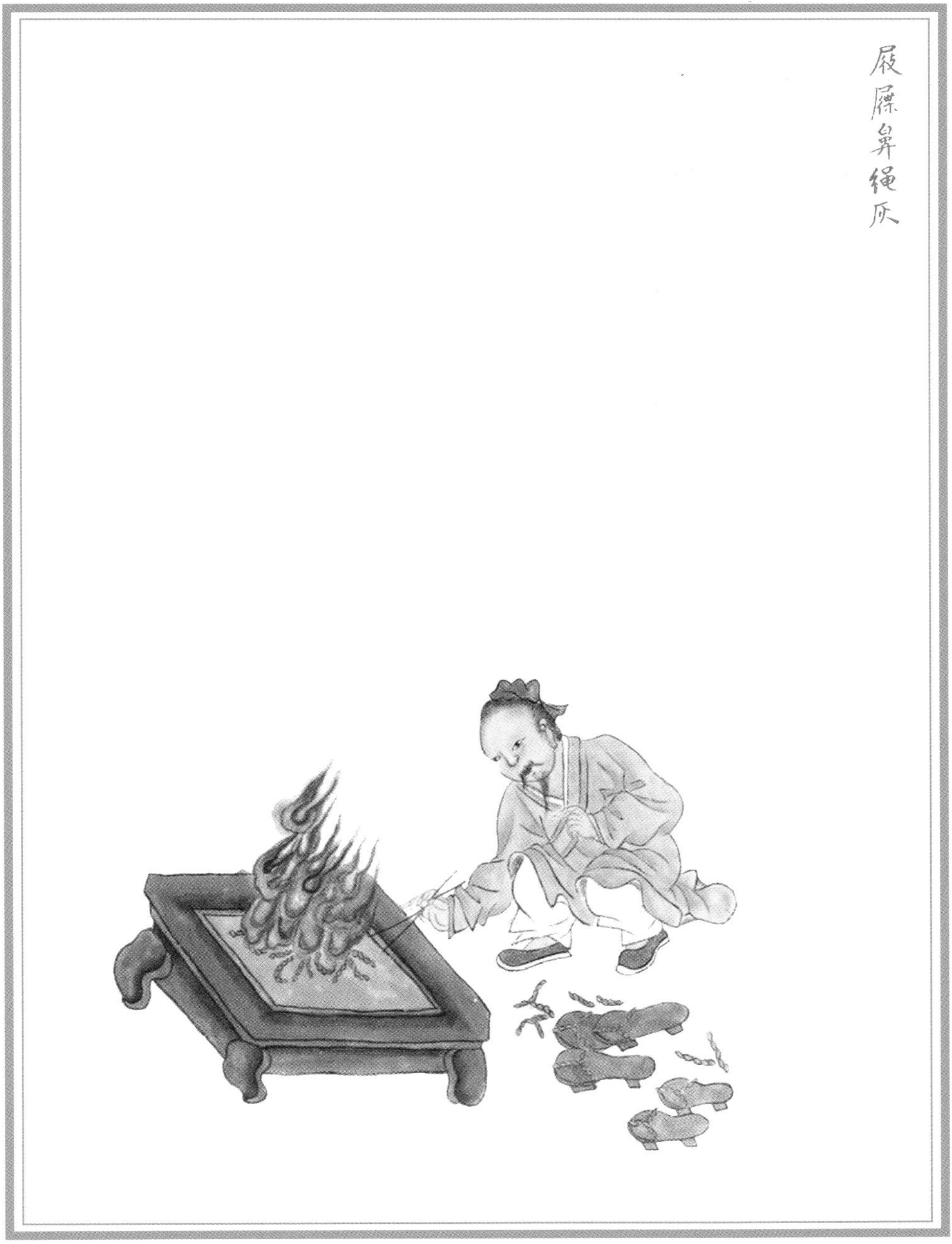
屐屧鼻繩灰

質汗

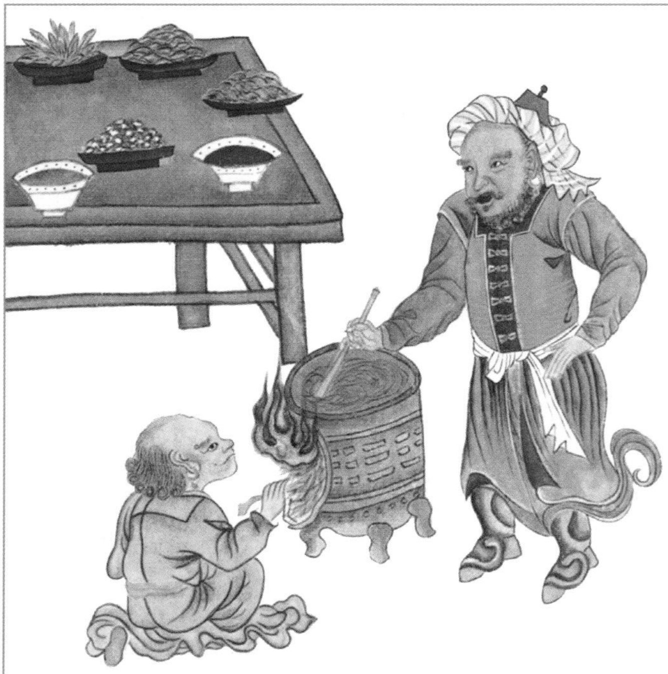

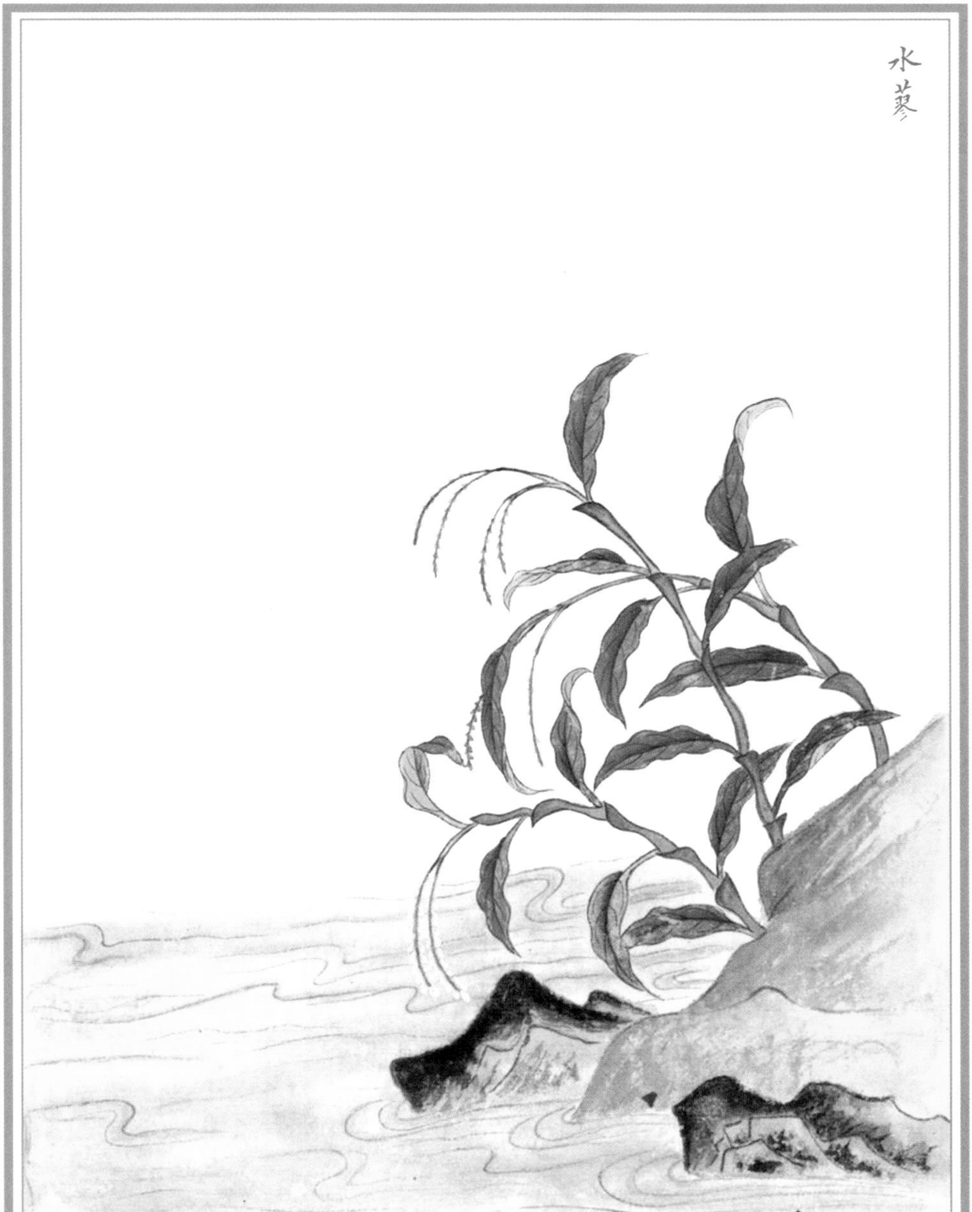
水蓼

蕕草

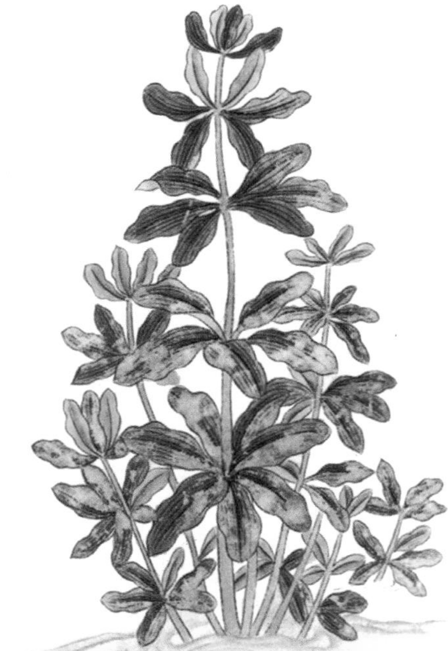

敗芒箔

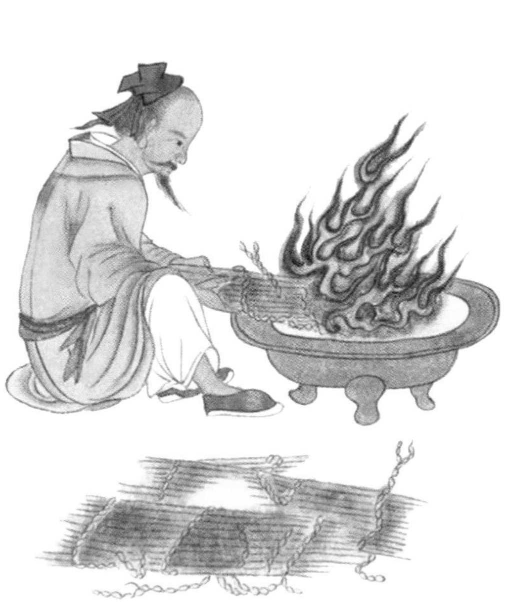

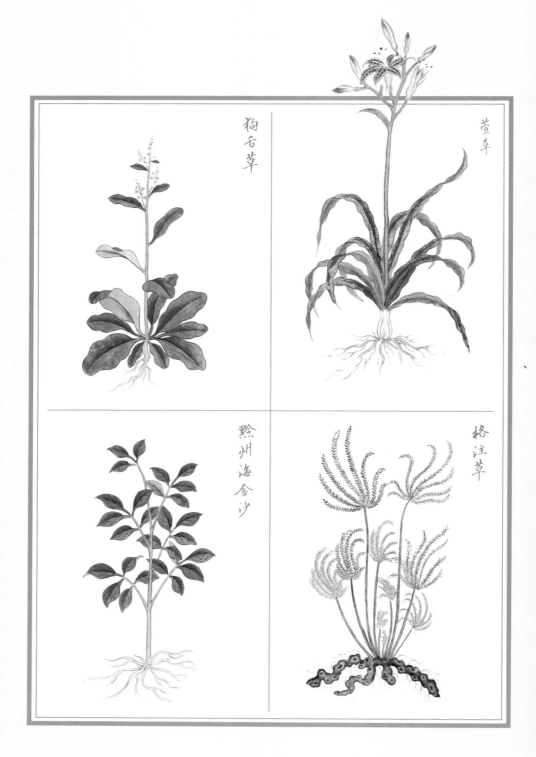

萱草

狗舌草

格注草

黔州海金沙

雞冠子

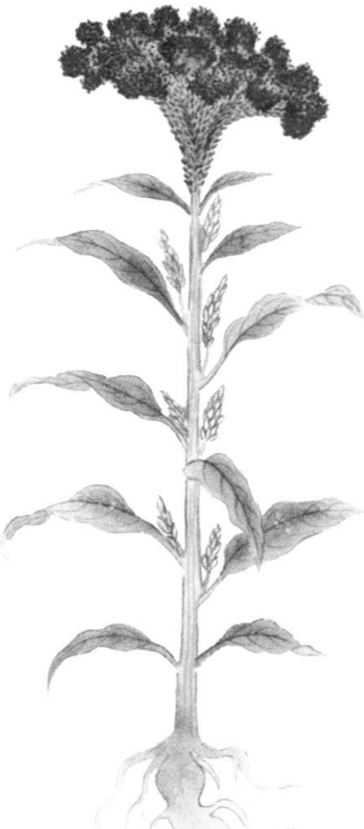

地耕

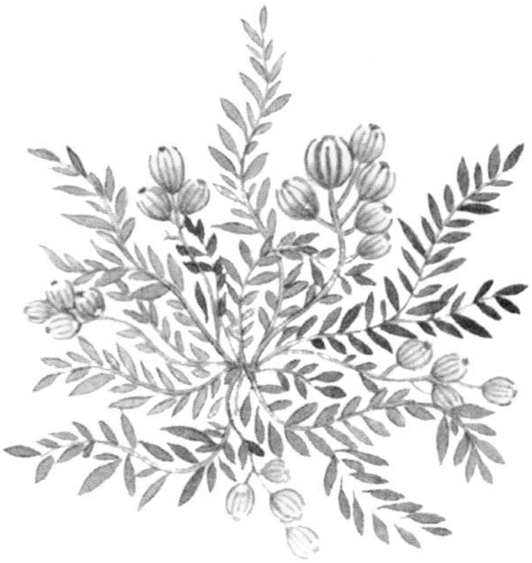

草三稜

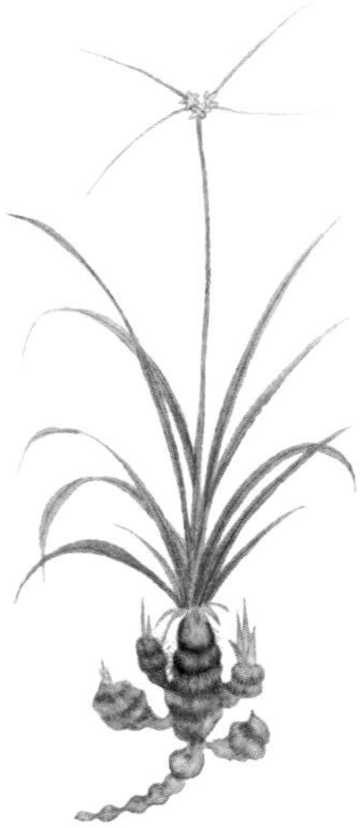

放下忧愁——萱草

萱草，百合科萱草属植物，又名金针菜、鹿葱、川草花、忘郁、丹棘、摺叶萱草、黄花菜等。由于长期栽培，萱草的类型极多，如叶的宽窄质地、花的色泽等变异，总之区分不易。一般来说，其叶较宽，花开桔红色至橘黄色，花期为每年 5 月—9 月。主要分布于中国秦岭以南各省区（包括甘肃和陕西的南部，不包括云南），以及河北、山西和山东，生于海拔 2 000 米以下的山坡、山谷、荒地或林缘等湿润处。

在古代，萱草有很多别名，如宜男草、忘忧草、令草、川草花、疗愁、丹棘等，民间又唤作金针草。有关萱草的文字记载始见于两千多年前的《诗经·卫风·伯兮》：

伯兮朅兮，邦之桀兮。伯也执殳，为王前驱。自伯之东，首如飞蓬。岂无膏沐，谁适为容？

其雨其雨，杲杲出日。愿言思伯，甘心首疾。焉得谖草，言树之背。愿言思伯。使我心痗。

这里提到的“谖草”，就是萱草。在古代，人们认为萱草可以令人忘忧，因此也称忘忧草。关于萱草忘忧的记载最早来自其实用疗效上，《本草纲目》称：“李九华《延寿书》云：嫩苗为蔬，食之动风，令人昏然如醉，因名忘忧。”还称其“利胸膈，安五脏，令人好欢乐，无忧，轻身明目”。由此可见，萱草能使人心安神定。另外，萱草花萼采摘下来蒸过晒干后，可以当作蔬菜食用，俗名黄花菜，也称金针菜，是日常素食中价廉物美的珍肴。

萱草作为中国传统的庭院花卉，有着丰富的象征意蕴，形成了独特的萱草文化。

在古代社会，萱草尤为妇女喜爱，历来受人推崇，赢得许多文人墨客的赞颂。写“宜男”的，如三国魏曹植《宜男花颂》云：“草号宜男，既晔且贞。其贞伊何，惟乾之嘉。其晔伊何，绿叶丹花。光彩晃曜，配彼朝日……”写忘忧的，如唐代诗人陆龟蒙《庭前》诗：“合欢能解恚，萱草信忘忧。尽向庭前种，萋萋特地愁。”写思念的，如唐代诗人王涯《春闺思》：“雪尽萱抽叶，风轻水变苔。玉关音信断，又见发庭梅。”歌颂母爱的，南宋文学家家铉翁《萱草篇》：“诗人美萱草，盖谓忧可忘。人子惜此花，植之盈北堂。庶以悦亲意，岂特怜芬芳。”

一丛萱草，能让人忘忧，诉说着对母亲的爱，表达着对亲人的思念，还有对美好生活的向往，作为一种寄托情感的事物来说，已足矣。

鹿藥

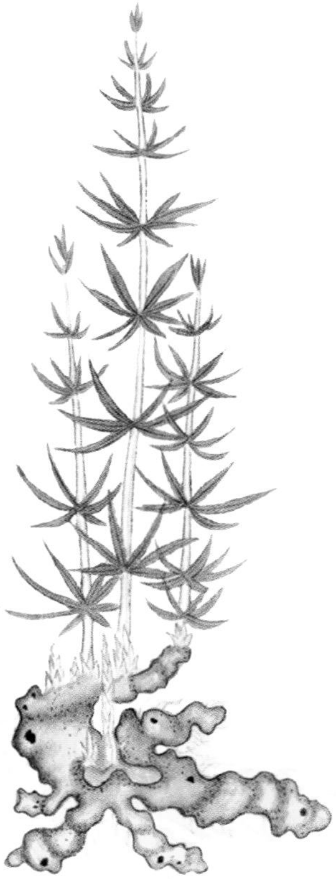

合明草

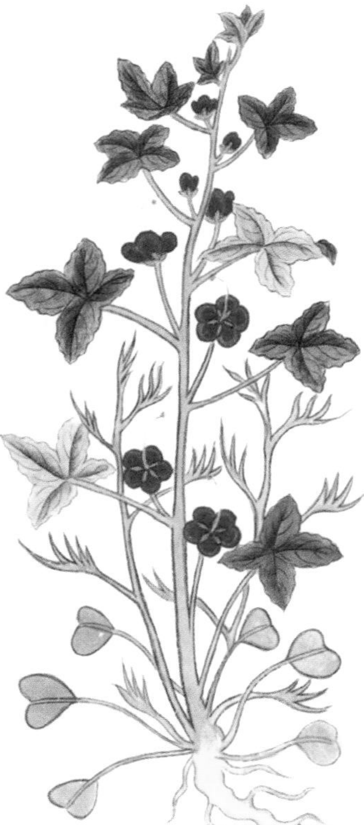

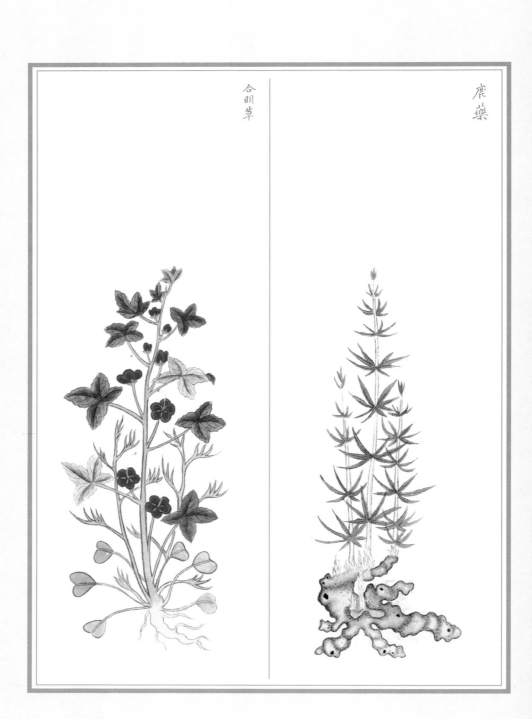

弓弩弦

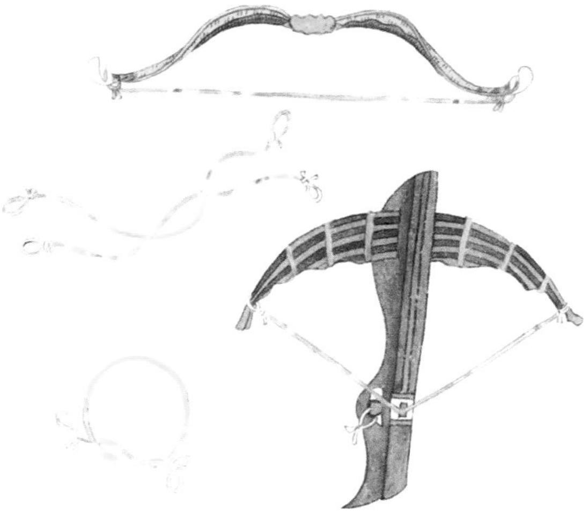

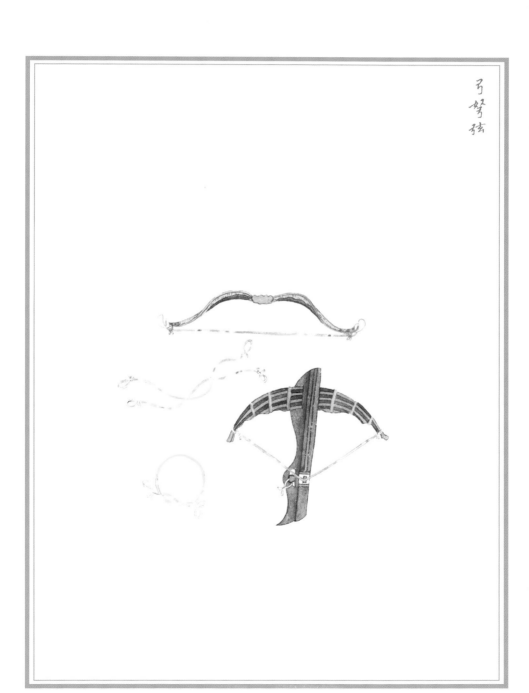

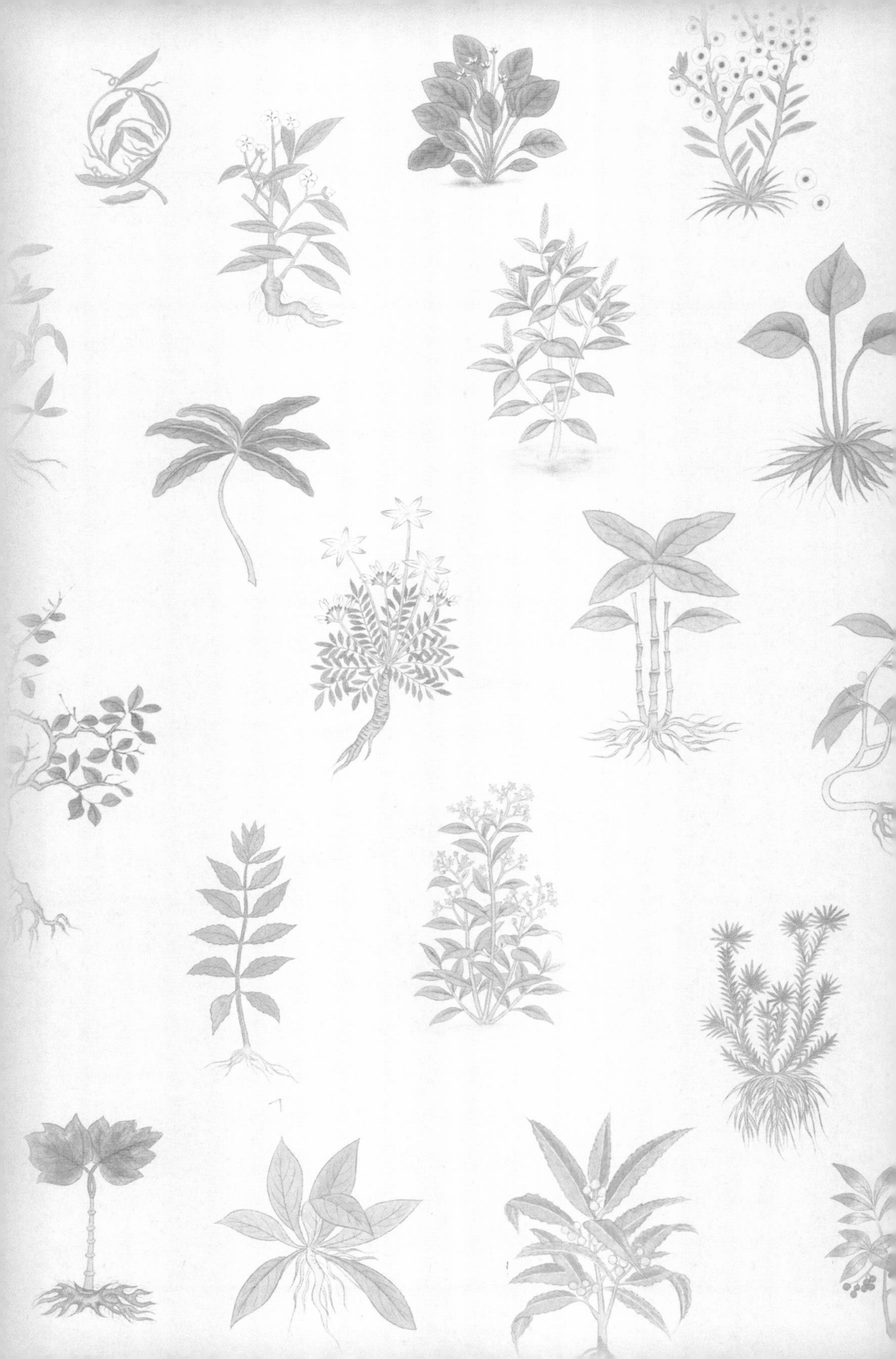

外草 外木蔓

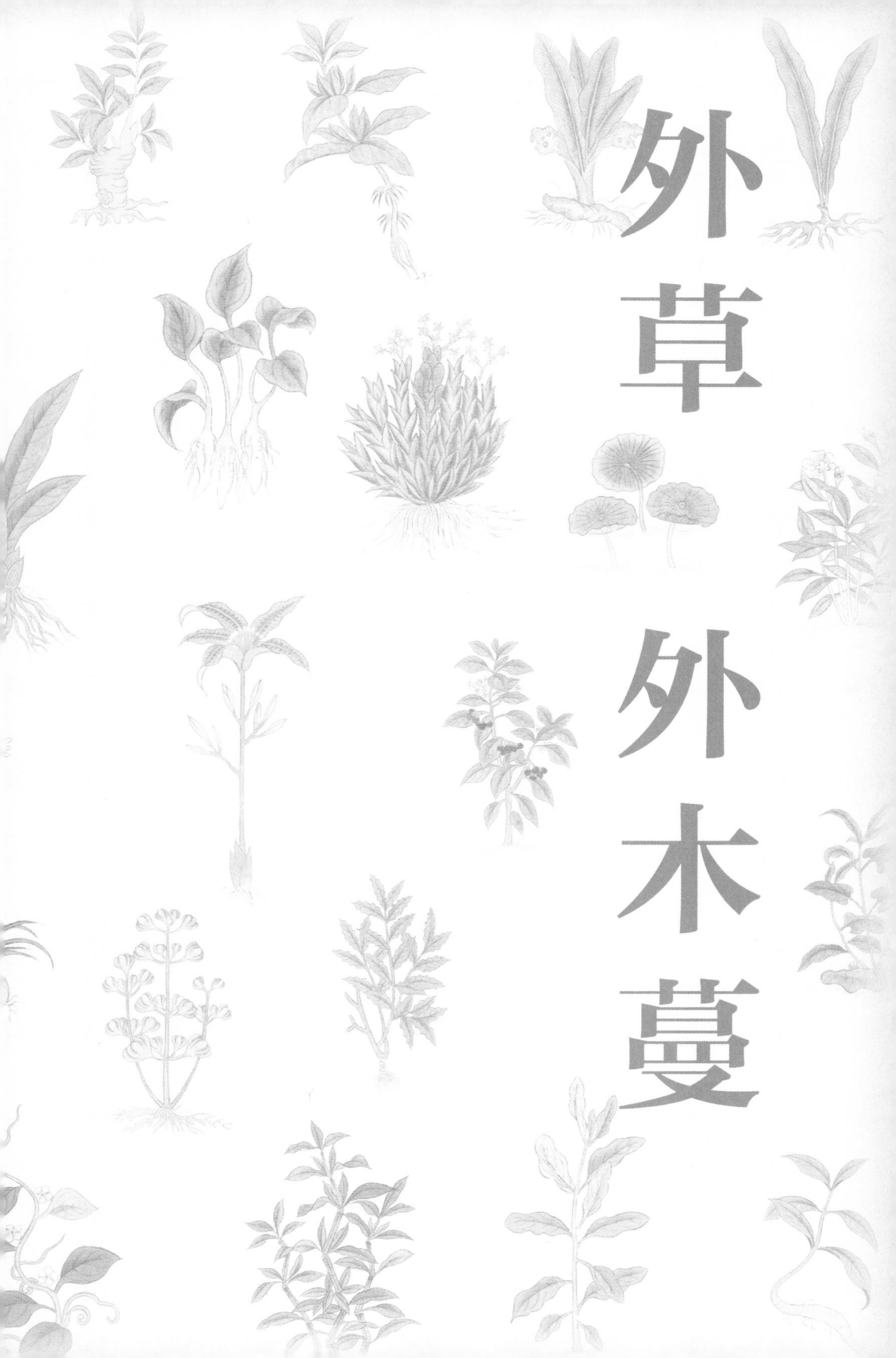

野有蔓草　简便廉巧

《金石昆虫草木状·草部》最后部分为“外草”“外木蔓”二卷。这二卷原属《本草品汇精要》卷四十一，仅位于卷四十二“有名未用”之前，内容主要来自《本草图经》，相当于附录，其中“外草类”七十五种，“外木蔓类”二十四种。

“外草类”，简、便、廉的特点较为突出。如水英这种水生植物，分布广泛，因地域不同而有不同称谓，据《本草图经》言：“临汝人呼为牛荭草，河北信都人名水节，河内连内黄呼为水棘，剑南、遂宁等郡名龙移草……淮南诸郡名海荏，岭南……名海精木，亦名鱼津草。”

本卷最后的“撒馥兰”，即是番红花的译名。《本草品汇精要》记载其产地在“忽剌散并怯里慢黑里、撒马儿罕”，即现在的中亚至西亚一带。番红花与红蓝花形态有相似之处，使用中应当注意鉴别。详见《草部》卷五“红蓝花”条。

本卷中出现的“天花粉”，实际是栝楼根的制品。但图谱所绘植物，叶片形状和根部都与《草部》卷四“栝楼”有所不同，可能《本草图经》的分类就存在一定问题，当对照参看。

“外木蔓类”多属蔓生的藤本植物。本卷中毒性相对剧烈的为天仙藤，即马兜铃的茎叶和根。传统禁忌言虚者慎服，现代研究证明，其中所含的马兜铃酸有明确的肾毒性，非必要不可内服。

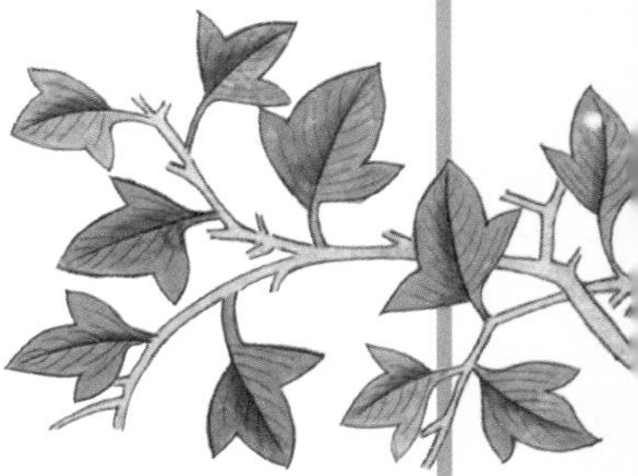

小青 福州　　曲節艸 筠州

獨脚僊 福州　　露筋艸 施州

紅茂艸 施州　　見腫消 筠州

半天回 施州　　龍牙艸 施州

苦芥子 秦州　　野蘭根 施州

都管艸 施州　　小兒羣 施州

菩薩艸 常州　　僊人掌艸 筠州

紫背金盤艸 施州　　石逍遥艸

金石昆蟲艸木狀

外艸

水英　　麗春艸

坐拏艸 吉州　　紫堇

杏葉艸 常州　　水甘艸 筠州

地柏 河中府　　紫背龍牙 永康軍

攀倒甑 宜州　　佛甲艸 筠州

百乳艸 秦州　　撮石合艸 眉州

石莧 筠州　　百兩金 戎州

杏參 淄州　　赤孫施 福州
田母艸 臨江軍　　鐵線 饒州
天壽根 台州　　百藥祖 天台山
黃寮郎 天台山　　催風使 天台山
陰地厥 鄧州　　千里急 天台山
地芙蓉 鼎州　　黃花了 信州
布里艸 南恩州　　香麻 福州
半邊山 宜州　　火炭母艸 南恩州

胡堇艸 密州　無心艸 秦州

千里光 筠州　九牛艸 筠州

刺虎 睦州　生瓜菜 資州

建水艸 福州　紫袍 信州

老鵶眼睛艸 高郵軍　天華粉 明州

瓊田艸 福州　石垂 福州

紫金牛 福州　雞項艸 福州

拳參 淄州　根子 威州

亞麻子 威勝軍　田麻 信州
鵜鳥威 信州　茆質汗 信州
地蜈蚣 江寧府　地茄子 商州
水麻 鼎州　金鐙 鼎州
石蒜 黔州　蕁麻 江寧府
山薑 衛州　馬腸根 秦州
撒馥蘭

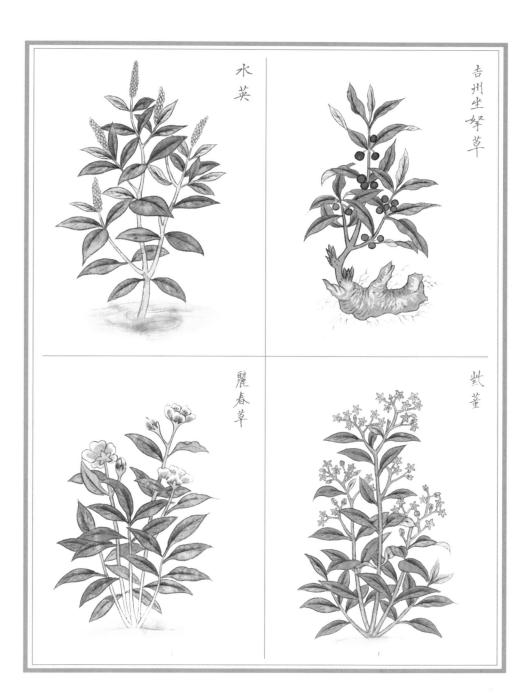

水英

吉州坐拏草

麗春草

紫堇

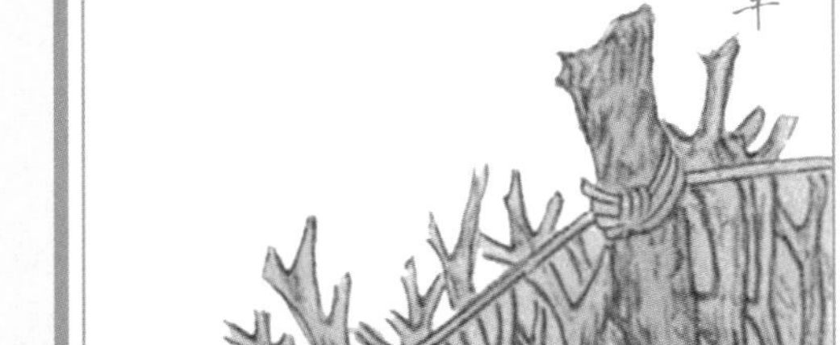
常州杏葉草

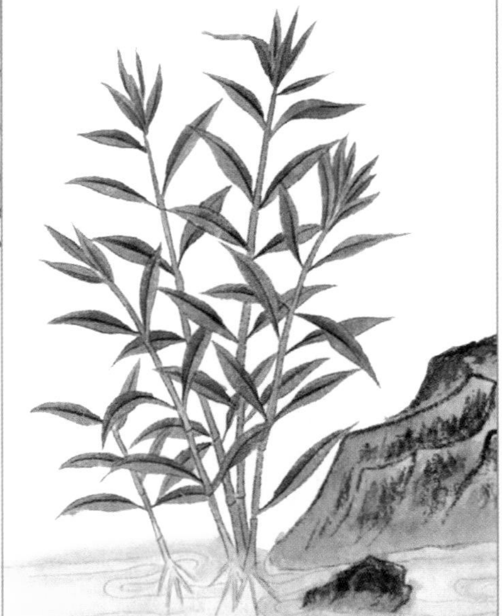
筠州水甘草

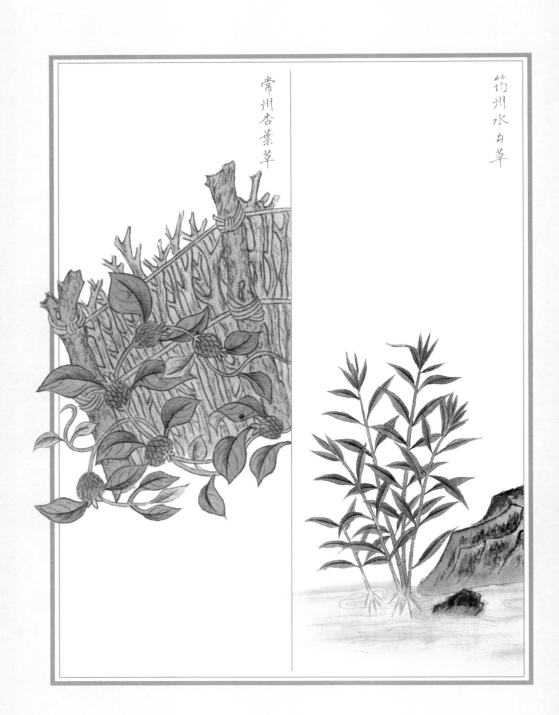

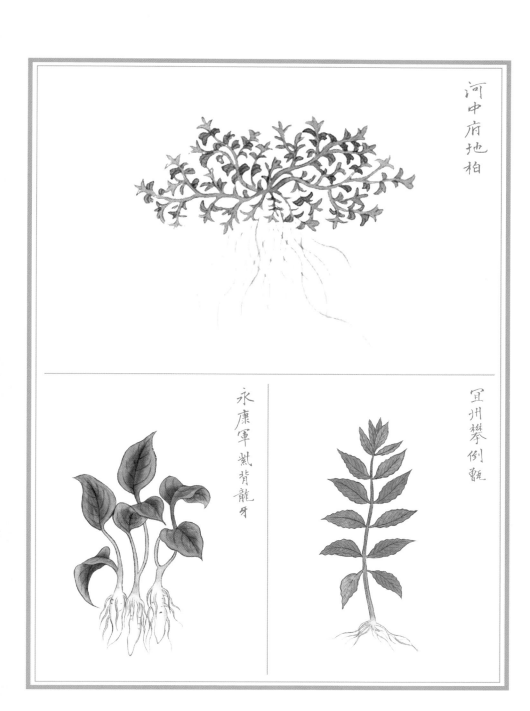

河中府地柏

宜州攀倒甑

永康軍紫背龍牙

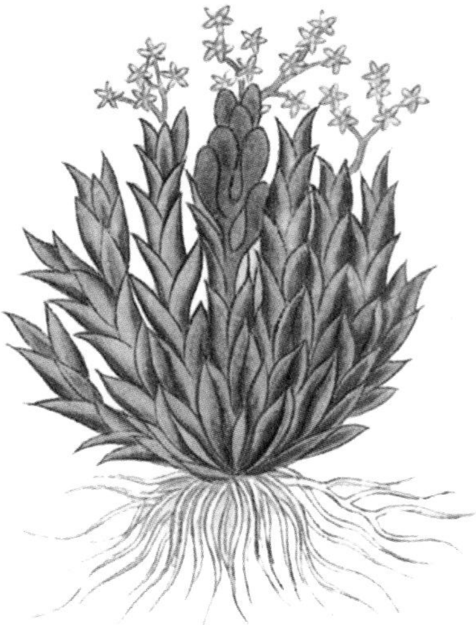

筠州佛甲草

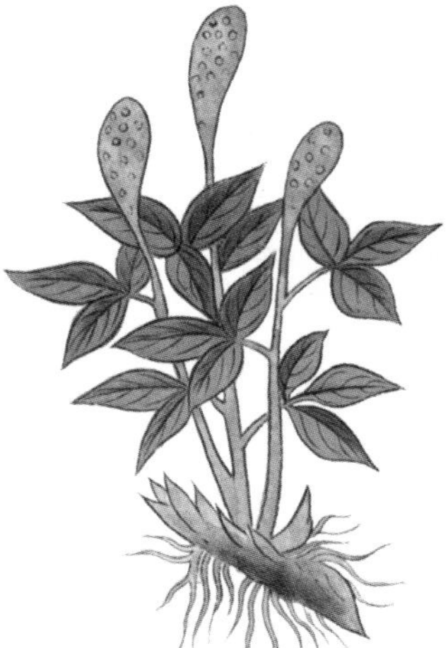

眉州撮石合草

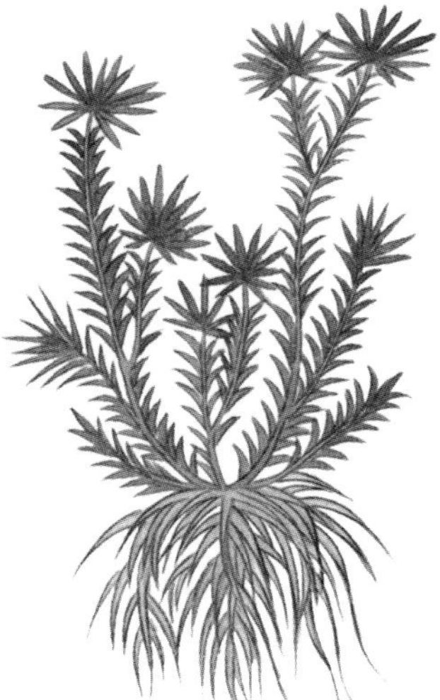

秦州百乳草

筠州石莧

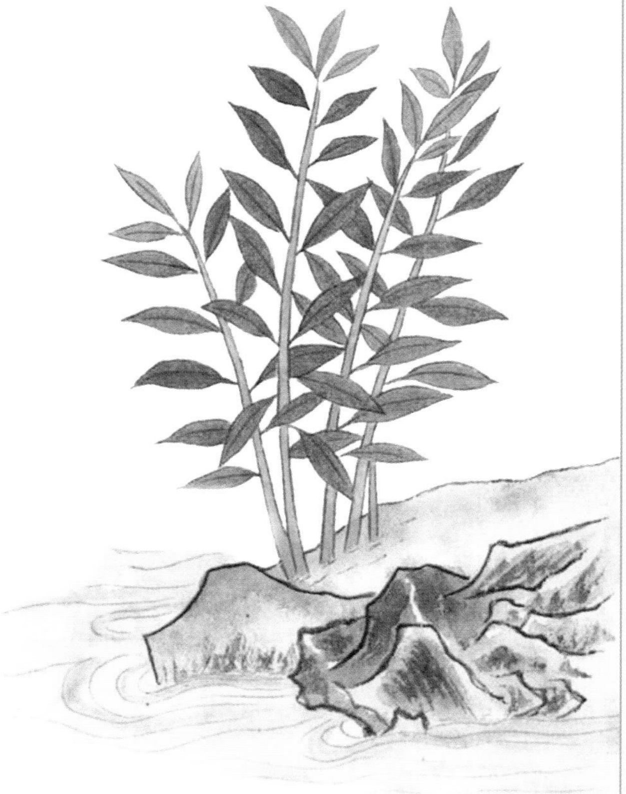

福州小青

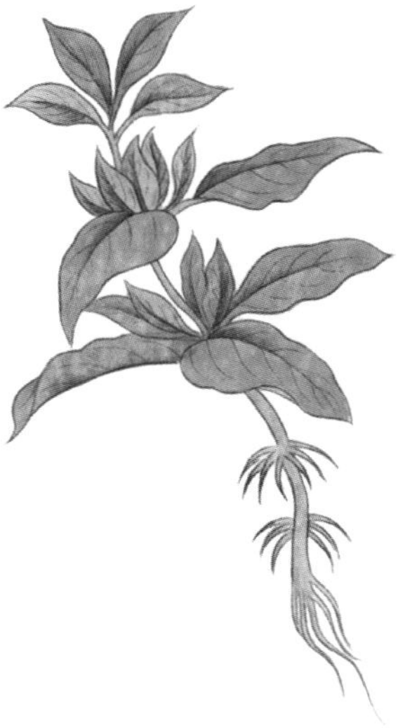

筠州曲節草

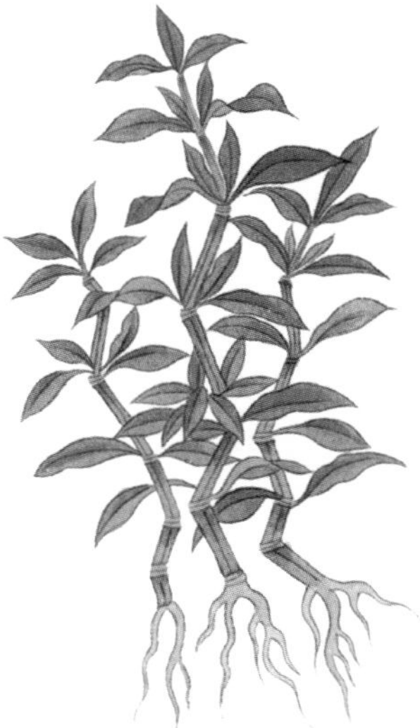

戎州百两金

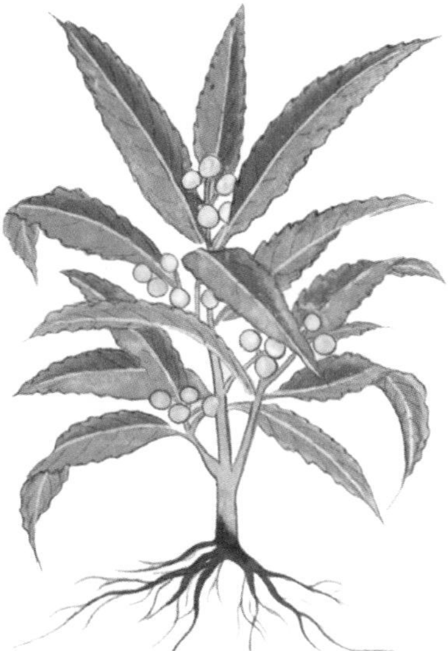

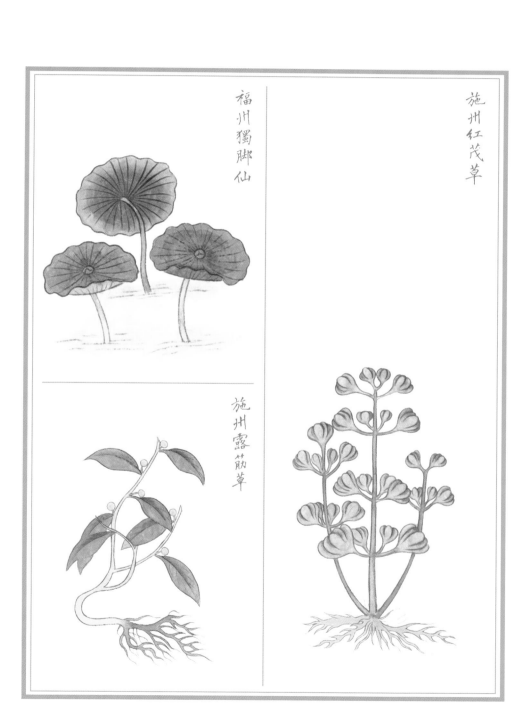

施州红茂草

福州獨脚仙

施州露筋草

施州龍牙草

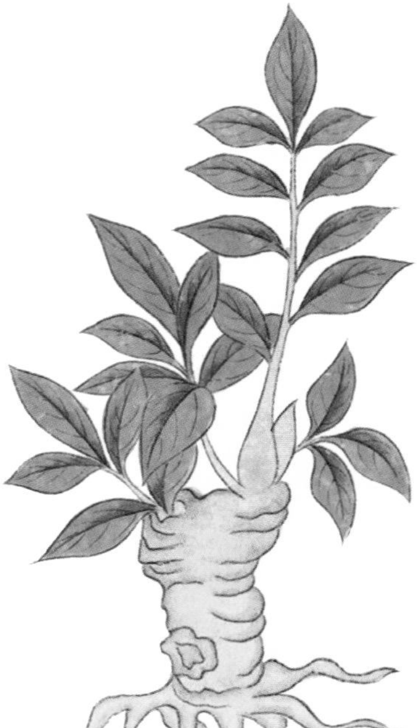

筠州見腫消

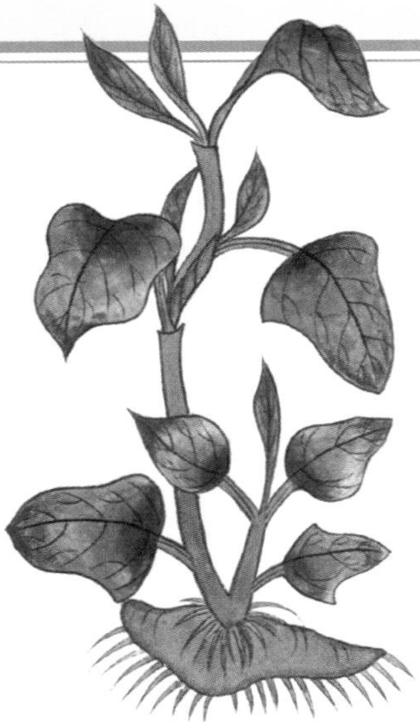

施州半天回

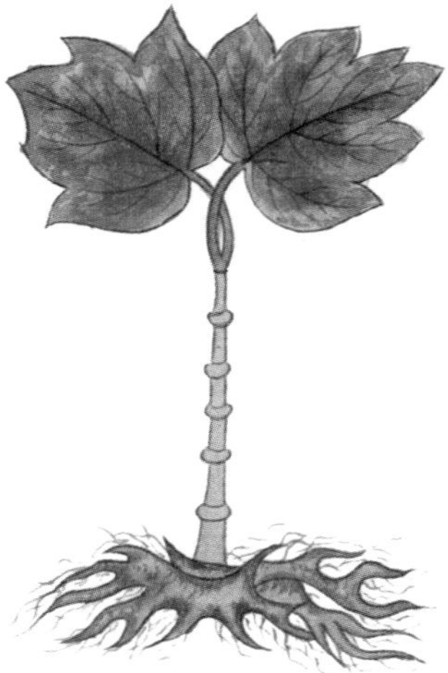

泰州苦芥子

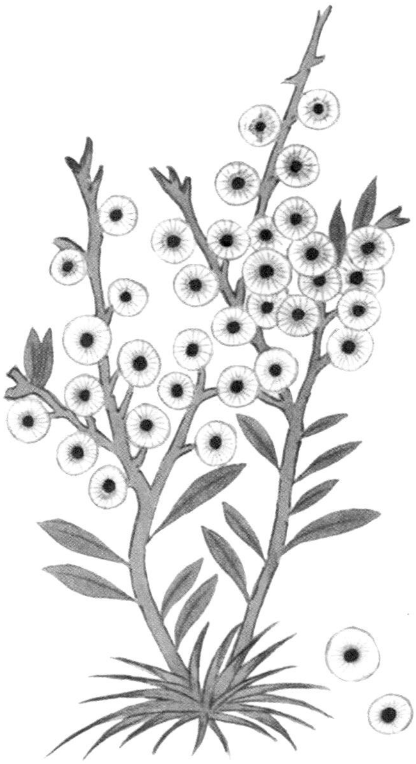

施州野蘭根

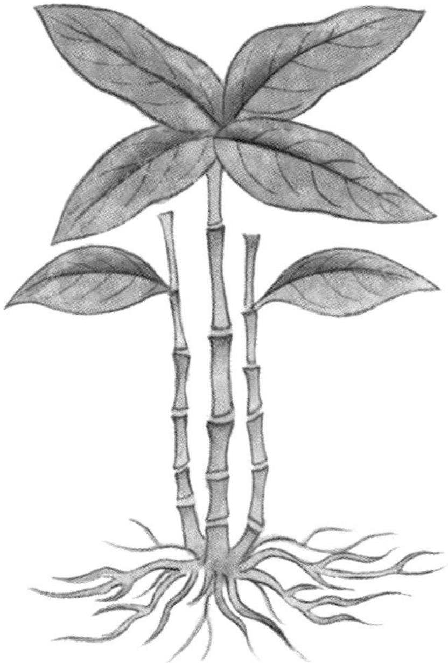

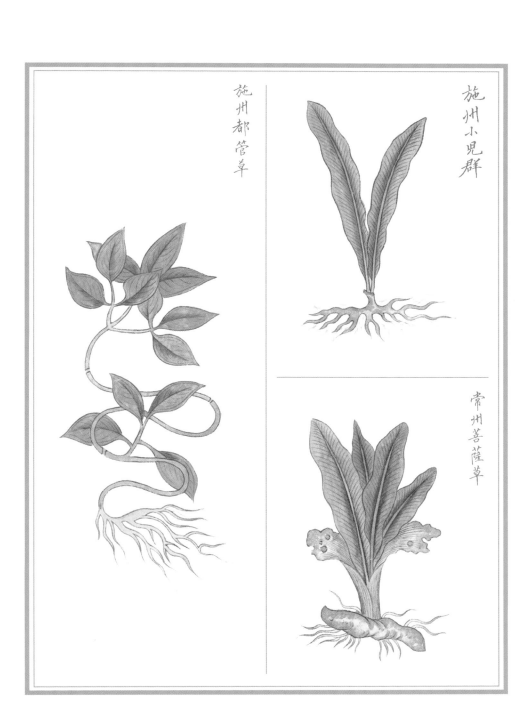

施州小兒群

常州菩薩草

施州都管草

施州紫背金盘草

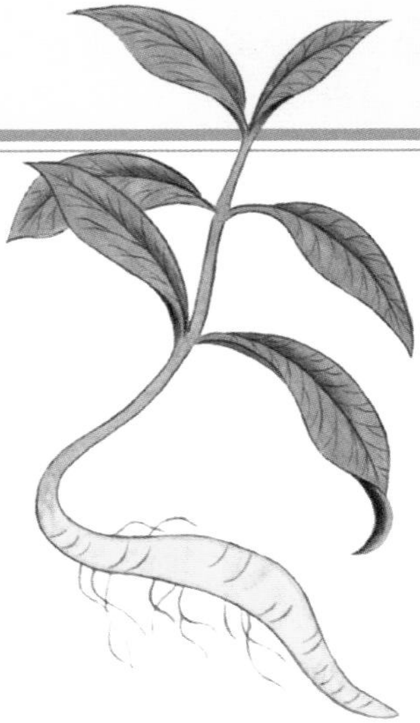

常州石逍遥草

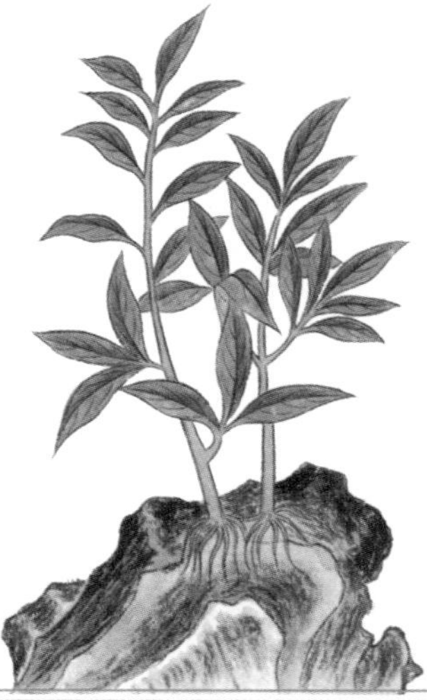

筠州仙人掌草

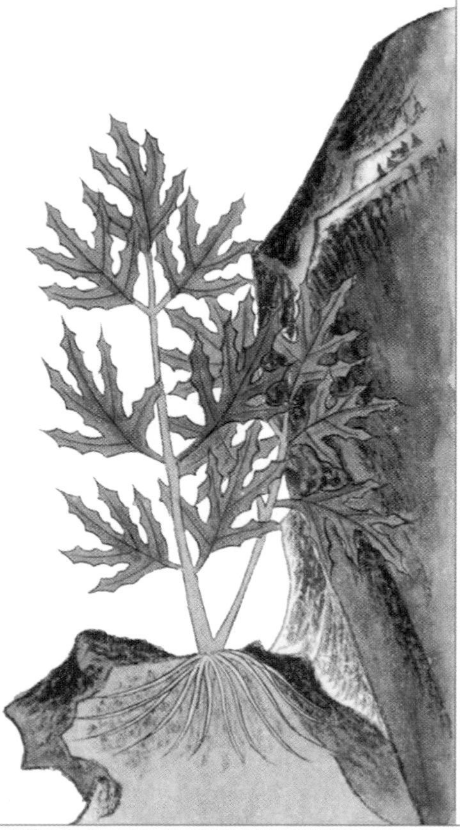

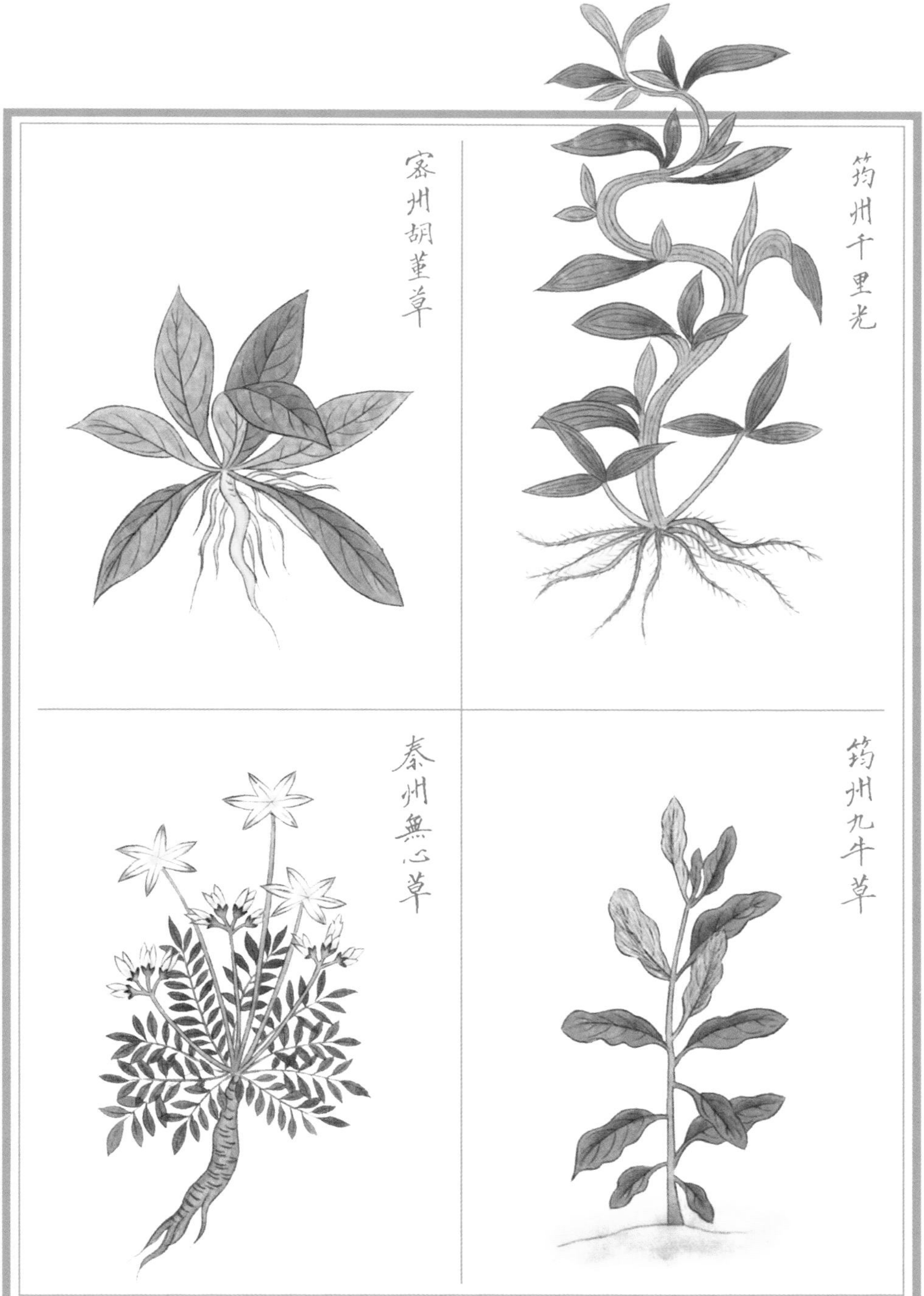

筠州千里光
容州胡堇草
筠州九牛草
秦州無心草

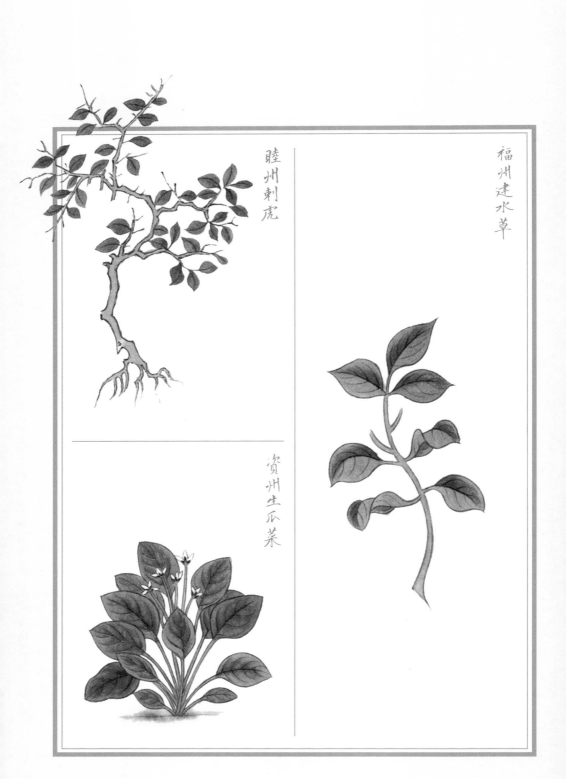

福州建水草

睦州刺虎

資州生瓜菜

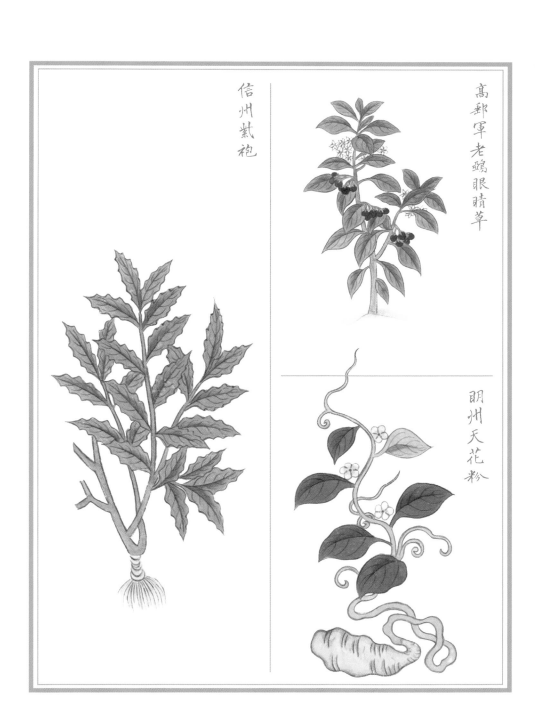

高郵軍老鴉眼睛草

明州天花粉

信州紫袍

福州紫金牛

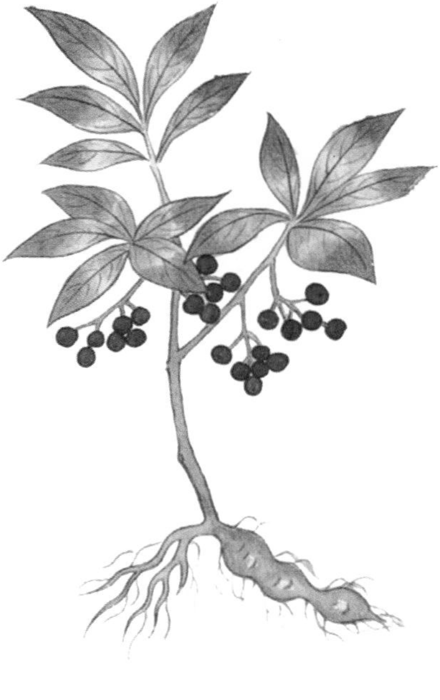

福州瓊田草

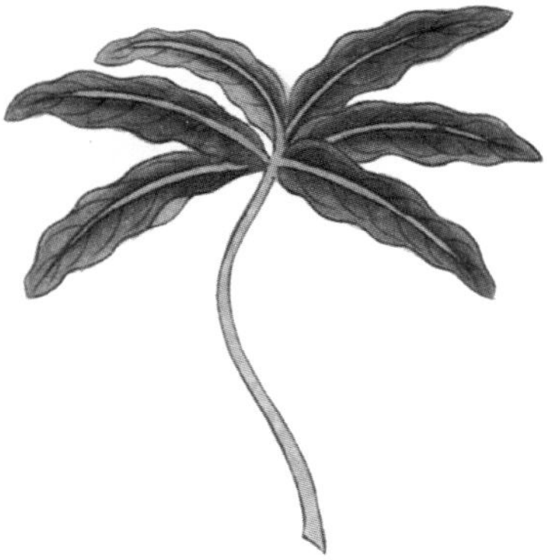

福州石垂

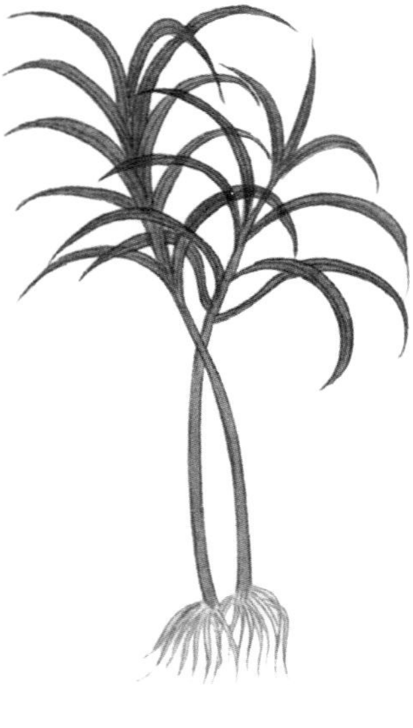

淄州拳参

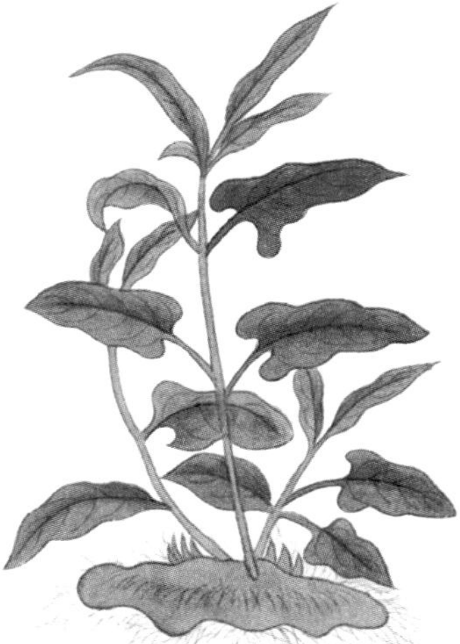

福州鷄項草

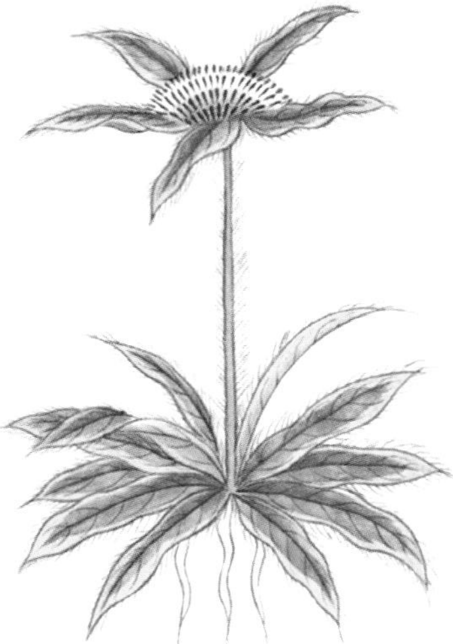

威州根子

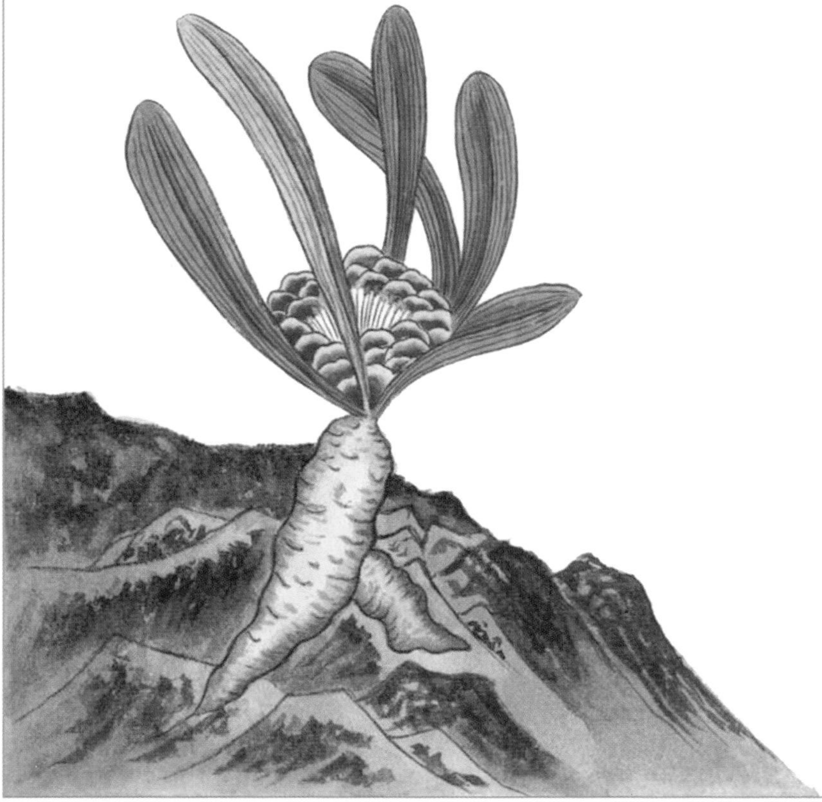

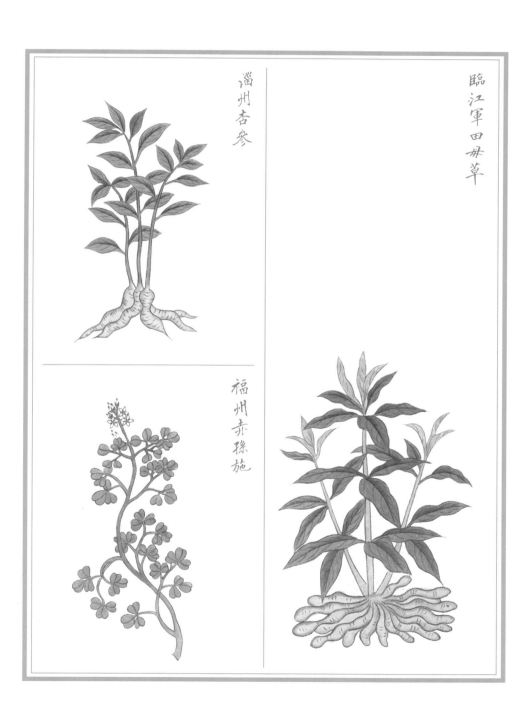

臨江軍田母草

淄州杏参

福州赤孫施

台州天壽根

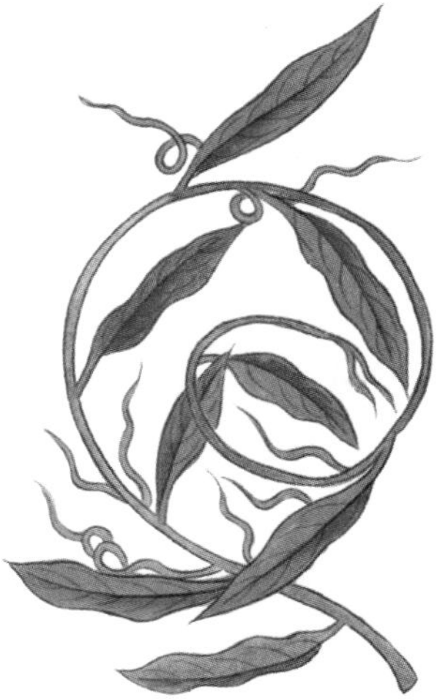

天台山百藥祖

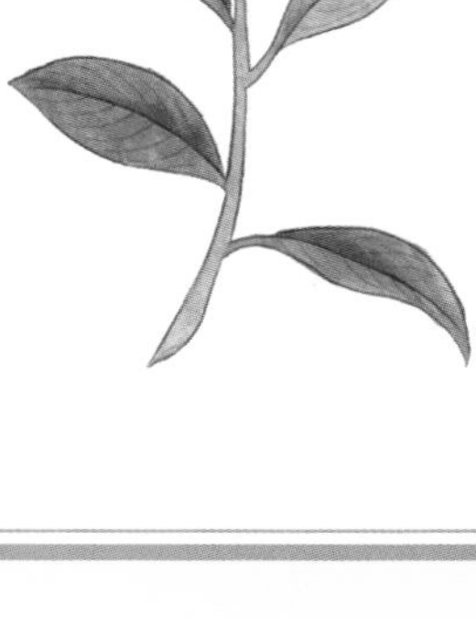

饒州鐵線

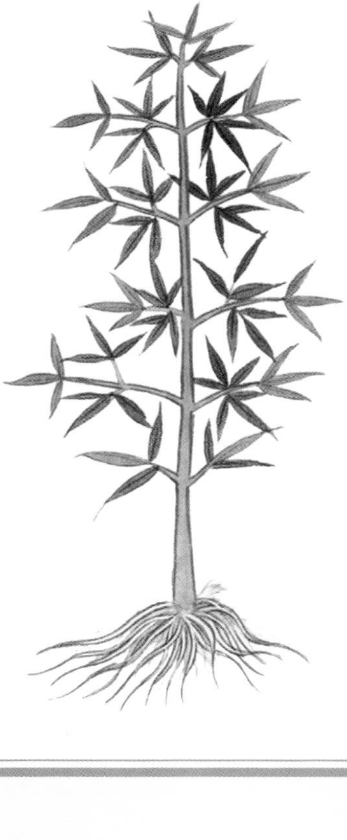

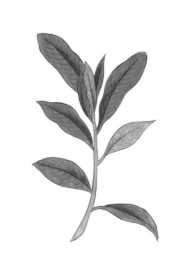

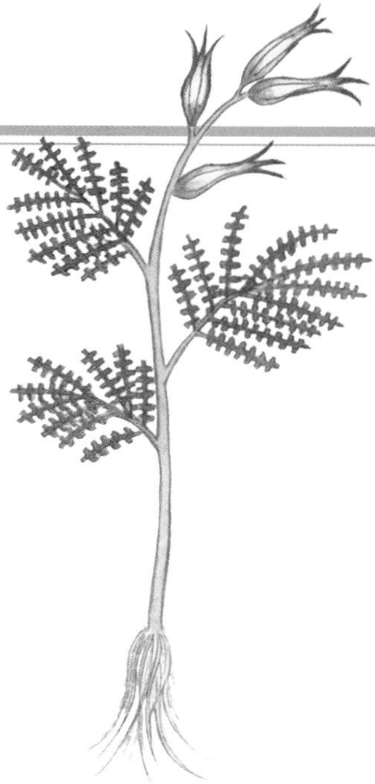

鄧州陰地厥

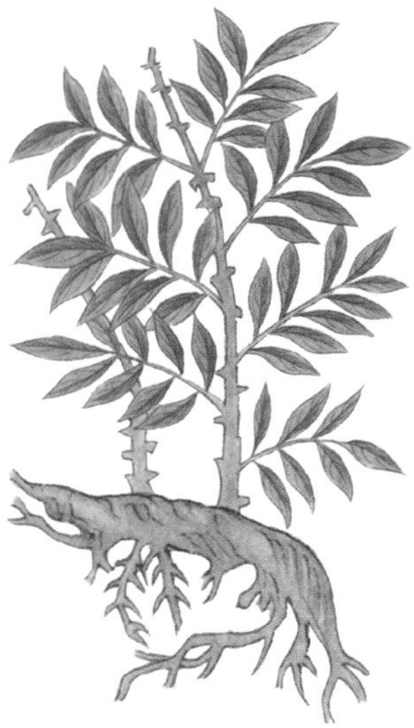

天台山黄寮郎

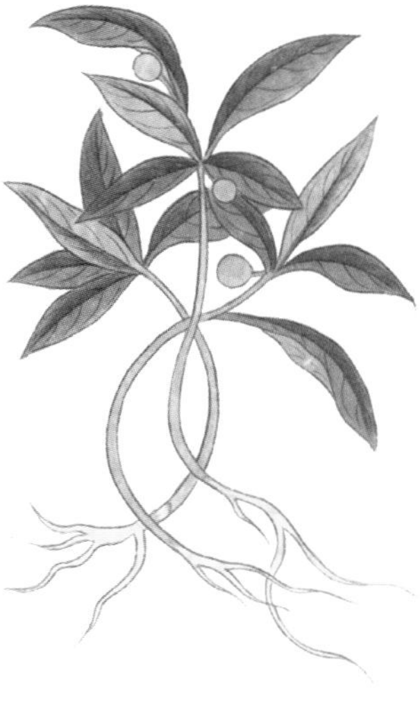

天台千里急

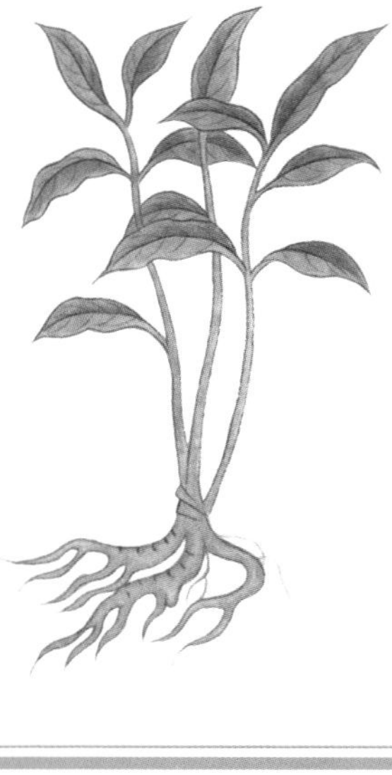

天台山催風使

鼎州地芙蓉

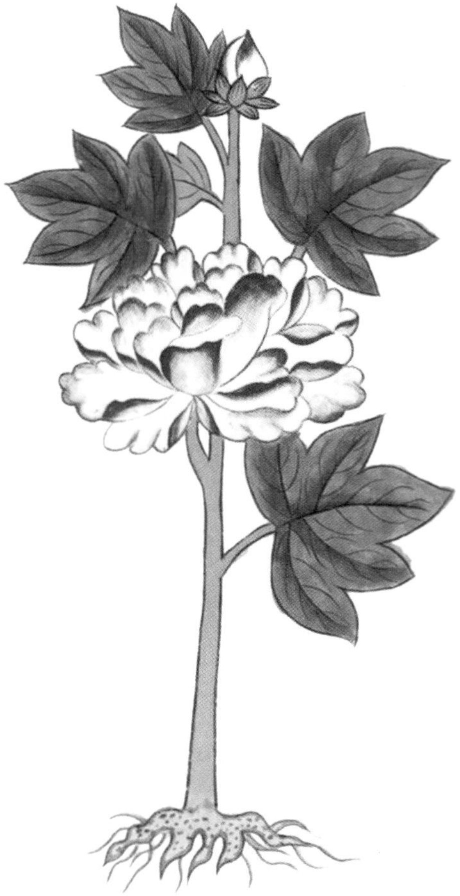

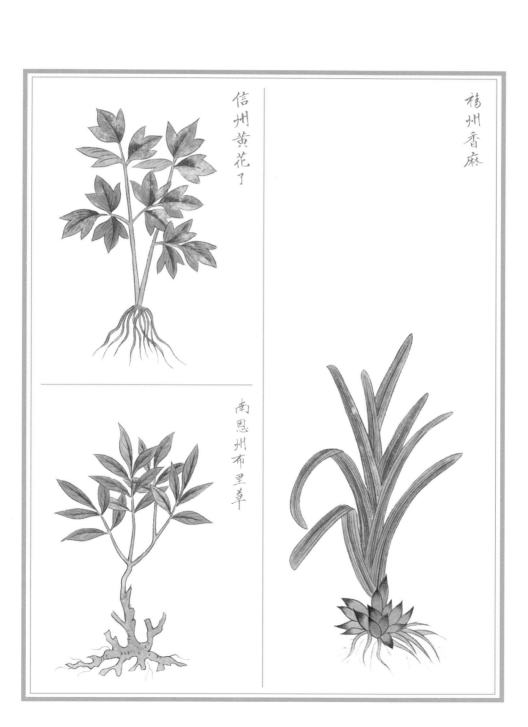

福州香麻

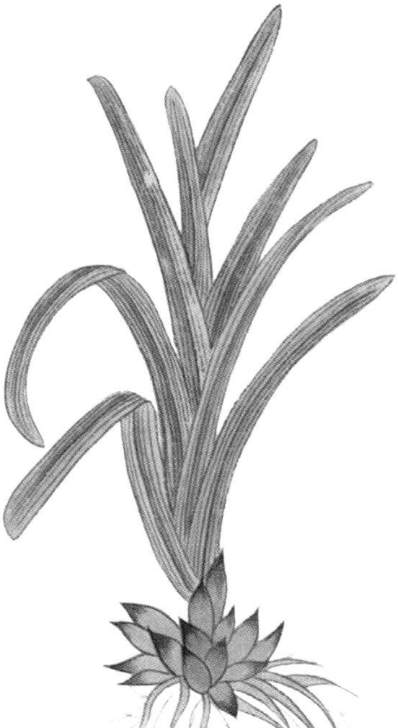

信州黄花了

南恩州布里草

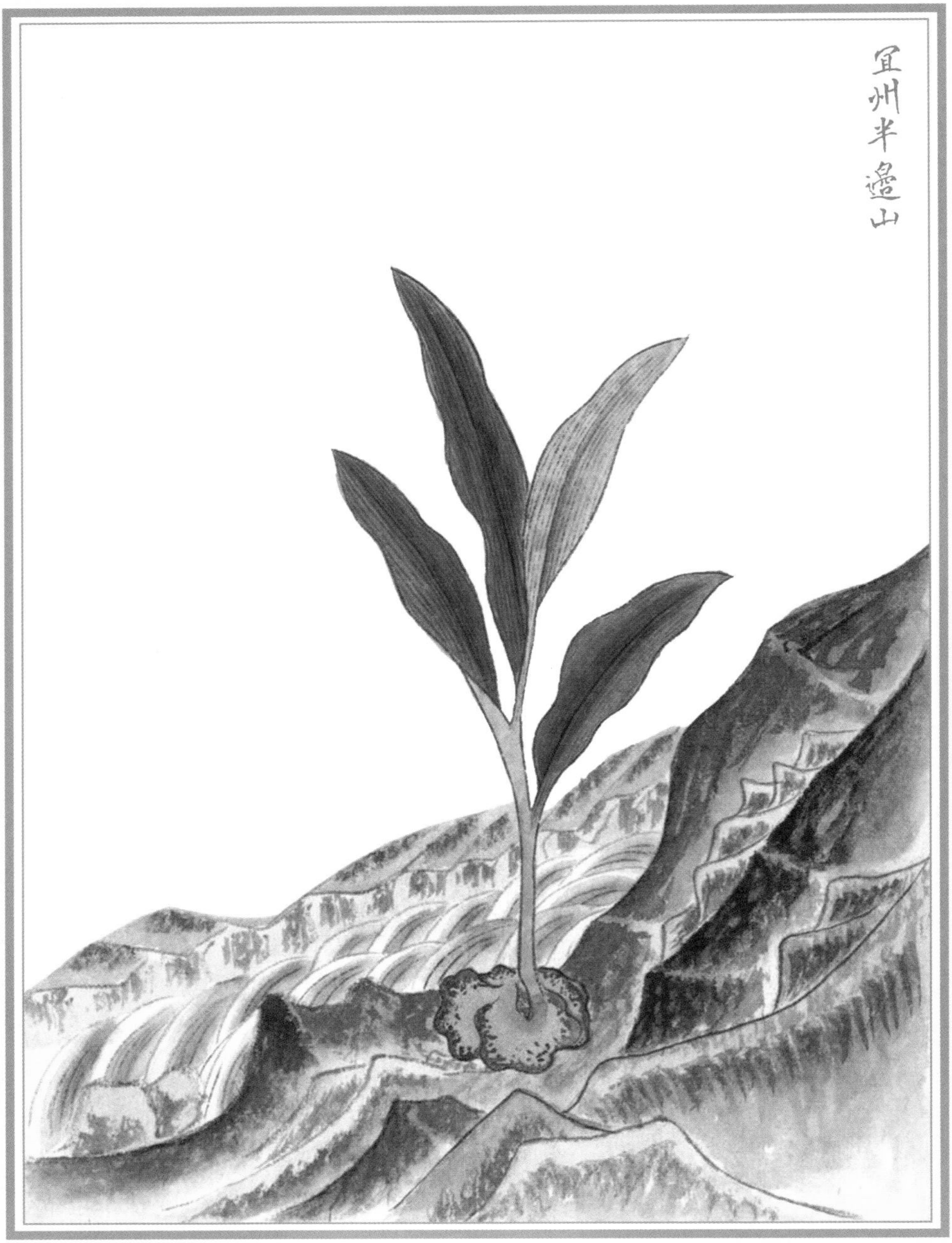
宜州半邊山

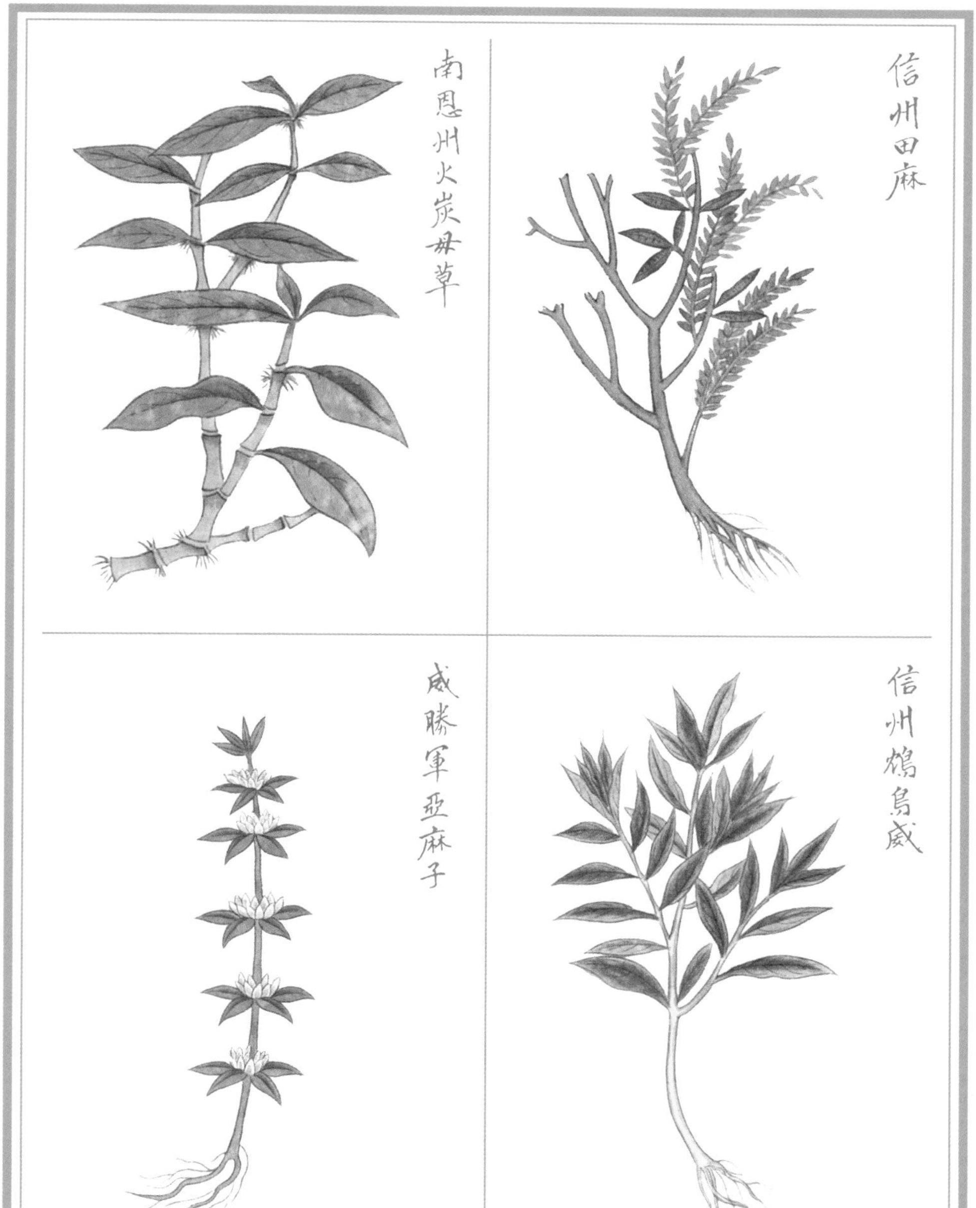
信州田麻
南恩州火炭母草
信州鴆鳥威
威勝軍亞麻子

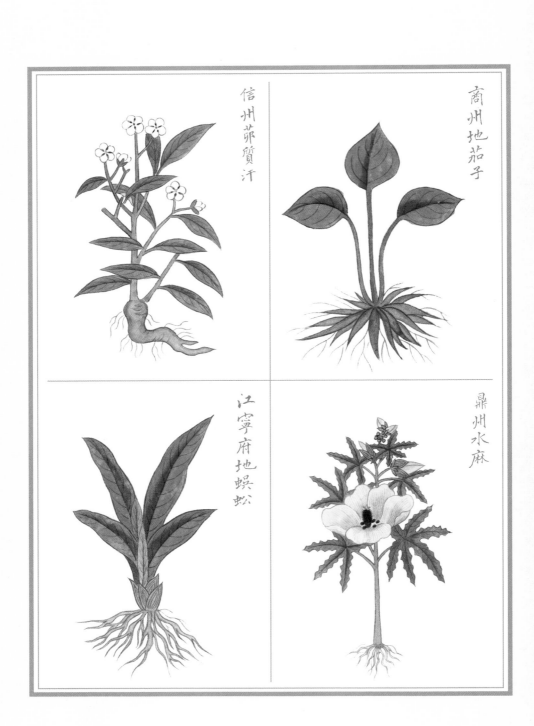

商州地茄子

信州茆質汗

鼎州水麻

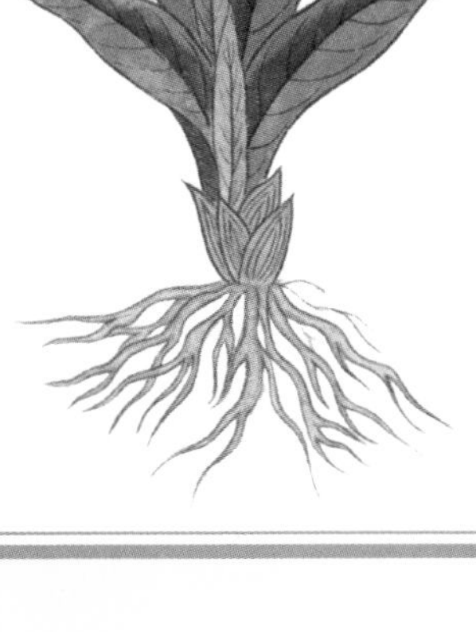

江寧府地蜈蚣

黔州石蒜

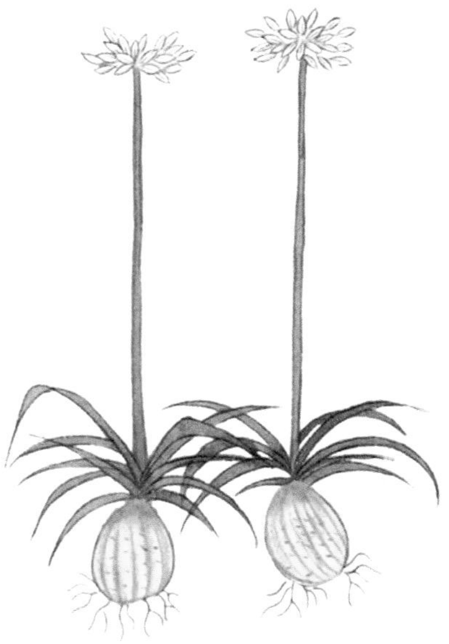

鼎州金燈

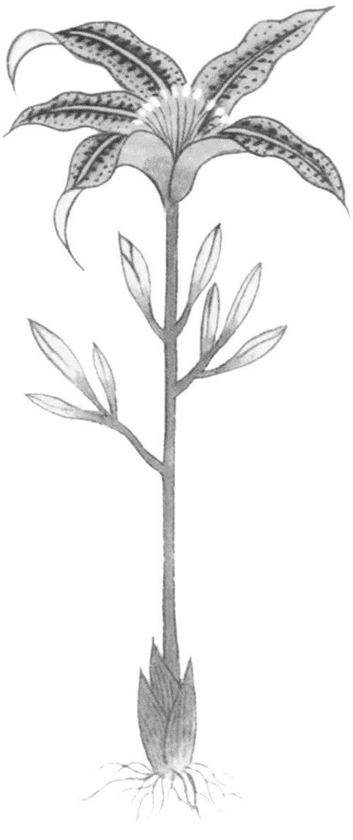

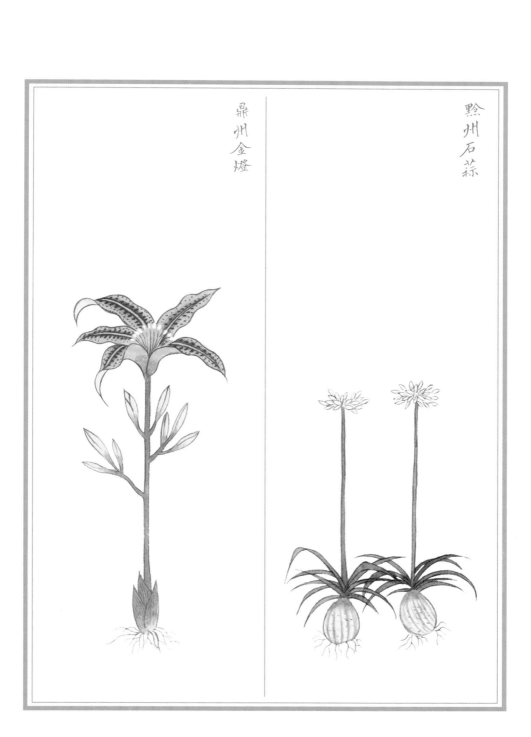

衡州山薑

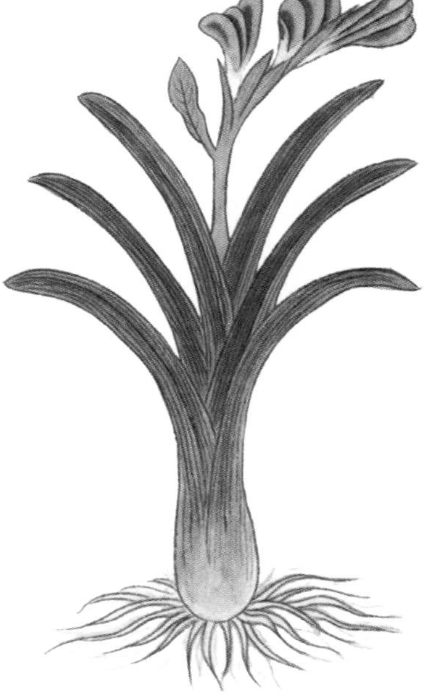

江寧府蕁麻

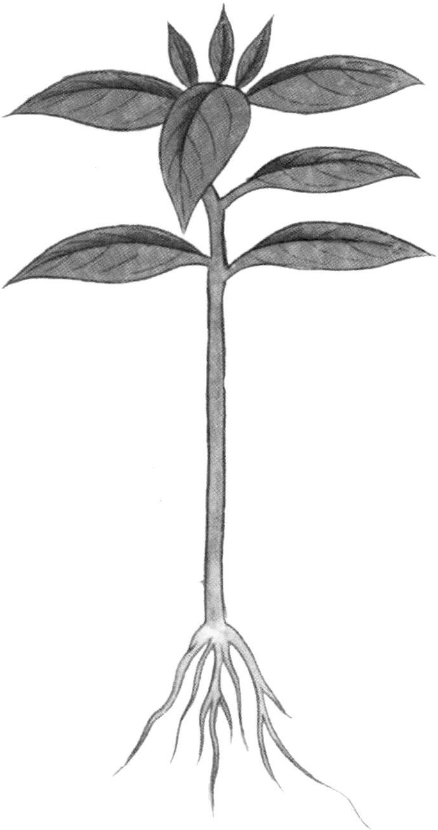

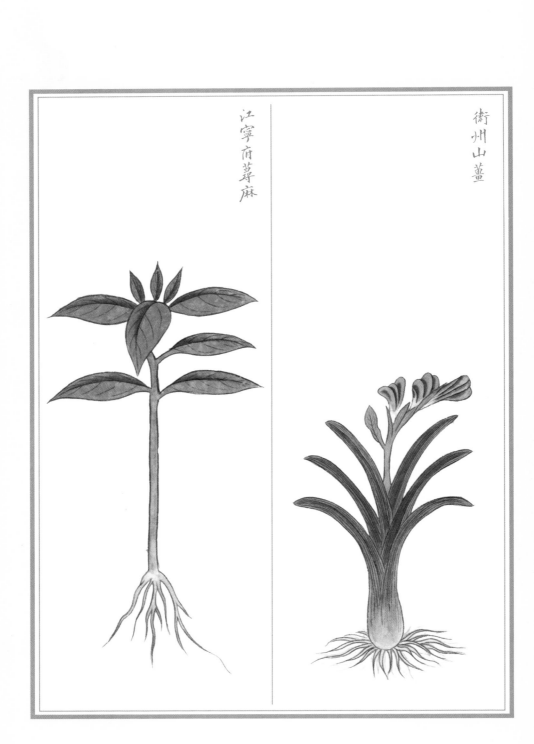

撒馥蘭

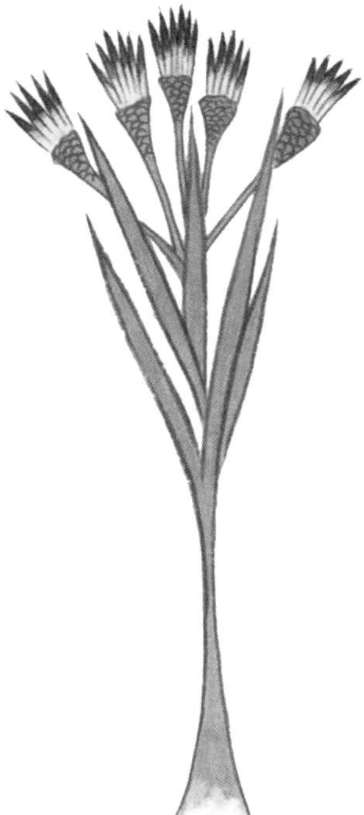

泰州馬腸根

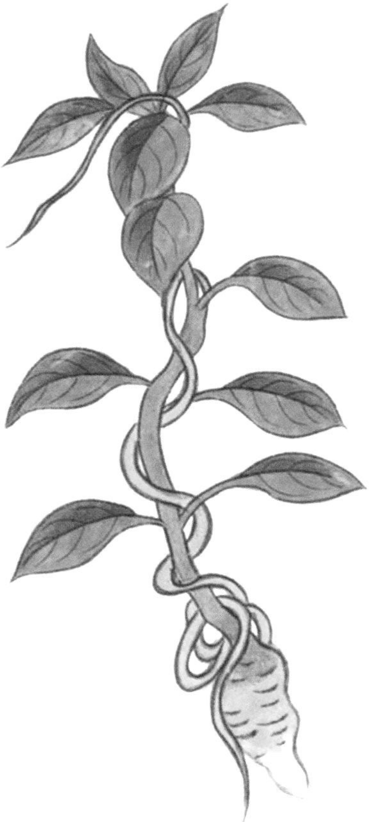

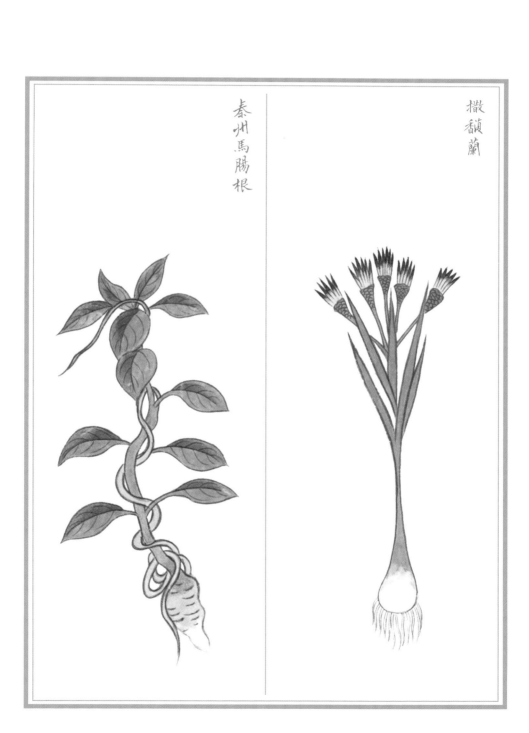

祁婆藤 台州　　含春藤 台州

清風藤 台州　　七星艸 江州

石南藤 台州　　石合艸 施州

馬接脚 施州　　茆心艸 淄州

醋林子 邛州　　天僊藤 臨江軍

金石昆蟲艸木狀　　外木蔓

大木皮 施州　　崖椶 施州

鵝抱 宜州　　雞翁藤 施州

紫金藤 福州　　獨用藤 施州

瓜藤 施州　　金棱藤 施州

野豬尾 施州　　烈節 榮州

杜莖山 宜州　　血藤 信州

土紅山 福州　　百棱藤 天台

施州崖椶

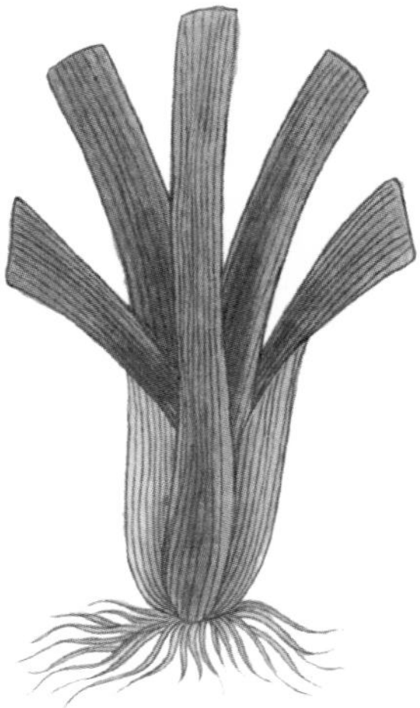

施州大木皮

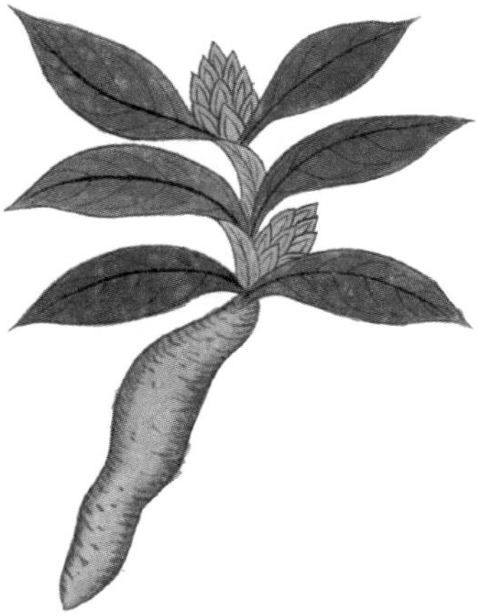

宜州鵞抱

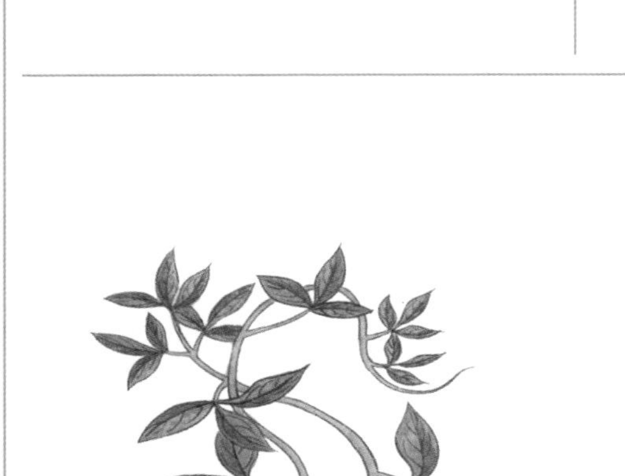

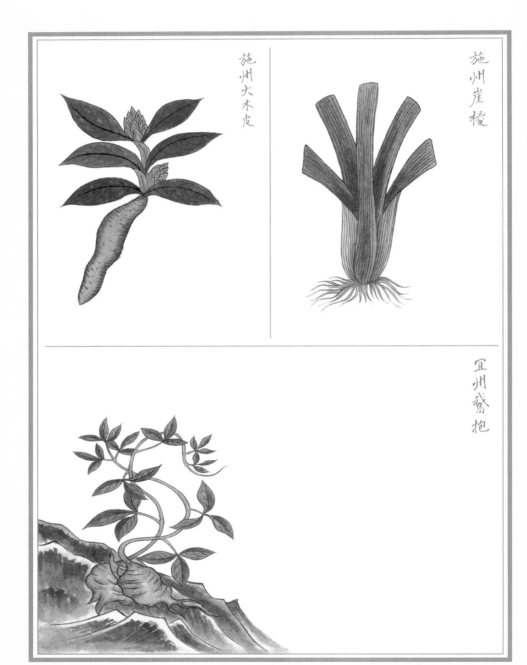

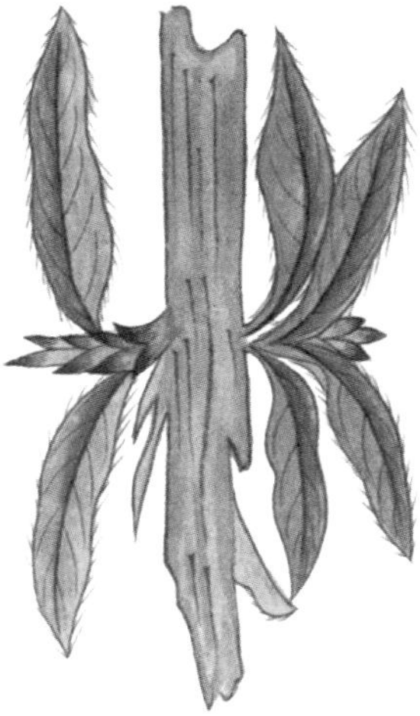

施州獨用藤

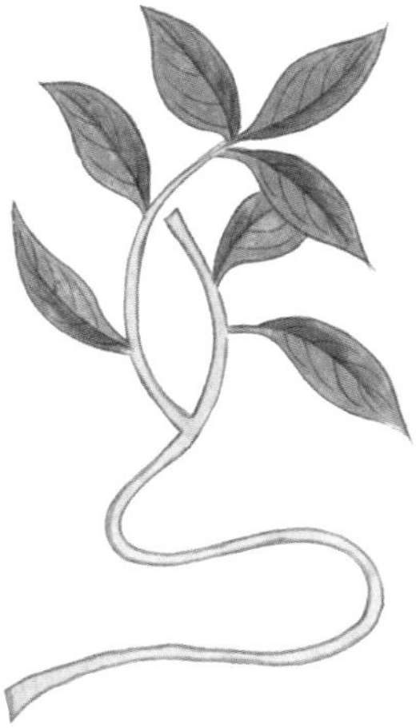

施州雞翁藤

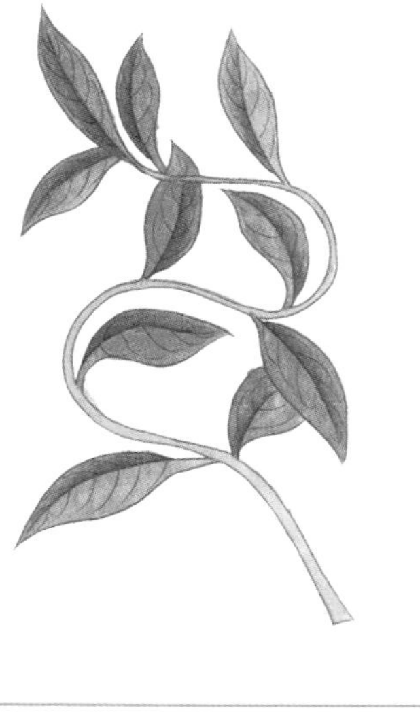

施州瓜藤

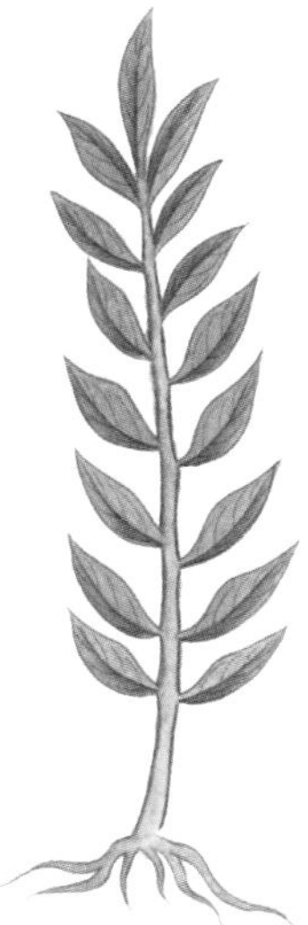

福州紫金藤

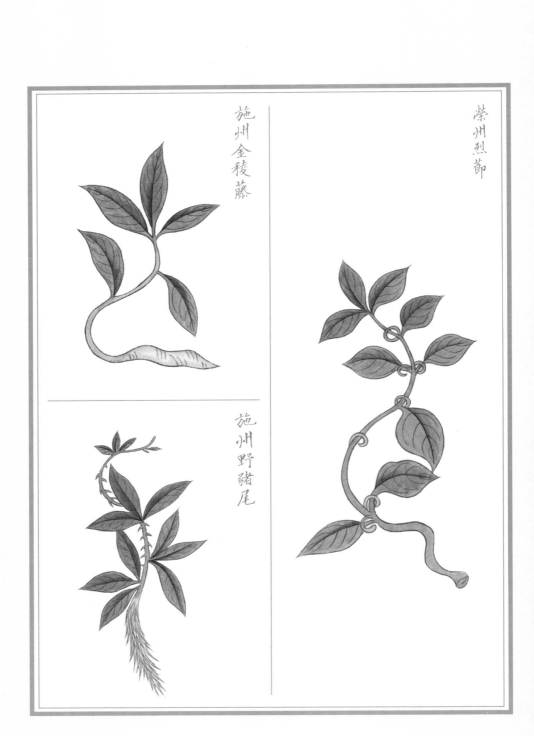

榮州烈節

施州金稜藤

施州野豬尾

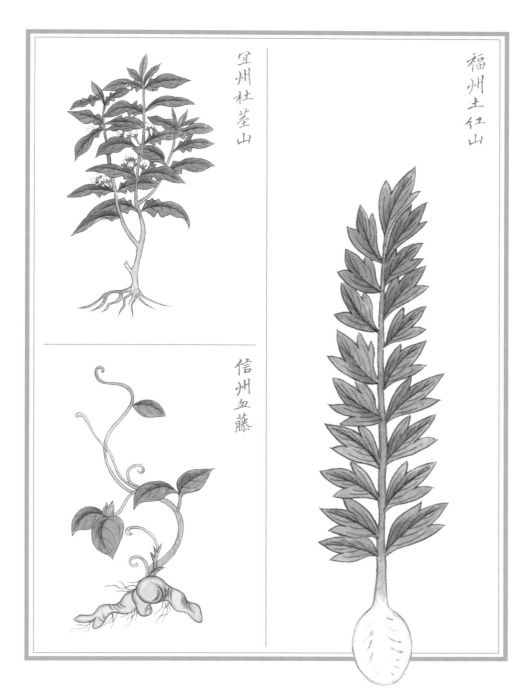

福州土红山

宜州杜茎山

信州血藤

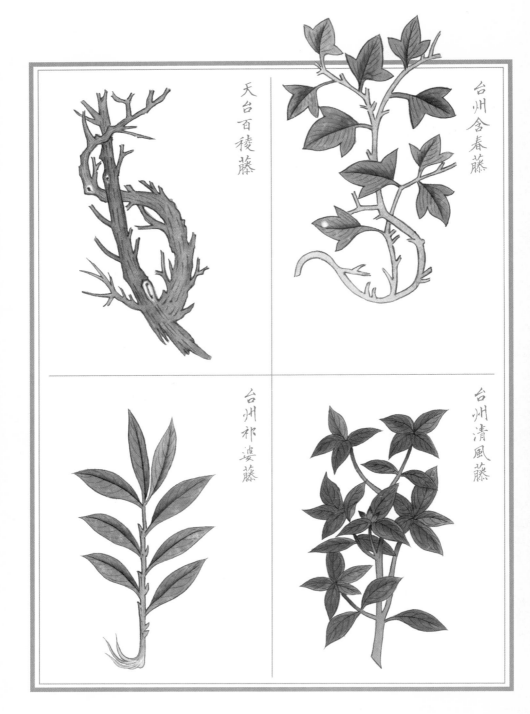

台州含春藤

天台百稜藤

台州清風藤

台州祁婆藤

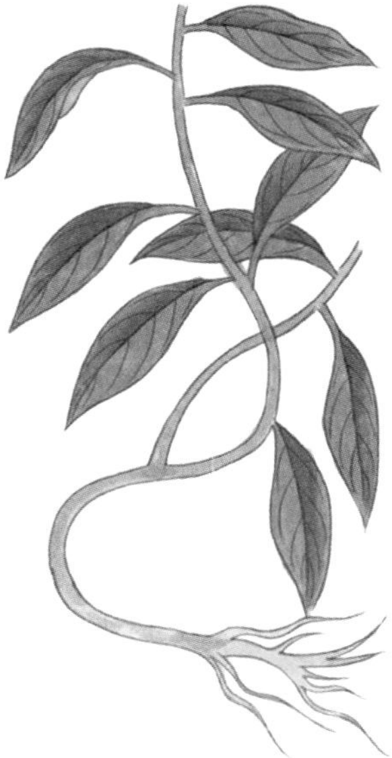

施州石合草

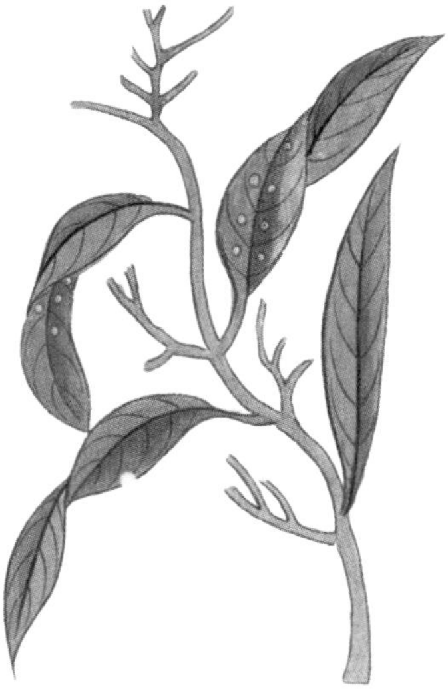

江州七星草

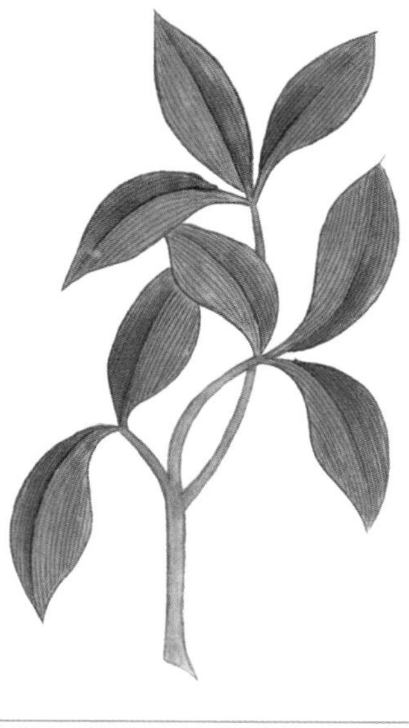

施州馬椄脚

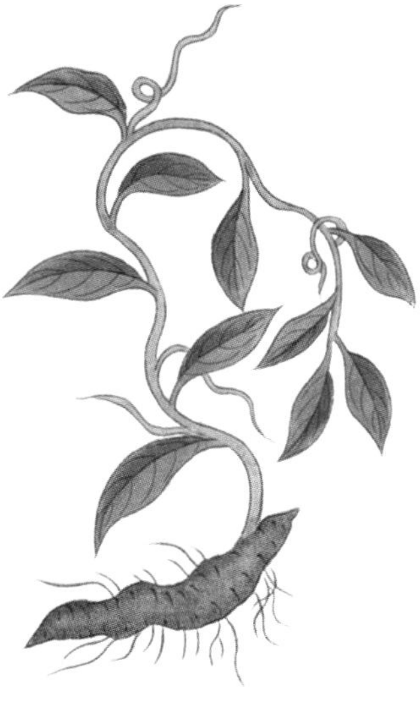

台州石南藤

邛州醋林子

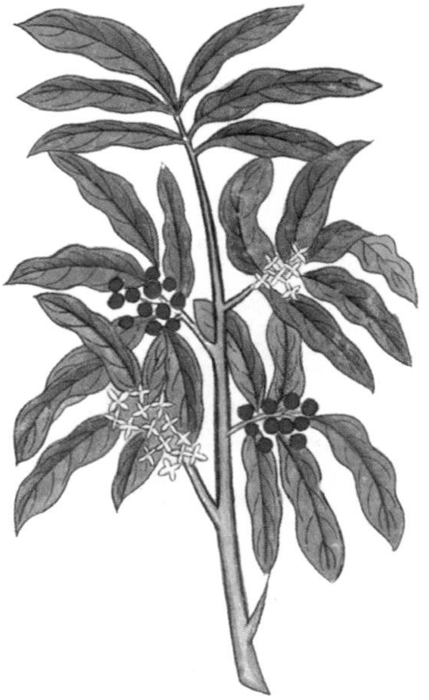

淄州芥心草

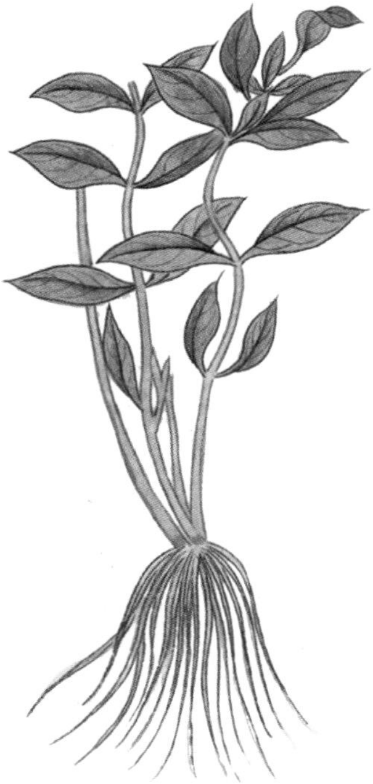

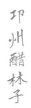

臨江軍天仙藤

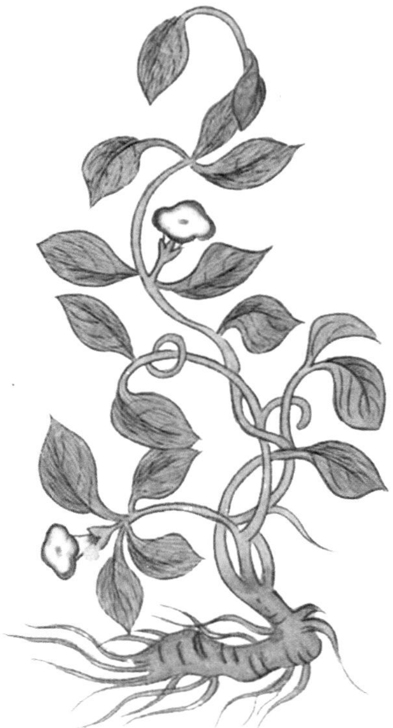

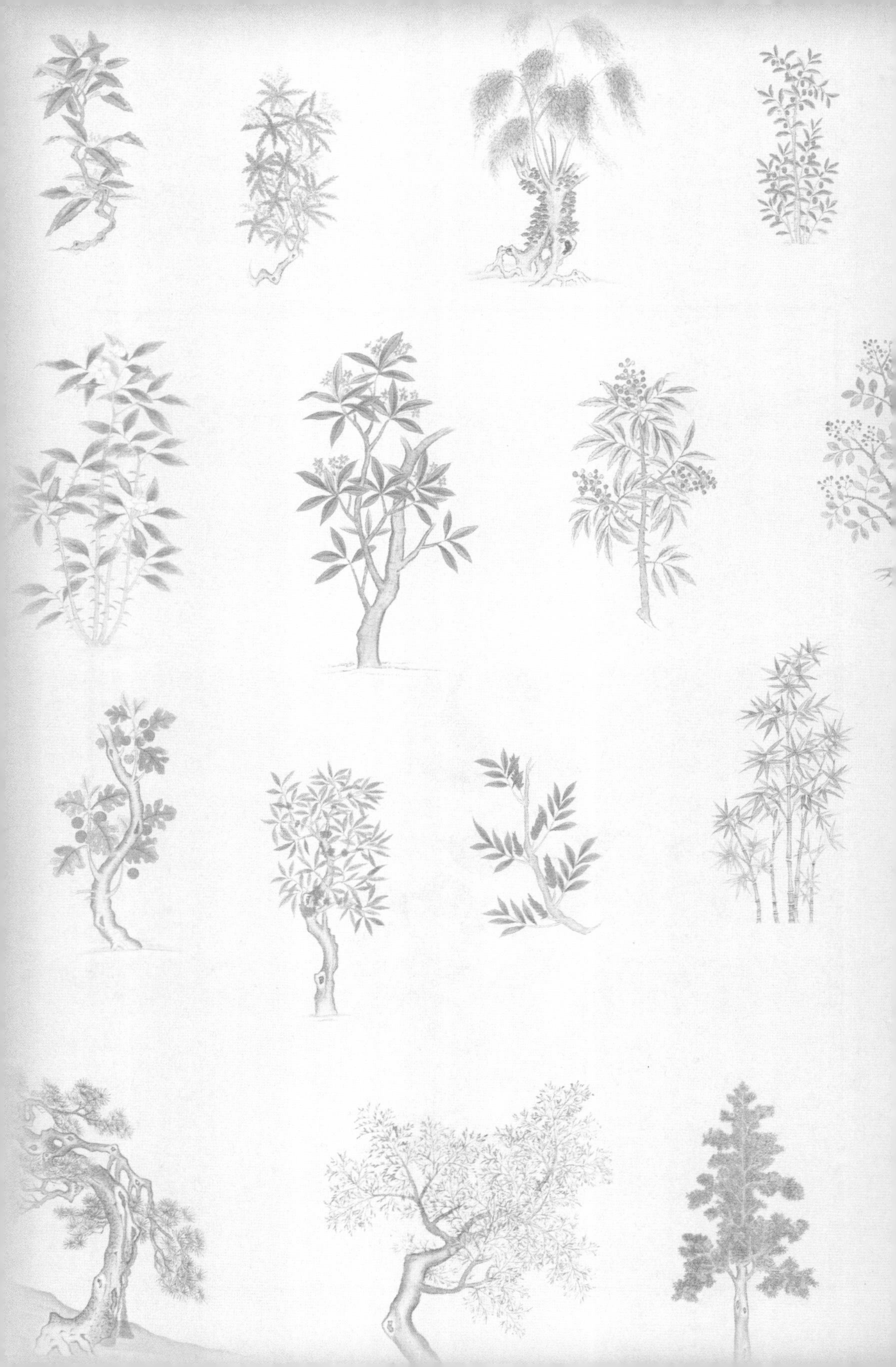

木

乔木香脂　异域同风

木本植物在日常生活中的运用非常广泛，李时珍《本草纲目》称“食备果蔬，材充药器”，又可分为“乔条苞灌”诸类，“根叶华实”皆能实用，数量仅次于“草部”。

本书依照三品分类，将“木部”分为六卷，对应《本草品汇精要》卷十六至卷二十一。前两卷分别收录药物二十种与二十一种（“伐木锛柤”“称柤煮灶”“升炼樟脑”三图，对应樟脑一药），属“木部上品”。

桂，是中国最有名的香木之一，本书作为“木部”之首，也正应《说文解字》释“桂”为“江南木，百药之长”之义。《楚辞》不仅歌咏桂树之香丽高洁，更出现了多种以桂制成的器物，如桂舟、桂棹、桂栋，又有以桂浸制的酒饮，如桂浆、桂酒。但被称为“桂”的植物并非一种，我们的中药中最常用的桂枝、肉桂，我们最熟悉的桂花，神话中的月桂，实际上都不是同类。

桂，在《神农本草经》中，有“牡桂”“菌桂”两种。《本草品汇精要》记载“桂”“牡桂”“菌桂”三种，并分别绘“桂”“桂枝”“宜州桂”（即牡桂）“宾州桂”（即菌桂）四幅图与其对应。但本书所临摹的图谱，却将前两幅的题图文字皆改为“桂花”，这在本草学实在容易造成误解。根据现代植物学分类，制造器物和传统中药常用的“桂”皆来自樟科植物肉桂，又名菌桂、牡桂、玉桂等。“菌桂”又作“箘桂”，取其形状卷曲而命名，医书中亦作“筒桂”；“牡桂”即“木桂”，因桂有厚皮而得名，苏敬、李时珍等都认为单作“桂”者，实际就指“牡桂”。作为药材，主要有肉桂和桂枝两类。肉桂取用干燥树皮，以肉厚多脂者为佳；桂枝取用嫩枝，使用时可刮去外层粗皮。另外，因肉桂的皮、叶、花、果都有浓烈的香气，在世界范围内也是被广泛应用的香料和调味品。与肉桂同属樟科植物的是月桂，但两者族属有别。月桂原产于地中海一带，在古希腊人和罗马人中象征着智慧、荣誉和守护，是太阳神兼医药之神阿波罗的圣树，古代奥林匹克的冠军便被授予月桂冠。但月桂引种入中国的时间较晚，与我国古代文献指称的“月中桂树”意义不同。月桂叶与月桂子也是中药，但并不常用。

绽放于金秋时节同样芳香四溢的桂花，和肉桂完全不是一种植物。桂花的学名为木樨，属木樨科植物，因品种不同还有丹桂、金桂、银桂、四季桂、九里香等别称。其花、果实、枝叶与蒸馏而成的花露虽亦可入药，但更多的是作为观赏植物和食物配料使用。本书所绘“桂花”，与木樨科的桂花并不符合，而更接近于樟科的肉桂，因此应以《本草品汇精要》的标题为是。

“木部”上品收录不少常见乔木，如松、槐、柏、榆、楮等，使用部位各有不同。如松树主要是松脂，槐树主要是槐实、槐花、槐胶药，柏树为柏实、侧柏叶，榆树是榆皮，楮树为楮实等。另有部分衍生品也列入此部，如寄生在松科植物根部、属真菌类的茯苓，松脂的化石琥珀及瑿。茯苓从外至内又可细分为茯苓皮、赤茯苓、白茯苓与茯神。靠近皮下的外层部位多为棕红色或淡红色，称赤茯苓，内层构成菌核的主要部分为白茯苓，中心抱有松根的部分称茯神。我们一般所说的茯苓多指白茯苓，常被作为养生食材使用，如《红楼梦》中的茯苓霜，相传源于清宫的名点茯苓饼等。同样与松木相关的还有琥珀。这种珍贵的有机宝石为千百万年前松柏的树脂经历了高温高压的地质变化后形成，呈半透明，形状各异，以红、黄色多见，内部常包裹有古老的昆虫或动植物碎屑，大块品质佳者多作为工艺品赏玩，零碎者研粉入药。色黑光润的琥珀称作“瑿”。瑿既指黑色的玉石，也指黑色的琥珀。古人认为瑿乃琥珀千年所化，是“众珀之长”，按宋应星《天工开物》所言：“琥珀最贵者名曰瑿……红而微带黑，然昼见则黑，灯光下则红甚也。”其安神破血的功效较琥珀更为显著。

这一部分也是香料集中出现的篇章。木部香的来源包括皮、枝、叶、花、果实、木材、树脂等。如桂的皮、枝，丁香的花蕾。鸡舌香究竟为何物说法不一，但多数学者认为与丁香同种，即丁香的果实，又称母丁香，古人含之以防口臭；檀香、降真香用其心材；沉香用含树脂的木材；枫香、薰陆香、乳香、苏合香、龙脑香、安息香等皆取自树脂，其中苏合香、龙脑香往往经过再加工，精制成香油或香膏；詹糖香是由樟科植物香叶子的树皮和枝叶熬炼而成；樟脑是由樟树的根、干、枝、叶提炼制取而成。

从本书图谱中出现的人物装扮，我们还可明确地看出，降真香、苏合香、龙脑香、安息香等香主要来自境外。其实，来自国外的还有乳香，一说薰陆香为其别称。乳香原产地在红海沿岸的北埃塞俄比亚、索马里与南阿拉伯半岛一带，无论在古埃及、古希腊与古罗马，还是后来的阿拉伯地区，都是备受推崇的香料。乳香一词源于阿拉伯文的“奶”，由于树脂从乳香木中滴出之状如乳汁而得名。我国本草中，南北朝时的名医陶弘景《名医别录》“沉香”条下便附有薰陆香；而在更早时期的植物学著作、嵇含的《南方草木状》中就已记载：“薰陆香出大秦。在海边有大树，枝、叶正如古松，生于沙中。盛夏，树胶流出沙上，方采之。”随着陆上和海上丝绸之路贸易的兴盛，这些香料源源不断地从西域、印度、南洋等地进入中国，也逐渐成为传统中药不可或缺的部分。

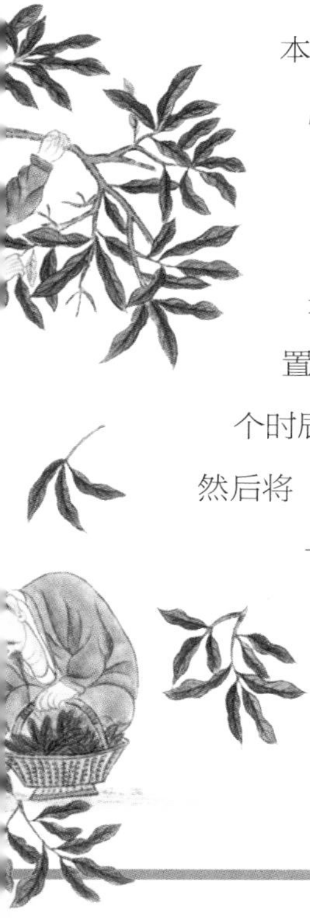

本书还详细地描摹出樟脑一药的制取过程。樟脑，别名韶脑、潮脑或脑子，首载于《本草品汇精要》，药性辛热，有较好的通窍利气、辟秽杀虫作用。其制取包括粗制和精制两个步骤，通过“伐木镜柤”“称柤煮灶”“升炼樟脑”三幅图示说明。首先伐取樟木，去除枝皮，用鹰嘴槽斧砍成小木块，在土灶上放置铁锅，称量樟木下锅，上覆瓷盆并密封，用大、小火各熬煮两个时辰，冷却后扫取凝于盆底的樟脑结晶，此时的提取物称为“青脑”；然后将“青脑”置于瓷盘中，覆以瓷碗，在另外的“焙灶”上慢火烧烤一天，再次升凝碗底的结晶色白莹洁，是为精制品。这和现代先用蒸馏法、后用升华法制造樟脑几乎是一致的。《本草纲目》又引胡演《升炼方》，记载了另外两种樟脑炼制法，反映出古人在炮制方法上不懈的探索与实践。

黄檗商州二　楮實滁州　明州
乾漆峽州　五加皮衡州　無爲軍
牡荆蜀州　蔓荆實眉州二

金石昆蟲艸木狀

木一

桂 宜州

菌桂 賓州

松脂

槐實 高郵軍

槐花

枸杞 茂州

地骨皮

柏實 乾州

側柏 密州

榆皮 秦州

琥珀

堅

茯苓 西京 兗州

酸棗

桂花

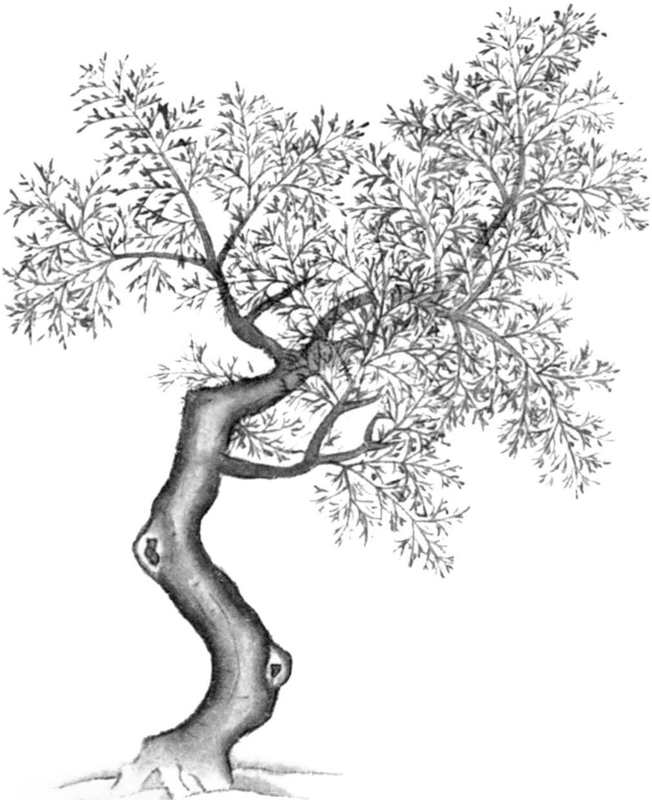

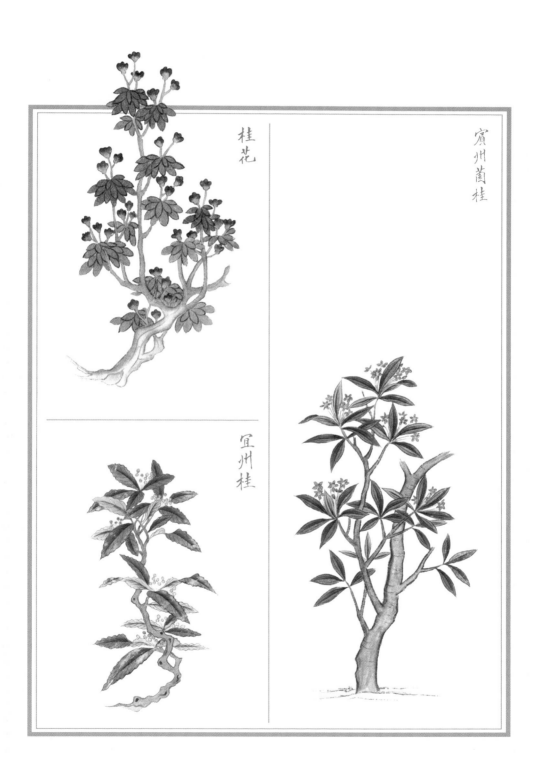

賓州菌桂

桂花

宜州桂

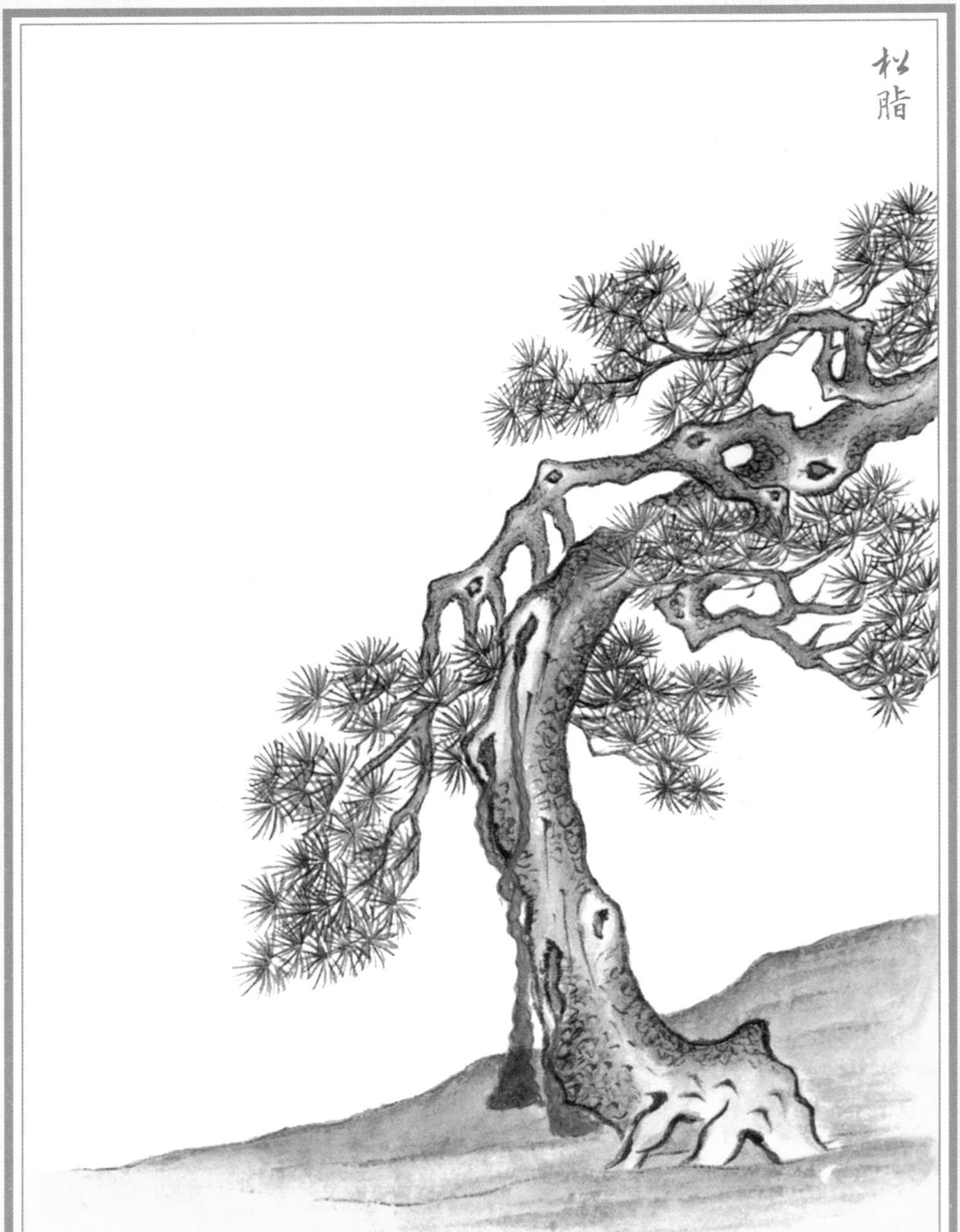
松脂

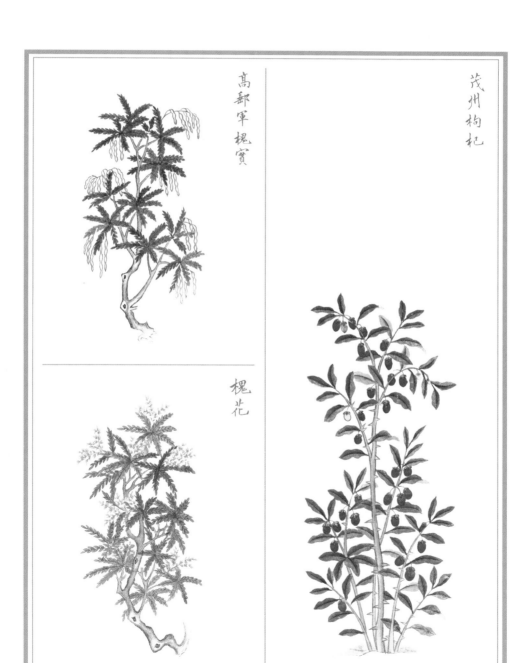

茂州枸杞

高郵軍槐實

槐花

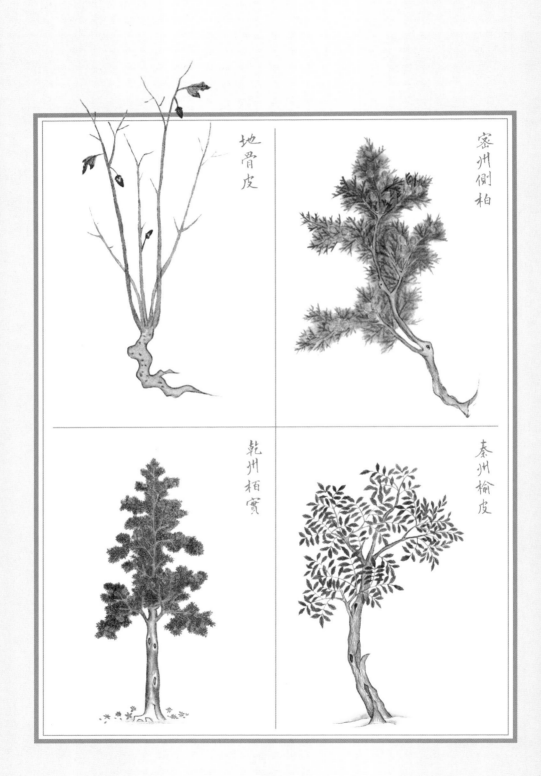

密州側柏

地骨皮

秦州榆皮

乾州栢實

琥珀

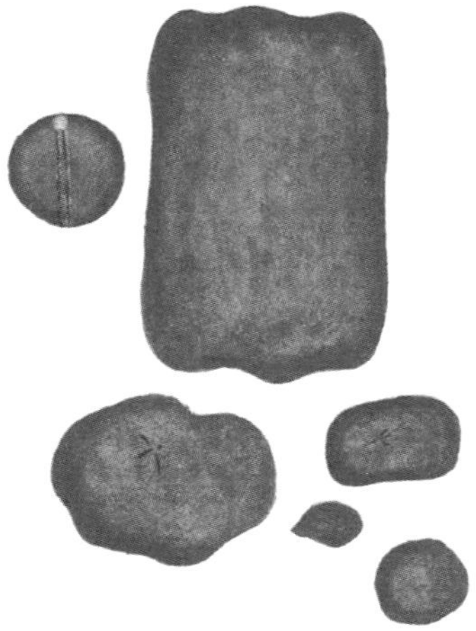

瑿

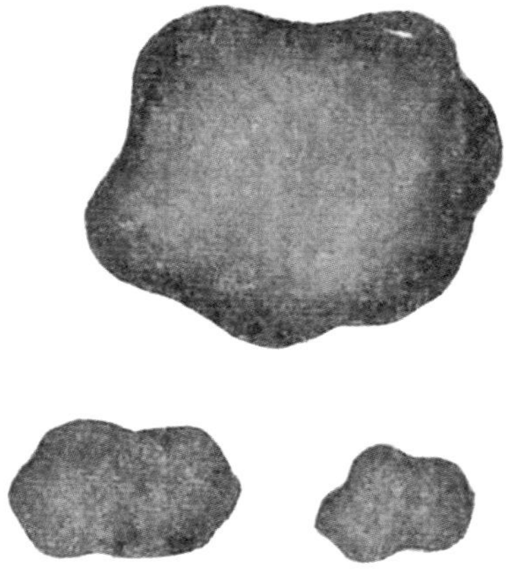

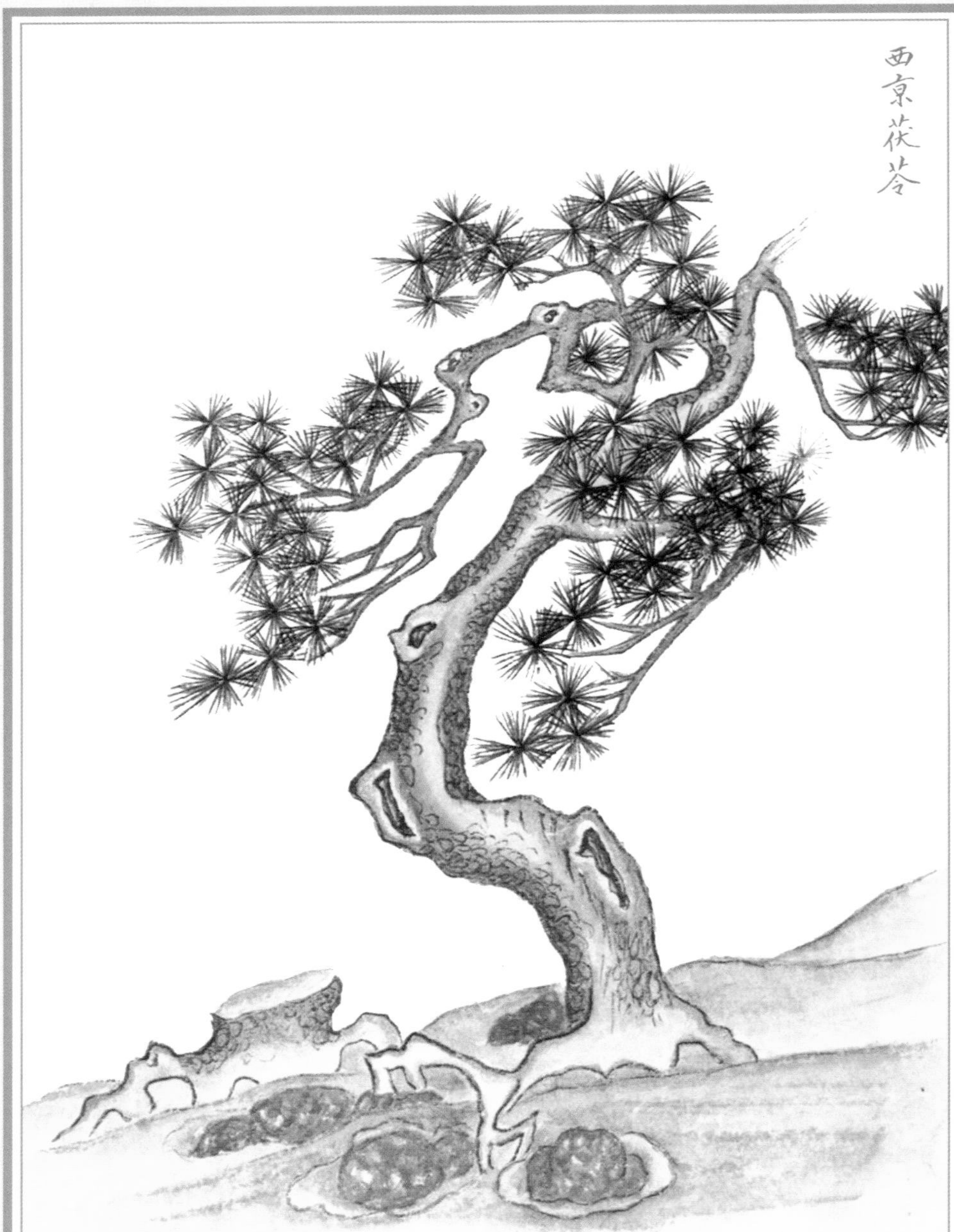
西京茯苓

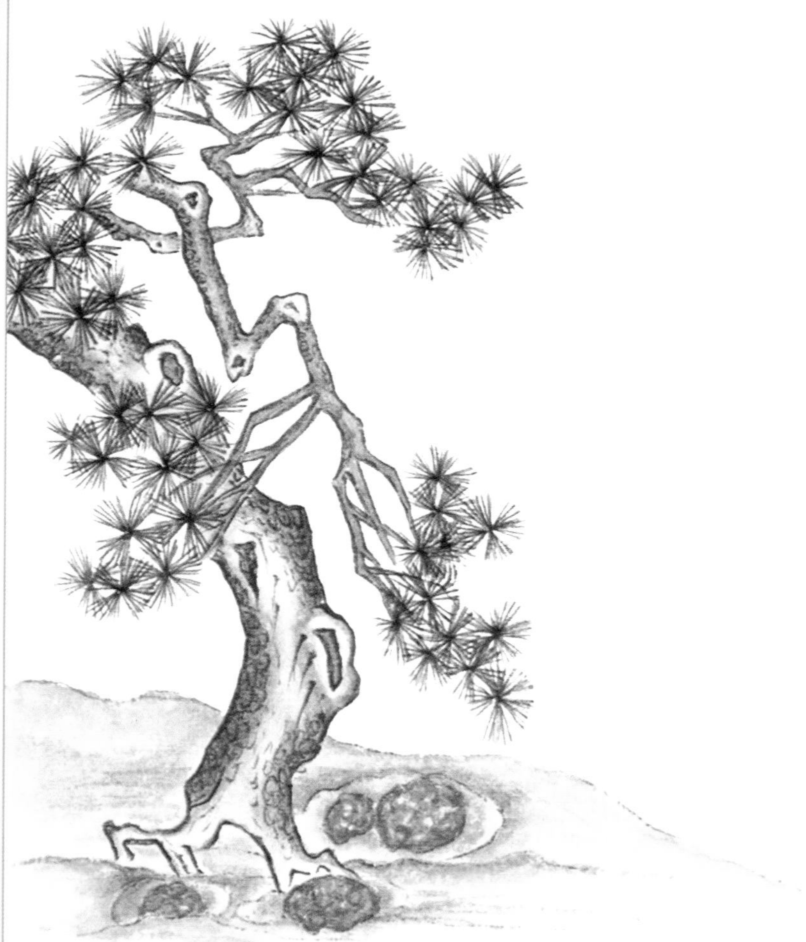

兖州茯苓

精魄入地——琥珀

琥珀，有如光芒四射的珍珠，又似五彩缤纷的玛瑙，亦像晶莹剔透的水晶。自古以来，人们视之为珍品。《山海经》中，就有琥珀的记载，称其为“育沛”：“丽麂之水出焉，而西流注于海，其中多育沛，佩之无瘕疾。”

那琥珀是怎么形成的呢？早期有一种观点认为，琥珀是老虎死后，精魄入地化成了石头，故琥珀在古代又叫“虎魄”。但陶弘景在《神农本草经集注》中明确提出琥珀“旧说松脂沦入地，千年所化”。也就是说，琥珀是松脂埋在地下千万年形成的。为了弄清琥珀的成因，陶弘景曾试着用火烧琥珀，竟然闻到了松香味。陶弘景的这个说法被认为是比较靠谱的。

中国有实物可查的琥珀史，可以追溯到距今三千余年前。二十世纪八十年代，四川广汉三星堆一号祭祀坑被发现，由此拉开了著名的三星堆古文化遗址抢救发掘的序幕，两千多年的古蜀国文明重见天日。三星堆出土的文物除了青铜器、金器、玉石器之外，还有琥珀。这是目前国内公认出土琥珀最早的记录。一枚出土的心形琥珀坠饰，一面阴刻蝉背纹，一面阴刻蝉腹纹。这件心形琥珀坠饰的出土，说明早在三千多年前的古蜀人已经使用琥珀作为饰物了。

这大概是古人认为琥珀与其他珍异一样，乃具有灵性之物，西汉陆贾《新语》中，就有“琥珀珊瑚，翠羽珠玉，山生水藏，择地而居”的记载。在古代文献中，记载为“虎魄”的就有宋代文人黄休复的《茅亭客话》，收录了蜀地的许多奇闻趣事，其中有一则老虎魂魄入地化作琥珀的传说：

永康军太平兴国中，虎暴失踪，误入市。市人千余叫噪逐之，虎为人逼，弭耳瞩目而坐，或一怒，则跳身咆哮。市人皆颠沛。长吏追善捕猎者李吹口，失其名，众云：“李吹口至矣。”虎闻，忙然窜入市屋下匿身。李遂以戟刺之，仍以短刃刺虎心前，取血升余饮之。休复雍熙二年成都遇李，因问：“向来饮虎血何也？”李云：“饮其血以壮吾志也。”又云：“虎有威如一字，长三寸许，在胁两傍皮下，取得佩之，临官而能威众，无官佩之无憎疾者。凡虎视，只以一目放光，一目看物，猎人捕得，记其头藉之处，须至月黑掘之尺余，方得如石子色琥珀状，此是虎目精魄，沦入地而成。”

古人虎魄化作琥珀的传说，让许多人信以为真，明代医学家李时珍就是如此，他在修订的《本草纲目》中写道：“虎死则精魄入地化为石，此物状似之，故谓之虎魄。俗文从玉，以其类玉也。”似乎完全采信了这种说法。

古人的诗句中，还有“琥珀枕”这一典故。李白《白头吟·其二》诗中有句云：“且留琥珀枕，还有梦来时。鹔鹴裘在锦屏上，自君一挂无由披。妾有秦楼镜，照心胜照井。愿持照新人，双对可怜影。”李商隐《咏史》诗：“历览前贤国与家，成由勤俭破由奢。何须琥珀方为枕，岂得真珠始是车。”由此可见，琥珀已作为一种知名的珍宝，在当时的王公贵族心目中占据了一定地位，也成为古代文化交流的一种载体。

酸枣

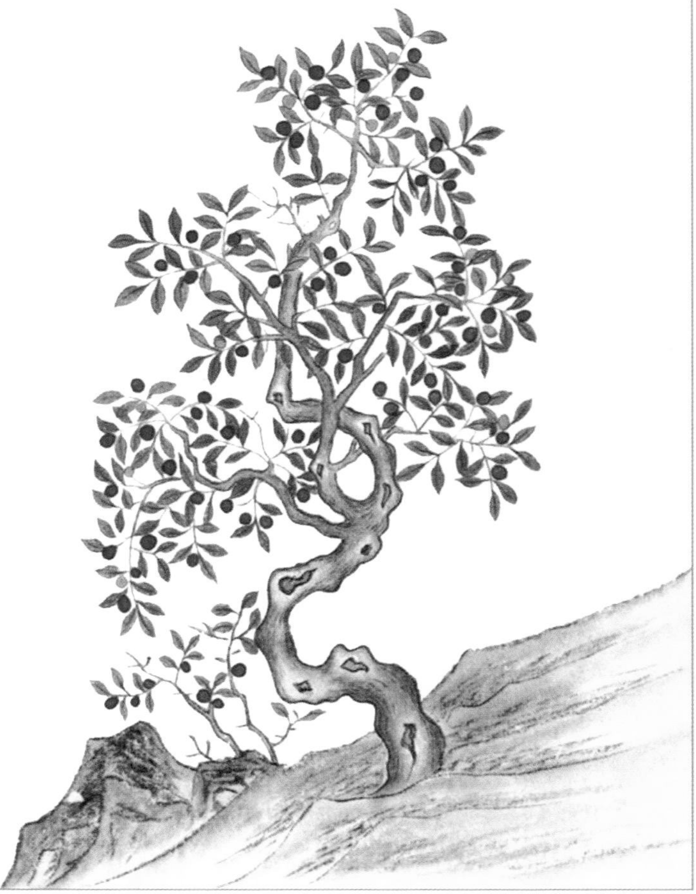

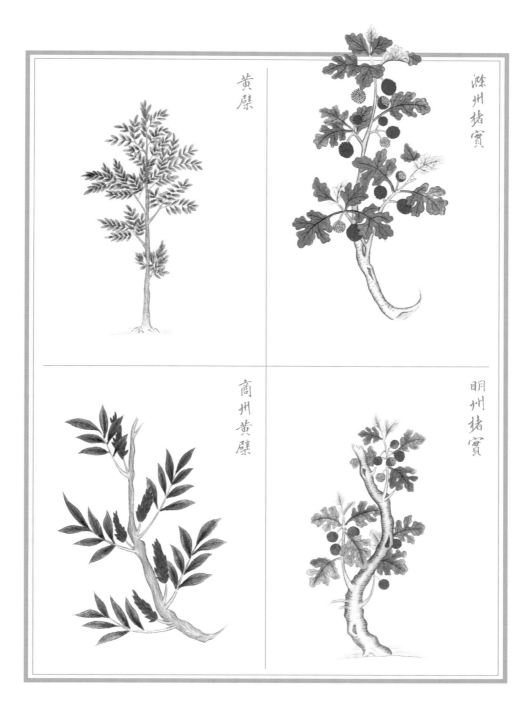

滁州猪實

黃蘗

明州猪實

商州黃蘗

衡州五加皮

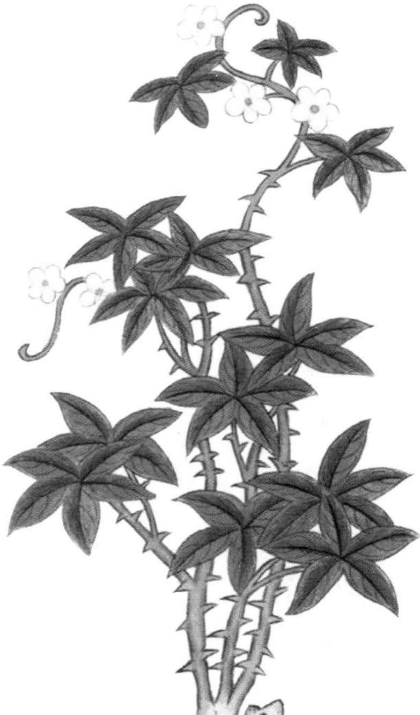

峡州乾漆

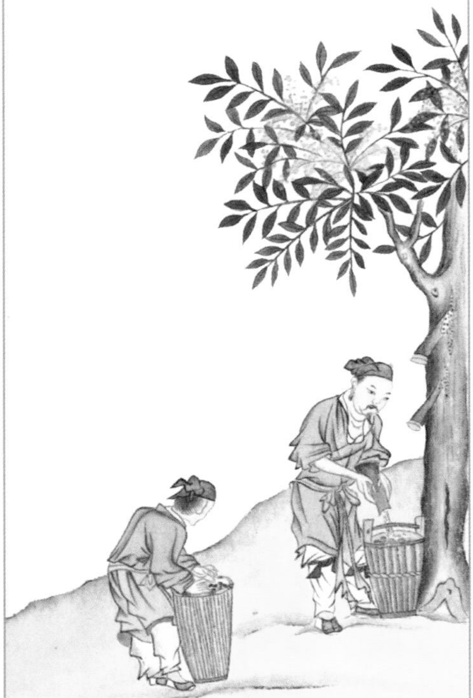

蜀州牡荆

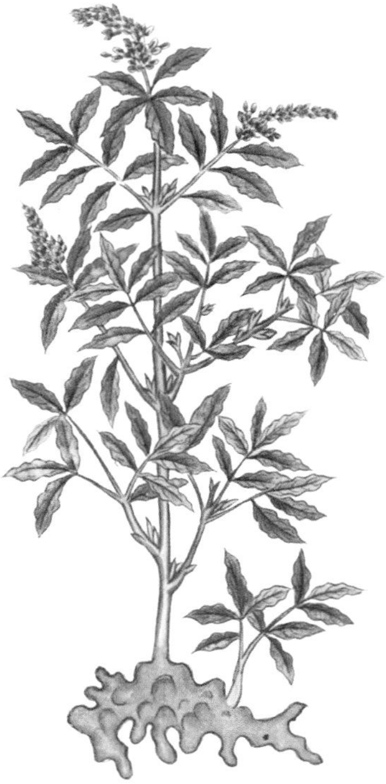

無為軍五加皮

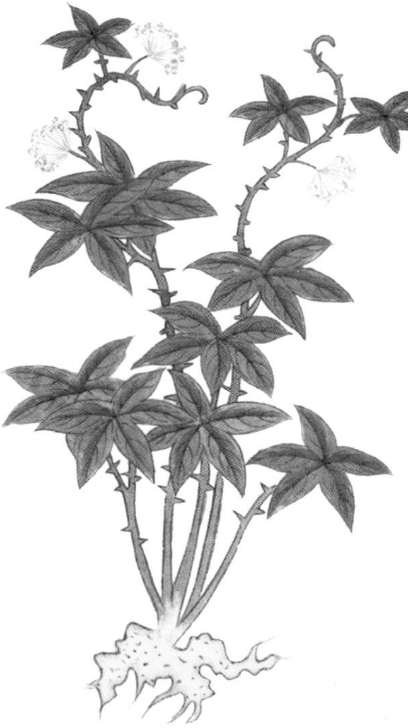

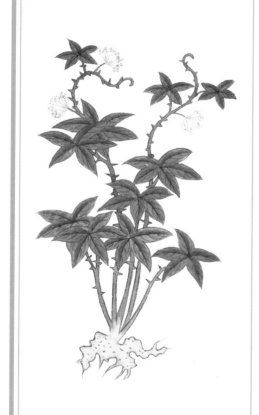

蔓荊實

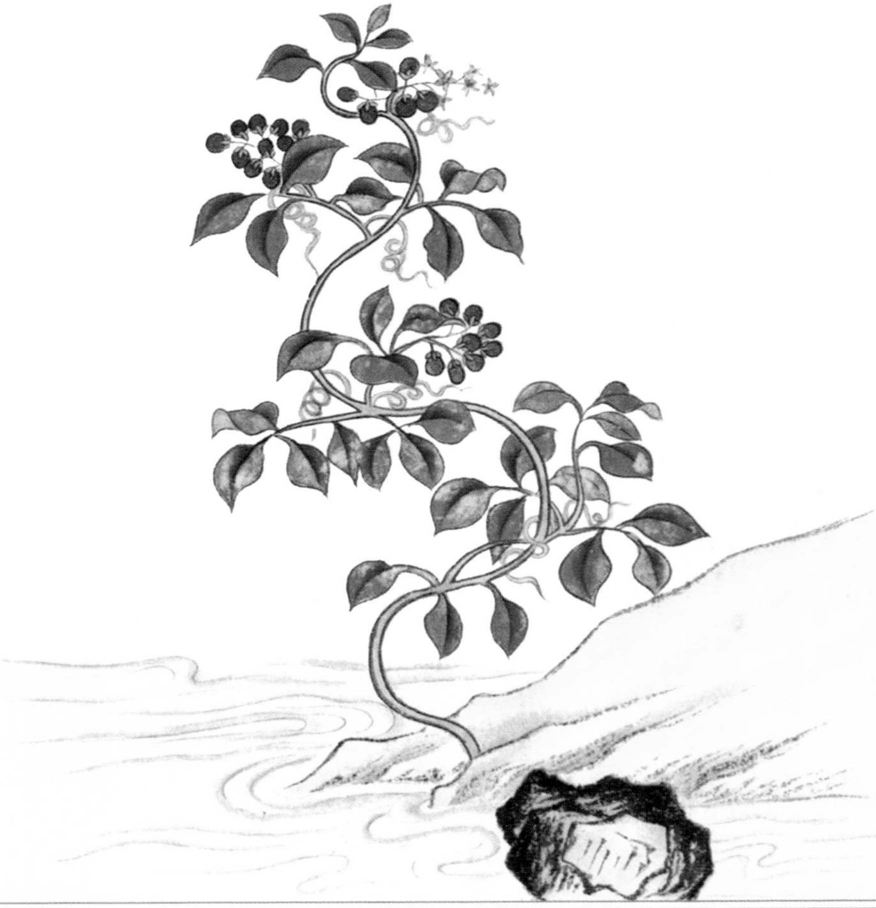

眉州蔓荆

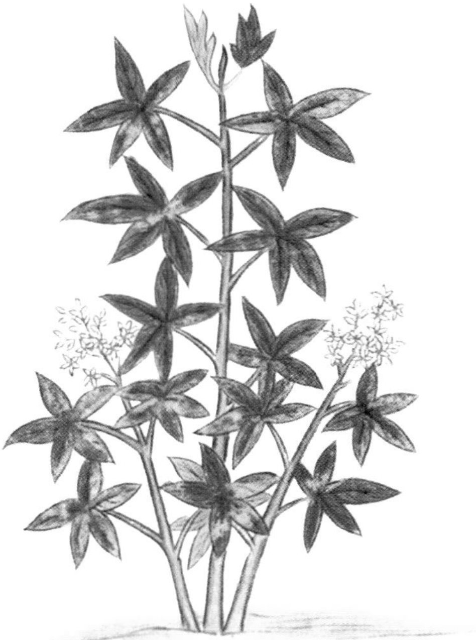

降真香　蘇合香

龍腦香 廣州　安息香

金櫻子 泉州 舒州 宜州　伐木鑽柤

稱柤煑竈　升鍊樟腦

落鴈木 雅州

金石昆蟲艸木狀

木二

辛夷

桑上寄生 江寧府三

楓香

杜仲 成州

女貞實

木蘭 蜀州 韶州 春州

蕤核 幷州

丁香 廣州

沉香 崖州 廣州

薰陸香

乳香

雞舌香

詹糖香

檀香

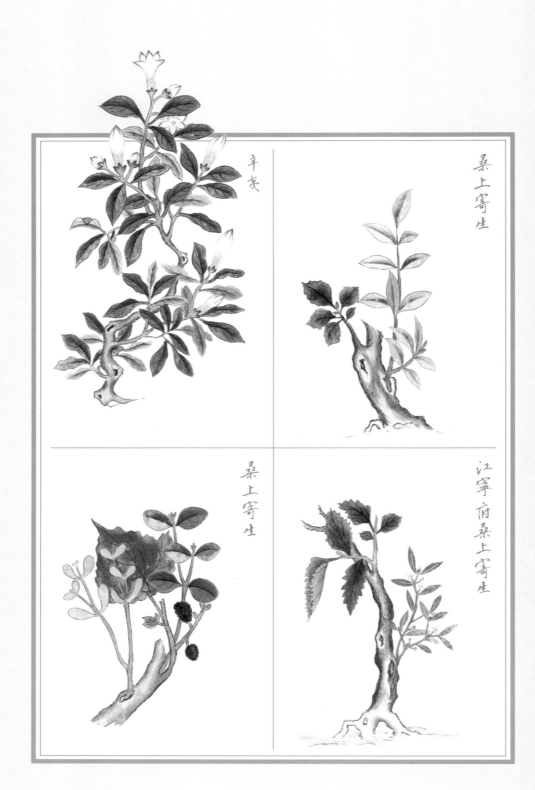

桑上寄生

辛夷

江寧府桑上寄生

桑上寄生

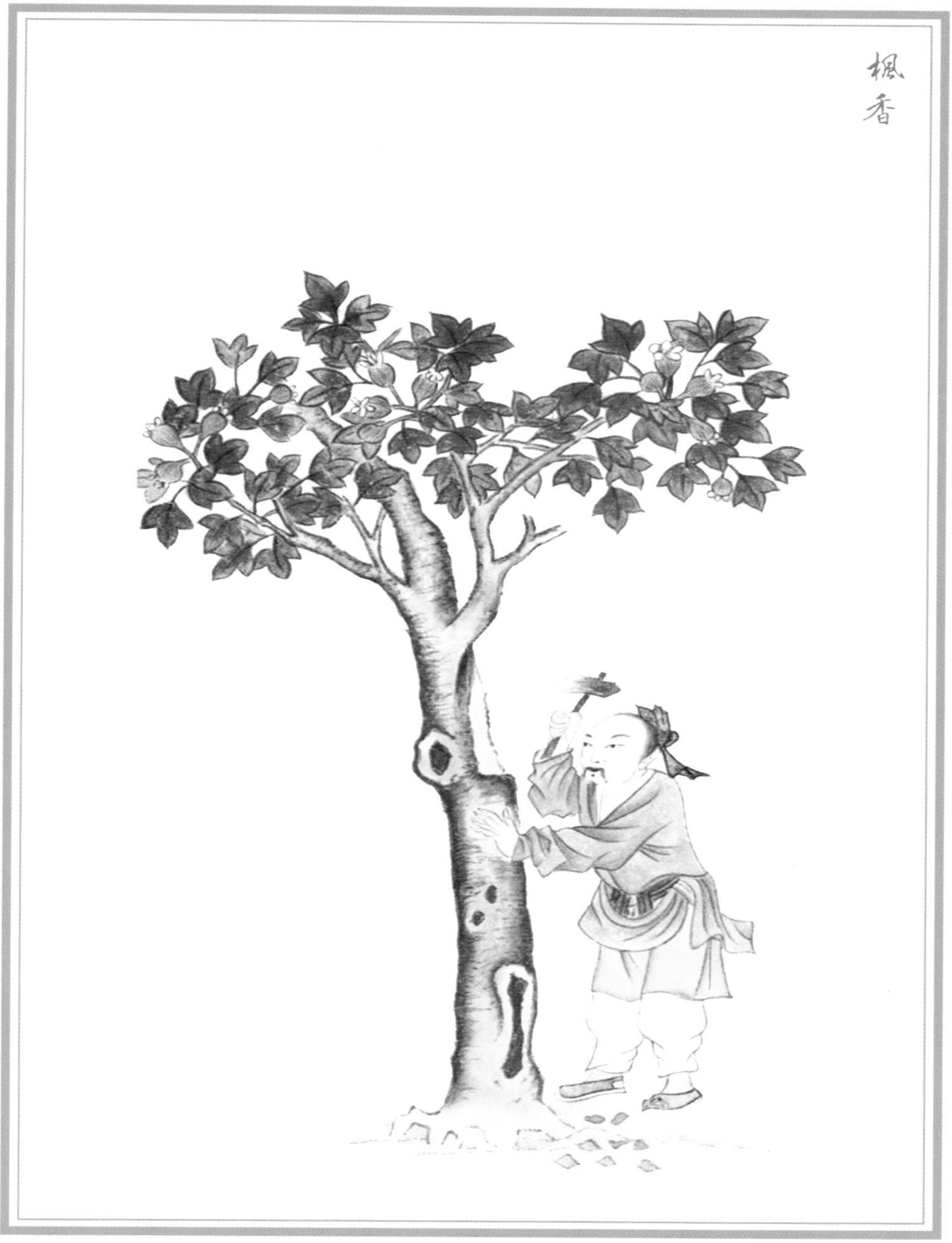
楓香

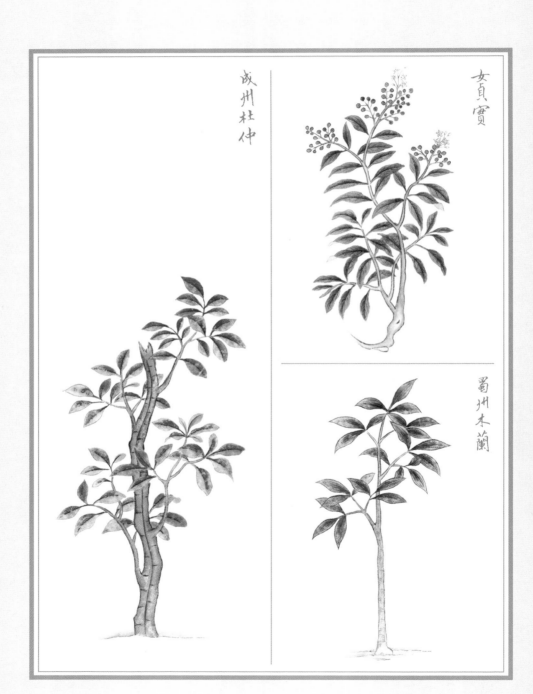

女貞實

蜀州木蘭

成州杜仲

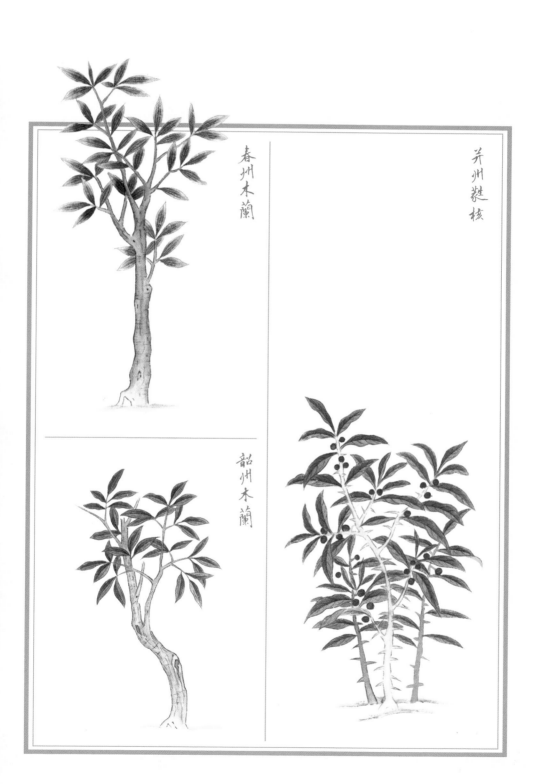

并州蕤核

春州木蘭

韶州木蘭

崖州沉香

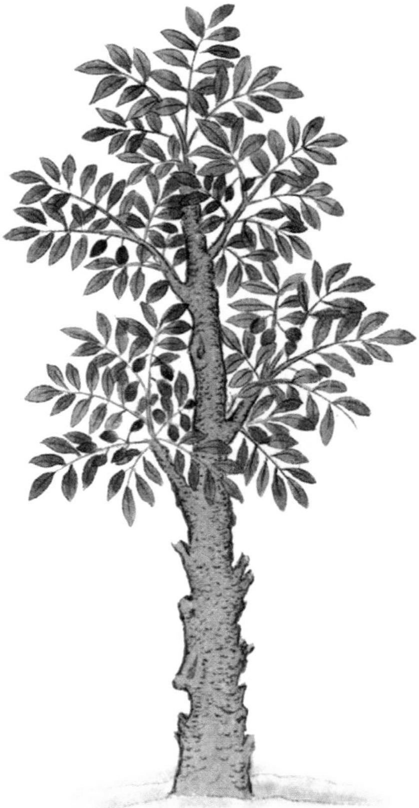

廣州丁香

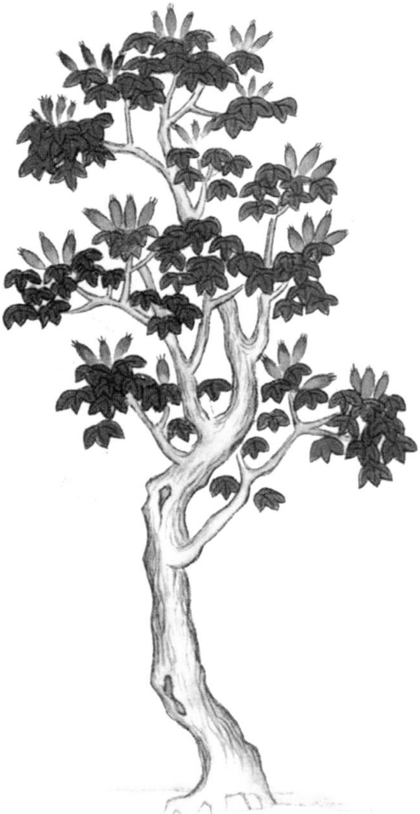

薰陸香

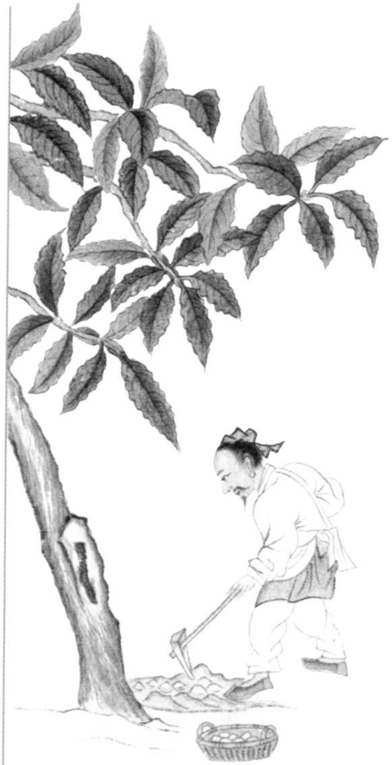

廣州沉香

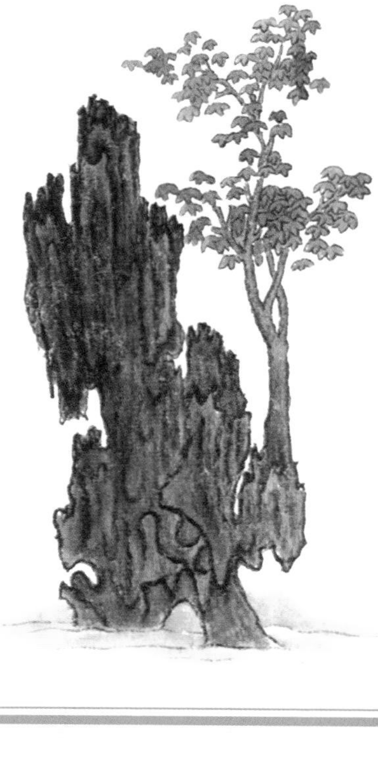

雞舌香

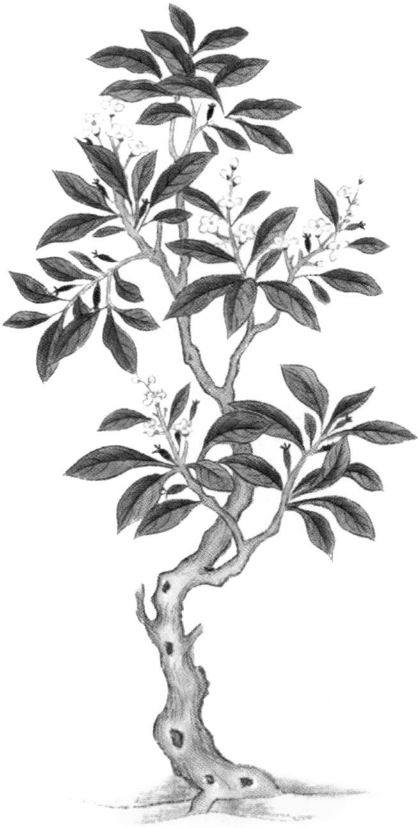

乳香

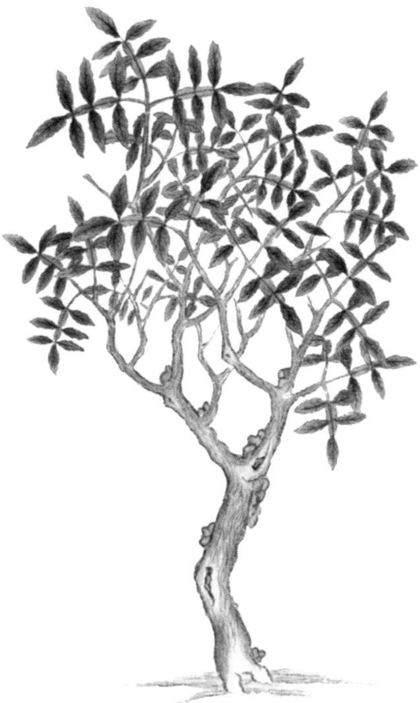

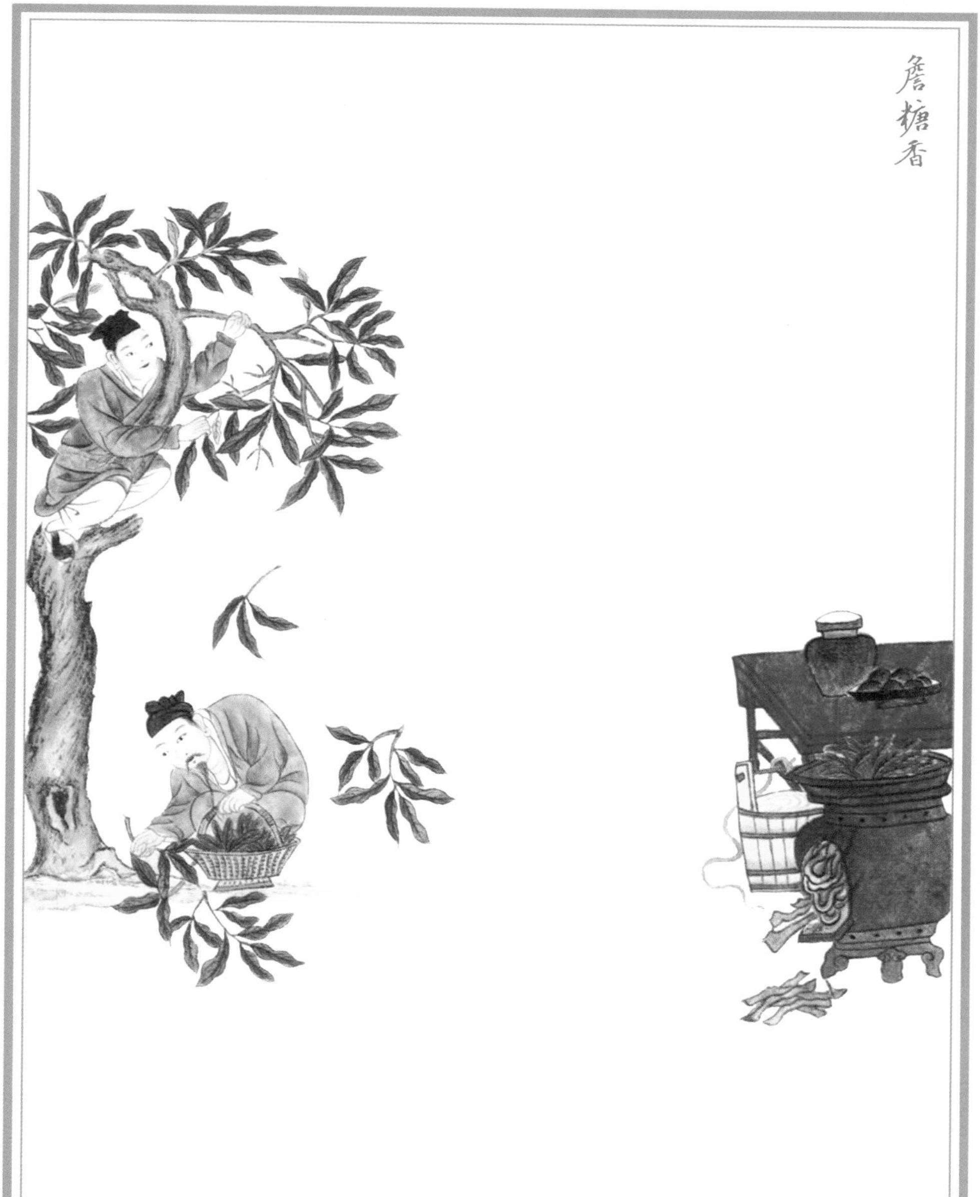
詹糖香

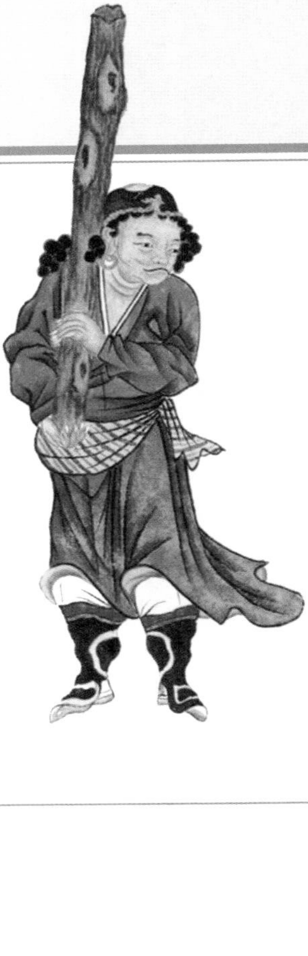

降真香

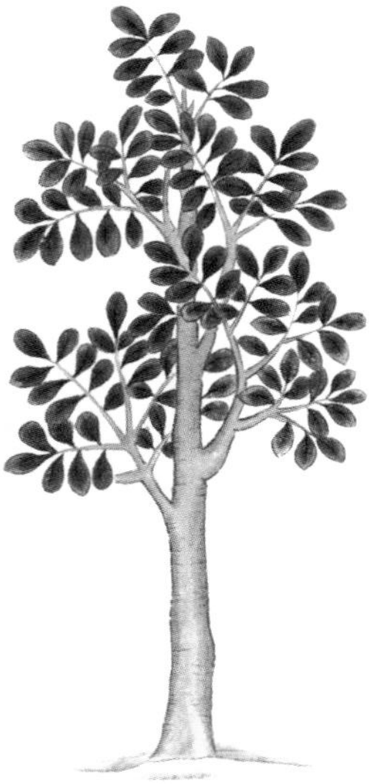

檀香

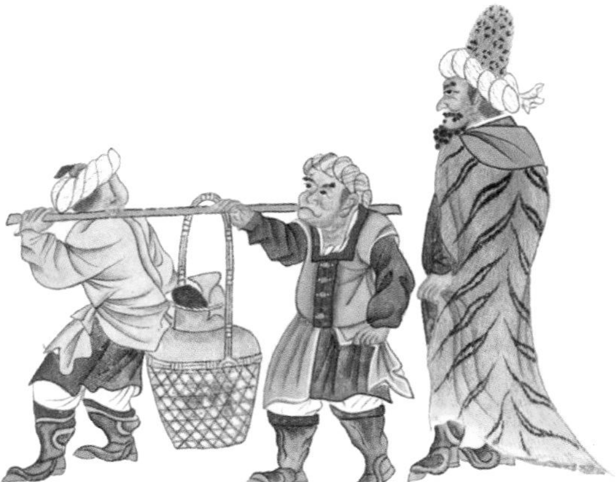

蘇合香

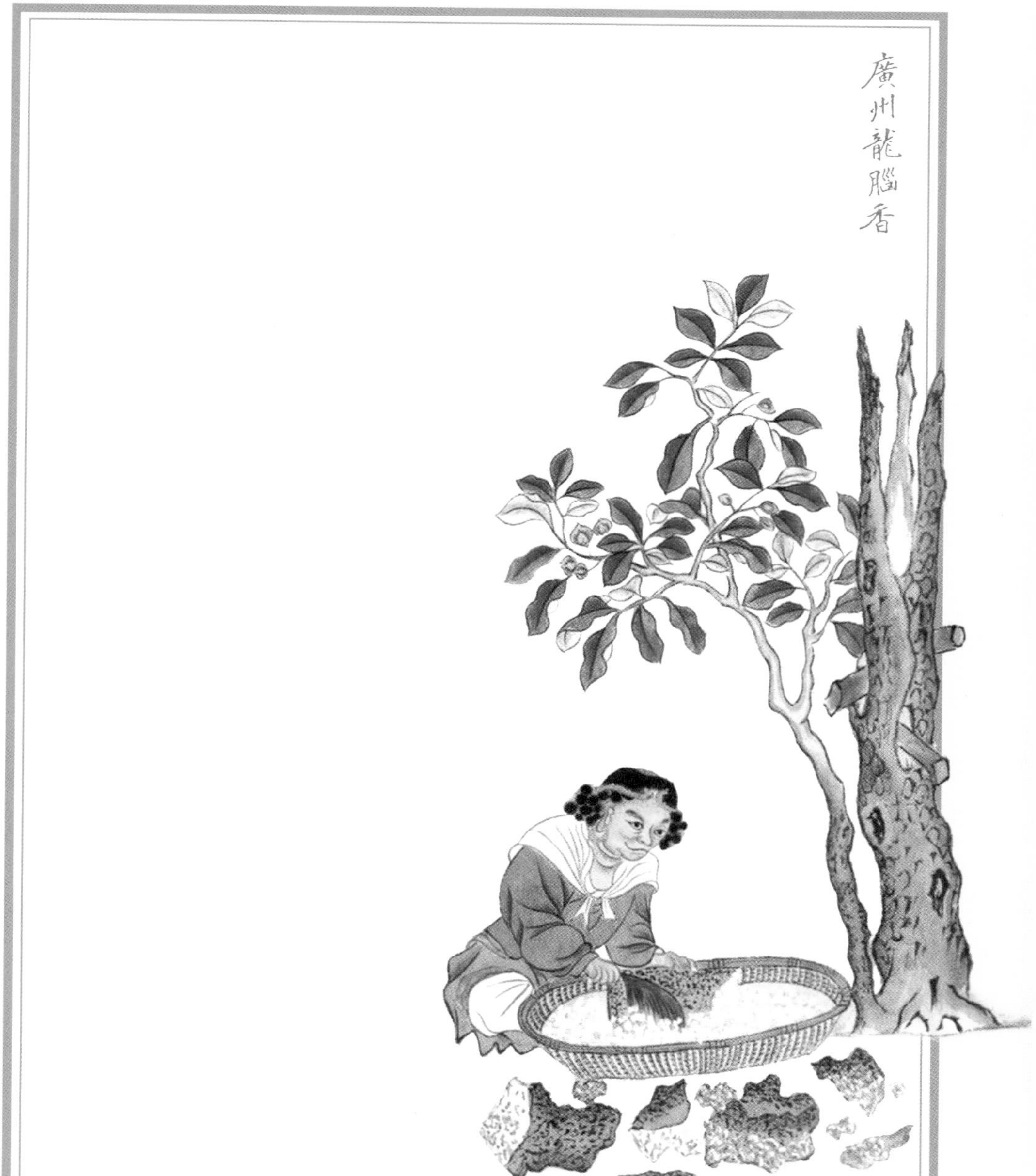
廣州龍腦香

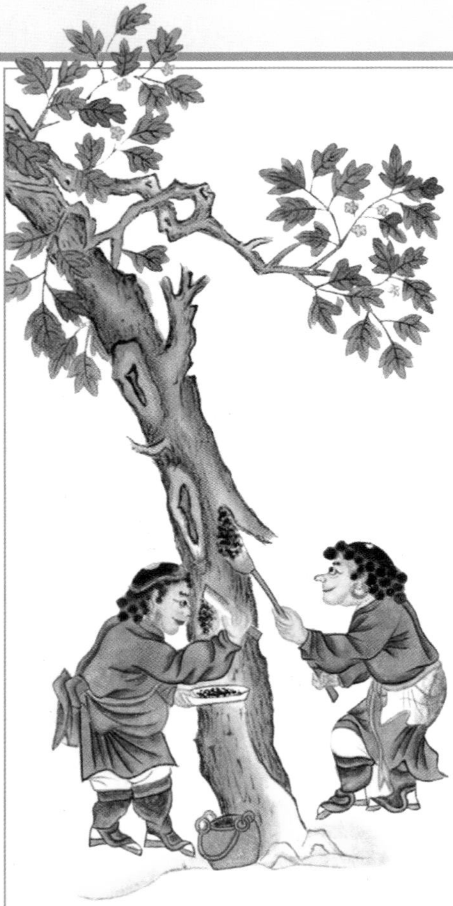

安息香

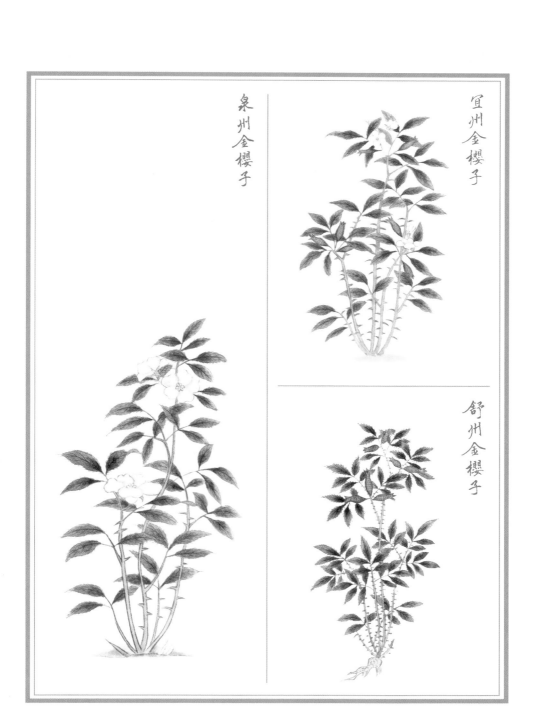

宜州金樱子

舒州金樱子

泉州金樱子

伐木鑽柤

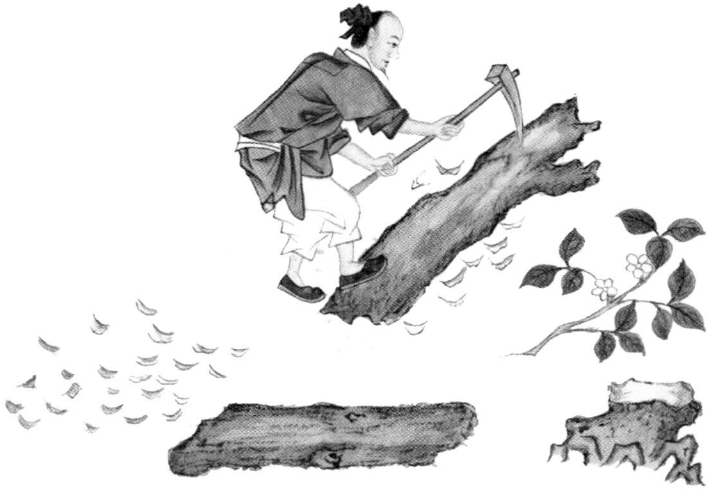

稱柤煑竈

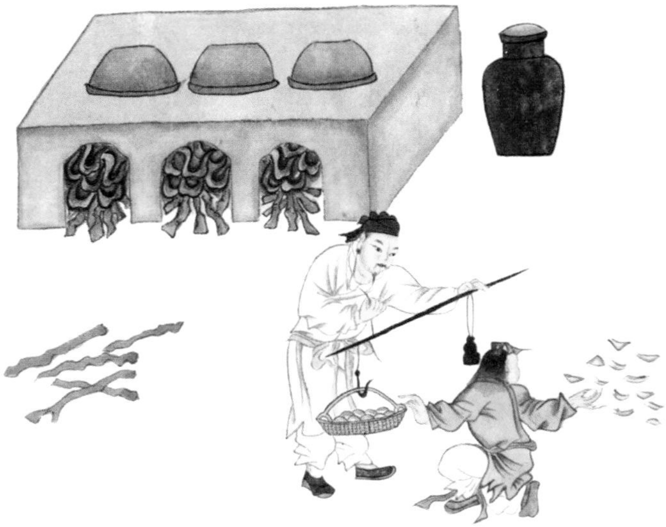

升鍊樟腦

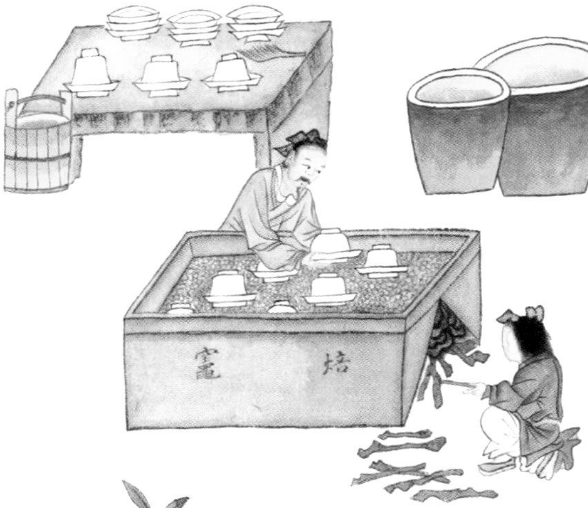

雅州落鴈木

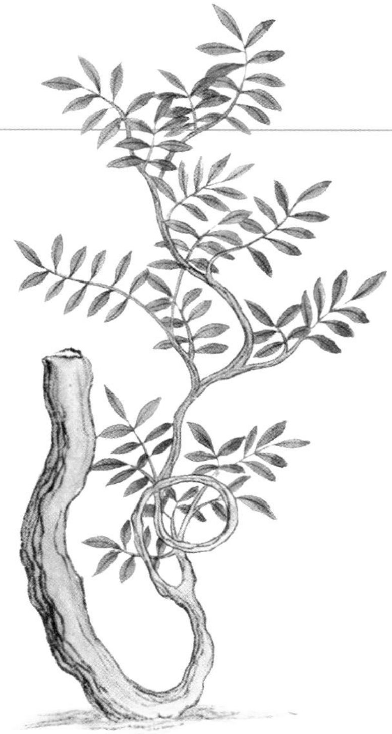

根叶花实　皆有妙用

《金石昆虫草木状》“木部”卷三与卷四，分别收录三十三种与二十四种，对应《本草品汇精要》卷十八、卷十九“木部中品”。但由于不少条目下还附有来自同源树木的药物，因此实际记载的“木部”数量较目录多。

养蚕缫丝是中华民族的伟大发明之一，传说源于黄帝时期。丝绸历来是中国对外输出的重要商品，因此联通东西方的商路被称作“丝绸之路”。而蚕的喂养离不开桑树，《说文解字》释“桑”即是“蚕所食叶木”。《神农本草经》以“桑根白皮”为药目，并附桑叶、桑耳、桑椹等，多为后世本草延续。“桑根白皮”现多作“桑白皮”，来自桑树根皮，又因质地柔韧，古人用以作线，缝合金疮。新、旧《唐书》均记载，大臣安金藏为证清白，剖腹肠出，武则天命御医救治，先是纳回内脏，用桑白皮线缝合伤口，再外敷药物，最后抢救成功。另外，还有寄生在桑树上的真菌子实体，属多孔菌科的名“桑黄”，属木耳科及银耳科的名“桑耳”，以及桑树皮上所生的白藓名“桑花”。还有属“木部上品”的桑寄生，属虫类的螳螂的卵鞘桑螵蛸、天牛的幼虫桑蠹虫，虽然亦可寄生于其他树木，但一般认为出自桑木者更好，故冠以“桑”名，有时也被药书附于桑木条下。

《本草品汇精要》“桑根白皮”后为“五木耳”之一。“五木耳”即楮、槐、榆、柳、桑五种腐树干上的木耳，本书一一分条绘出。木耳又名檽、蕈耳、树鸡、木菌、黑木耳等，图谱所绘形状颜色皆相似，唯生长树木不同。今天木耳已是常用食材，但古代本草多认为，木耳以槐、桑上生长者为良，其余树上者不堪食，食之可能会有动风、引发痼疾、无力昏睡等病症，这可能与野生品种的生长环境相关，而现代养殖专供食用的木耳应无此类问题。

从植物学上看，属禾本科的“竹”的种类极其多，全球已知者超一千余种。我国各类竹子均分布广泛，利用频繁，且与中华文化关系密切，比如，和松、梅并称“岁寒三友”，象征君子的气节，又有《竹谱》一类书籍对其进行详细说明。而本草学家主要将竹的药用范围限定为篁竹、淡竹、苦竹三种，分别以竹叶、竹根、竹茹、竹沥、竹笋、竹实等作用，其中“炙其汁曰竹沥，刮其皮曰竹茹，穗于枝曰竹实”。最常用的主要为淡竹叶、竹沥与竹茹。又有天竺黄，别名竹黄、竹膏，是竹节内的分泌液干燥后形成的片块状物，自然产生者较少，往往由于昆虫叮咬或因病而形成，后来为提高产量，常用火烤竹竿的方法，使竹沥分泌凝结，再剖取晾干使用。继之的“仙人杖”，是笋欲成竹时而枯死的茎秆，多出自苦竹、桂竹。但同时枸杞也有仙人杖的别名，注意不要相混。

这部分中出现的吴茱萸、食茱萸、山茱萸，名称相近，但品类有别，需要辨析。吴茱萸与食茱萸皆出自芸香科，主要用其果实，具有类似于花椒的辛香气息。按《本草图经》引《风土记》，九月九时茱萸成熟，色赤气烈，插戴可辟秽御冬；又据《西京杂记》《续齐谐记》等书的记载，汉代开始就有九月九佩戴茱萸香囊、登高饮菊花酒的风俗。王维“遥知兄弟登高处，遍插茱萸少一人”的诗句正是描述了重阳节时的情景。这里的茱萸皆是吴茱萸。吴茱萸有小毒，不宜多食。食茱萸又名藙、越椒、榄子、艾子、辣子等，以蜀州和吴地所产为道地，颗粒大而色黄黑，主要用在食物配料中。在辣椒传入中国之前，食茱萸是主要的辛味调料。《尔雅翼》引《风土记》，将食茱萸、花椒与姜并称“三香”。而山茱萸的来源与前二者差别较大，取用的是山茱萸科植物山茱萸的干燥成熟果肉。其果实红色，大如枸杞，有核。

本书“木部”卷三最后，还有“烧松烟法”和“造墨法”二图，对应“墨”一药。中国传统造墨原料有多种，但以松烟制墨为正宗，其次为草木灰、煤或油燃烧烟气所制成的墨。制松烟墨时，往往加入秦皮、诃黎勒、酸石榴皮、黄檗、苏木、阿胶、血竭、龙脑等固色成胶的药物和香料，同时也提高了墨本身的药用价值。我们也可以通过本书所绘的制墨图谱，大致了解古代制墨工艺的过程与场景。

本草书中，也常见因时代局限而对药物认知出现偏差者。如“木部”卷四的“卢会”，来自音译，又作讷会、奴会、劳伟，又因味苦被称为“象胆”，现在写作“芦荟”，原产热带，在当时是进口药物。因其药材呈深色块状，“似黑饧”，以《本草图经》为代表的本草文献认为其产于波斯国，是一种树脂。李时珍《本草纲目》虽然发现《一统志》中言产自爪哇、三佛齐等南洋诸国的芦荟“乃草属，状如鲎尾”，但仍特地将其移至“木部”，并自圆其说地认为芦荟为“木质草形”。可见当时各位学者均未见过原植物，本书图谱亦是根据想象所绘。现在我们知道芦荟为多肉质草本植物，属百合科，药品是库拉索芦荟、斑纹芦荟、好望角芦荟等品种的叶汁经浓缩干燥而制成。

此外，卷四最后两种虽然少见使用，但命名体现了暗喻和明喻的原则，值得了解。一是“败天公”，指破旧的竹笠，因久处人体之上而得名；另一是“猪腰子”，为藤蔓类植物，因其果实形状而得名。

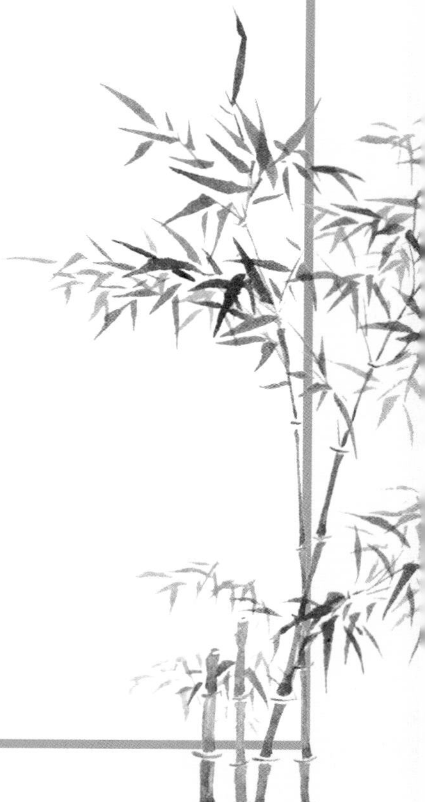

檳榔 廣州 二　梔子 臨江軍 江寧府 建州
紫鉚　麒麟竭 廣州
食茱萸 蜀州　蕪荑
枳殻 汝州　枳實 成州
厚朴 商州 歸州　茗苦梌
秦皮 河中府 成州　秦椒 越州 歸州
山茱萸 海州 兖州　紫葳
胡桐淚　白棘

金石昆蟲艸木狀　木三

桑根白皮　桑黃 信州

楮木耳　槐木耳

榆木耳　柳木耳

桑木耳　淡竹

菫竹　苦竹

天竺黃　僊人杖

苦荎僊人杖　吳茱萸 臨江軍 越州

猪苓 龍州
刺猪苓 施州
燒松煙法
造墨法

桑根白皮

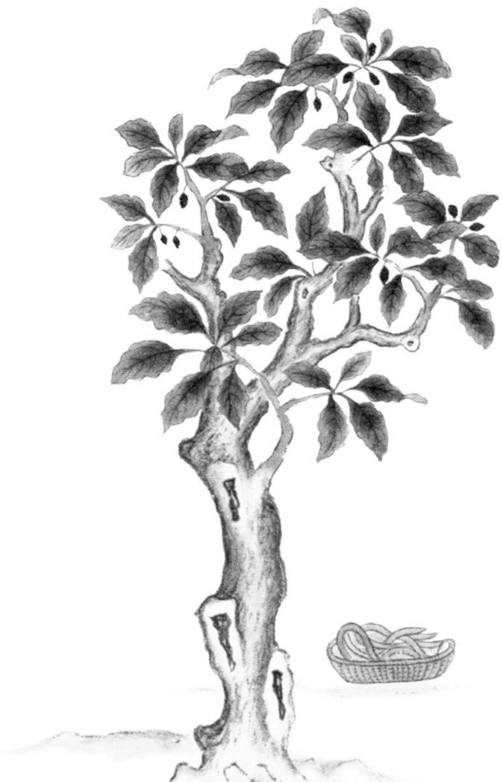

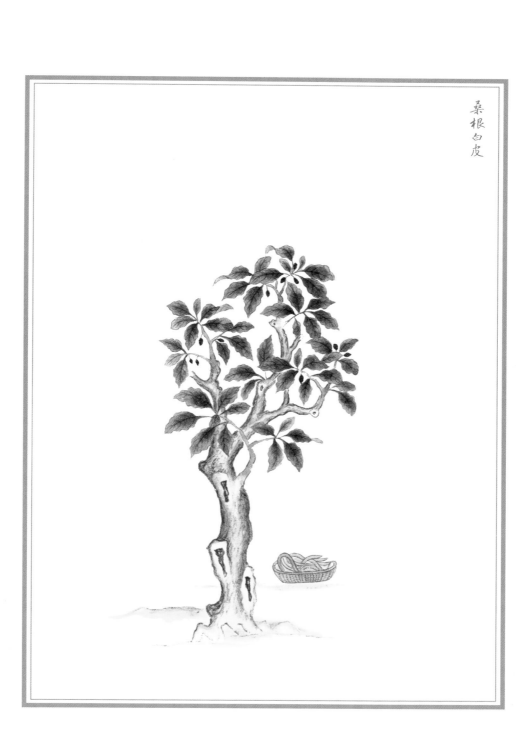

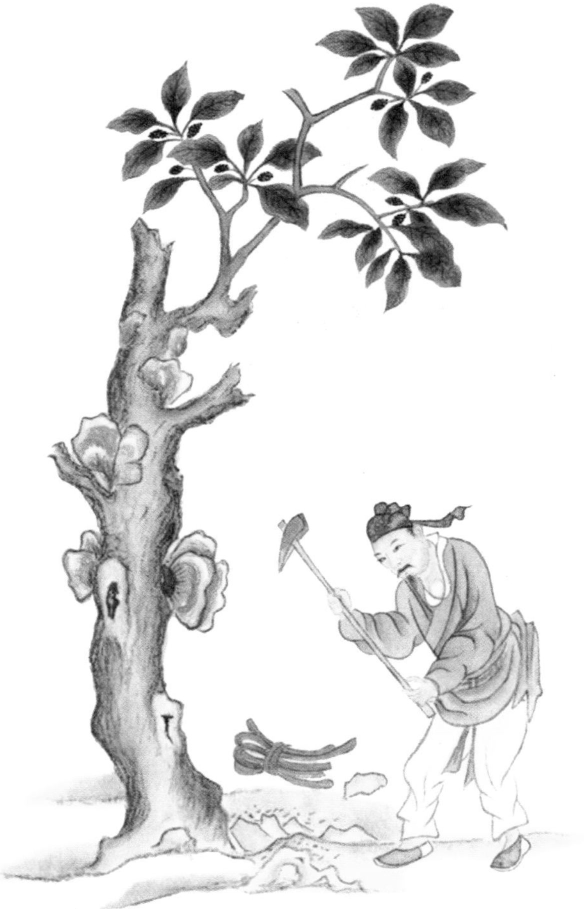

信州桑黄

槐木耳

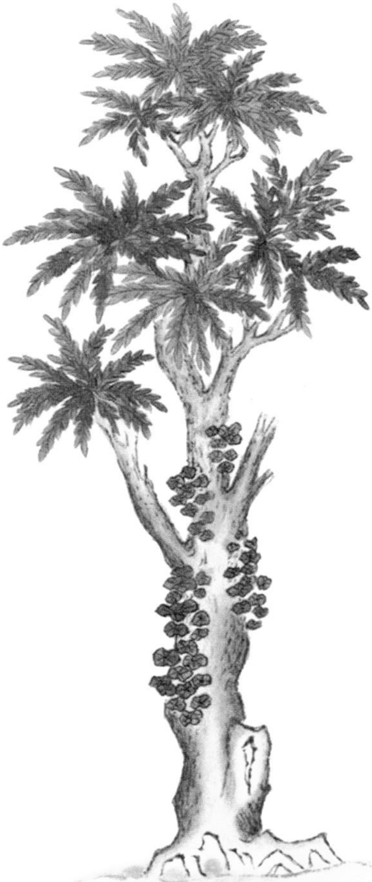

楮木耳

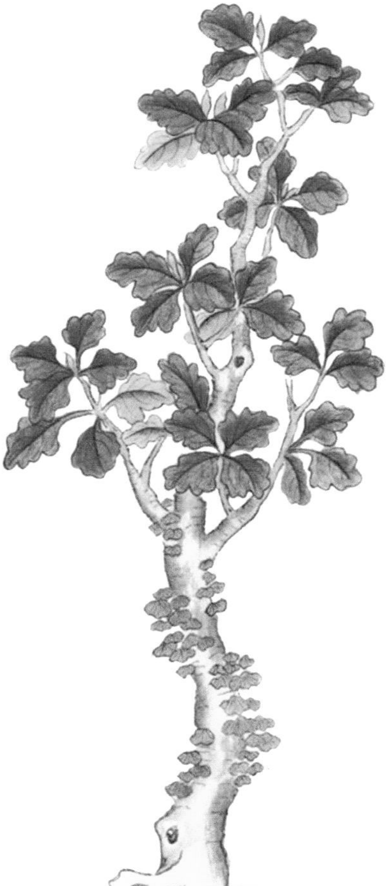

柳木耳

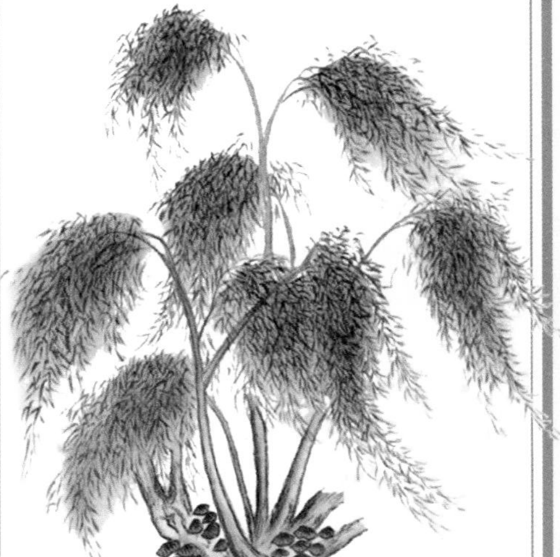

榆木耳

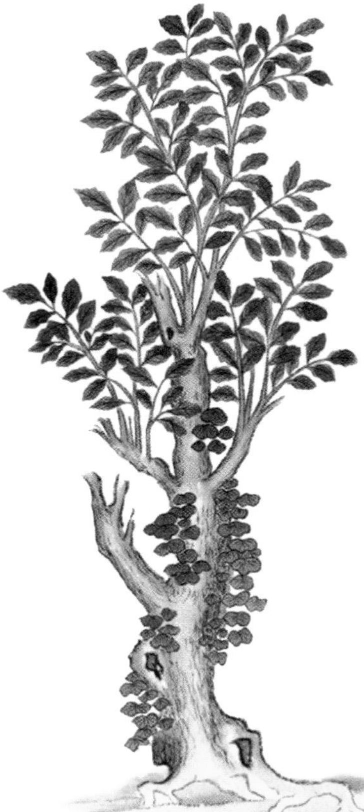

桑木耳

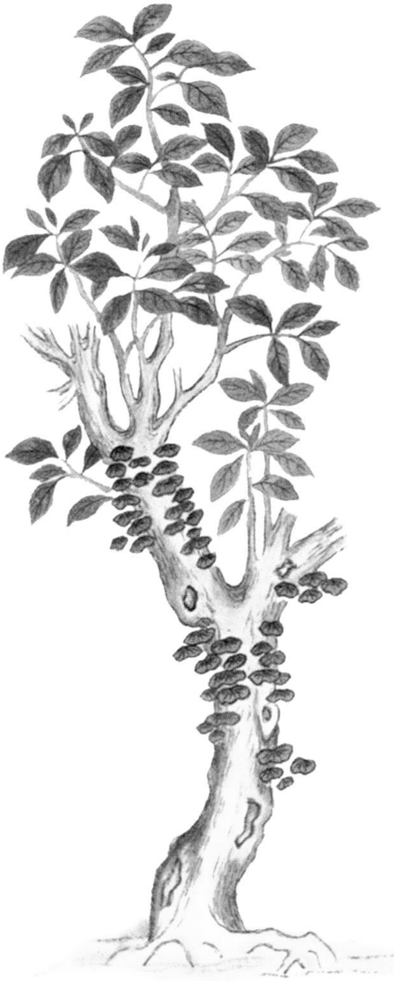

堇竹

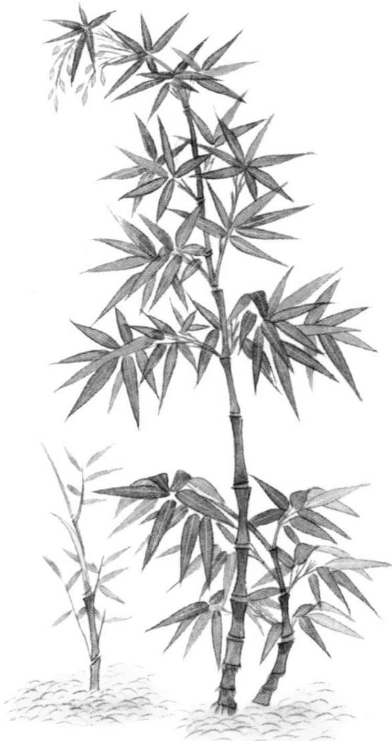

淡竹

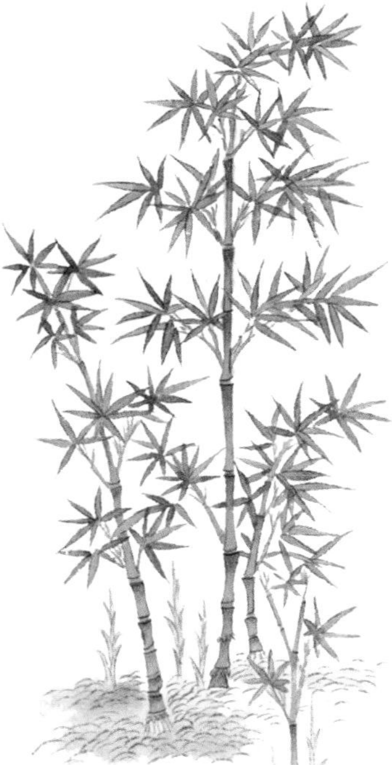

苦竹

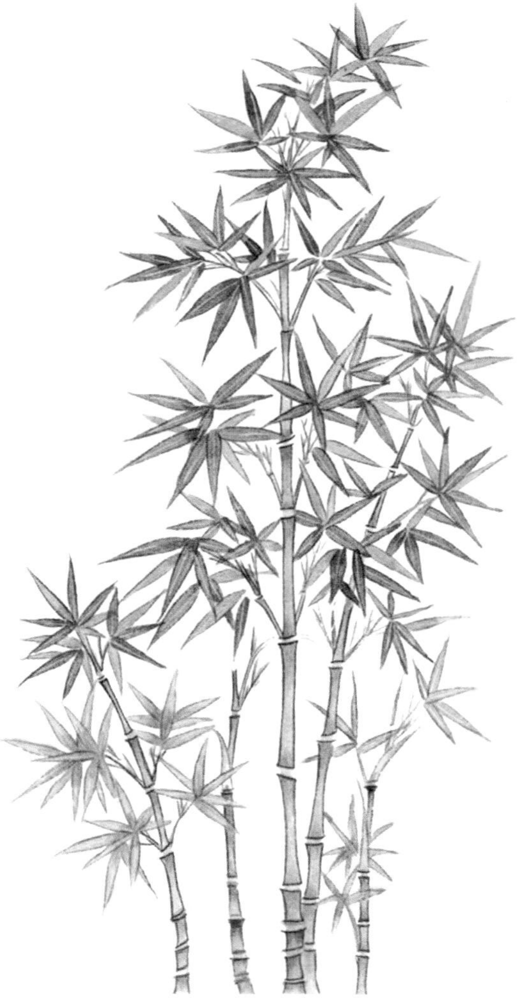

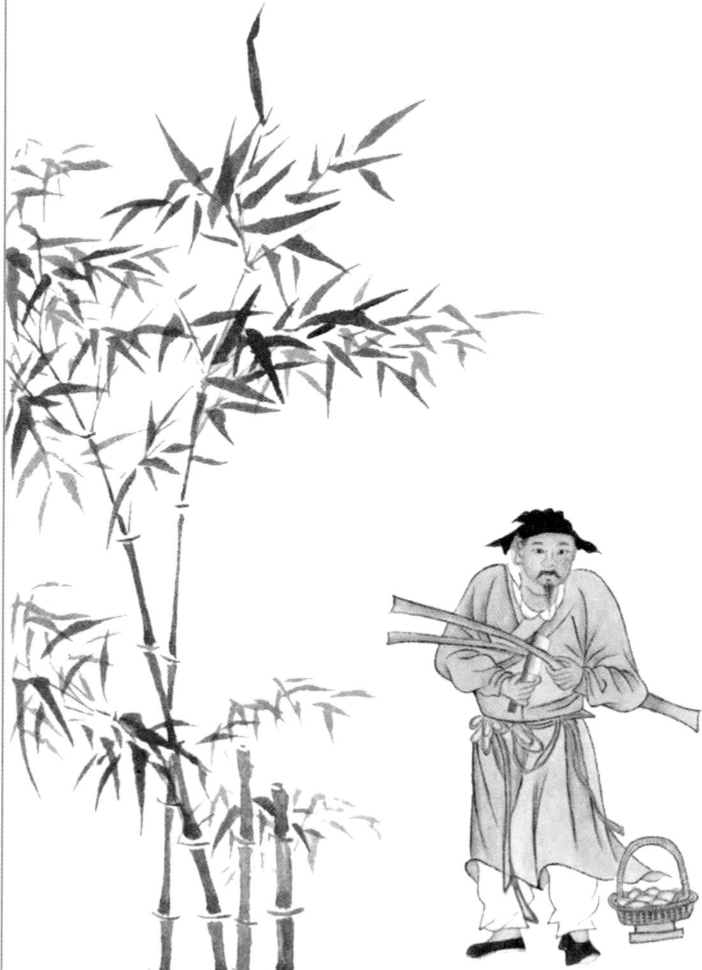

天竺黄

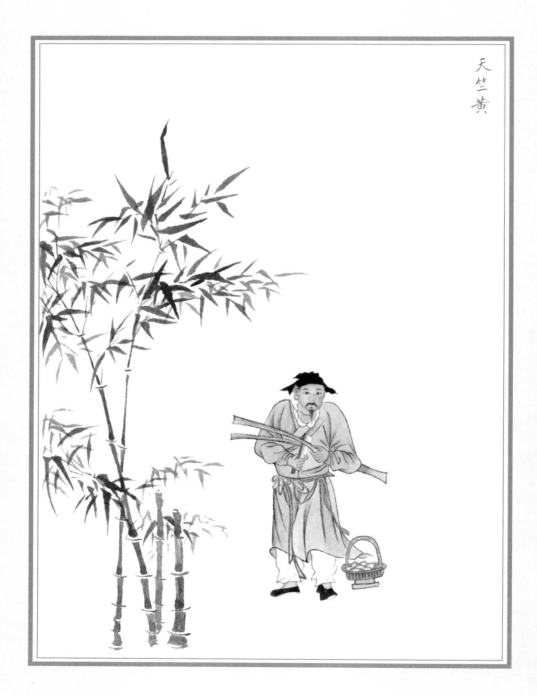

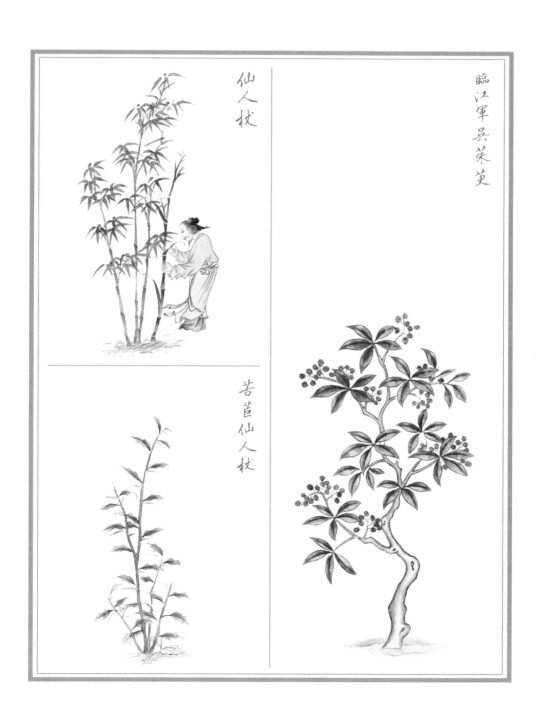

臨江軍吴茱萸

仙人杖

苦苣仙人杖

越州吳茱萸

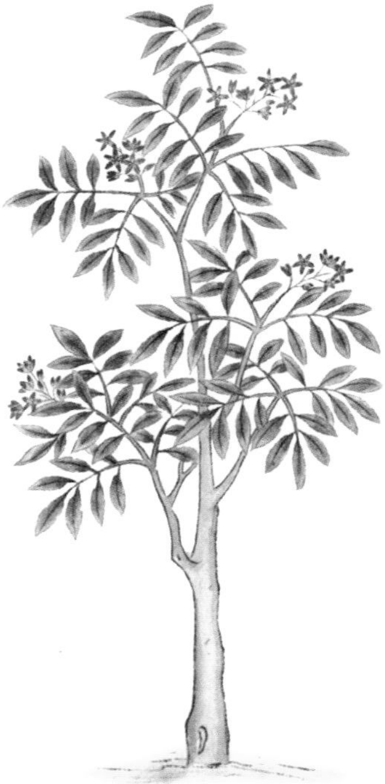

檳榔

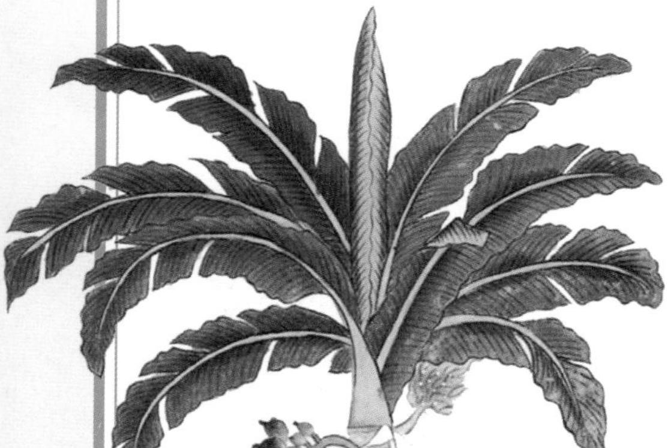

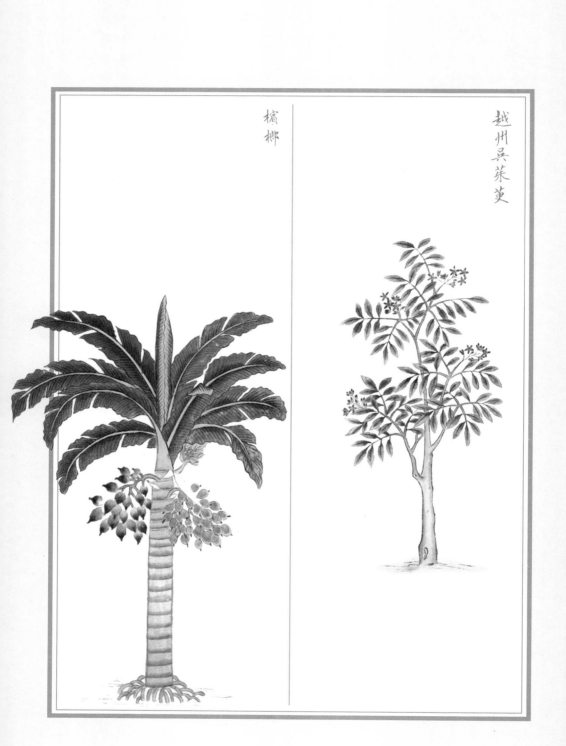

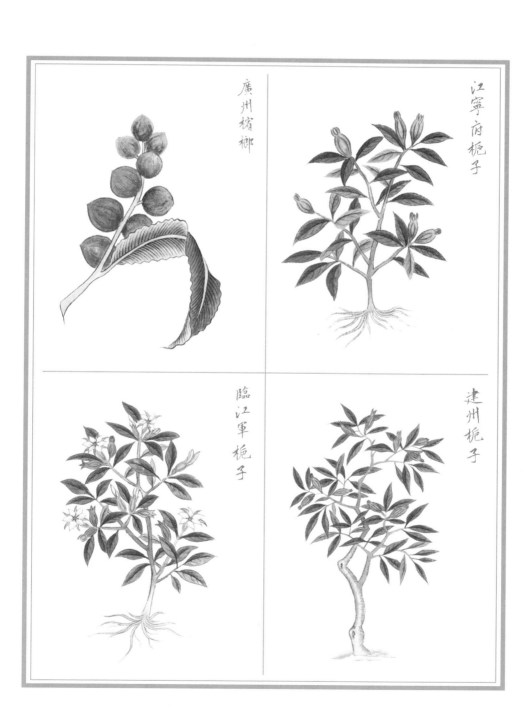

江寧府梔子

廣州檳榔

建州梔子

臨江軍梔子

佳节思亲——茱萸

提到茱萸，让人想起王维的《九月九日忆山东兄弟》诗："独在异乡为异客，每逢佳节倍思亲。遥知兄弟登高处，遍插茱萸少一人。"千百年来，这首诗的诗句引起无数游子的思乡之情。但这首诗中的茱萸到底是何物，一直困扰着人们。茱萸有山茱萸和吴茱萸之分，那么，重阳节的时候人们身上插的是哪一种茱萸呢？据中国中医科学院的科研人员研究考证，人们在重阳时节插的应该是吴茱萸，因为吴茱萸是芸香科植物，叶子大，有香味，与有关史料的记载一致。

王维的诗作，关于茱萸的还有《茱萸沜》："结实红且绿，复如花更开。山中傥留客，置此芙蓉杯。"以及《山茱萸》："朱实山下开，清香寒更发。幸与丛桂花，窗前向秋月。"这里的茱萸是指哪一种茱萸呢？

吴茱萸，芸香科吴茱萸属小乔木或灌木，高3—5米。其嫩枝暗紫红色，奇数羽状复叶，呈卵形、椭圆形或披针形。聚伞圆锥花序顶生，果密集成团，呈暗紫红色，花期为每年的4—6月，果期为每年的8—11月。生于海拔1 500米以下平原、山地疏林或灌丛中。

山茱萸，山茱萸科山茱萸属落叶灌木或乔木。其枝为黑褐色，叶对生，卵形至椭圆形，稀卵状披针形。伞形花序先叶开花，花黄色，核果椭圆形，成熟时红色，花期为每年的3—4月，果期为每年的9—10月。山茱萸为暖温带阳性树种，抗寒性强，耐阴但又喜充足的光照，通常在森林坡地、谷地及河两岸等地生长，在中国的陕西、甘肃及东部和中部地区有分布。吴茱萸一般分布于秦岭以南地区，而王维的辋川别业位于秦岭腹地，《辋川集》之中《茱萸沜》所说的茱萸应属山茱萸。

不知道大家有没有见过山茱萸那一粒一粒的果实，《茱萸沜》所描述的是山茱萸结果后的样子，长椭圆形的红色至紫红色的果子，一簇一簇地在绿叶中冒出来，那不正是“结实红且绿，复如花更开”吗？茱萸果肉是一种很好的饮品原料，可以用来泡水和泡酒喝。“山中傥留客，置此芙蓉杯”，住在山里面的王维，享受着自然风光洗礼的同时，把茱萸果肉泡在芙蓉杯里面，和朋友一起喝杯茱萸酒，分享大自然的赐予。那种经历繁华之后的平淡，精简、不累赘，才是生命的原始状态。

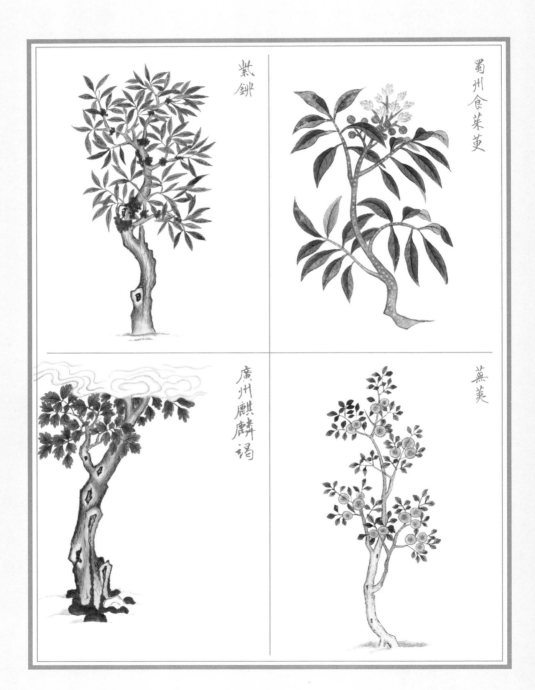

紫鉚

蜀州食茱萸

廣州麒麟竭

蕪荑

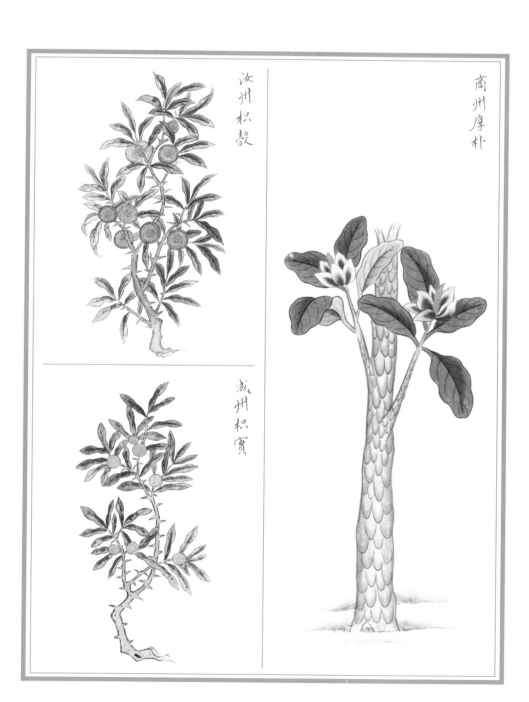

商州厚朴

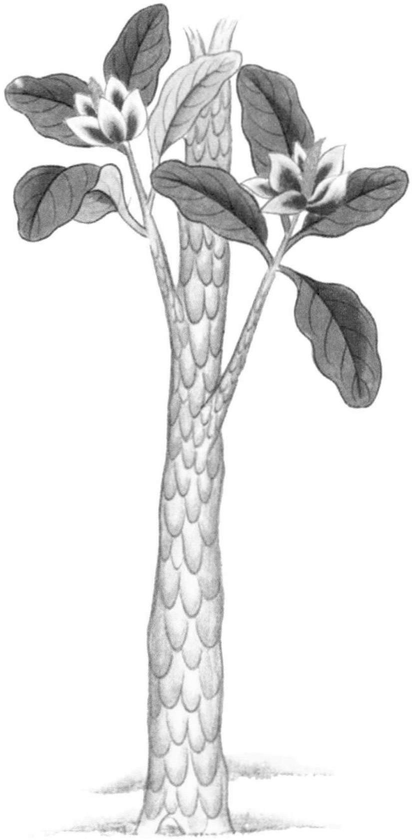

汝州枳殻

成州枳實

茗苦搽

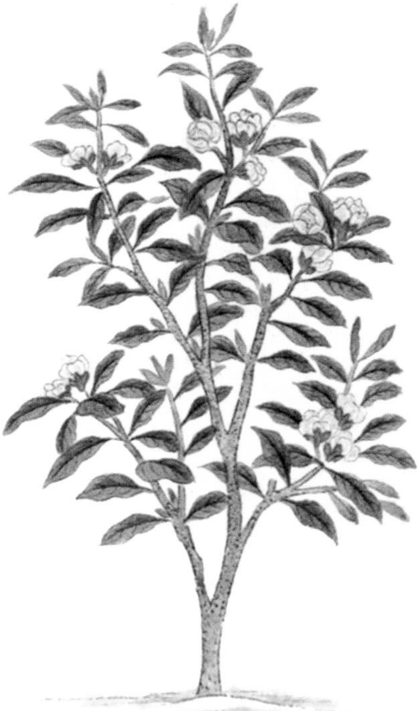

歸州厚朴

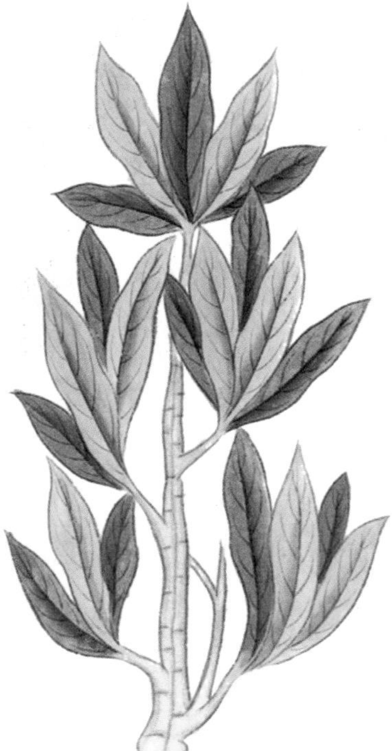

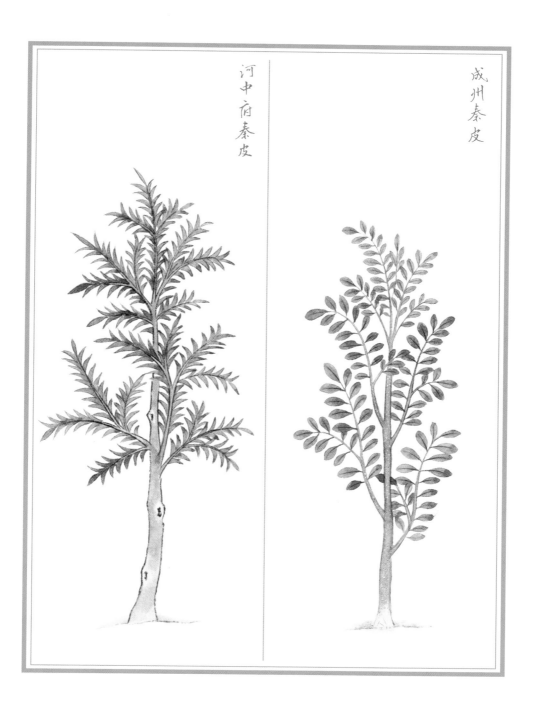

成州秦皮

河中府秦皮

歸州秦椒

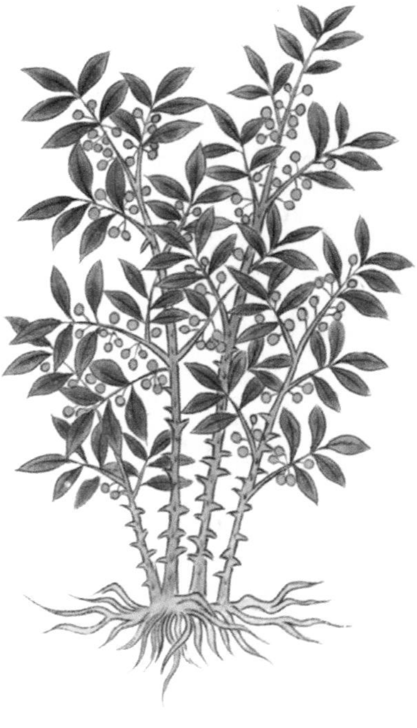

越州秦椒

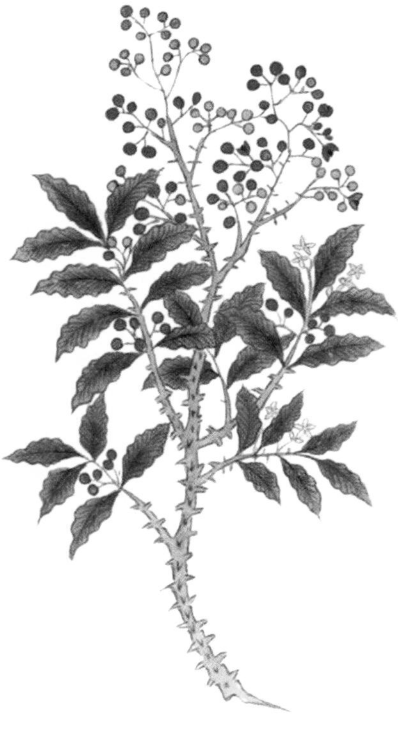

紫葳

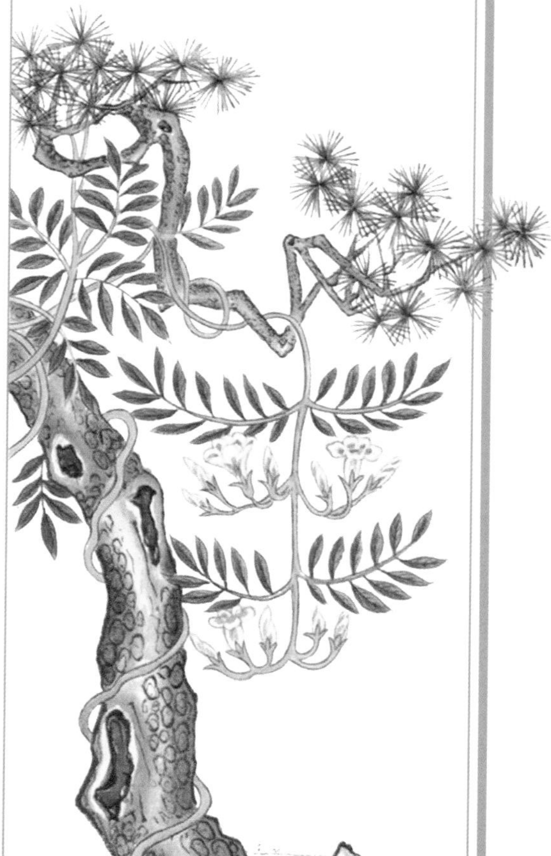

海州山茱萸

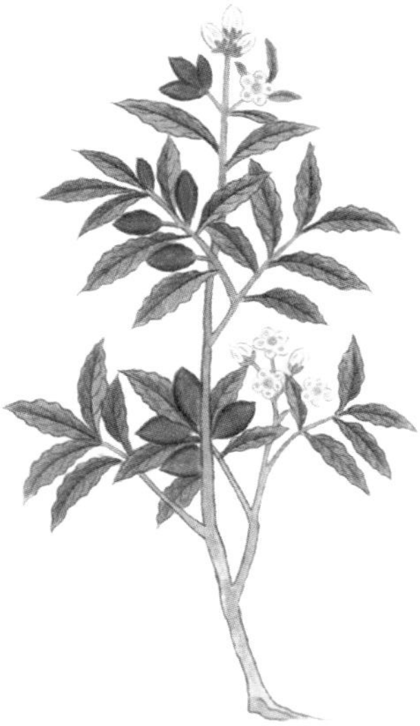

兖州山茱萸

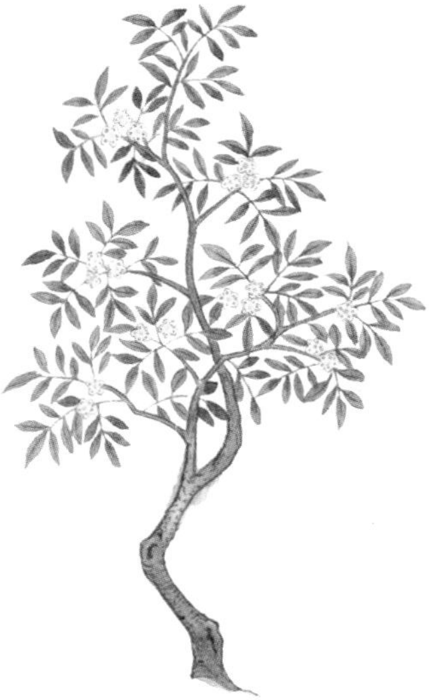

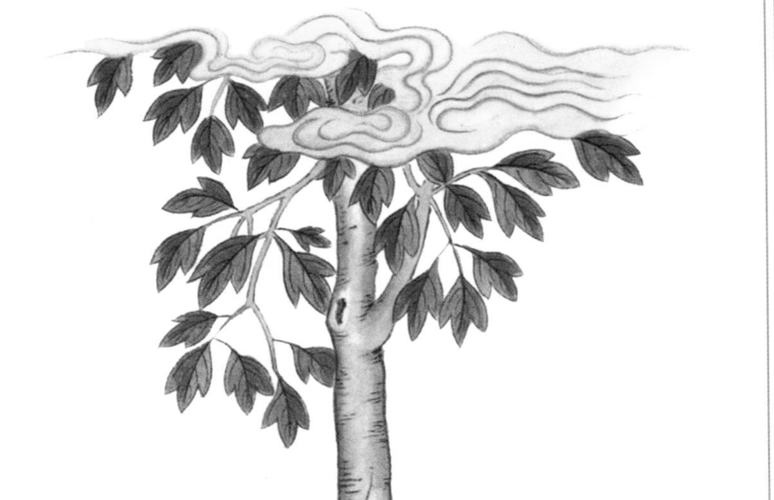

胡桐淚

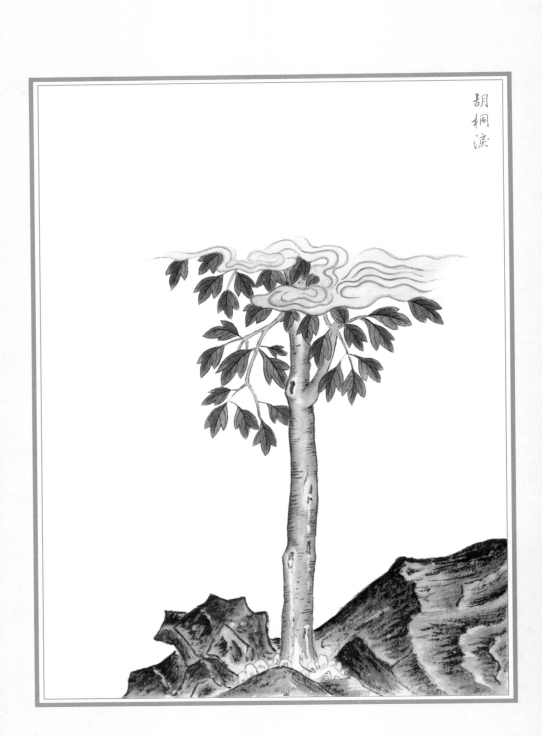

龍州猪苓

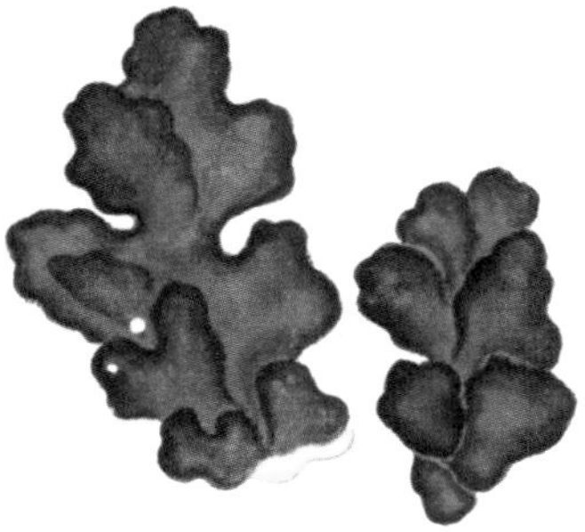

施州刺猪苓

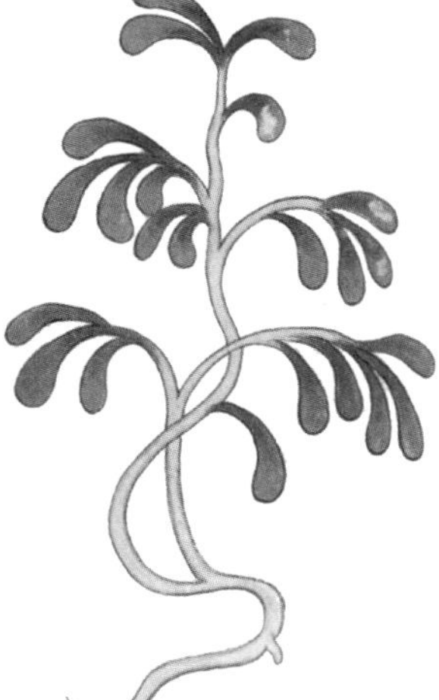

白棘

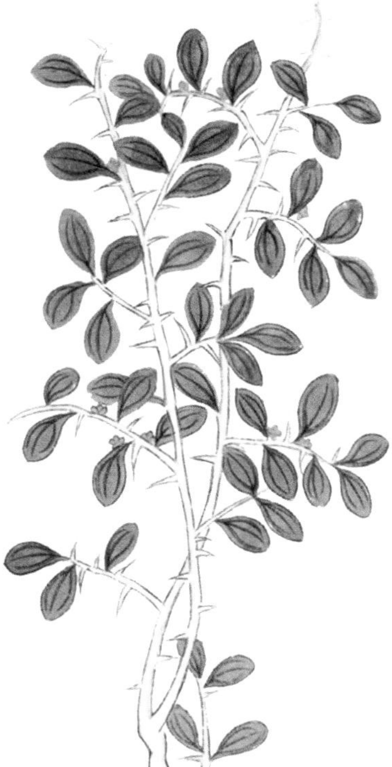

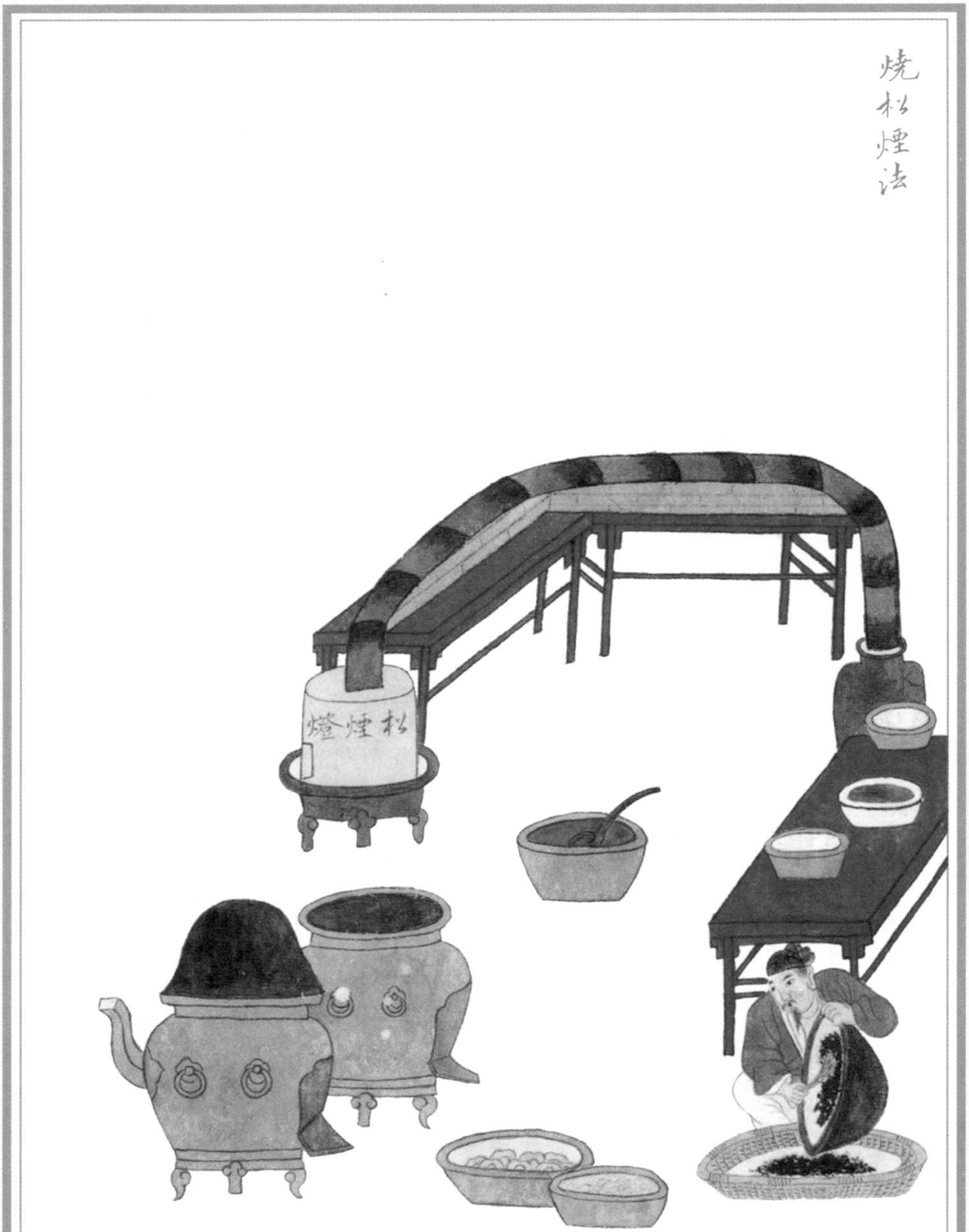
烧松煙法
松煙燈

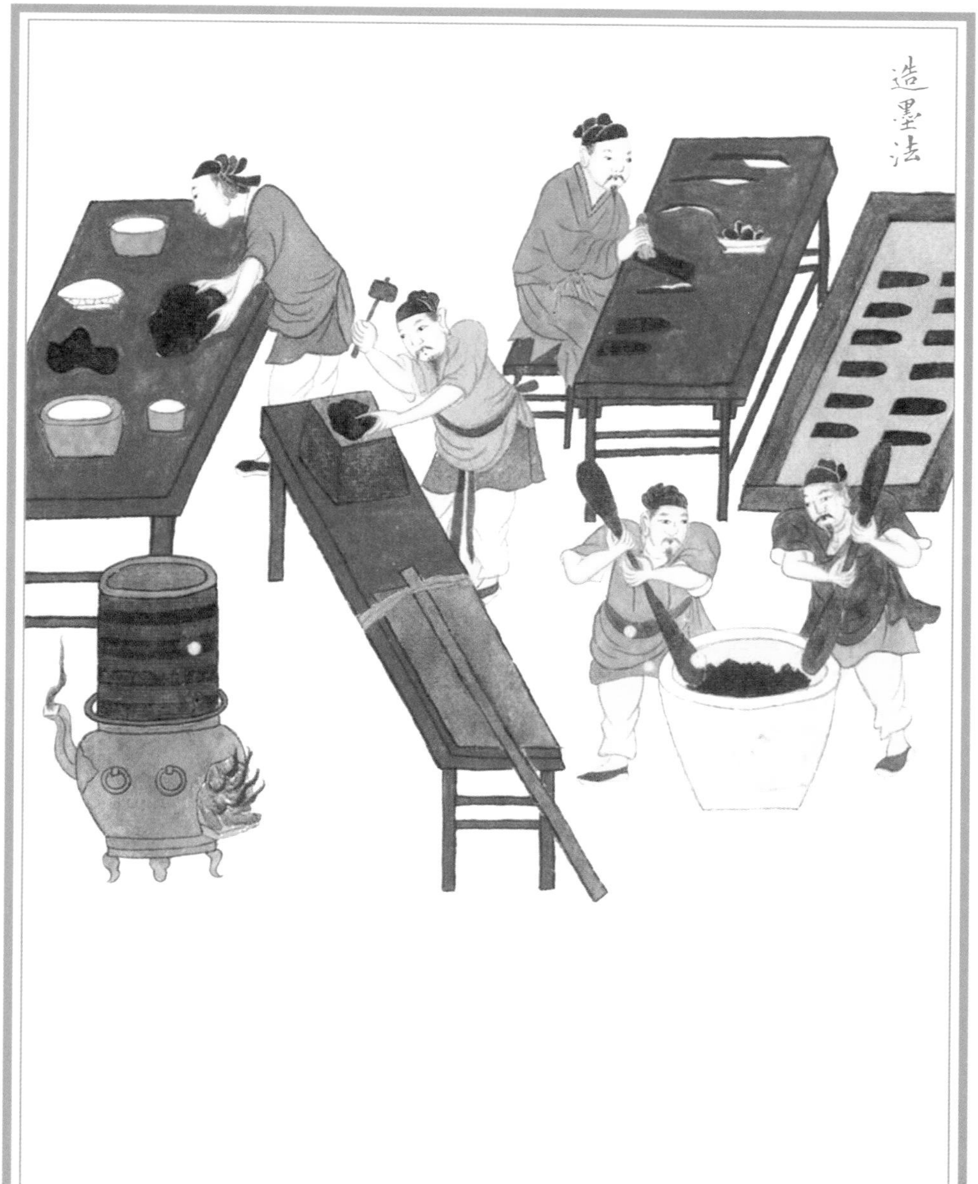
造墨法

天竺桂　折傷木

桑花　椋子木

每始王木　阿魏（廣州）

牡丹（滁州）　盧會（廣州）

敗天公　豬腰子

金石昆蟲艸木狀　木四

烏藥 信州 台州 潮州 衡州　　没藥 廣州

松蘿　　毗梨勒

菴摩勒 戎州　　衛矛 信州

海桐皮 雷州　　大腹

紫藤　　合歡

虎杖 越州 滁州 汾州　　五倍子 洋州

伏牛花 益州　　蜜蒙花 簡州

台州烏藥

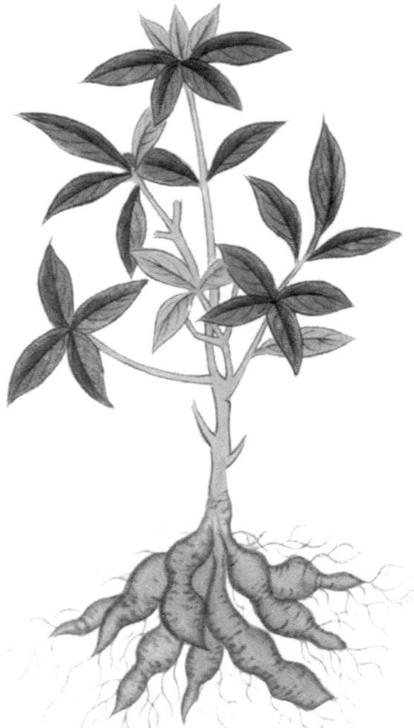

信州烏藥

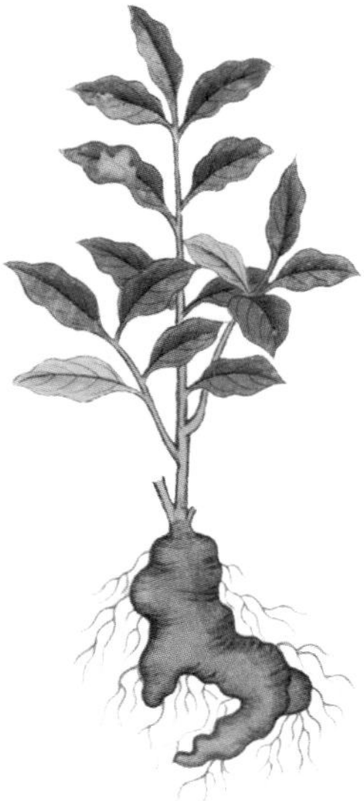

潮州烏藥

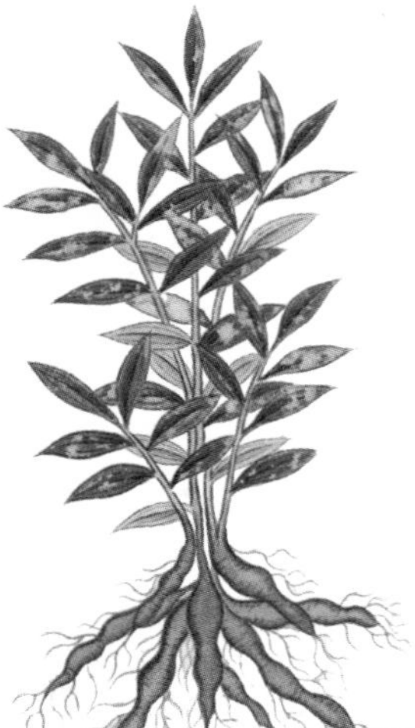

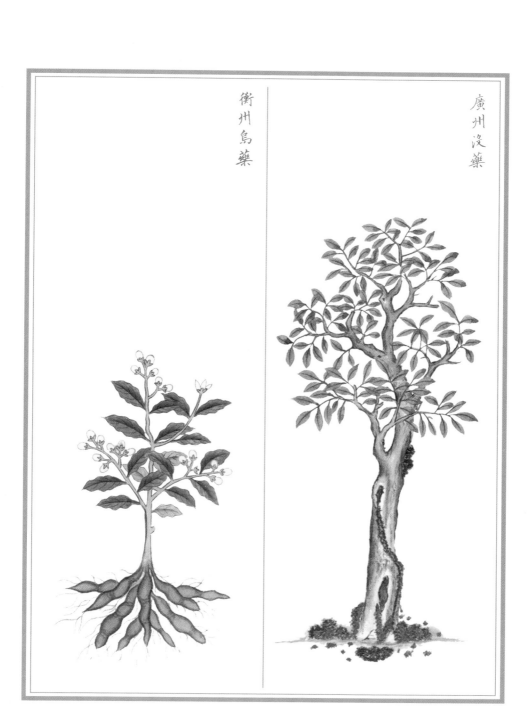

廣州沒藥

衡州烏藥

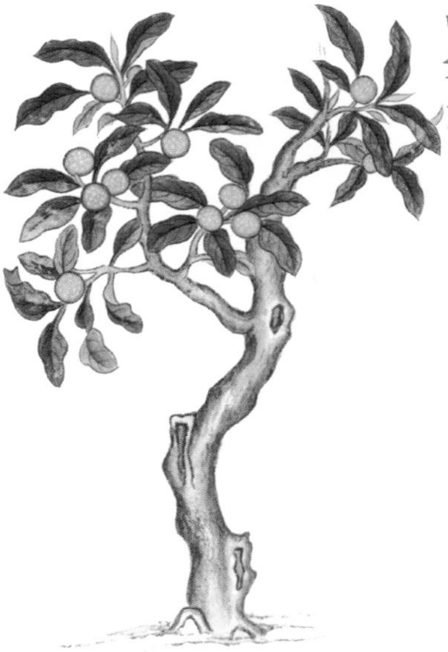

毗梨勒

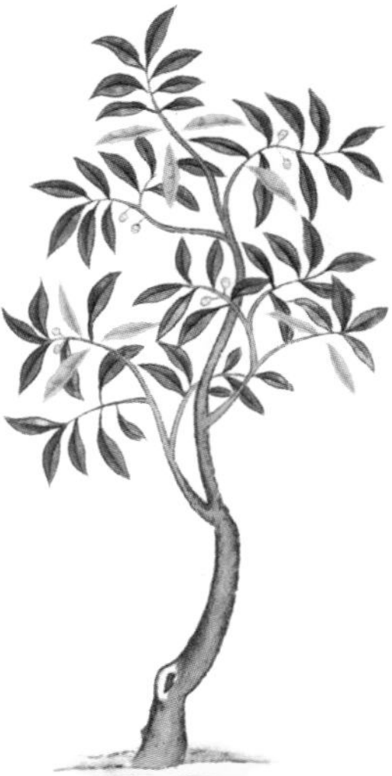

戎州菴摩勒

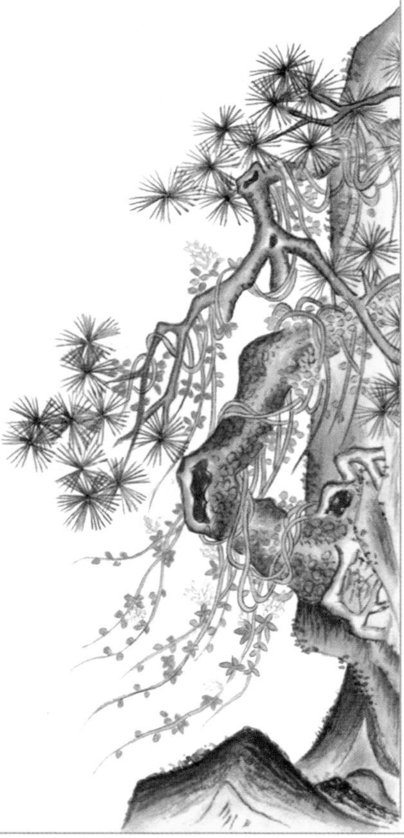

松蘿

大腹

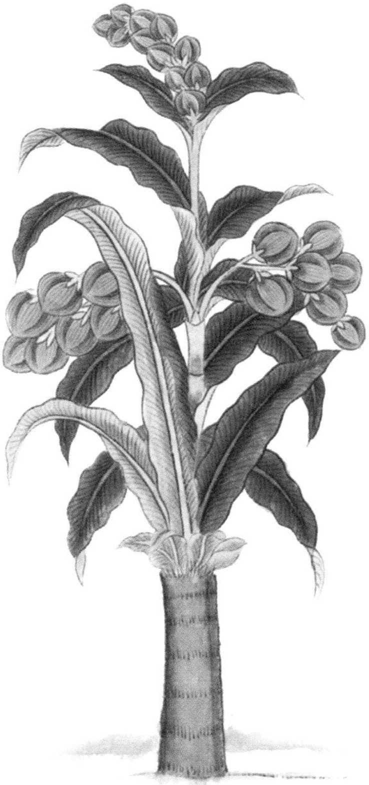

信州衛矛

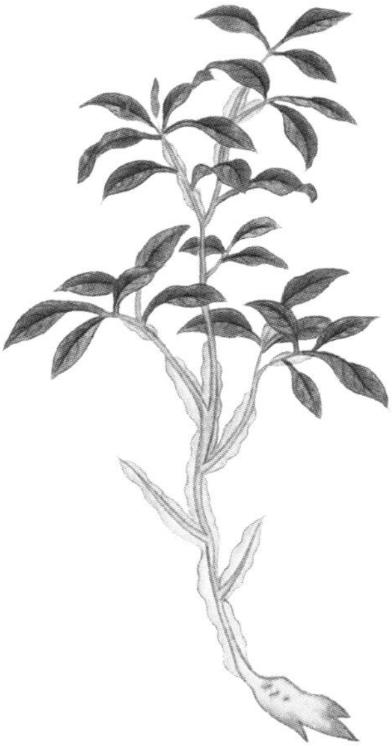

雷州海桐皮

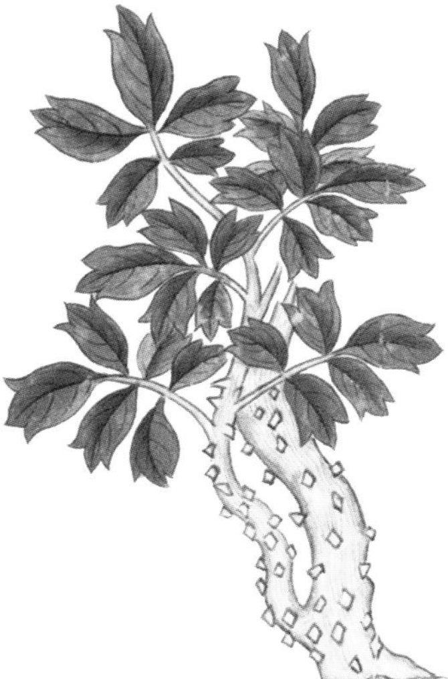

凤凰栖止——梧桐

“凤凰鸣矣，于彼高岗。梧桐生矣，于彼朝阳”（《诗经·大雅·卷阿》），凤凰在朝阳的灿烂光华中，和鸣飘飞于山岗，又栖止于那枝繁叶茂的梧桐之顶。

梧桐，锦葵科（一说梧桐科）梧桐属落叶乔木。《中国现代植物志》记载，梧桐树高可达十六米，树皮青绿色，叶片呈心形，花淡黄绿色，种子圆球形。产于我国南北各省。

古籍中关于梧桐的描述，李时珍《本草纲目》云：“弘景曰：梧桐皮白，叶似青桐，而子肥可食……《遁甲书》云：梧桐可知日月正闰。生十二叶，一边有六叶，从下数一叶为一月，至上十二叶。有闰十三叶，小余者。视之，则知闰何月也。故曰梧桐不生则九州异。宗奭曰：梧桐四月开嫩黄小花，一如枣花。枝头出丝，堕地成油，沾渍衣履。五六月结子，人收炒食，味如菱、芡。此是《月令》‘清明桐始华’者。时珍曰：梧桐处处有之。树似桐而皮青不皵，其木无节直生，理细而性紧。叶似桐而稍小，光滑有尖。其花细蕊，坠下如醭。其荚长三寸许，五片合成，老则裂开如箕，谓之橐鄂。其子缀于橐鄂上，多者五六，少或二三。子大如胡椒，其皮皱。”

作为传统文学中的经典意象，梧桐是吸引凤凰神鸟的神木。罗愿《尔雅翼》云：“梧者，植物之多阴。最可玩者，青皮而白骨，似青桐而多子。盖桐有青、赤、白，而青桐又有有实、无实之辨。今人以梧之青，亦曰‘青桐’云。其生荚如箕子相对缀，箕上多者至五六，成材之后，树可得实一石，食之味如芡。古今方书称‘丸药如梧桐子’者，盖仿此也。考庄子曰：‘空阅来风。桐乳致巢。’盖子生累然，似乳鸟悦于得食，因巢其上；亦犹枳椇之来巢，以味致之也。此木易生，鸟衔坠者辄随生殖，其畦种者，是岁可高一丈。古称凤凰集于朝阳梧桐之上，岂亦食其实耶？”这里说的凤凰栖于梧桐之上，大概是梧桐之子好吃且多。世界上最早记述桐树栽培的科学技术著作，是北宋学者陈翥的《桐谱》，其中关于梧桐的记载较多，《桐谱》引用古诗云：“椅桐倾高凤。”又曰：“井梧栖云凤。”

陈翥说，梧桐木柔，是凤凰栖息的风水宝地。如《桐谱》记载：“桐，柔木也。《月令》曰：‘清明，桐始华。’又《吕氏·季春月纪》云：‘桐始华。’高诱曰：‘梧桐也，是日生叶，故云始华。’”又说：“或者谓凤凰非梧桐而不栖，且众木森森，胡有不可栖者，岂独梧桐乎？答曰：夫凤凰，仁瑞之禽也，不止强恶之木。梧桐叶软之木也，皮理细腻而脆，枝干扶疏而软，故凤凰非梧桐而不栖也。又生于朝阳者多茂盛，是以凤喜集之，即《诗》所谓‘梧桐生矣，于彼朝阳。凤凰鸣矣，于彼高冈’者也。”《齐民要术》云：“梧桐生山石间者，为乐器更鸣响也。”也是因为梧桐木材轻软，和泡桐一样，为制乐器的良材。

古人常在诗中以梧桐和凤凰为素材，表达自己的心声或赞美，如唐代诗人李商隐为年仅十岁的神童韩偓写下诗句：“十岁裁诗走马成，冷灰残烛动离情。桐花万里丹山路，雏凤清于老凤声。”十岁的神童韩偓（晚唐诗人，小字冬郎）脱口成诗，丹山在《山海经》里面描述为产凤凰的地方，其上多梧桐。诗人将他和其父韩瞻（字畏之）比作凤凰，桐花盛开，凤凰偕鸣，其中雏凤鸣声清亮，更胜于老凤。

紫藤

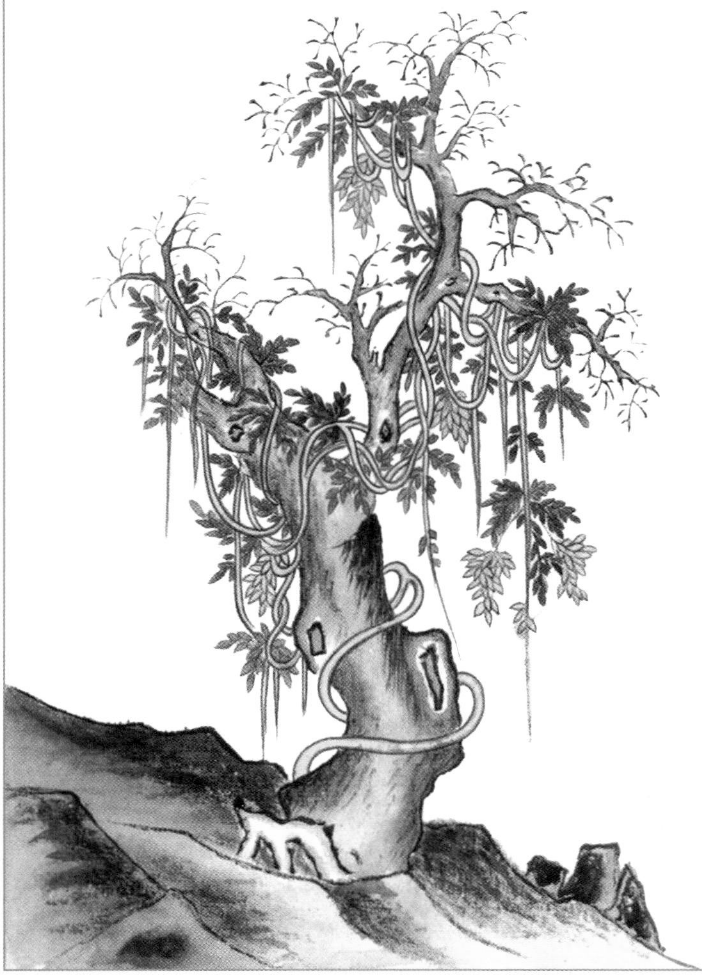

合歡

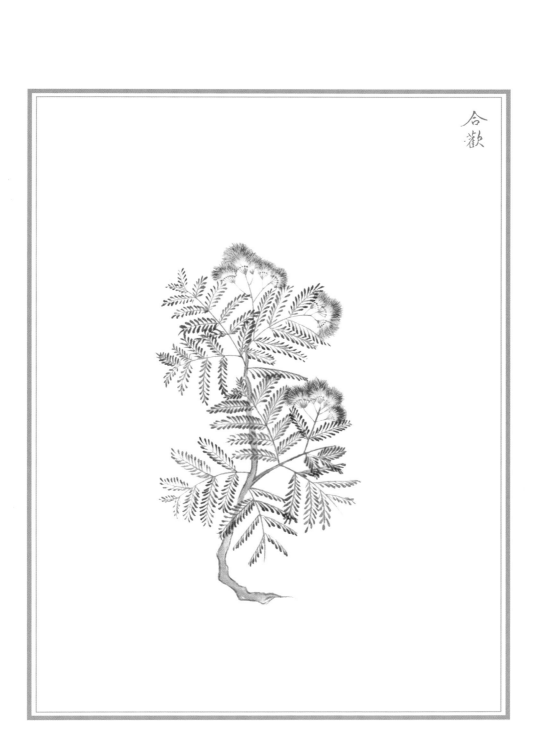

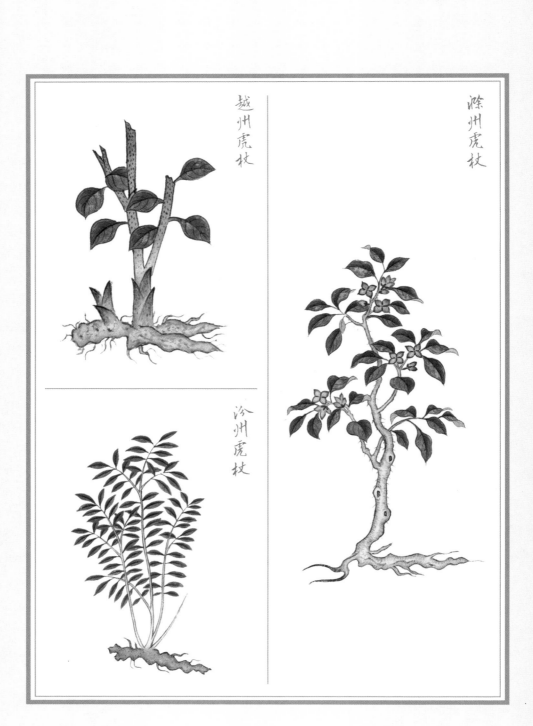

滁州虎杖

越州虎杖

汾州虎杖

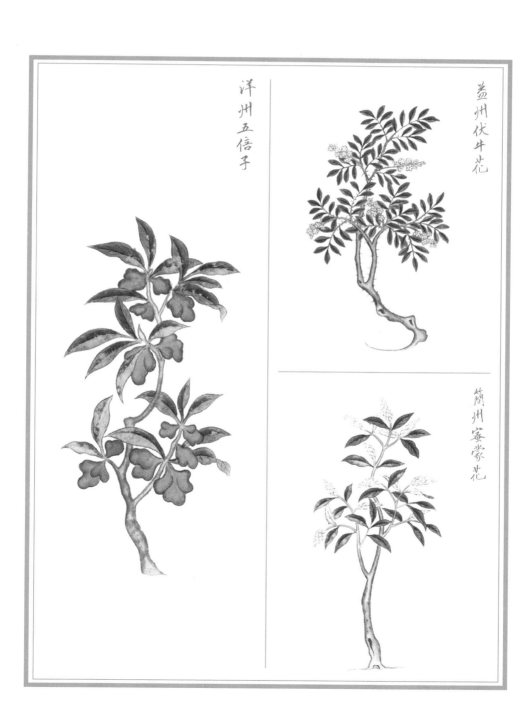

益州伏牛花

簡州蜜蒙花

洋州五倍子

折傷木

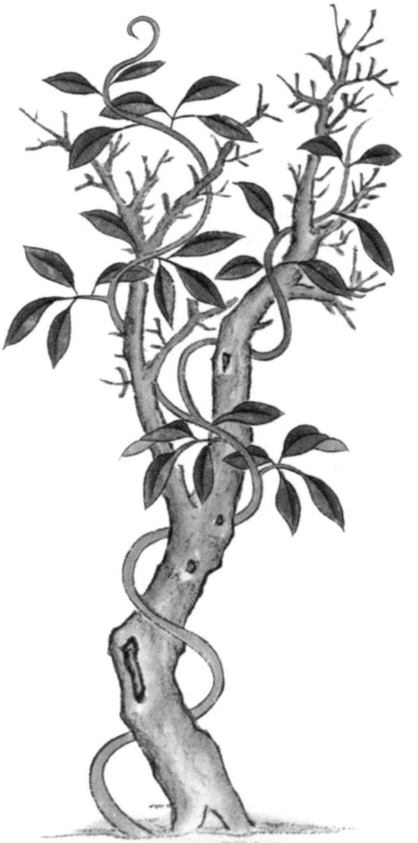

天竺桂

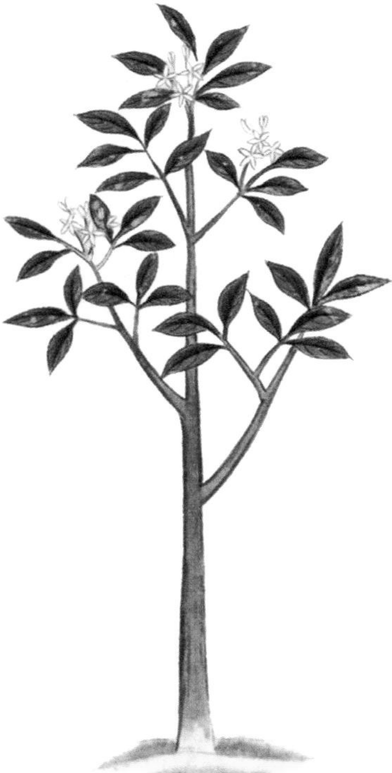

椋子木

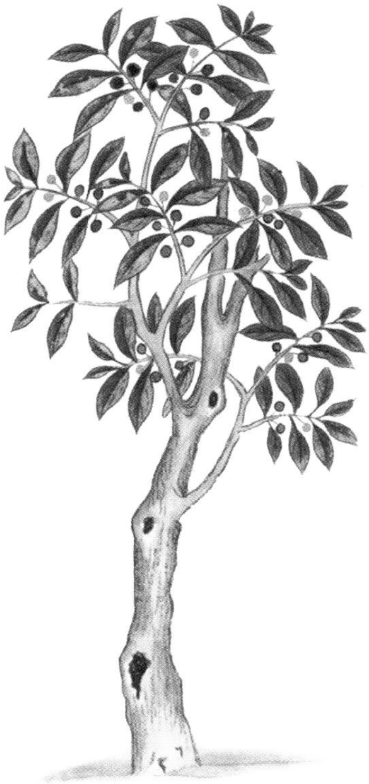

桑花

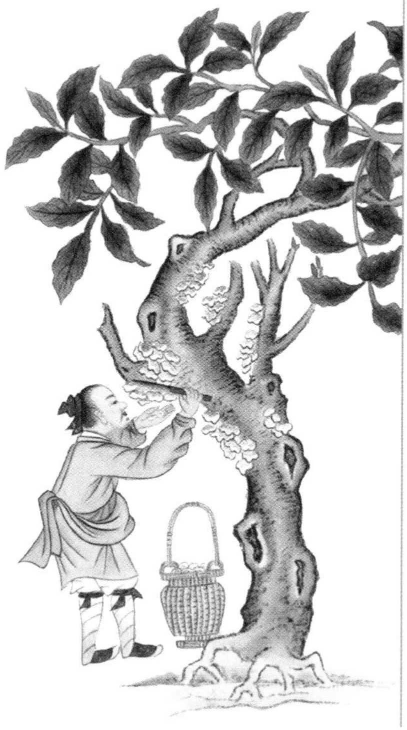

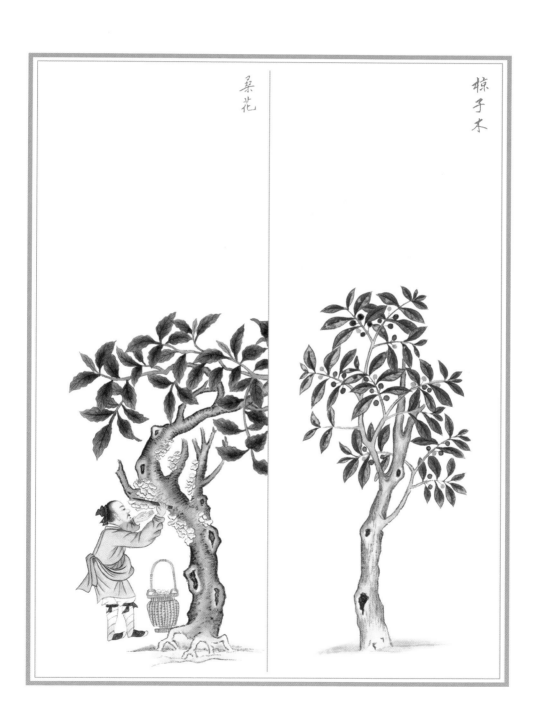

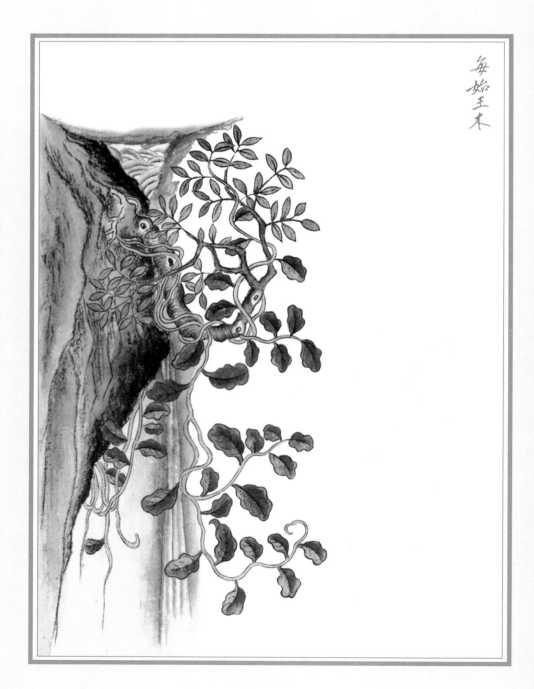

每始王木

滁州牡丹

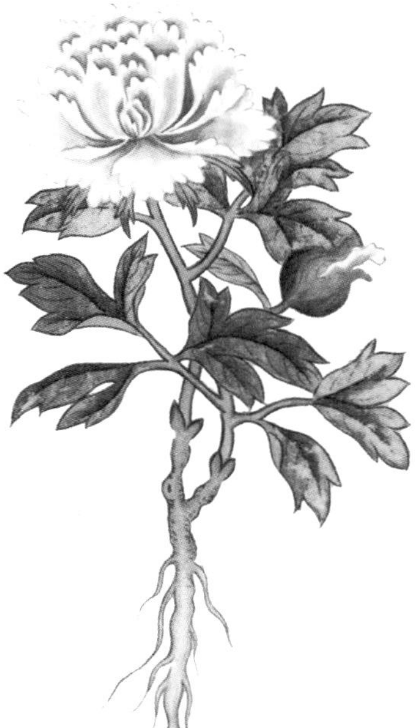

廣州阿魏

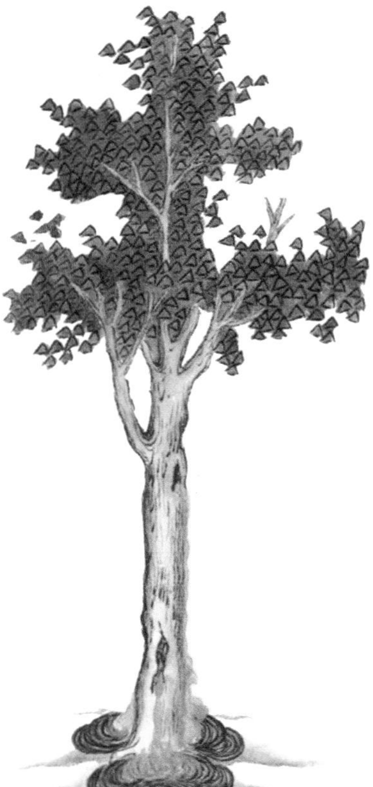

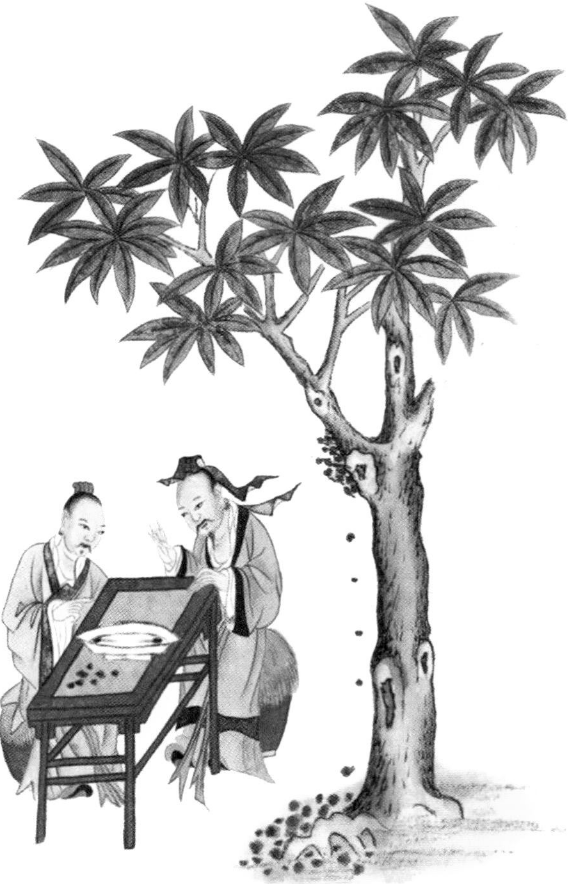

廣州盧會

豬腰子

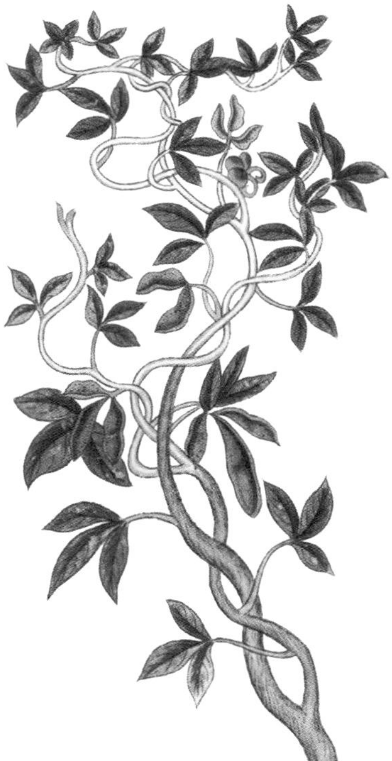

敢天公

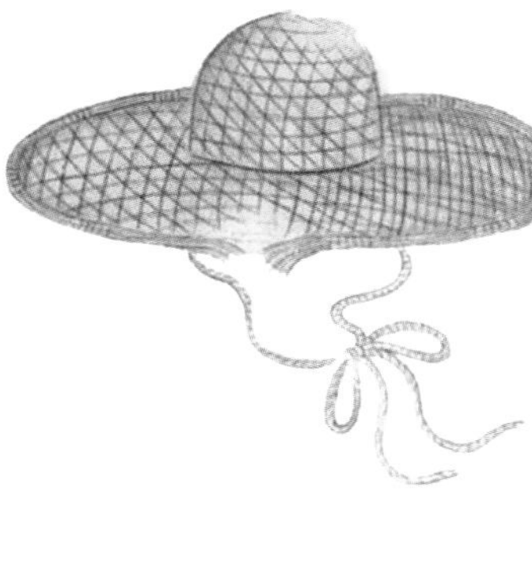

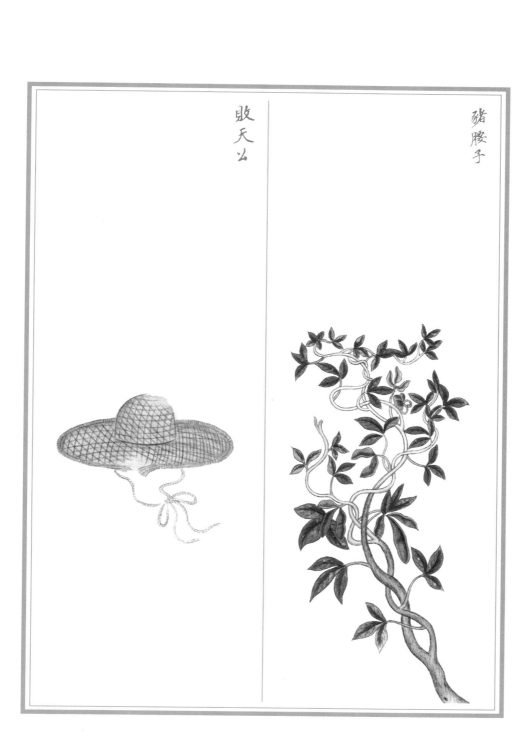

小小果实 生活良伴

“木部”后二卷，分别收录药物四十二种与三十八种，对应《本草品汇精要》卷二十与卷二十一，属“木部下品”。

下品首为巴豆，也是我们在古书中常见的著名的泻药之一，属大戟科植物。果实成熟后采收，晒干去壳，取其种仁。巴豆药性剧烈，因此在炮制和用量上极为讲究。巴豆的毒性主要在巴豆油中，因此传统炮制法是将巴豆仁碾碎，用吸油纸包裹，多次压榨去油，取用巴豆霜，或用麻油与酒煮巴豆，研膏后用。在小说《西游记》中，孙悟空用以治愈乌鸡国国王因惊惧导致的严重冷积证的“乌金丹”，起主要疗效的药物就是巴豆。

在《神农本草经》中，记载有秦椒和蜀椒。前者属中品，主产于秦地，又名大椒、椴、花椒；后者属下品，主产于蜀地，又名巴椒、汉椒、川椒、南椒、蓎藙、点椒、陆拨。后世本草亦多将此二种分述，认为枝叶相似，作用不同。而根据现代考证，确定二者其实出自同一种植物，即芸香科的花椒或青椒，其分类和众多别称皆与产地、形态相关，当前不再作细分，果皮统称为花椒，种子统称为椒目。花椒是具有传统文化意义的重要香料。汉代有“椒房殿”，为皇后居室，便是以椒和泥涂于墙壁，既有温暖芳香之效，又象征着多子。

木部下品中还有胡椒、蔓椒等药，当与花椒区别。胡椒顾名思义，是从外域传来。唐代《新修本草》记载其产于西戎；而段成式笔记小说《酉阳杂俎》卷十八《广动植之三》记载胡椒出自摩伽陀国（印度古国），“形似汉椒，至辛辣……今人作胡盘肉食，皆用之”，可见唐时胡椒已是重要的香料和食品调味剂，更被赋予传统本草的性味与功效。胡椒属胡椒科植物，原产地为印度半岛与东南亚等热带地区，在历史上一直是全球香料贸易的主要商品之一，十五世纪大航海时代的开启也与欧洲人获取胡椒、肉桂这些香料的强烈动因相关，可以说胡椒是世界物质和文化交流的重要参与者与见证者。另有中国原产的蔓椒，药材正名称作“入地金牛”，又有樛、豕椒、猪椒、狗椒及金椒等别名，基源为蔓生的藤本植物两面针，与花椒同属芸香科，果实与花椒、食茱萸相比形似而小，辛辣而不香。

皂荚一物，既是药品，又是古人生活中的洗浴用品，出自豆科乔木皂荚树的果实。采摘晒干后入药，其色紫黑，其形似角、似刀，故又名皂角、悬刀、乌犀、鸡栖子（鸡栖为暮时，隐喻黑色）等。《名医别录》

称“如猪牙者良”；而《新修本草》根据荚果的大小、形状，将其分为三种，认为最小最薄者为“猪牙皂荚”，品质最下，大而肥厚者更佳。图谱虽分开描绘，但二者实属一物，猪牙皂荚是皂荚树衰老或受伤后结出的发育不良的果实，油脂含量较少。除果实外，皂荚的根皮、叶、棘刺和种子皆可用。另外，李时珍《本草纲目》新出“肥皂荚”，与皂荚同属豆科植物，但种属稍异。其果实肥厚多肉，更擅于除痰去垢，作为洗浴品胜于皂荚。我们现在“肥皂”的得名，或也与此有关。

卷五目录中，出现“黄药”“红药”“赤药”“苦药”，并分绘四图说明。其实这些皆是一种，正名为“黄药子”，是薯蓣科植物黄独的块茎。因产地不同而名称有异，如明州出者为黄药，秦州出者为红药，施州出者为赤药，兴元府出者为苦药。但黄独是蔓生的藤本植物，按《本草纲目》归入“草部”为宜。又如其后的“雷丸”，是一种多寄生在病竹根部的真菌，但按其寄生物归入“木部”亦不合适。

另外，卷六中的“榄子”，按后世考证，即是食茱萸的别称，为芸香科植物樗叶花椒的果实，可参看“木部中品”。

本卷最后一味药“芫花”，原属《神农本草经》“草部下品”，而本书归于“木部下品”。芫花的花朵淡紫色，腋生，别名有去水、毒鱼、头痛花、闹鱼花等。由于其形态和功效与“草部下品”的荛花有类似之处，因此二者在文献记载和实际应用中有所交叉。如陶弘景说荛花“形似芫花而极细，白色”；而《新修本草》对荛花的描述为“苗似胡荽，茎无刺，花细，黄色……与芫花全不相似”。李时珍认为，《本草图经》称绛州所出芫花为黄色，图绘形态“小株，花成簇生”，恐怕为荛花而非芫花；而本书的芫花图谱中，“绵州芫花”为黄色，可能也存在一定问题。从现代植物学来看，二者基源植物均属瑞香科，形态为小灌木，可能皆归于“草部”更为合适。

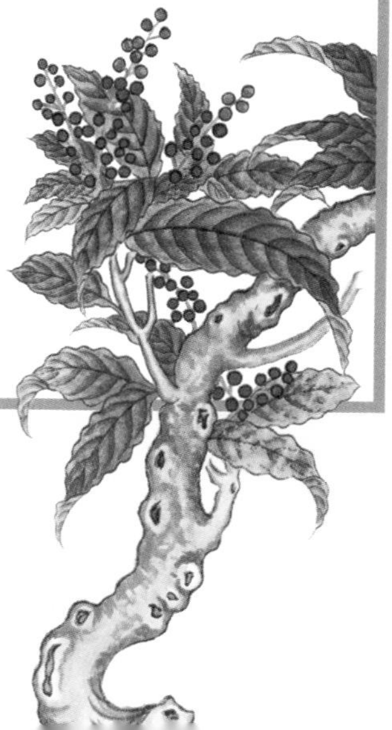

無食子　黃藥 明州

紅藥 秦州　赤藥 施州

苦藥 興元府　雷丸

槲若　白楊

桄榔子　蘇方木

櫸樹　桐花

胡椒　釣樟根

千金藤　南燭 江州

金石昆蟲艸木狀

巴豆 戎州　　蜀椒

崖椒 施州　　皂莢

豬牙皂莢　　柳華

訶梨勒 廣州　　楝子 簡州　梓州

楝花 梓州　　椿木

樗木　　郁李花

郁李仁　　莽草 福州　蜀州

無患子　梓白皮

橡實鄆州　石南道州

木天蓼信陽軍　黃環

溲疏　鼠李

枳椇　小天蓼

小檗　莢蒾

戎州巴豆

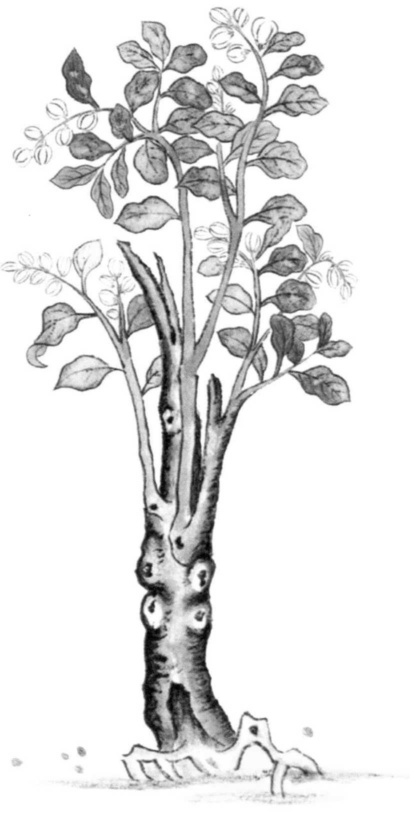

蜀椒

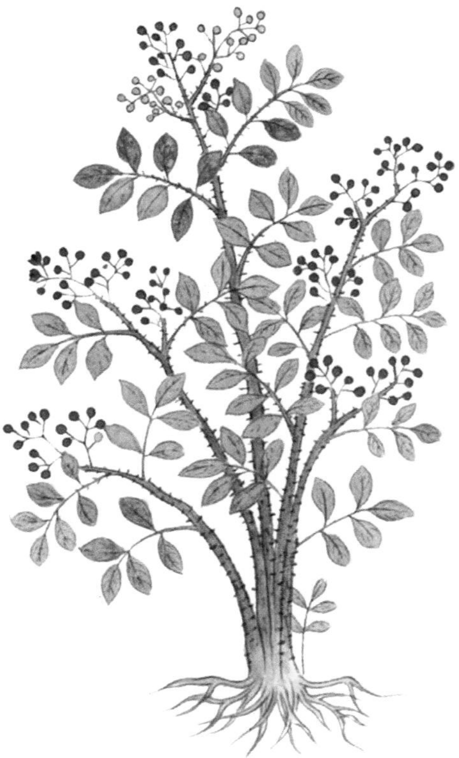

施州崖椒

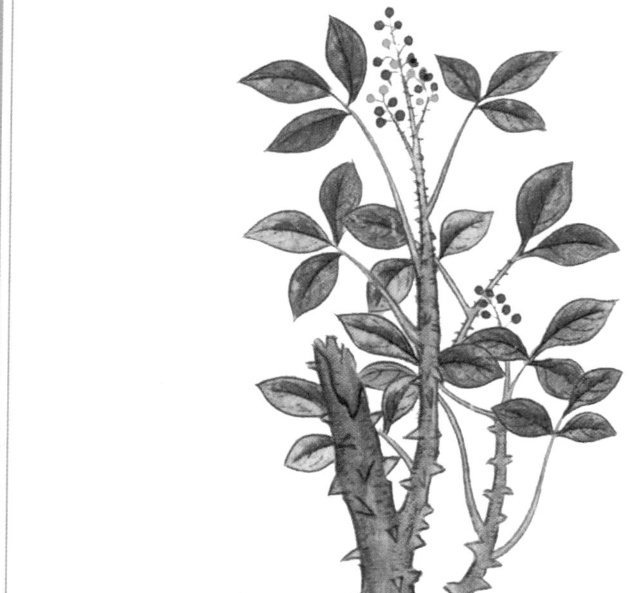

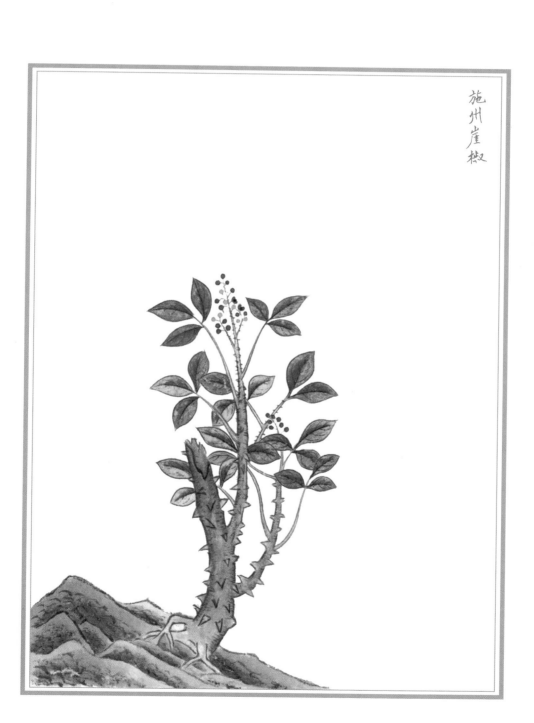

豬牙皂莢

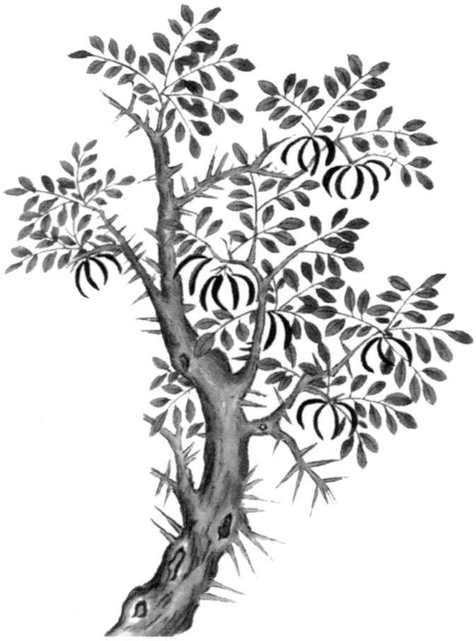

皂莢

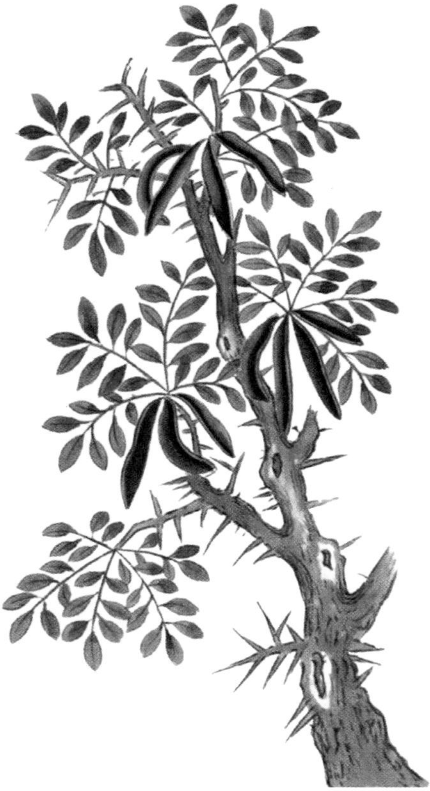

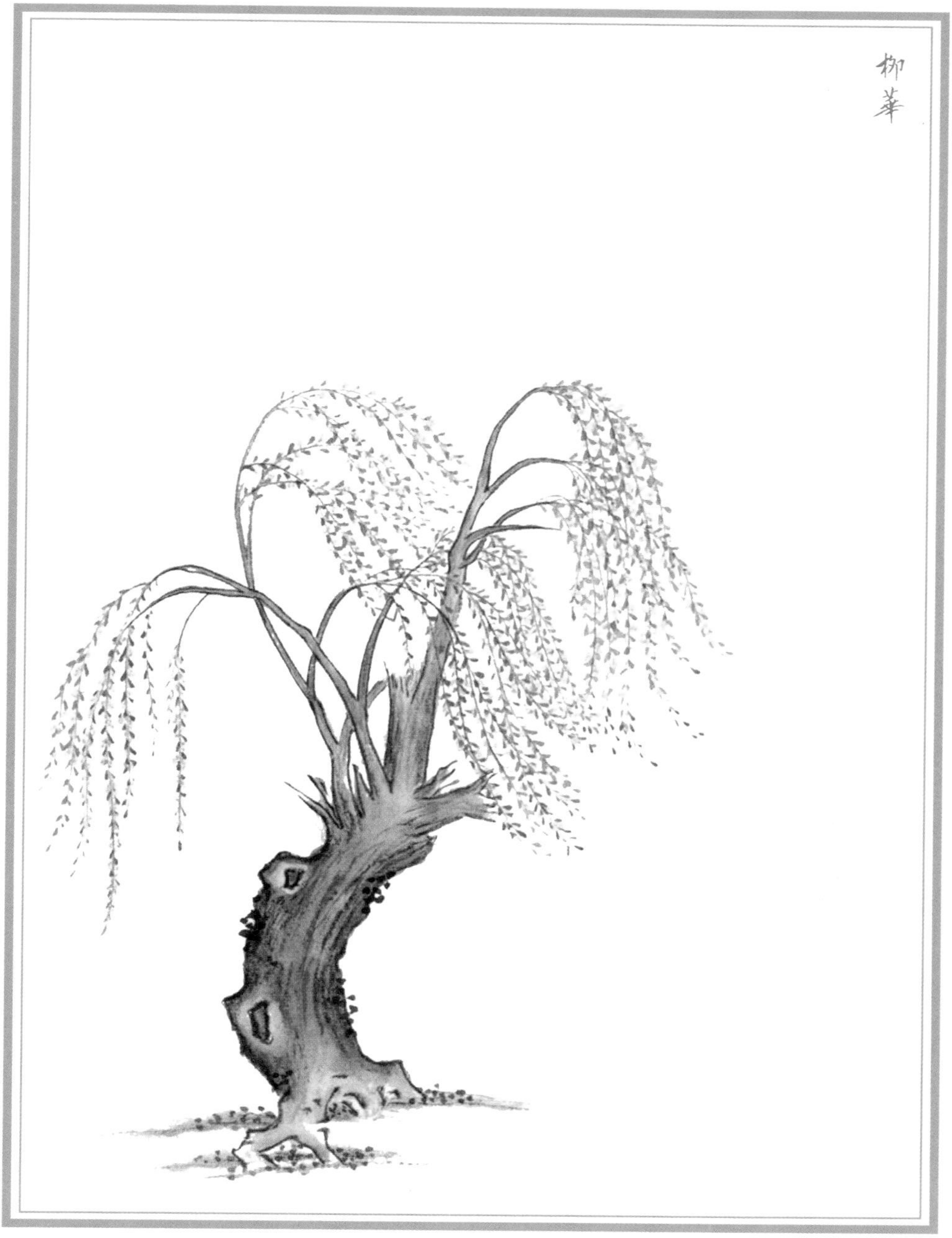
柳華

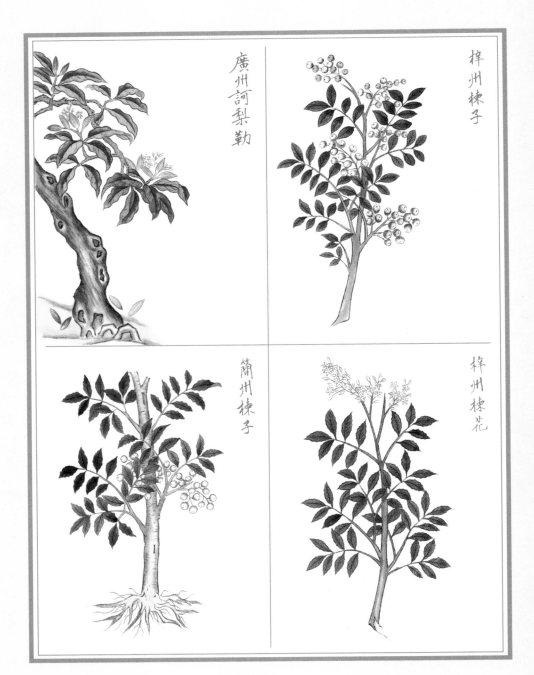

梓州楝子

廣州訶梨勒

梓州楝花

簡州楝子

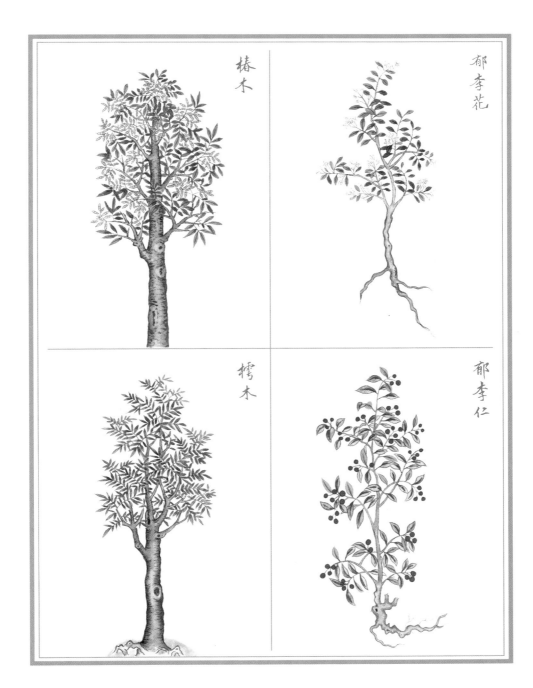

椿木

郁李花

樗木

郁李仁

蜀州莽草

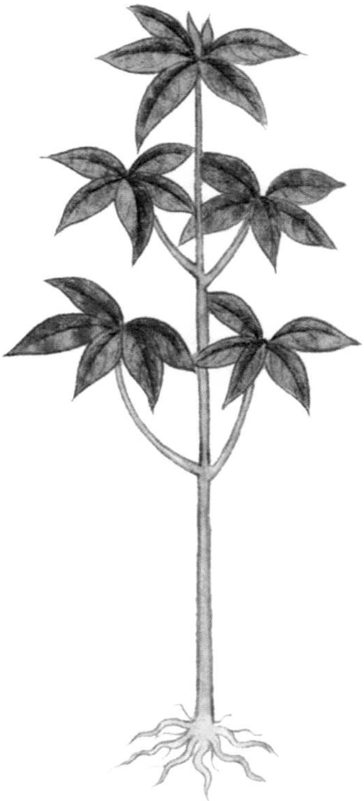

福州莽草

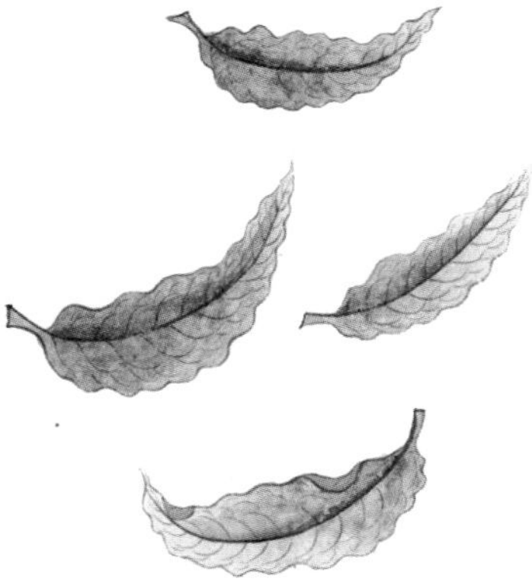

無食子

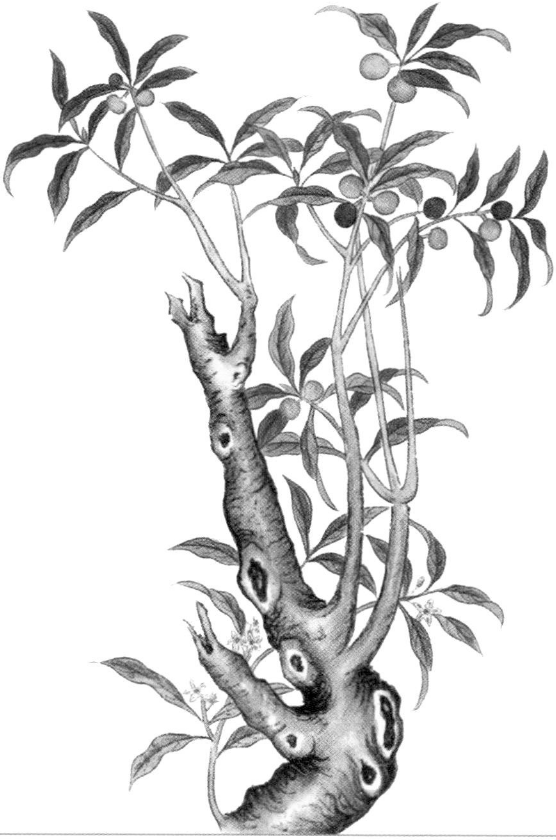

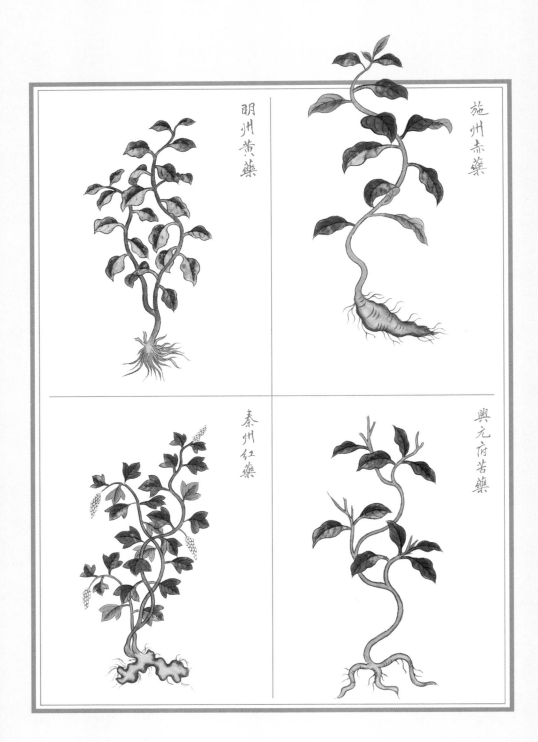

施州赤藥

明州黃藥

興元府苦藥

秦州紅藥

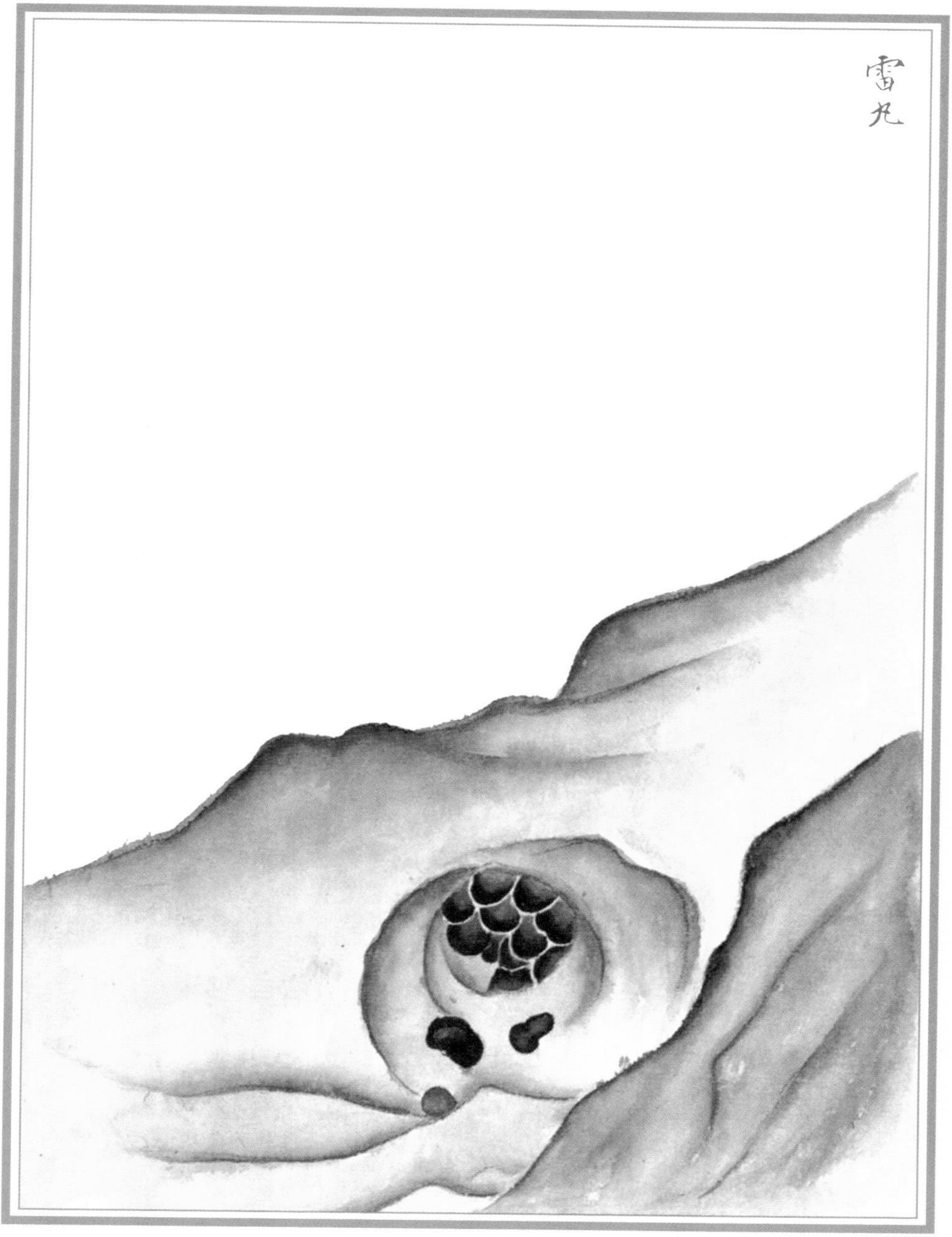
雷丸

白楊

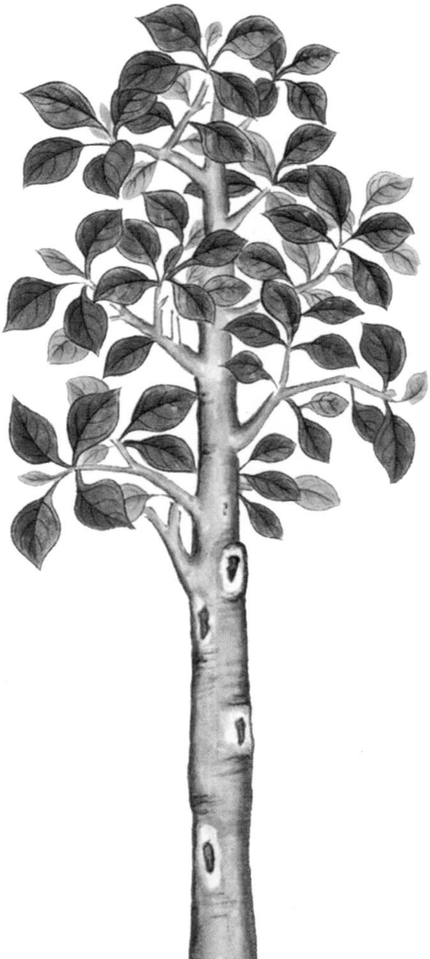

槲若

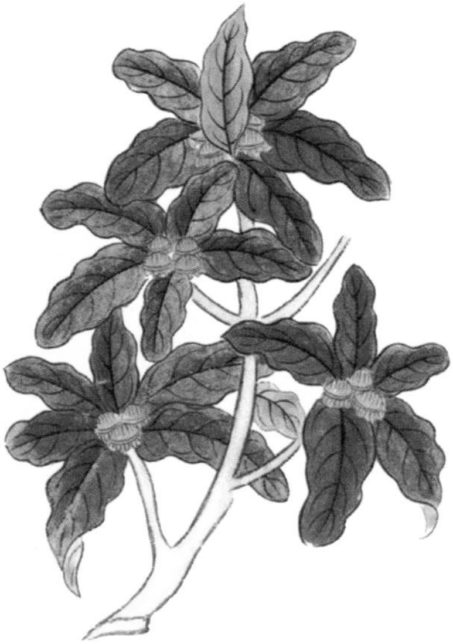

蘇方木

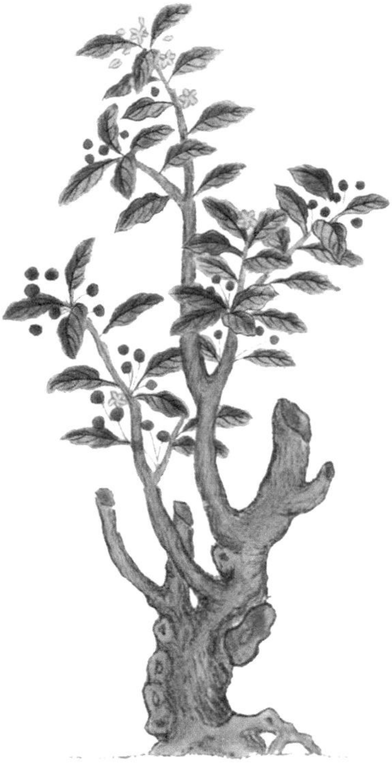

桄榔子

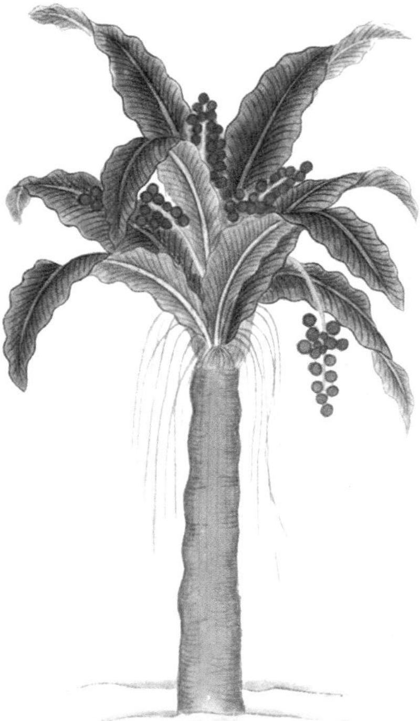

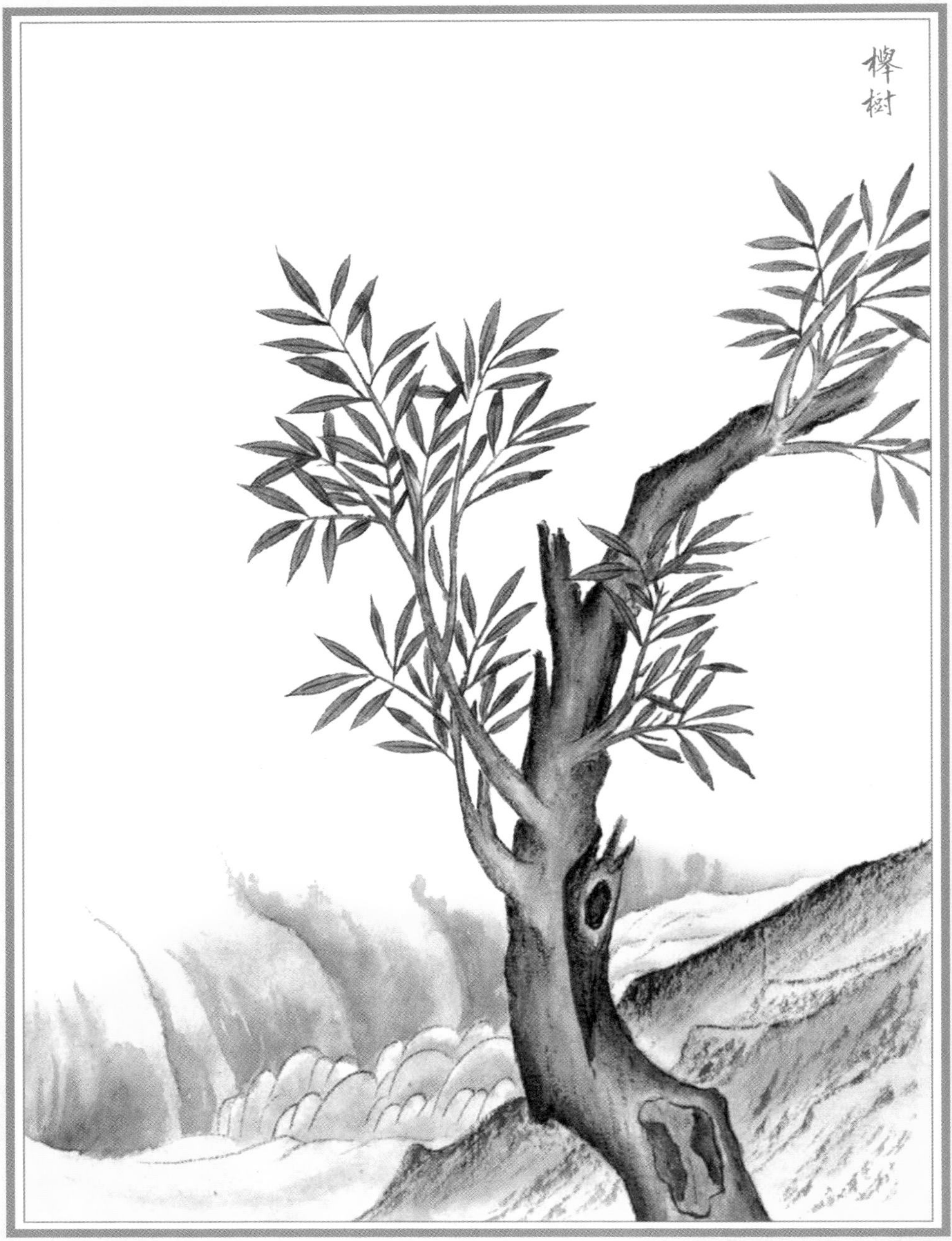
欅樹

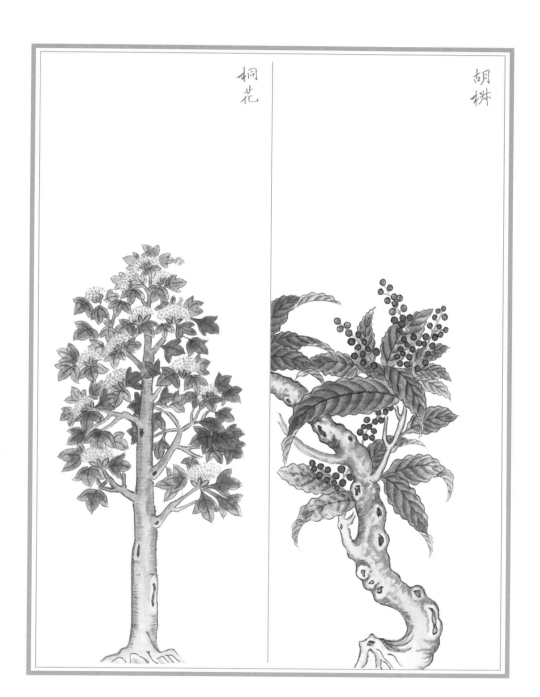

胡椒

桐花

琴瑟友之——泡桐

泡桐，为玄参科泡桐属落叶乔木。我国具有完整的泡桐属植物种群，主要有毛泡桐、光泡桐、兰考泡桐、楸叶泡桐、白花泡桐、台湾泡桐等品种。李时珍《本草纲目》也记载着不同的名称：“《本经》桐叶，即白桐也。桐华成筒，故谓之桐。其材轻虚，色白而有绮文，故俗谓之白桐、泡桐，古谓之椅桐也。先花后叶，故《尔雅》谓之荣桐。”

北宋科学家陈翥《桐谱》中，对白花桐、紫花桐的分辨则更明了。陈翥说“白花桐”：“文理粗而体性慢，叶圆大而尖长，光滑而毳稚者，三角。因子而出者，一年可拔三四尺；由根而出者，可五七尺。已伐而出于巨桩者，或几尺围。始小成条之时，叶皆茸，毳而嫩，皮体清白，喜生于朝阳之地。其花先叶而开，白色，心赤内凝红。其实穟先长而大，可围三四寸。内为两房，房中有肉，肉上细白而黑点者，即其子也，谓之白花桐。”云“紫花桐”：“文理细而体性紧，叶三角而圆大，白花，花叶其色青，多毳而不光滑，叶硬，文微赤，擎叶柄毳而亦然。多生于向阳之地，其茂拔，但不如白花者之易长也。其花亦先叶而开，皆紫色，而作穟有类紫藤花也。其实亦穟，如乳而微尖，状如诃子而粘。《庄子》所谓‘桐乳致巢’，正为此紫花桐实。而中亦两房，房中与白花实相似，但差小，谓之紫花桐。其花亦有微红而黄色者，盖亦白花之小异者耳。”最后他总结道：“凡二桐，皮色皆一类，但花叶小异，而体性紧慢不同耳。”

泡桐，也称琴瑟之木，三国吴学者陆玑《毛诗草木鸟兽虫鱼疏》中称：“白桐宜为琴瑟。”从现代科学角度来讲，泡桐木导音性好，利于声音的共振，所以在古代成为首选的制琴木材。据传，早在上古伏羲氏开始，就用泡桐木制作五弦古琴。

好的泡桐木，自然是制琴良材，但也要有发现良材的“伯乐”。东汉文学家、音乐家蔡邕独具慧眼和聪耳，《后汉书·蔡邕列传》云“吴人有烧桐以爨者，邕闻火烈之声，知其良木，因请而裁为琴，果有美音，而其尾犹焦，故时人名曰‘焦尾琴’焉”。蔡邕避祸江海、吴会之时，路遇吴郡人烧桐木来做饭，他听见火势猛烈，觉得声音异常，意识到所烧的是块好材料，便请求把桐木给他。这段桐木经他巧手削制成琴，弹出来的音色美妙绝伦。因琴尾用木材烧焦部分制成，因而取名为“焦尾琴”，这把琴成了举世无双的珍宝。泡桐在古代制作琴瑟，也是制作现代乐器的良材，如小提琴等。河南兰考是有名的泡桐之乡，据说我国近百分之九十的古琴、琵琶等乐器板材都取材于兰考泡桐。

“窈窕淑女，琴瑟友之”（《诗经·周南·关雎》），每逢春季，泡桐花开，满枝头都是白色、紫色的花，浪漫又壮观，要是遇见你心爱的人，不妨送一朵泡桐花，应该是个不错的选择！

千金藤

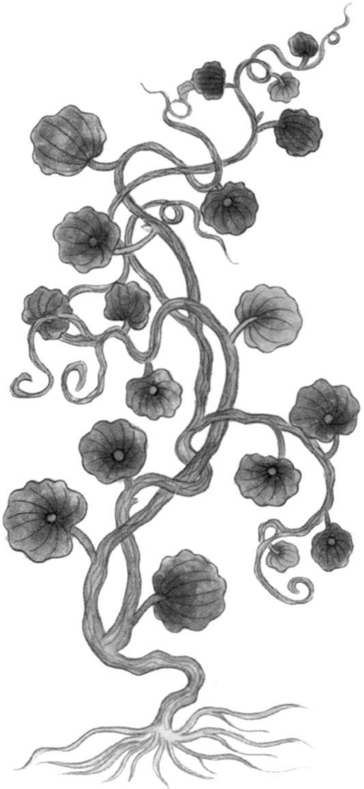

釣樟根

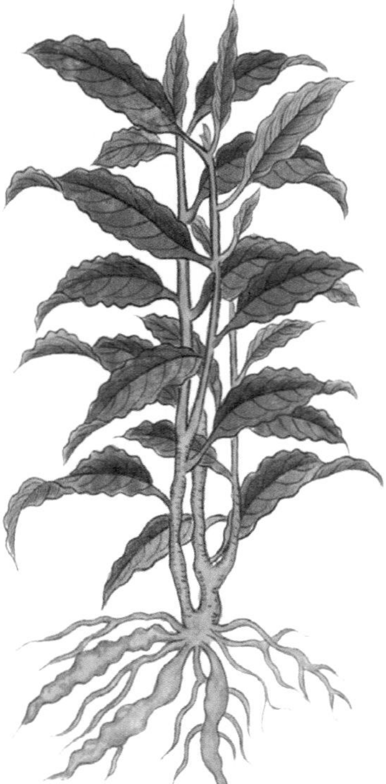

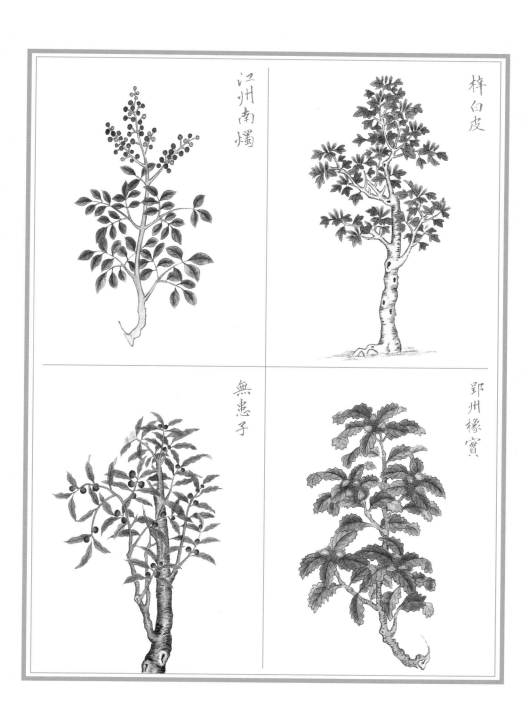

梓白皮

江州南燭

郢州橡實

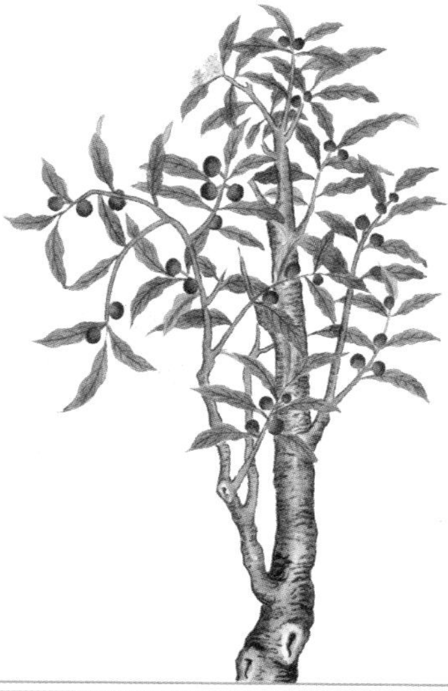

無患子

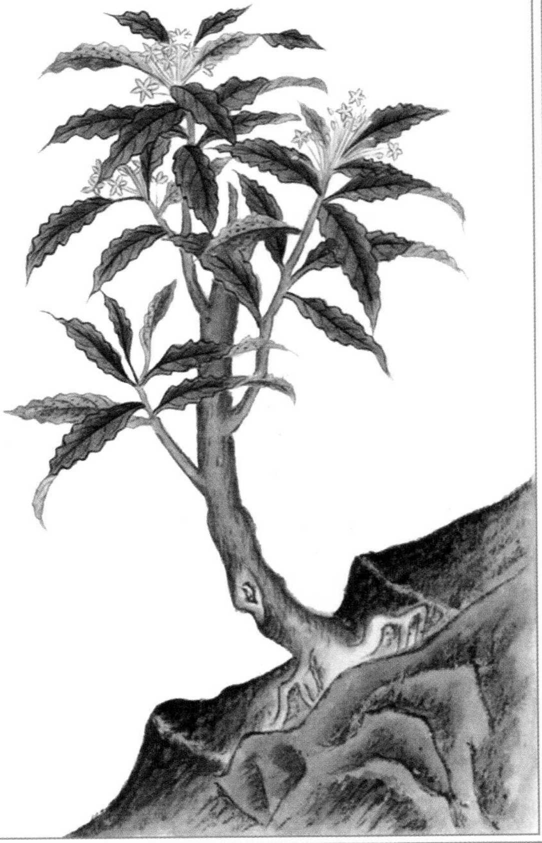

道州石南

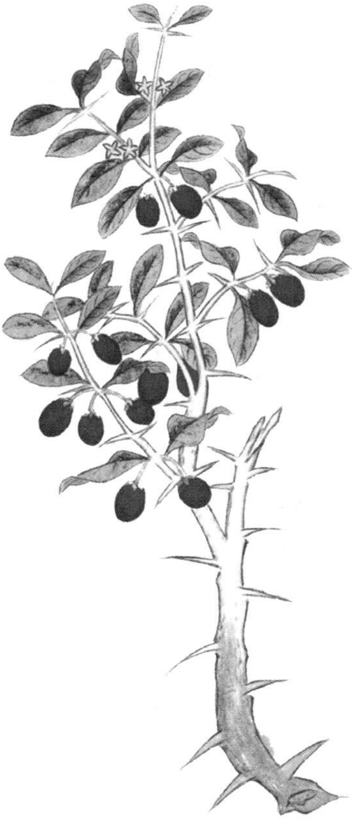

溲疏

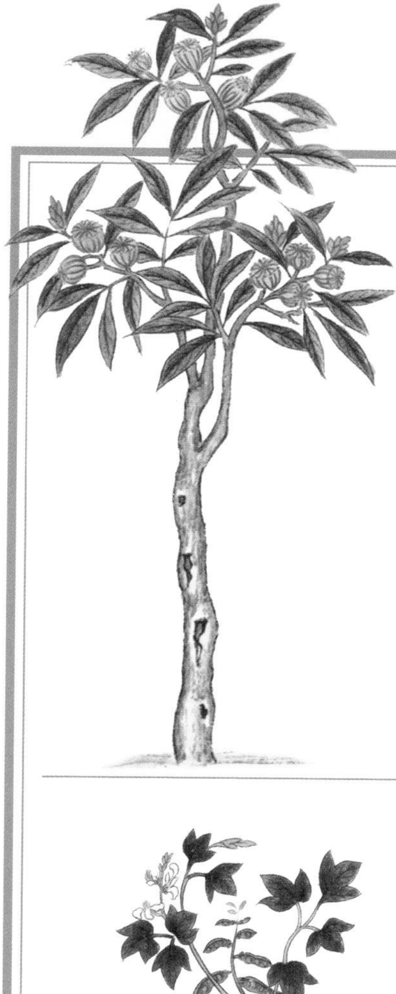

信陽軍木天蓼

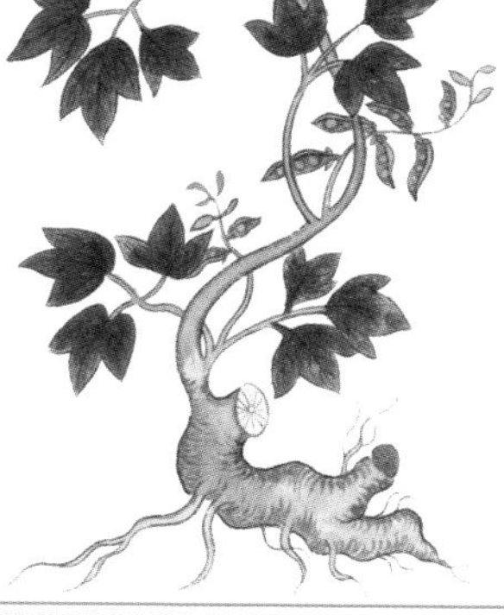

黃環

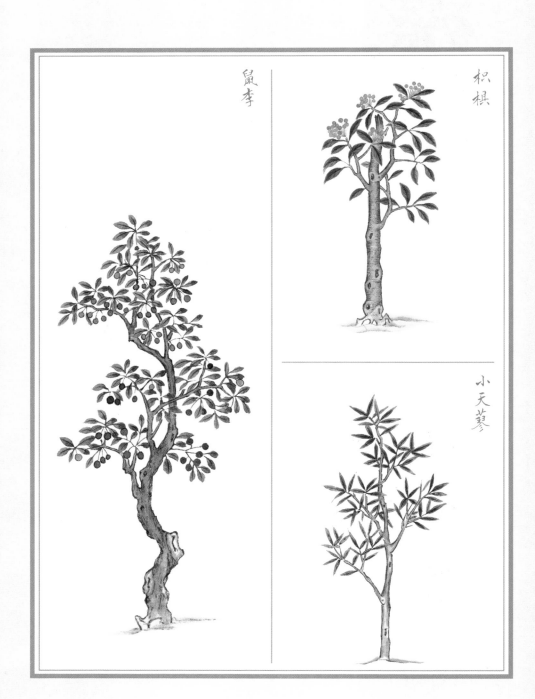

枳椇

小天蓼

鼠李

荚蒾

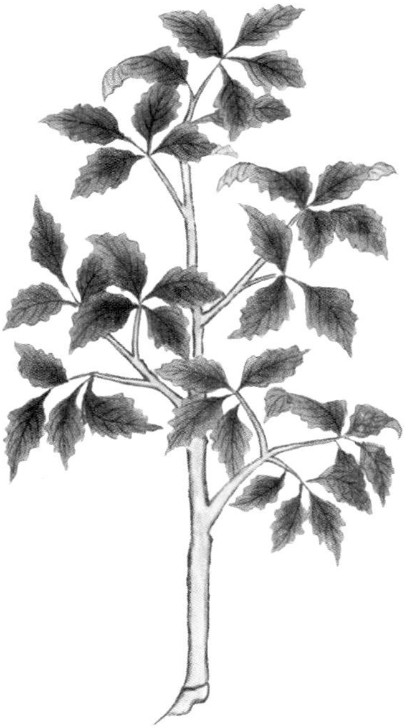

小檗

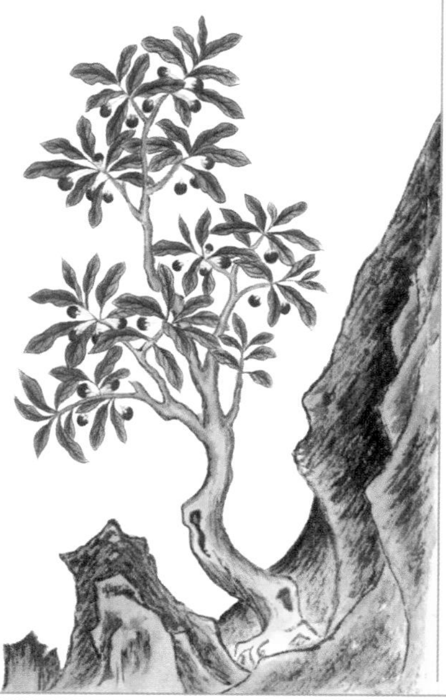

木鼈子 宜州
藥實

釣藤
欒華

木欒子
蔓椒

感藤
赤檉木

突厥白
賣子木 渠州

婆羅得
甘露藤

大空
椿莢

水楊葉
楊櫨木

金石昆蟲艸木狀

紫荊　紫真檀

烏臼　南藤 泉州

鹽麩子　杉材

杉菌 宜州　接骨木

楓柳皮　赤爪木

樺木皮　榼藤子

欒荊 海州　扶栘木

櫄子　楠材

柘木　柞木

黄櫨　樓閭

木槿　芫花 絳州 二 滁州

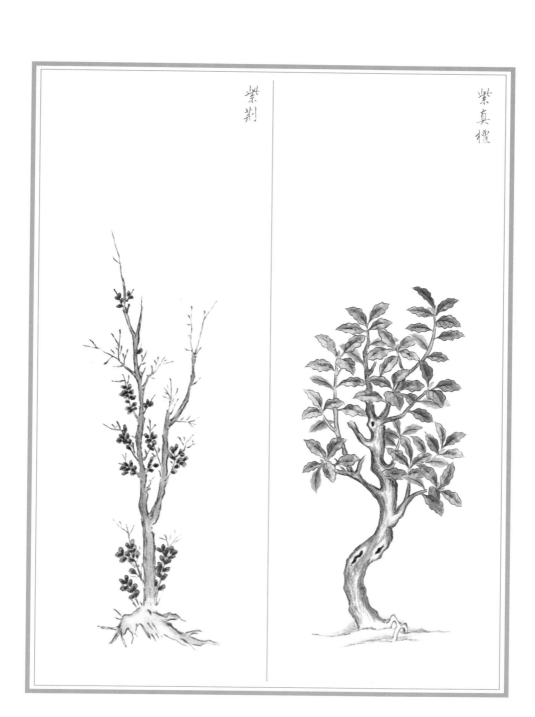

紫真檀

紫荆

烏臼

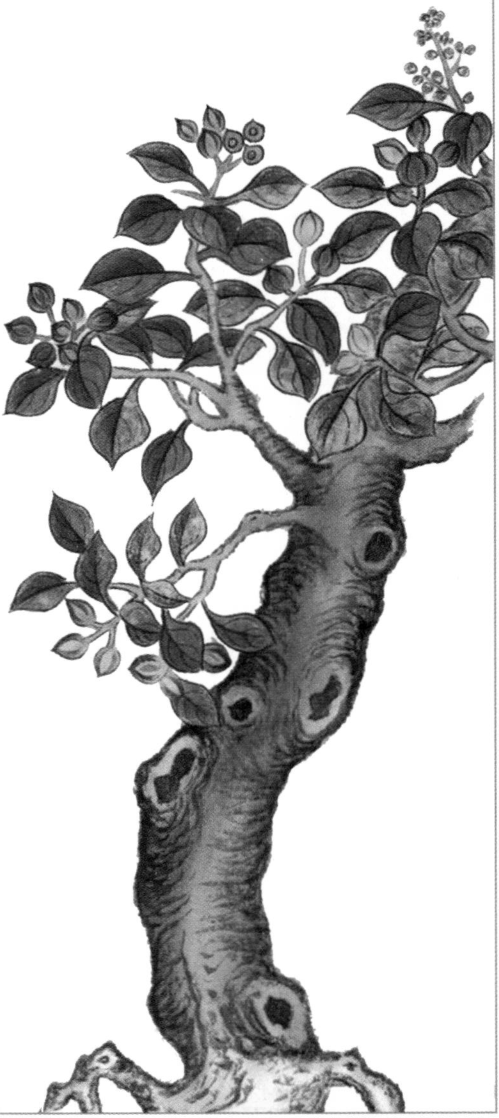

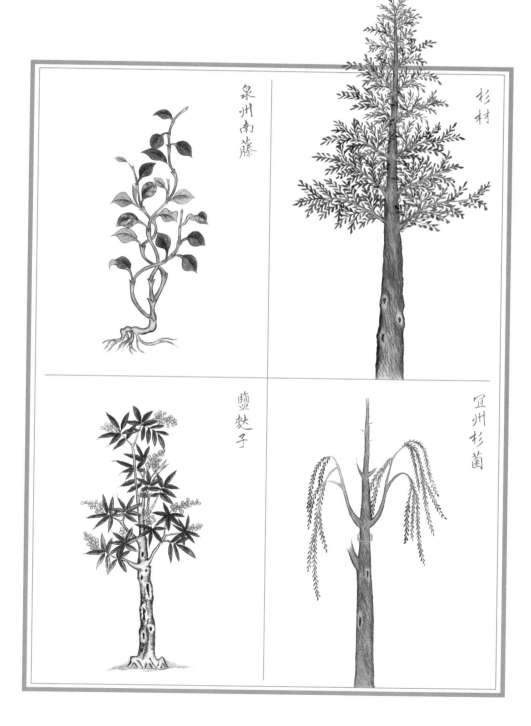

杉材

泉州南藤

宜州杉菌

鹽麸子

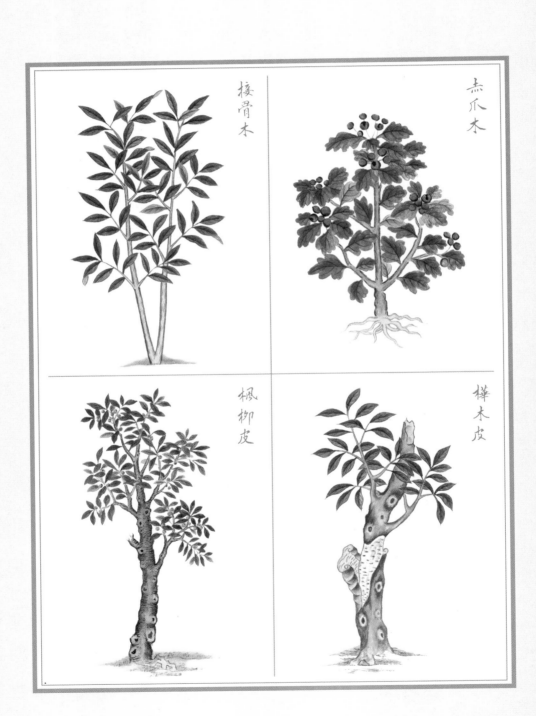

赤爪木

接骨木

樺木皮

楓柳皮

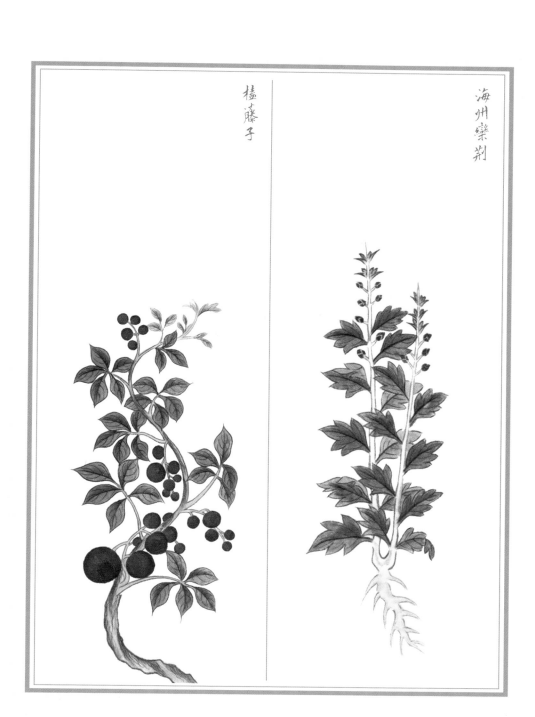

海州欒荊

榼藤子

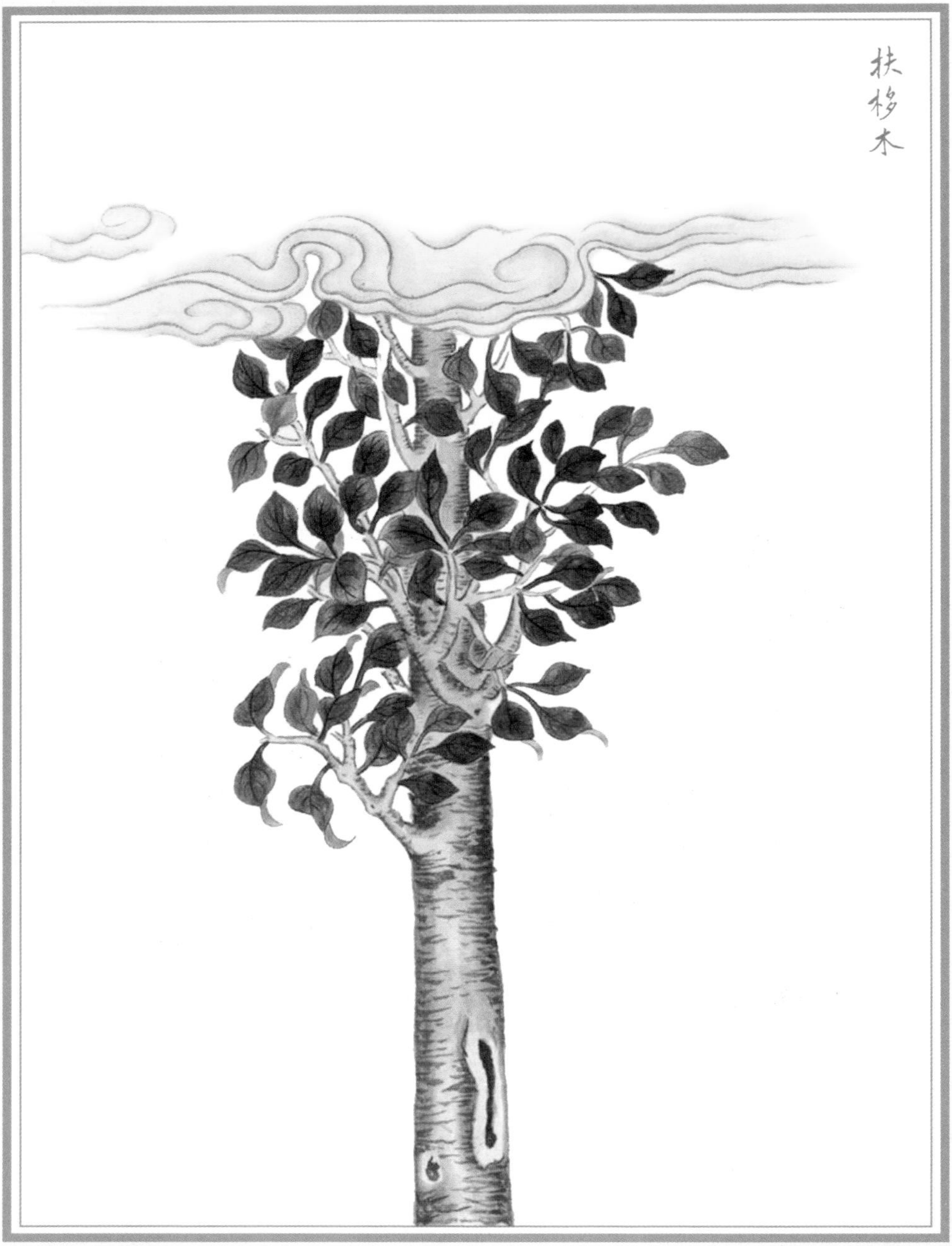
扶栘木

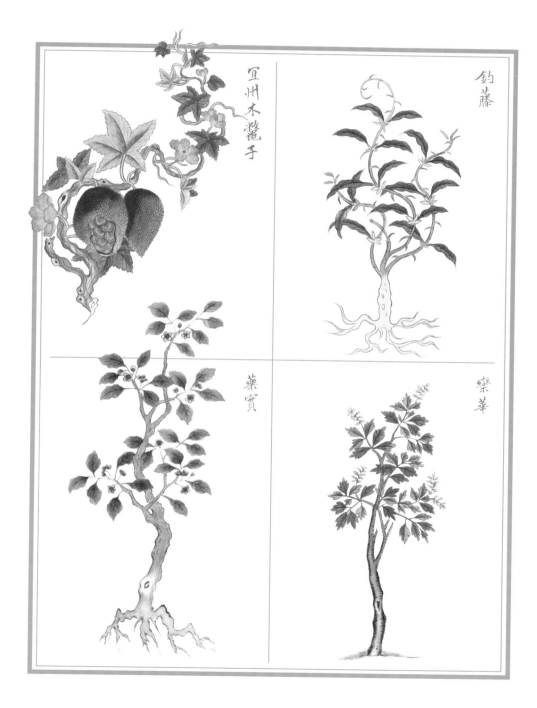

釣藤

宜州木鼈子

欒華

藥實

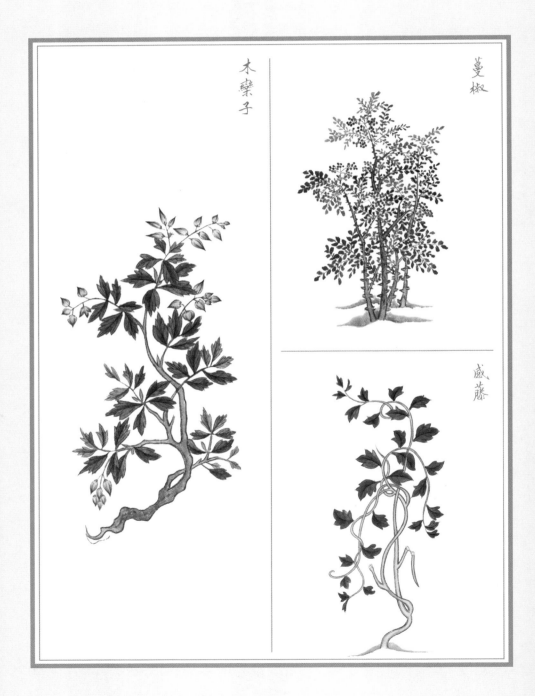

木欒子

蔓椒

感藤

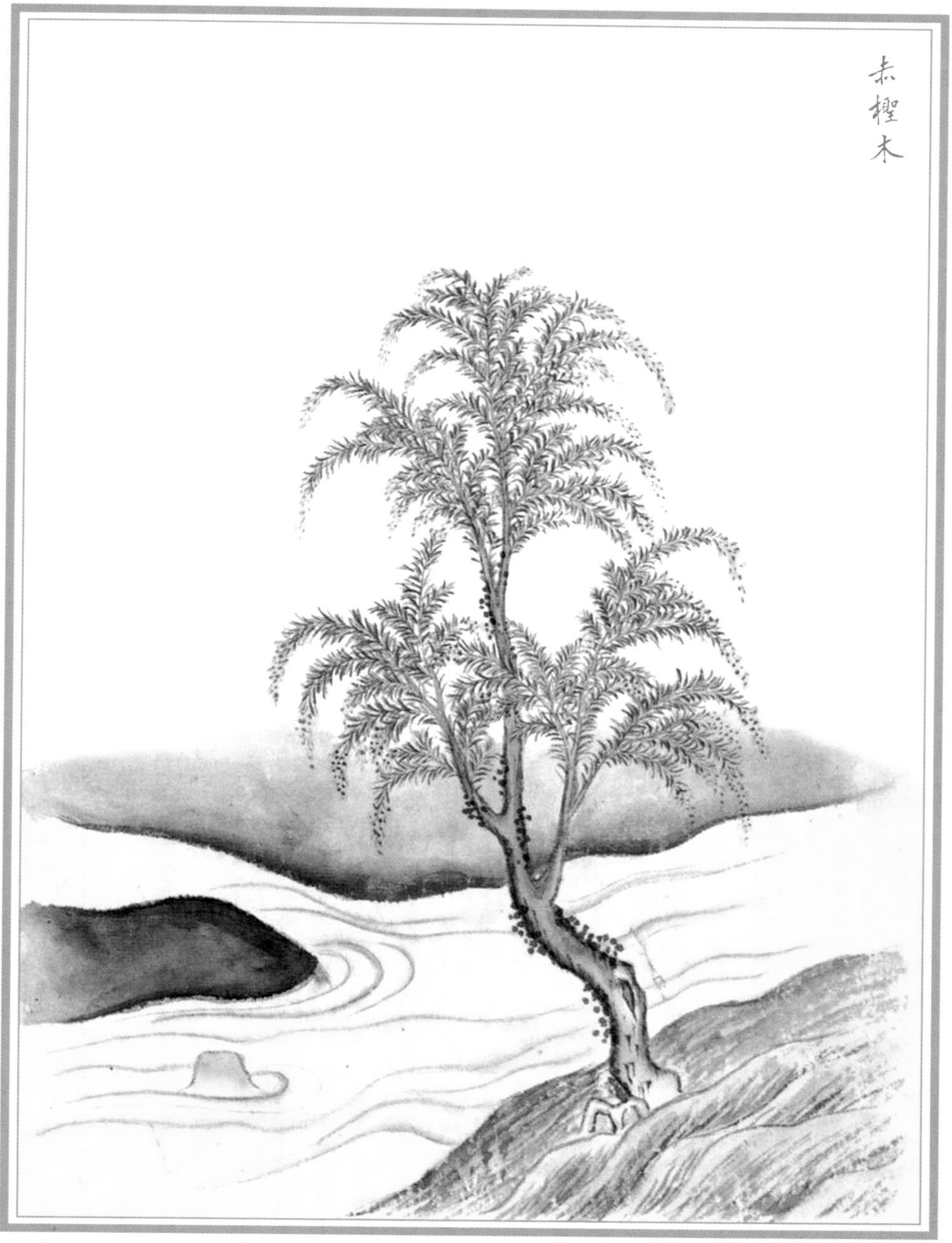
赤檉木

渠州賣子木

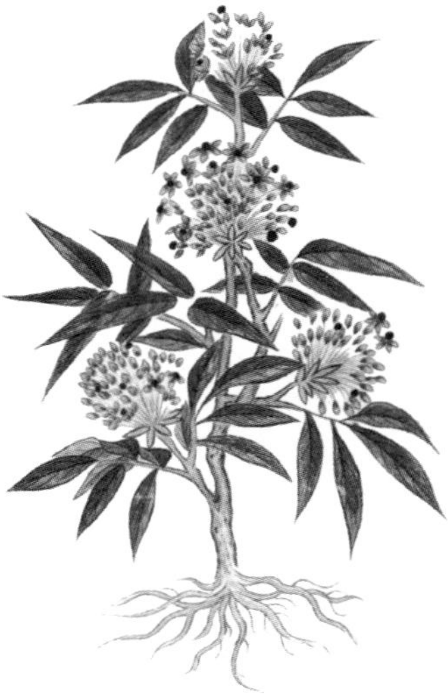

婆羅得

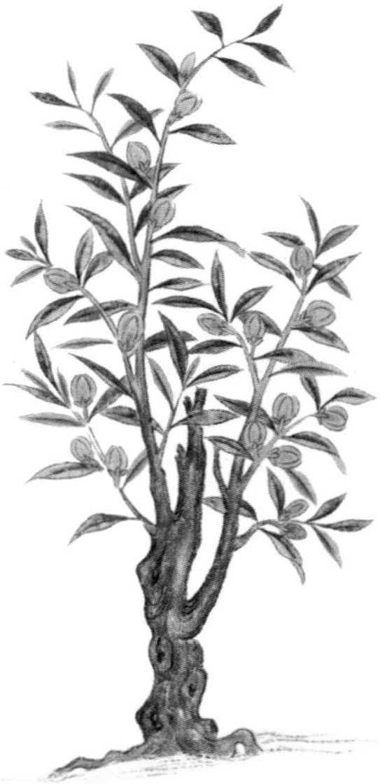

突厥白

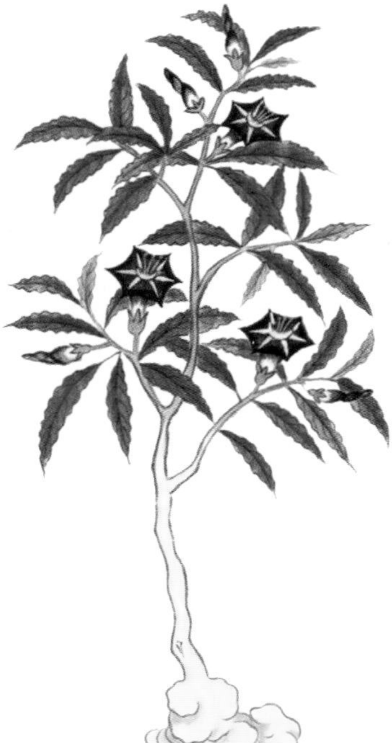

椿荚

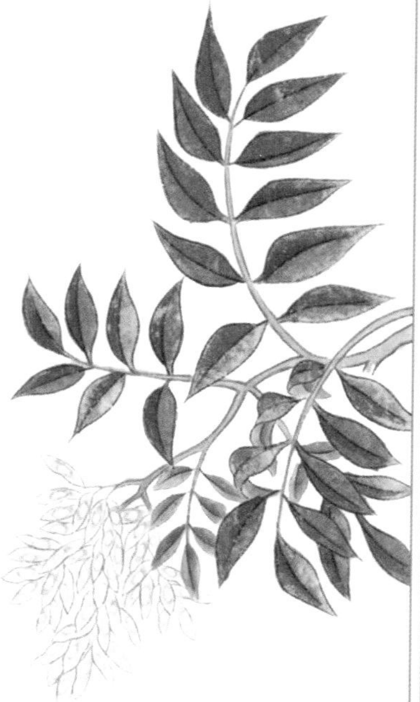

甘露藤

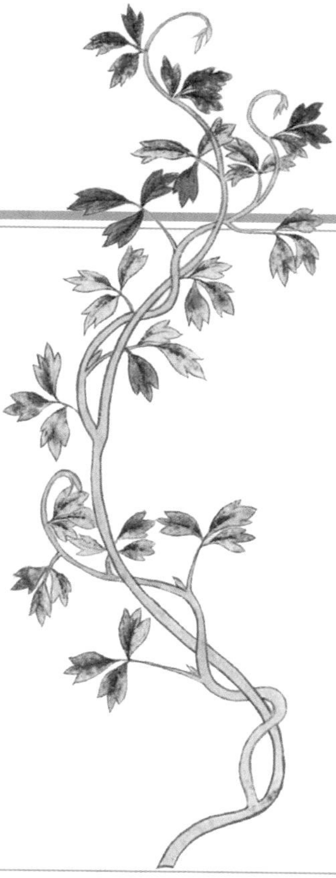

大空

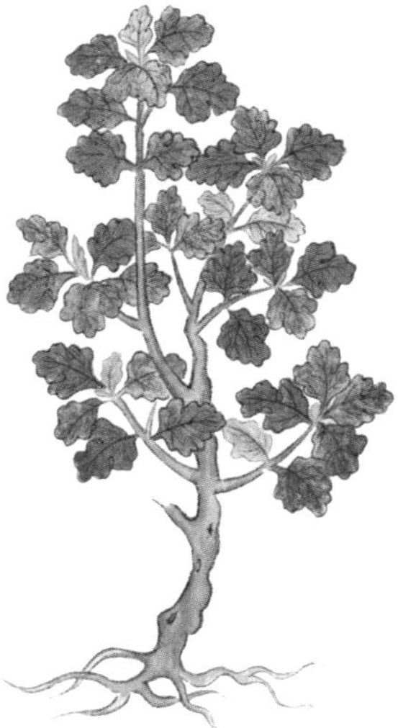

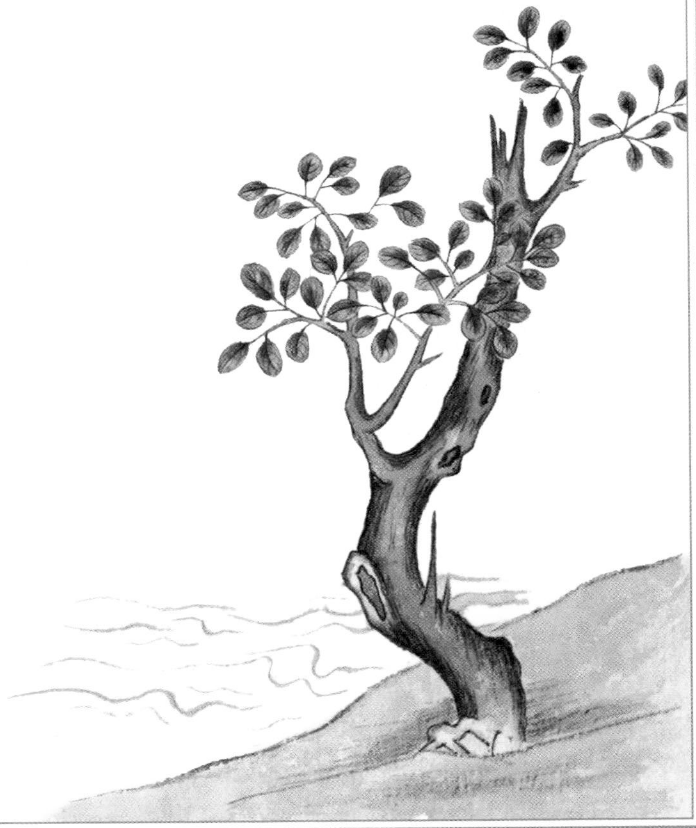

水楊葉

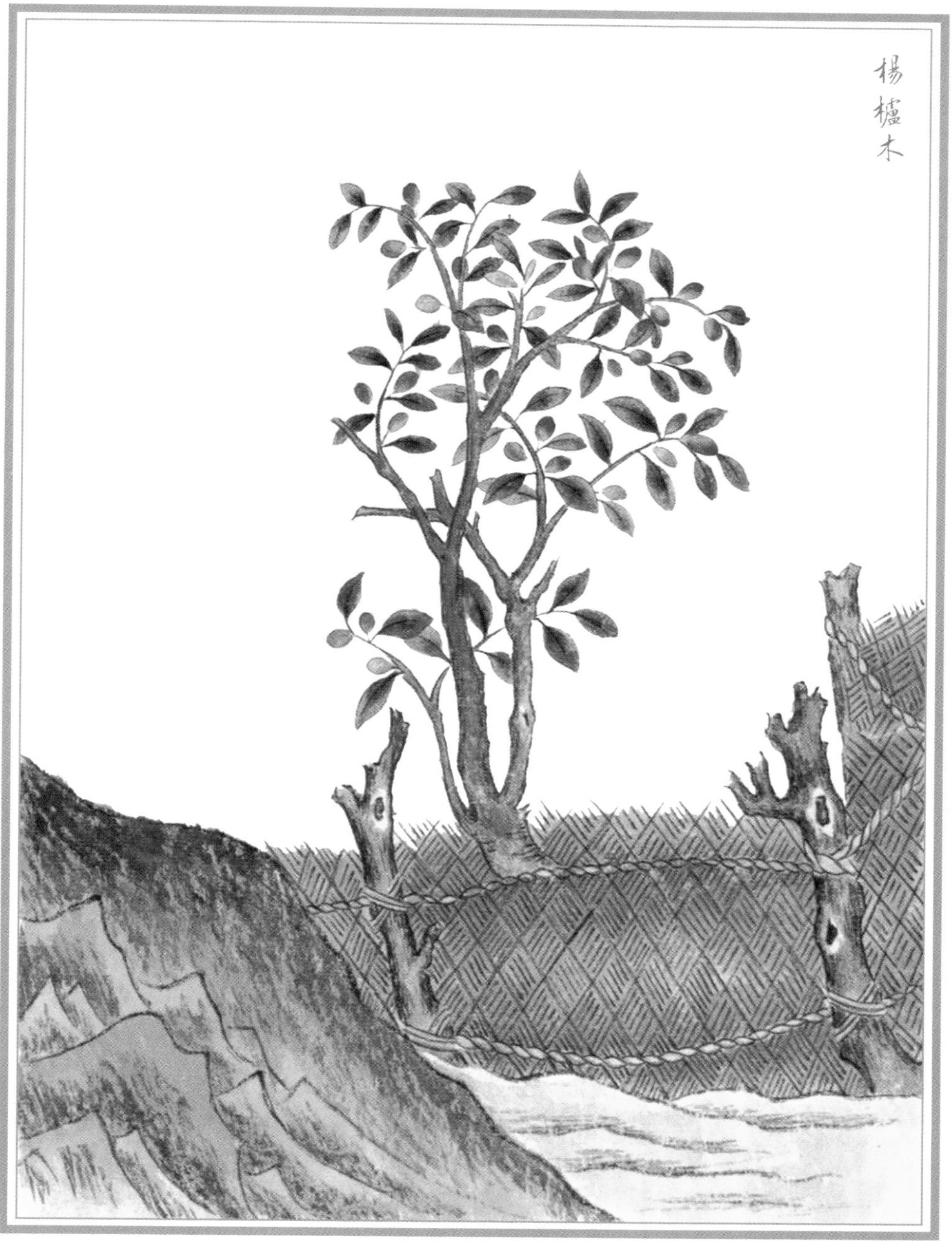
楊櫨木

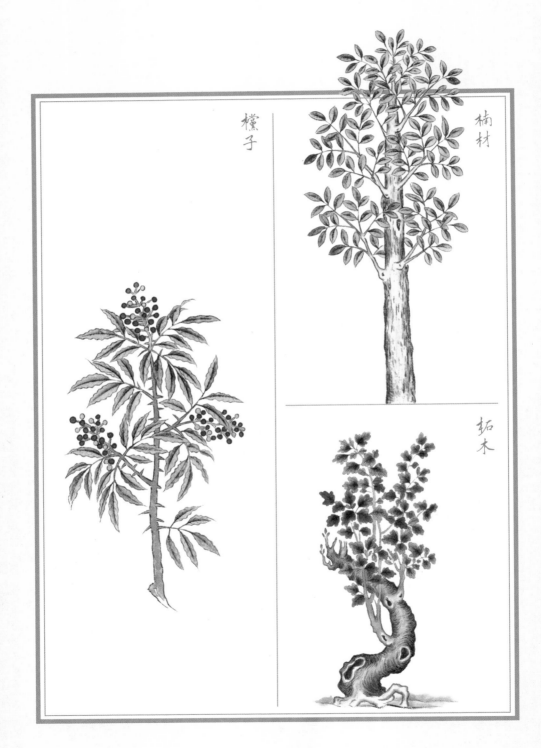

楠材

柘木

欓子

黄櫨

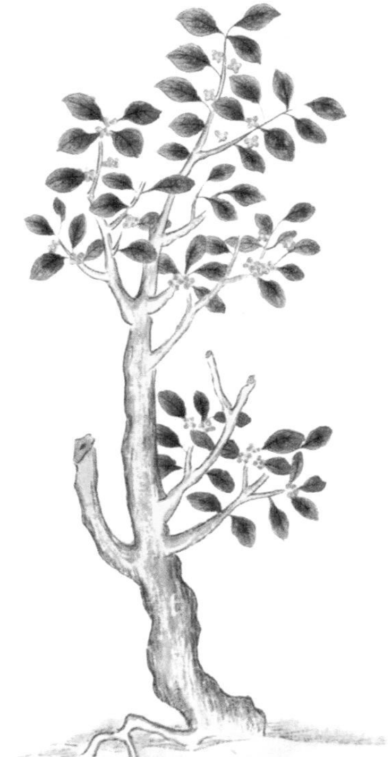

柞木

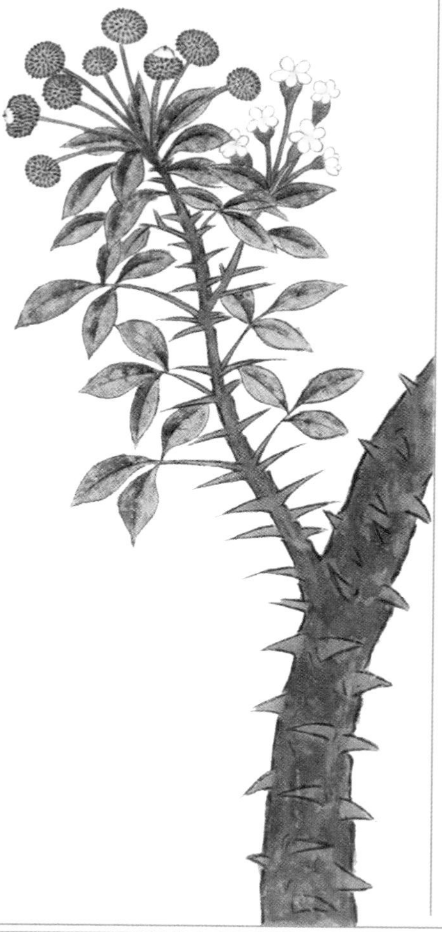

木槿

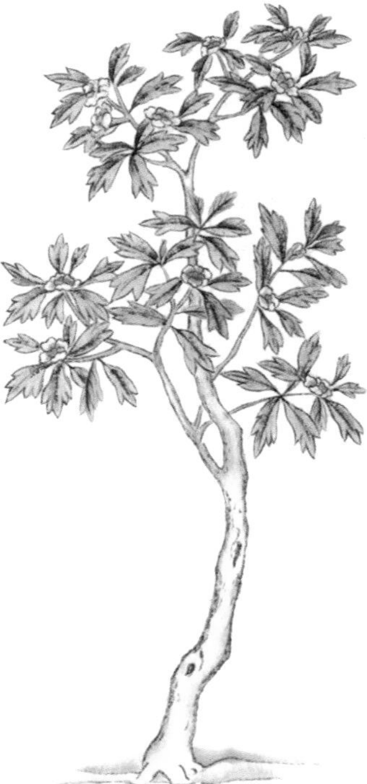

椶閭

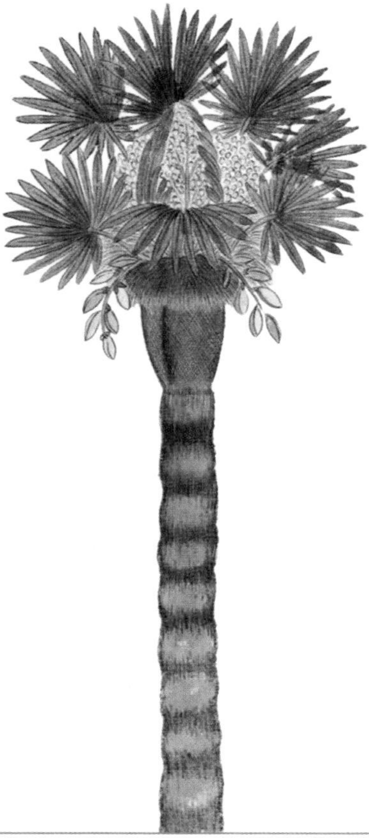

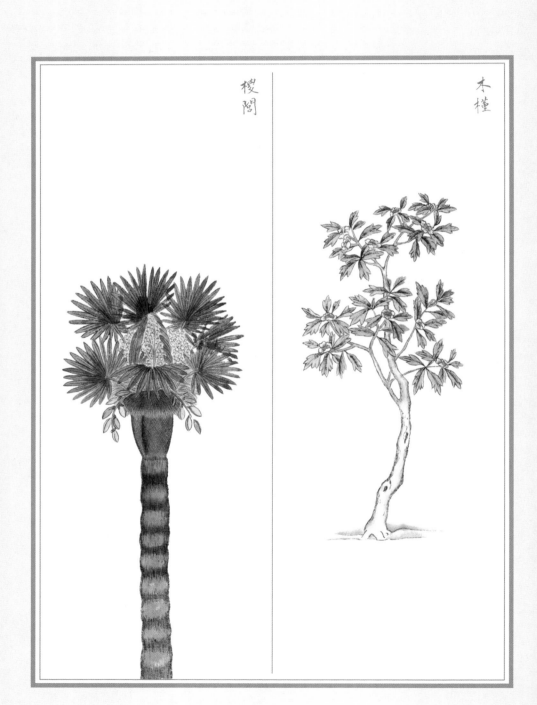

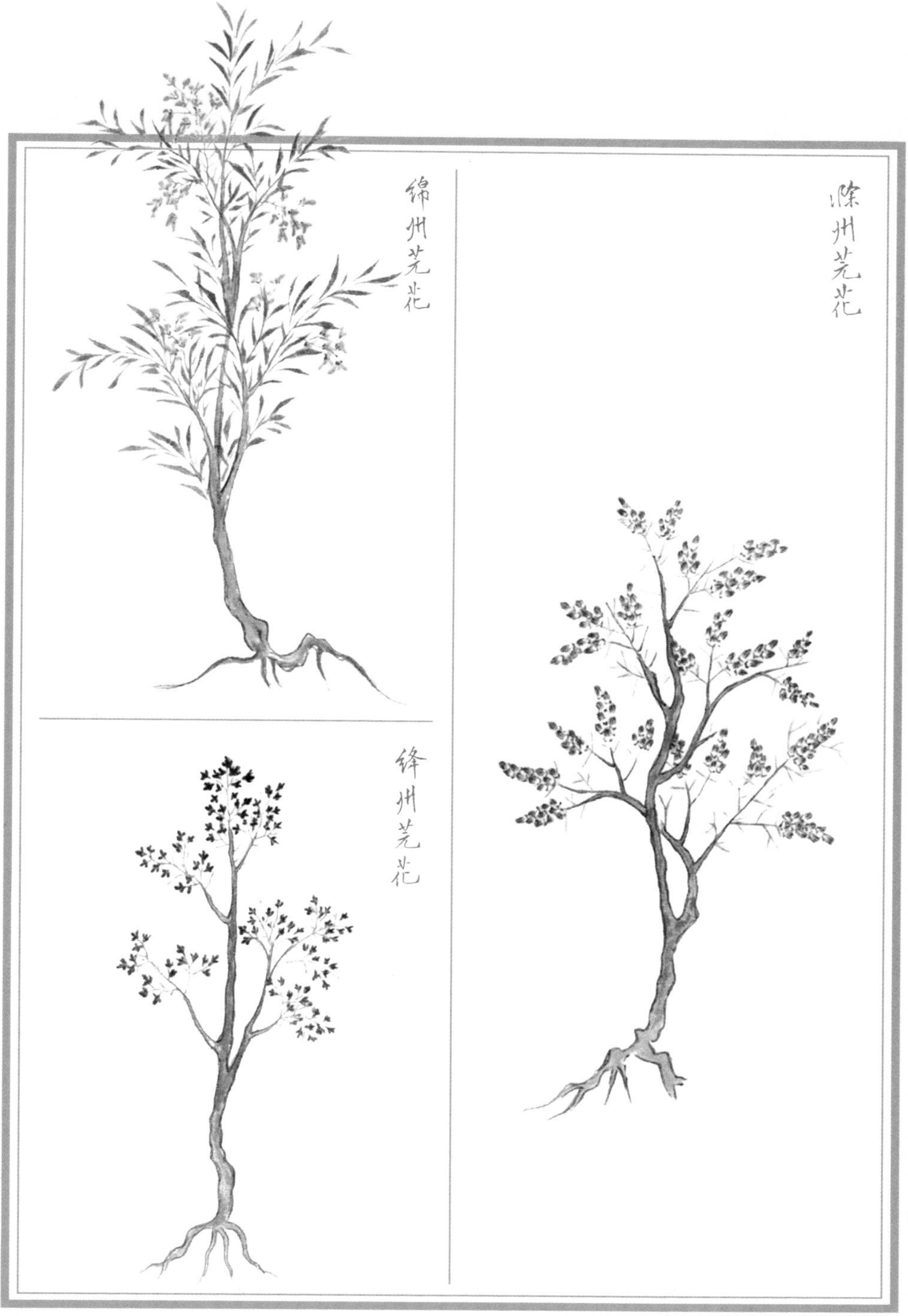
滁州芫花
绵州芫花
绛州芫花

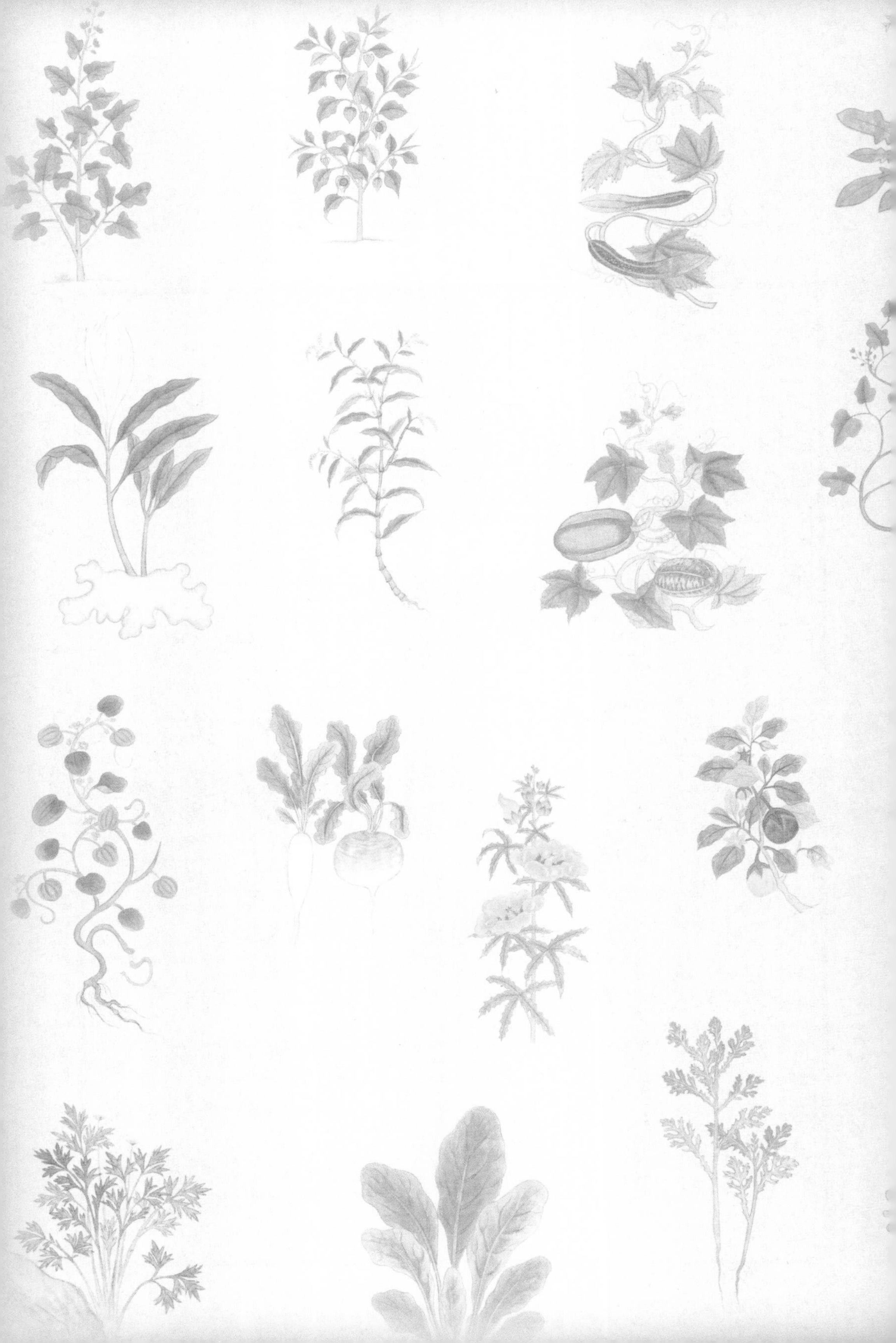

菜

充列肴馔　五味杂陈

《说文解字》释“草之可食者”为菜，可见上古时期，“菜”仅指蔬菜，后来范围才逐渐扩大，成为所有荤素菜肴的统称。蔬菜进入本草，是药食同源的重要体现。《神农本草经》“三品”药物中，菜类共十种；而《本草纲目》“菜部”记载了一百零五种，又分“薰辛”“柔滑”“蓏菜”“水菜”“芝栭”五大类，范围大大扩展。

《金石昆虫草木状》“菜部”一卷，对应《本草品汇精要》卷三十八至卷四十，以三品分类法为纲，其中“上品”二十八种，“中品”二十一种，“下品”二十二种，共七十一种，基本反映了宋明时期人们常食的菜蔬，主要有叶菜类、根茎类、茄果类及个别菌类。

先秦两汉时期有“五菜”之说，如《灵枢·五味》所称“葵甘，韭酸，藿咸，薤苦，葱辛”。这五种不仅是古人最常食用的蔬菜，也和五行、五味对应，还分别对相关脏腑产生效应。葵指锦葵科植物冬葵，分布广泛，茎苗根实均可食，苗叶多作菜蔬，冬葵子多为药用，但也由于冬葵滑利之性明显，食用不慎容易产生滑肠泄泻，后来逐渐不再作为常用蔬菜。藿指豆类植物的叶子，多附于“谷部”豆类药物之后。豆叶嫩时可食，但口感欠佳，往往与常见的野菜“藜”并称“藜藿”，指粗劣的食物，“藿食者”也与“肉食者”相对，分别指代贫民与贵族。

与葵、藿相比，韭、薤、葱不仅历史悠久，而且至今仍是市场上的常见蔬菜。至迟在汉代，我国就已经开始对这些需求量较大的蔬菜进行规模化的种植，如《史记·货殖列传》言：“千畦姜韭，此其人皆与千户侯等。”又按传统认识，此三种皆属“荤菜类”。“荤”非是肉食之“荤”，而是气味辛烈之“荤”。古时佛家、道家都有忌食“五荤”的习惯，据李时珍所言：“五荤即五辛，谓其辛臭昏神伐性也。炼形家以小蒜、大蒜、韭、芸薹、胡荽为五荤；道家以韭、薤、蒜、芸薹、胡荽为五荤；佛家以大蒜、小蒜、兴渠、慈葱、茖葱为五荤。兴渠，即阿魏也，虽各不同，然皆辛熏之物。”而在民间，有立春时食用“五辛菜”的习俗，这一民俗应也始于汉代。“五辛菜”并没有明确规定，可包括葱、蒜、韭、蓼、蒿、芥等，开春时节，这些蔬菜正值鲜嫩，又初备辛温之性，与自然界萌发的气候相合，食之既有迎新之意，又可疏通脏腑之气，体现了“天人合一”的理念。但气味辛烈的蔬菜往往具有刺激性，食用应根据个人喜好，适时、适量。

姜，是药食两用的代表之一，被《说文解字》释为“御湿之菜”，《吕氏春秋·本味》篇推崇的调味佳品即有“阳朴之姜”。姜也是孔子的饮食所好，《论语·乡党》记载孔子“不撤姜食”，朱熹注称“姜，通神明，去秽恶，故不撤”。民谚中，还有“冬吃萝卜夏吃姜”“上床萝卜下床姜”等说法，与姜能开胃解毒、萝卜顺气消食的作用相联系。作为药物，《神农本草经》原将其置于“草部中品”，名“干姜”，《本草品汇精要》移至“菜部中品”，分为生姜与干姜两种。一般认为，鲜品为生姜，干燥或经火炮制后为干姜。后世又进一步细化了姜的炮制法：如用纸包裹后水浸透，再置火灰中煨熟者，称煨姜；姜块急炒至外皮焦黄，淋水干燥后，称炮姜；干姜炒为炭状，即为姜炭。

不少蔬菜，尤其是叶菜类，为适应人类需求而经过长期培植，产生多个变种。如芥菜，传统文献中即有青芥、紫芥、南芥、旋芥、花芥、石芥等多种。我们熟悉的雪里蕻，也是常见的变种。而芥末的来源之一，便是芥菜的成熟种子研磨所制，一般称为黄芥末（另外还有来源于辣根、山葵的芥末）。而本书中与芥菜并列的白芥，其种源于西戎而盛于蜀地，故有胡芥、蜀芥之称，与各类芥菜为近亲，除叶子可食外，种子为白芥子。又如菘菜，俗名白菜，原产于中国，新石器时代的半坡遗址中就发现了白菜籽。唐代菘已有牛肚菘、紫菘、白菘等品种，现今的小白菜、大白菜、塌棵菜、菜薹等也都是其变种。亦有学者认为白菜和芜菁之间发生过杂交关系，使得品种更为多样。本书图谱更接近于不结球的小白菜。有时，蔬菜的命名成为它们外来身份的记录，如胡荽（即香菜）、胡瓜（即黄瓜）、胡萝卜。前二者由汉代张骞出使西域而引入，胡萝卜大约在南宋时期由伊朗传入。随着时代的发展，后来还有更多以“番”“洋”冠名的食物与药物进入中国，并出现在后世的本草书籍中。对既有品种的选择培植，对外来品种的接收引种，使得我们今日可以食用的蔬菜种类逐渐增多，也为食疗养生提供了更加丰富的材料。

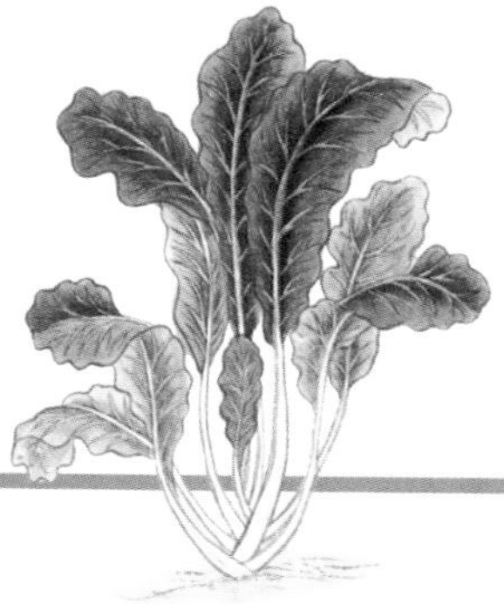

紫芥　青芥

白芥　萊菔

菘菜　苦菜

荏子　黄蜀葵

紅蜀葵　龍葵

苦耽　苦苣

苜蓿　薺

生薑溫州　涪州　乾薑

金石昆蟲艸木狀

菜

冬葵子　紅莧

紫莧　胡荽

邪蒿　石胡荽

蕪青　同蒿

胡瓜　白冬瓜

白瓜子　甜瓜

瓜蒂　越瓜

薇菜 天花

胡蘿蔔 苦瓠

葫 蒜

葫蔥 蕈

水蘄 馬齒莧

茄子 蘩蔞

白苣 落葵

蓳 蕺菜楊州

蓼實　樓葱

葱實　韭

薤　菾菜

荊芥 成州 岳州　白蘘荷

紫蘇 簡州 無爲軍　水蘇

香薷　薄荷 南京 岳州

葫蘆　甘露子

蘑菰　香菜

馬芹子　芸薹
菠薐　苦蕒
鹿角菜　莙薘
東風菜　玉簪花
紫玉簪花

冬葵子

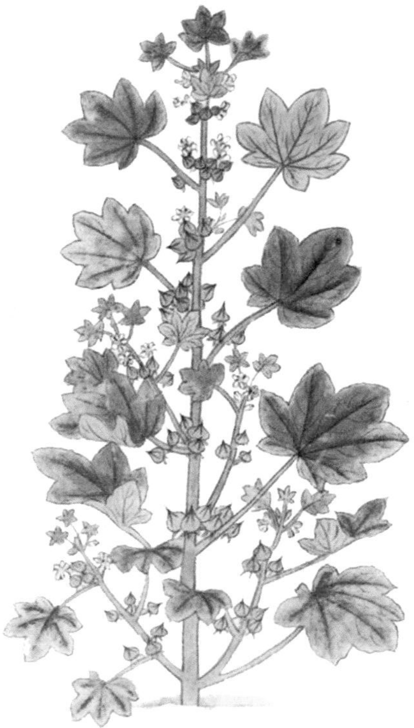

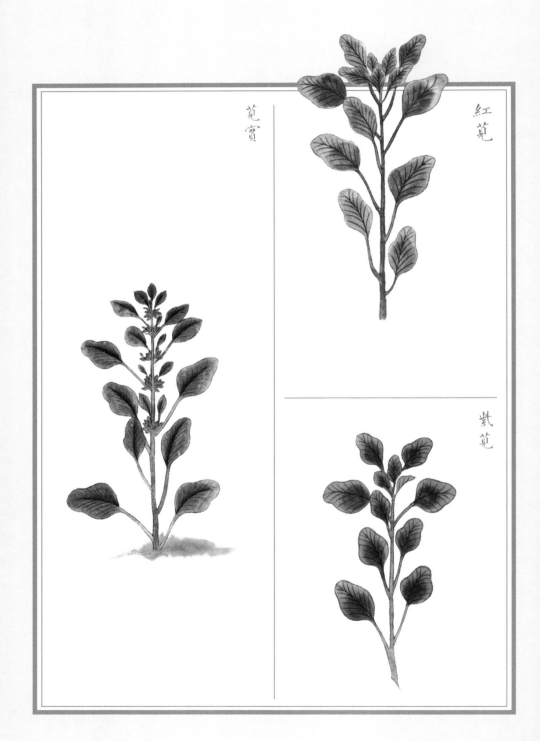

紅莧

紫莧

莧實

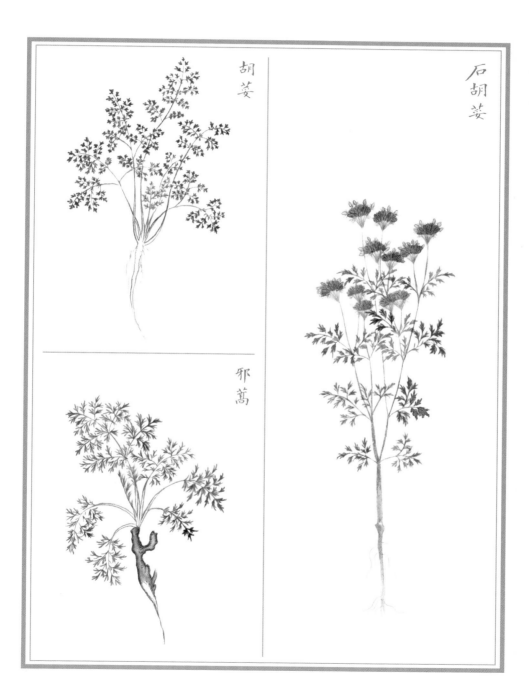

石胡荽

胡荽

邪蒿

胡瓜

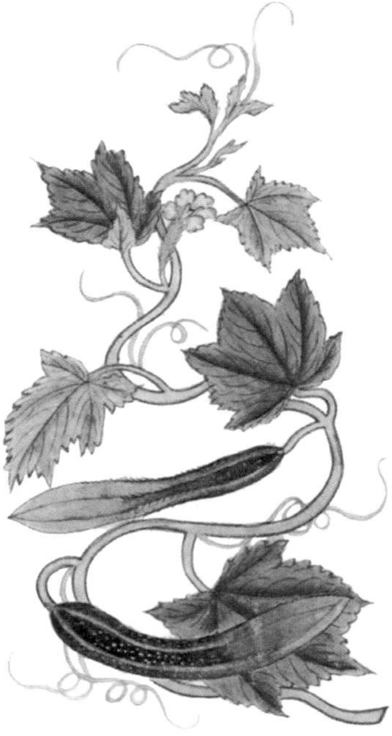

蕪菁

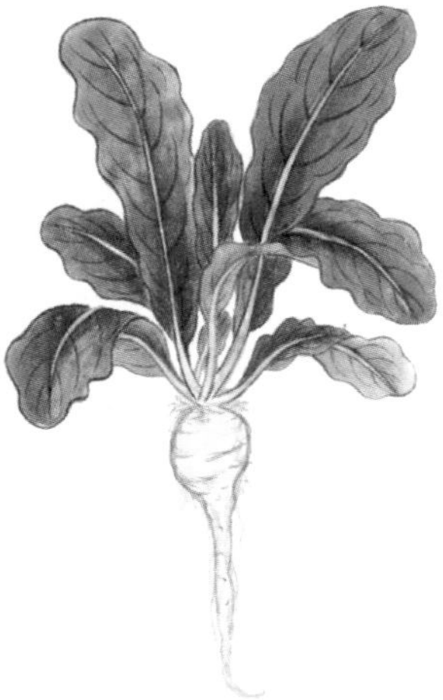

同蒿

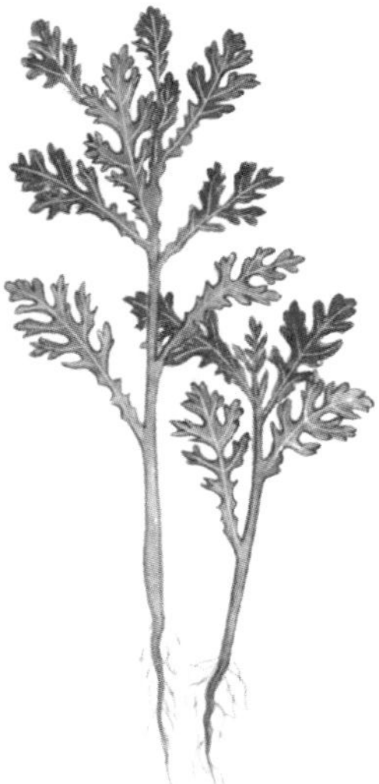

白冬瓜

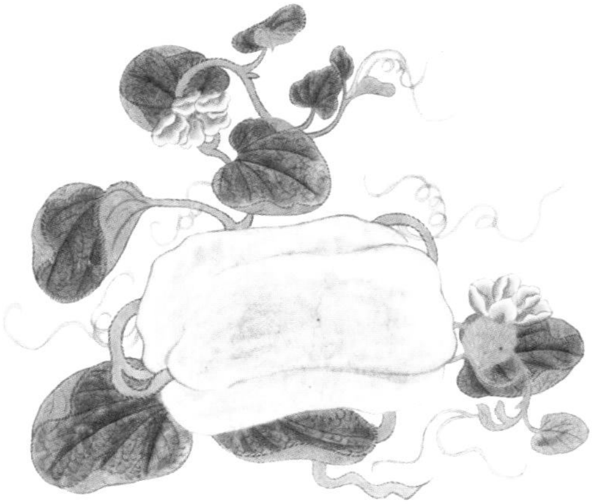

白瓜子

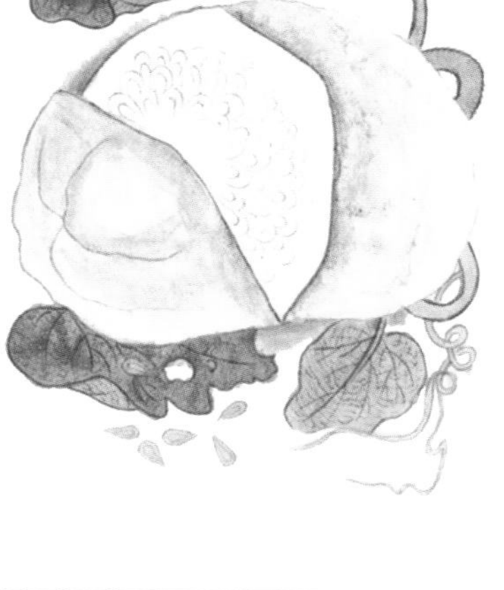

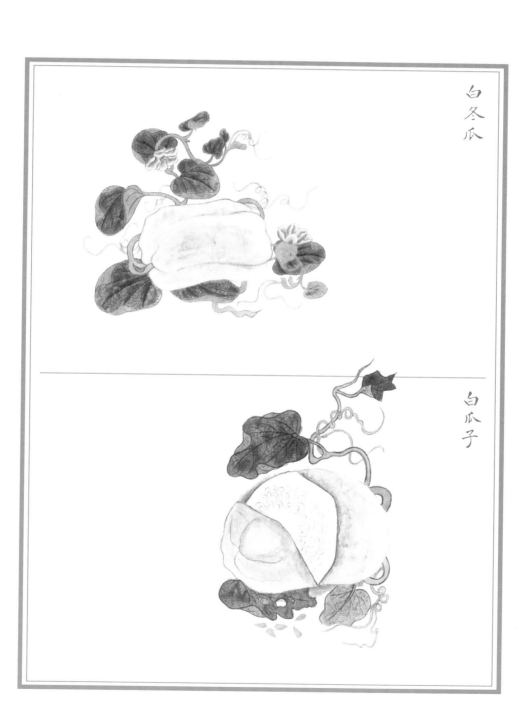

甜瓜

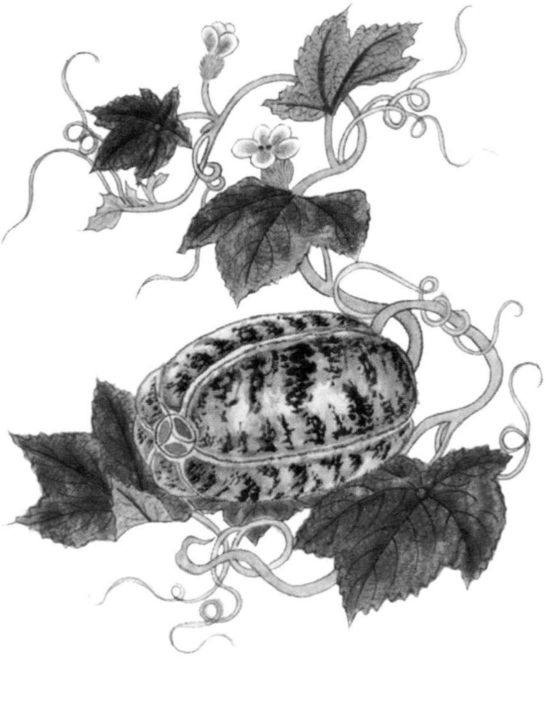

瓜蒂

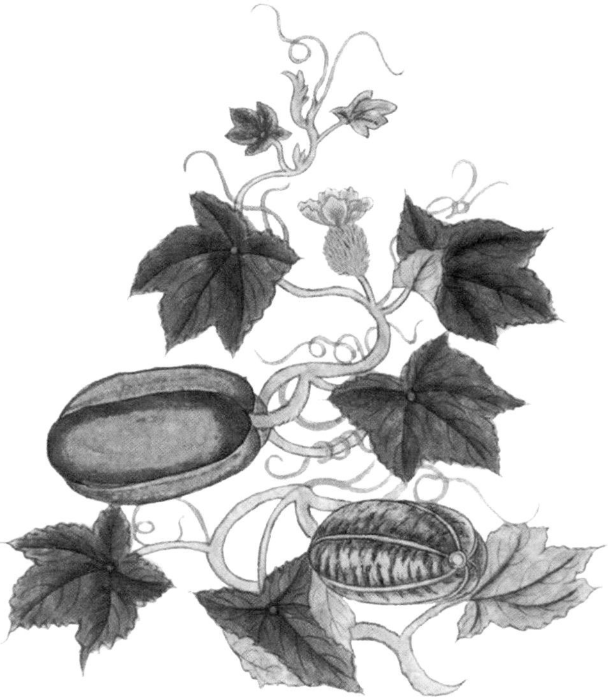

越瓜

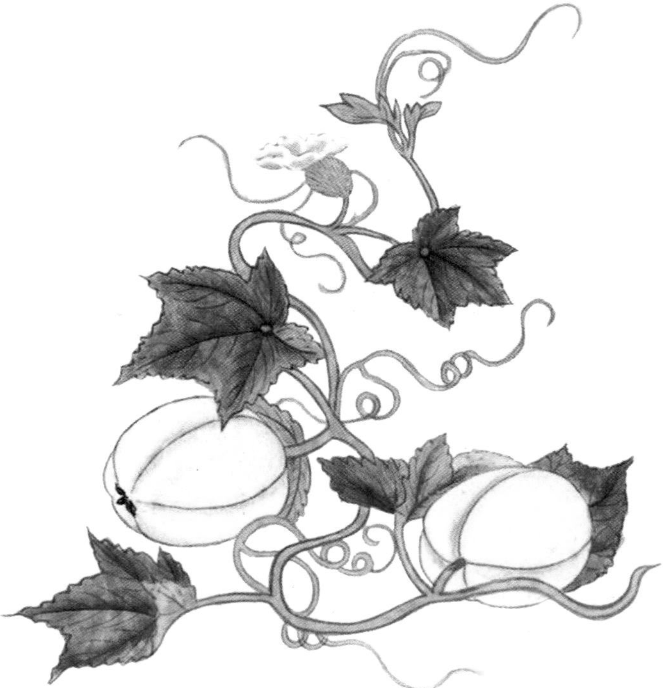

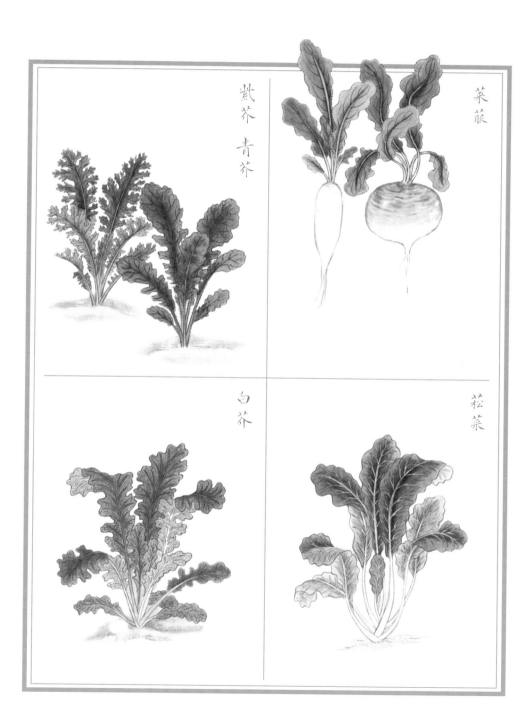

紫芥　青芥

莱菔

白芥

菘菜

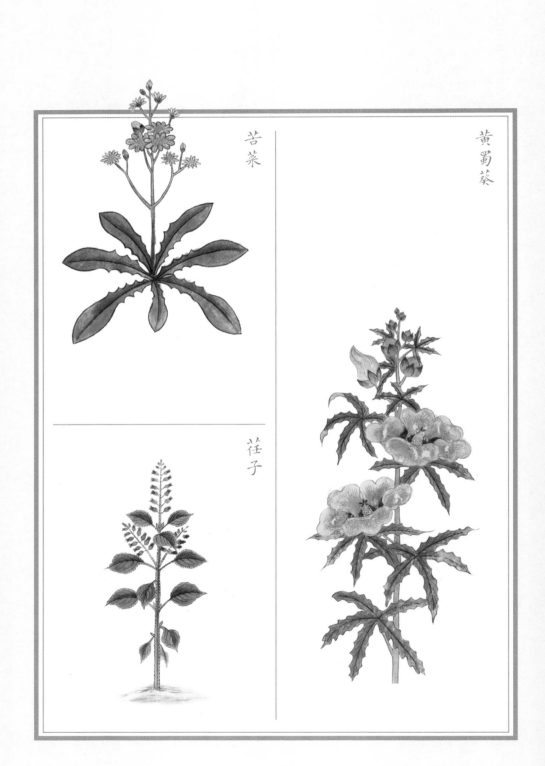

苦菜

荏子

黄蜀葵

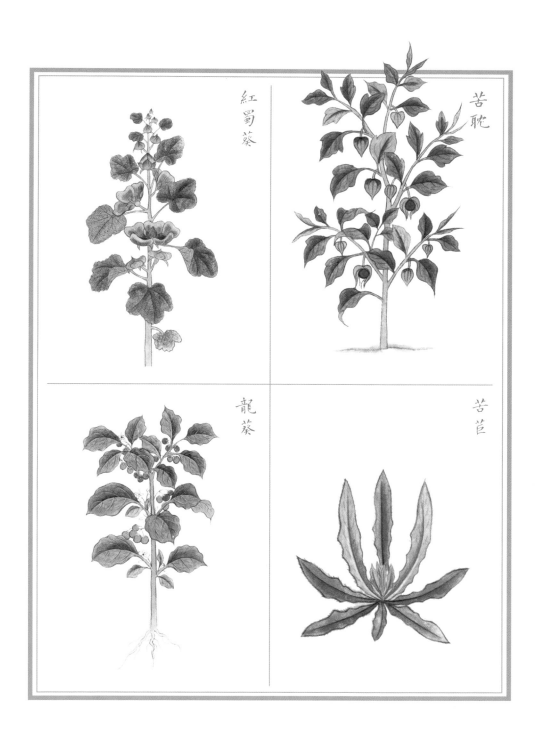

紅蜀葵

苦耽

龍葵

苦苣

无香有色——蜀葵

蜀葵，为锦葵科蜀葵属二年生草本，是唯一以“蜀”为名的花，原产中国古蜀地区；因花期在端午节前后，又被人称为端午花。作为中国最古老的草本花卉之一，蜀葵别名很多，有一丈红、大蜀季、戎葵，另外还有麻杆花、棋盘花、栽秧花、斗篷花等。《尔雅》中称为“菺”，释为“戎葵”，这是关于蜀葵最早的文字。晋代《古今注》进一步解释云：“荆葵，一名戎葵，一名芘芣，似木槿而光色夺目，有红，有紫，有青，有白，有黄。茎叶不殊，但花色有异耳，一曰蜀葵。”

蜀葵花，腋生、单生或近簇生，排列成总状花序式，由下而上开放，花大且繁，色红且艳。蜀葵开花，茎干高大丈余，节节有花，花红如簇，用“一丈红”恰如其名。蜀葵以四川岷山最为盛产，除了在四川有分布外，在华东、华中、华北均有分布，还走出国门，成为最早被引种到欧洲的中国花卉之一。

蜀葵原始的花朵，以艳红、深红、紫红为主，如夏天火焰般。当然，除了红色，还有其他花色。因为蜀葵具有强大的自然杂交特性，只要具备一定数量、生长面积，便能自行杂交出不同的花色、花型，如明代文学家高濂《遵生八笺》记载：“戎葵，即蜀葵，出自西蜀，其种类似不可晓。地肥善灌，花有五六十种奇态，而色有红、紫、白、墨紫、深浅桃红、茄紫，杂色相间。花形有千瓣，有五心，有重台，有剪绒，有细瓣，有锯口，有圆瓣，有五瓣，有重瓣种种，莫可名状。”

蜀葵在唐代以前地位很高，一度与牡丹相媲美，文人们用文字高度赞扬这种花名冠百卉之上，卓尔不群。南朝宋颜延之《蜀葵赞》云：“物淑气丽，卉草之英。渝艳众葩，冠冕群英。类麻能直，方葵不倾。”南朝梁王筠《蜀葵花赋》曰：“迈众芳而秀出，冠杂卉而当闱。既扶疏而云蔓，亦灼烁而星微。布濩交加，蓊茸纷葩，疏茎密叶，翠萼丹华。”

到了唐代，是蜀葵沉寂的时期。诗人岑参《蜀葵花歌》诗：“昨日一花开，今日一花开。今日花正好，昨日花已老。始知人老不如花，可惜落花君莫扫。人生不得长少年，莫惜床头沽酒钱。请君有钱向酒家，君不见，蜀葵花。”则由花想到人，感叹花开不能长久，犹如人的少年时期匆匆易过，读完有一种淡淡的伤感。

蜀葵还有如同向日葵一样向阳而开的特性。在明代中期向日葵传入我国之前，蜀葵堪称中国的“向日葵”。因为蜀葵向阳，这种“向往”精神被古人所推崇。北宋韩琦《蜀葵》诗：“炎天花尽歇，锦绣独成林。不入当时眼，其如向日心。宝钗知自弃，幽蝶或来寻。谁许清风下，芳醪对一斟。”元末明初高启《白葵花》诗：“素彩发庭阴，凉滋玉露深。谁怜白衣者，亦有向阳心。”明代陆师道《蜀葵》：“向日层层折，深红间浅红。无心驻车马，开落任薰风。”

蜀葵之美在于花期长，盛夏酷暑之时，蜀葵一丛丛、一簇簇，如锦绣，独成一片花林。花香轻微，但是花色艳丽且繁多，这大概就是蜀葵傲立于万花丛的底气所在吧。

苜蓿

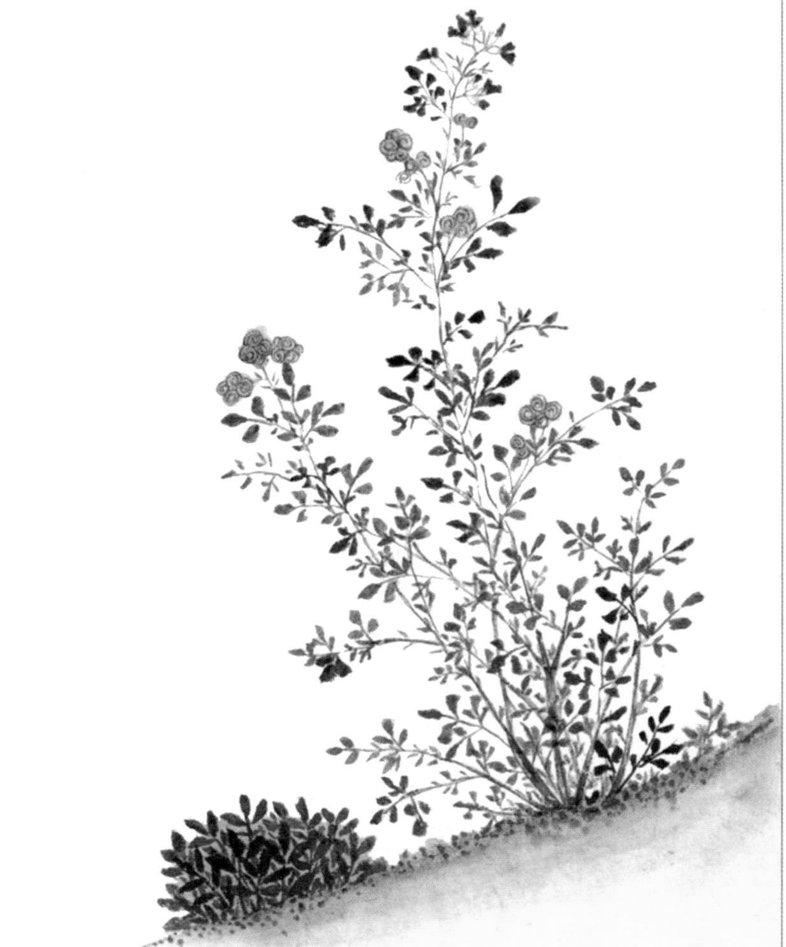

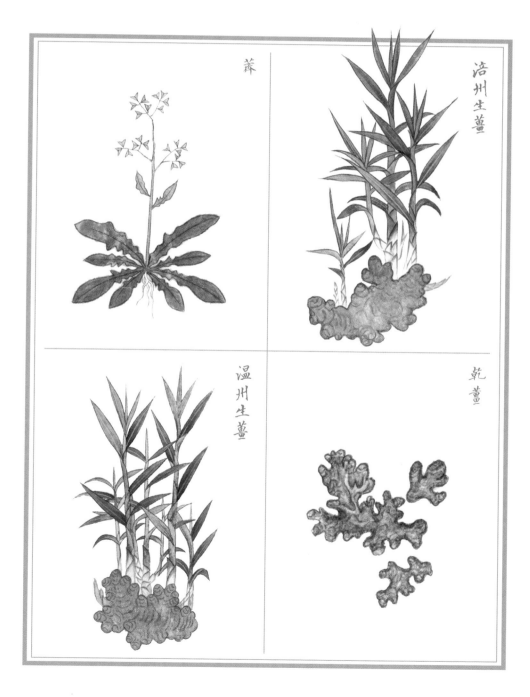

薺

涪州生薑

温州生薑

乾薑

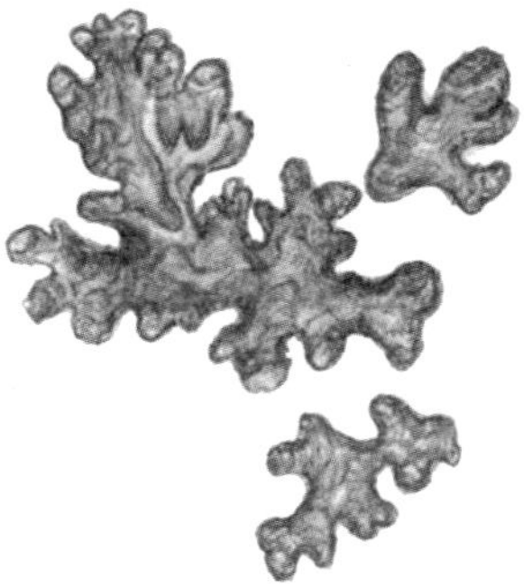

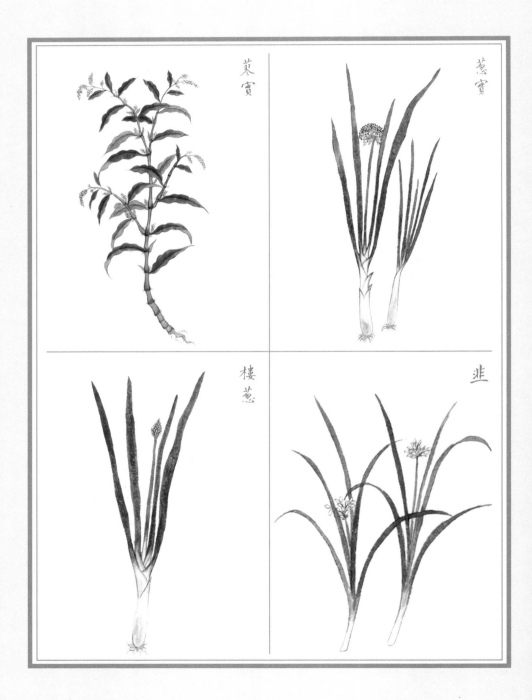

蓼實

葱實

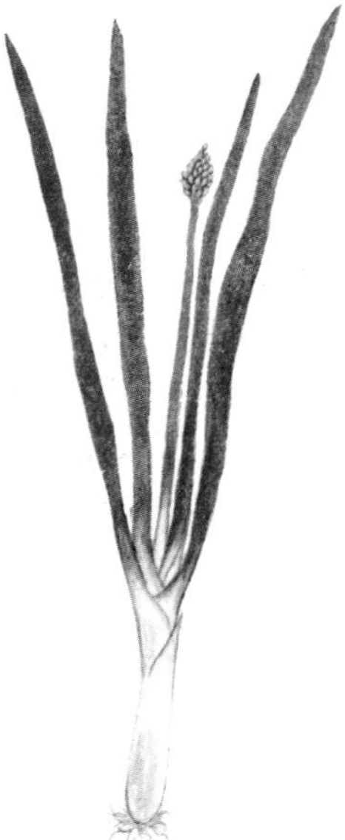

樓葱

韭

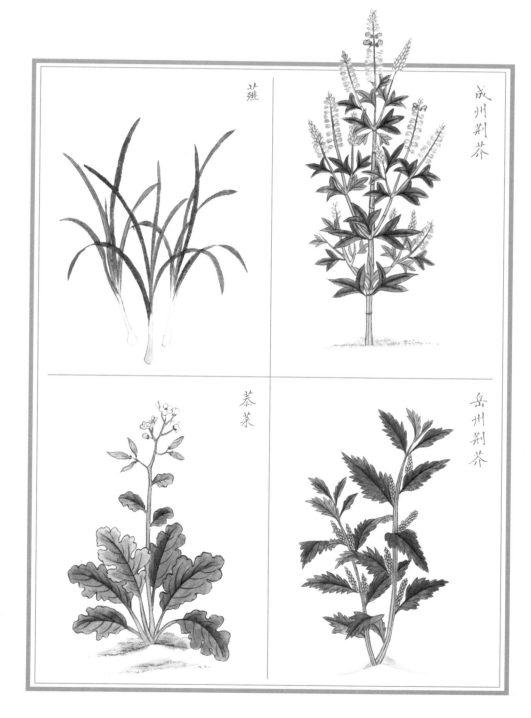

成州荆芥

薤

岳州荆芥

菾菜

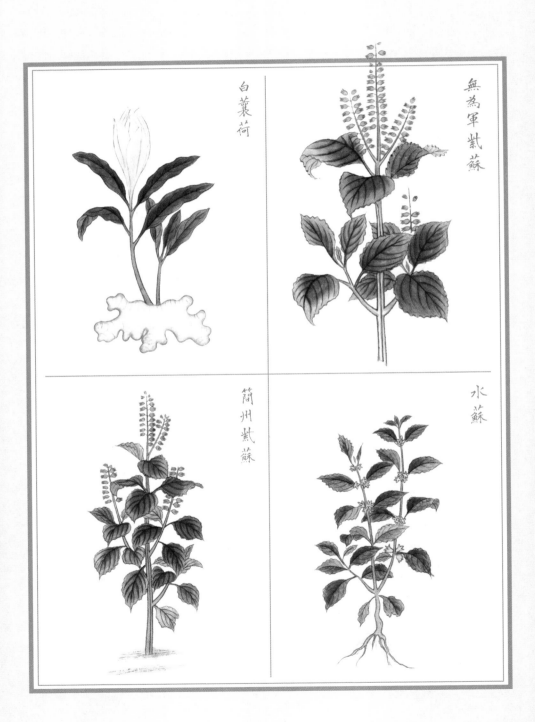

無爲軍紫蘇

白蘘荷

水蘇

簡州紫蘇

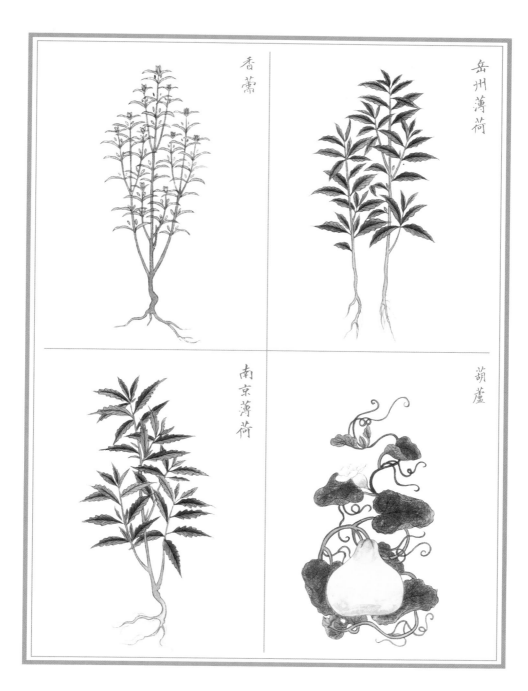

岳州薄荷

香薷

葫蘆

南京薄荷

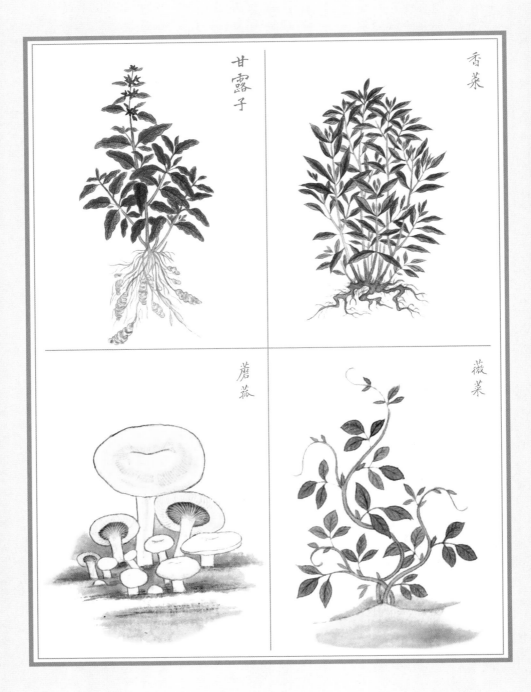

甘露子

香菜

蘑菰

薇菜

天花

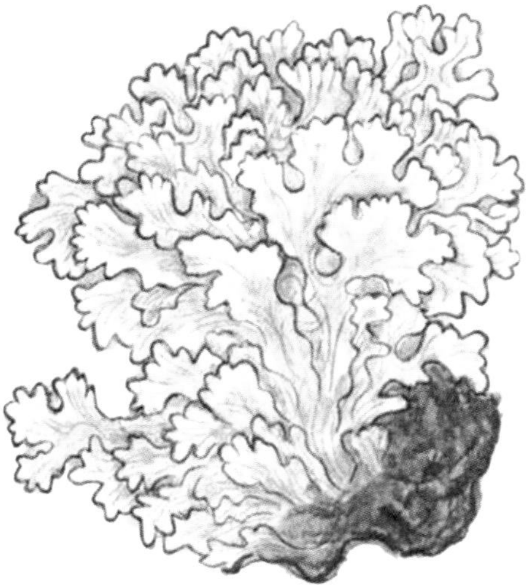

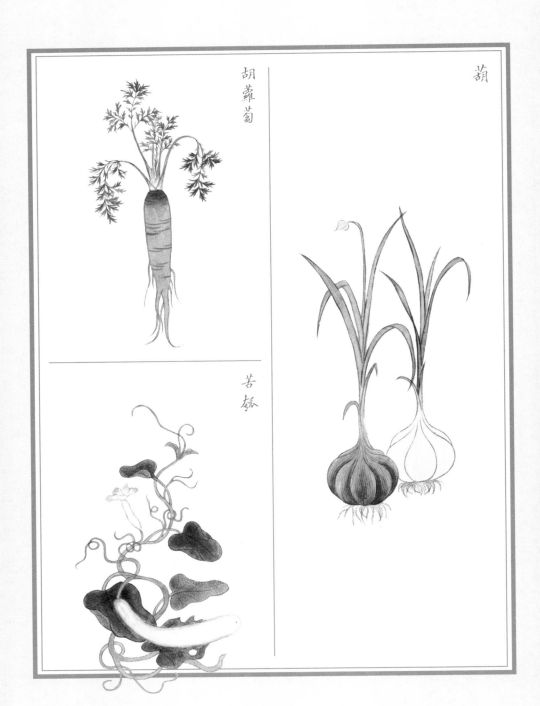

葫

胡蘿蔔

苦瓠

蓴

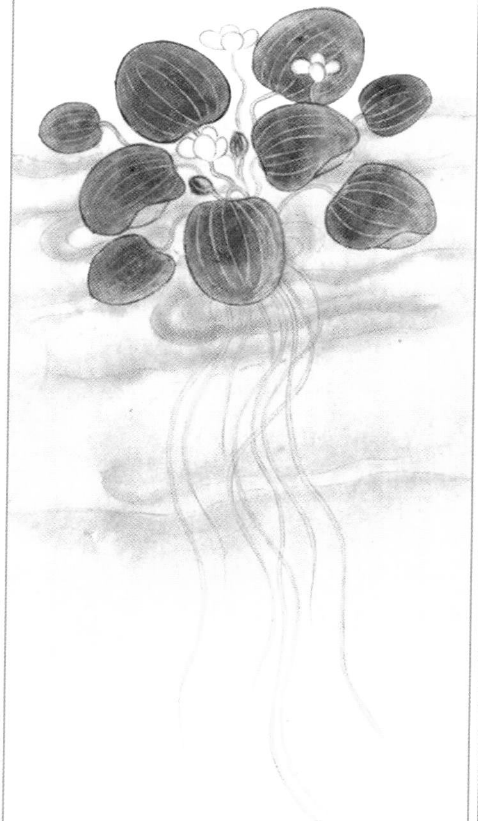

蒜

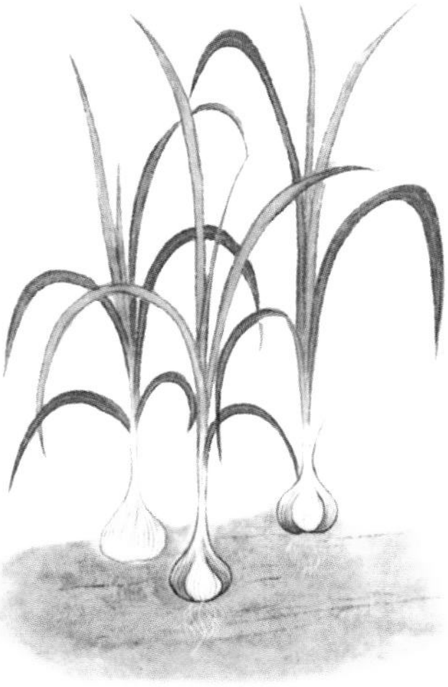

葫葱

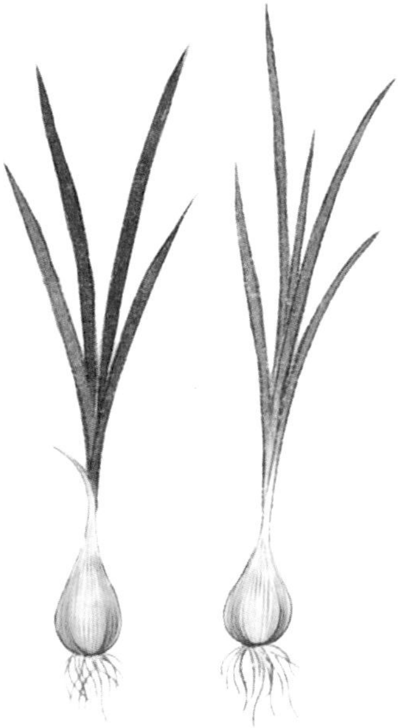

水斳

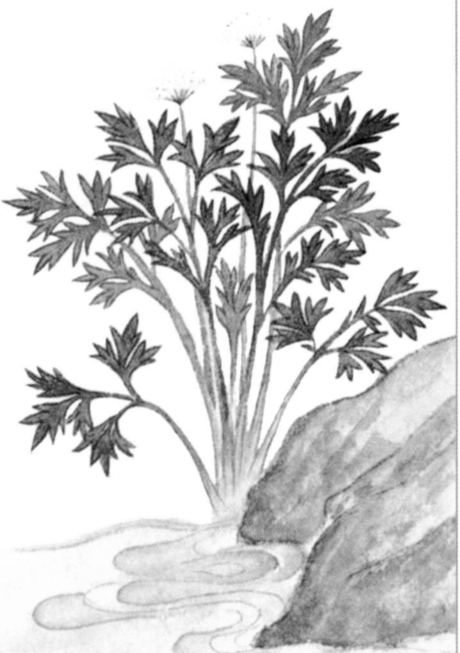

馬齒莧

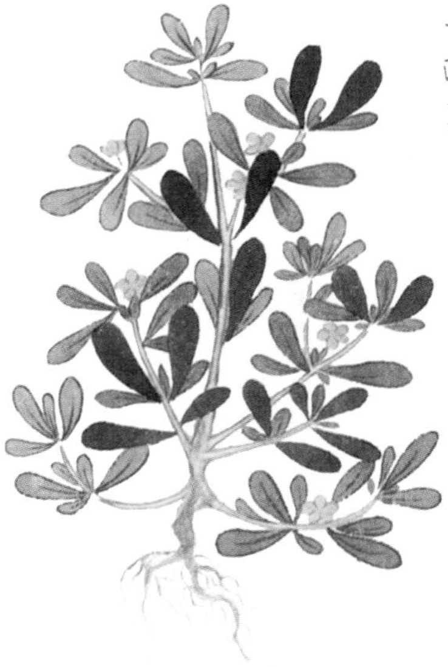

茄子

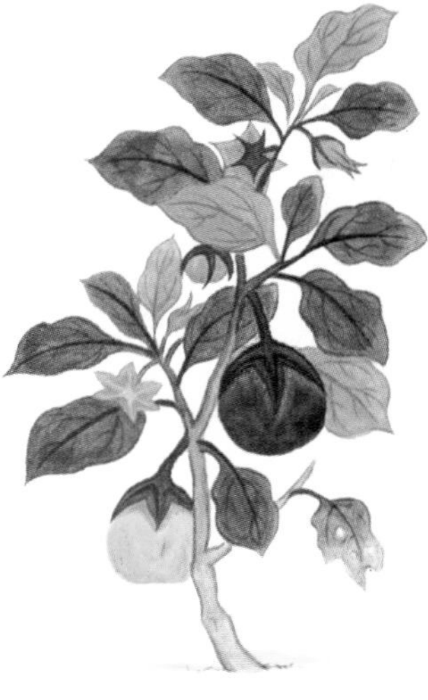

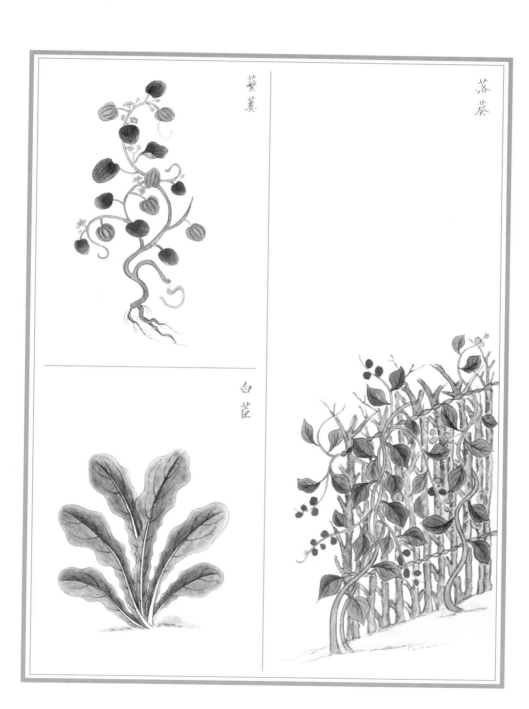

蘩蔞

白苣

落葵

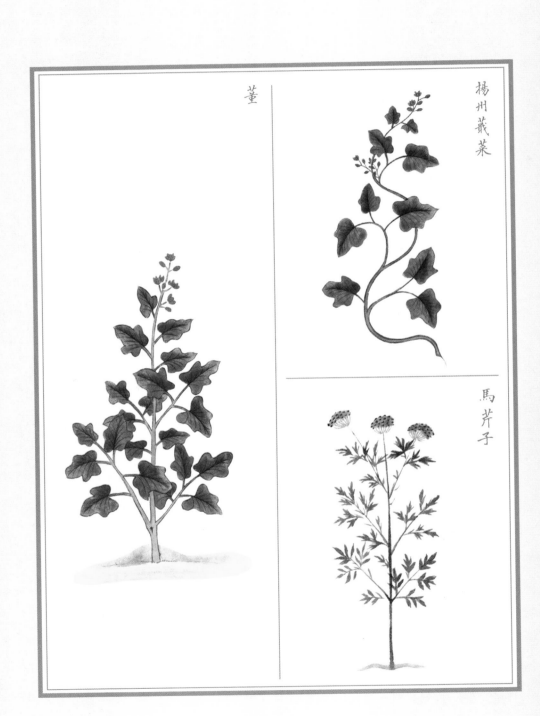

揚州蕺菜

馬芹子

堇

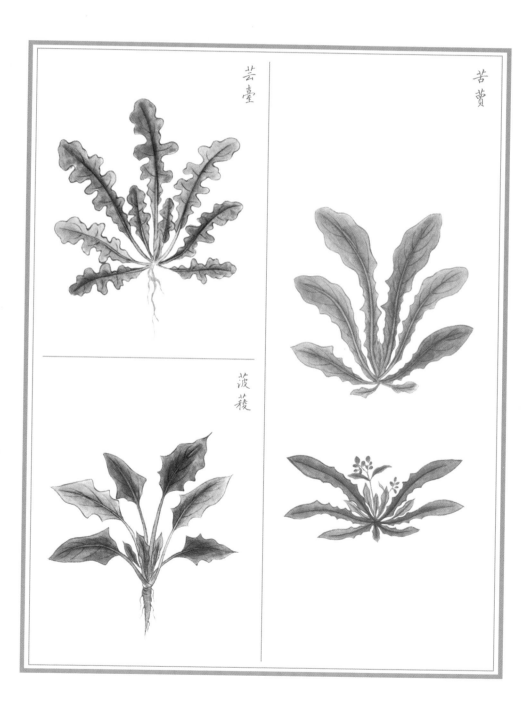

苦蕒

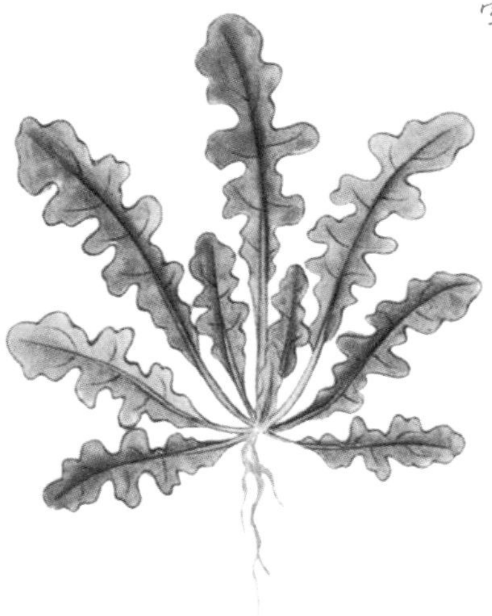

芸薹

菠薐

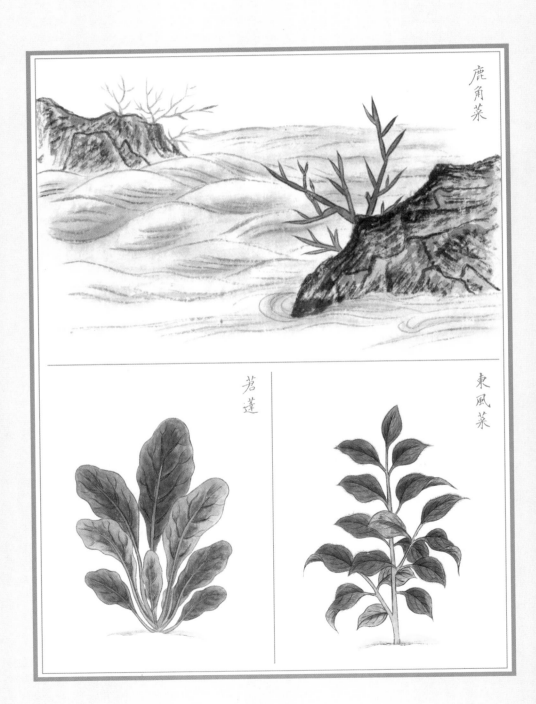

鹿角菜

莙薘

東風菜

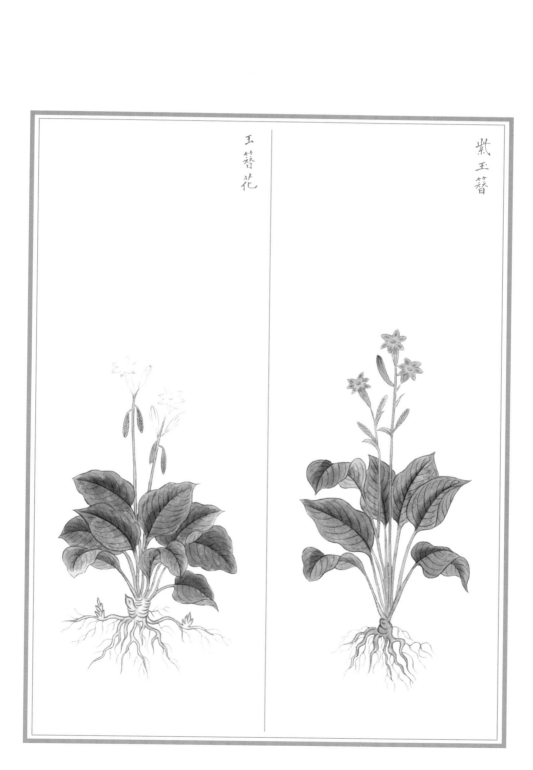

紫玉簪

玉簪花

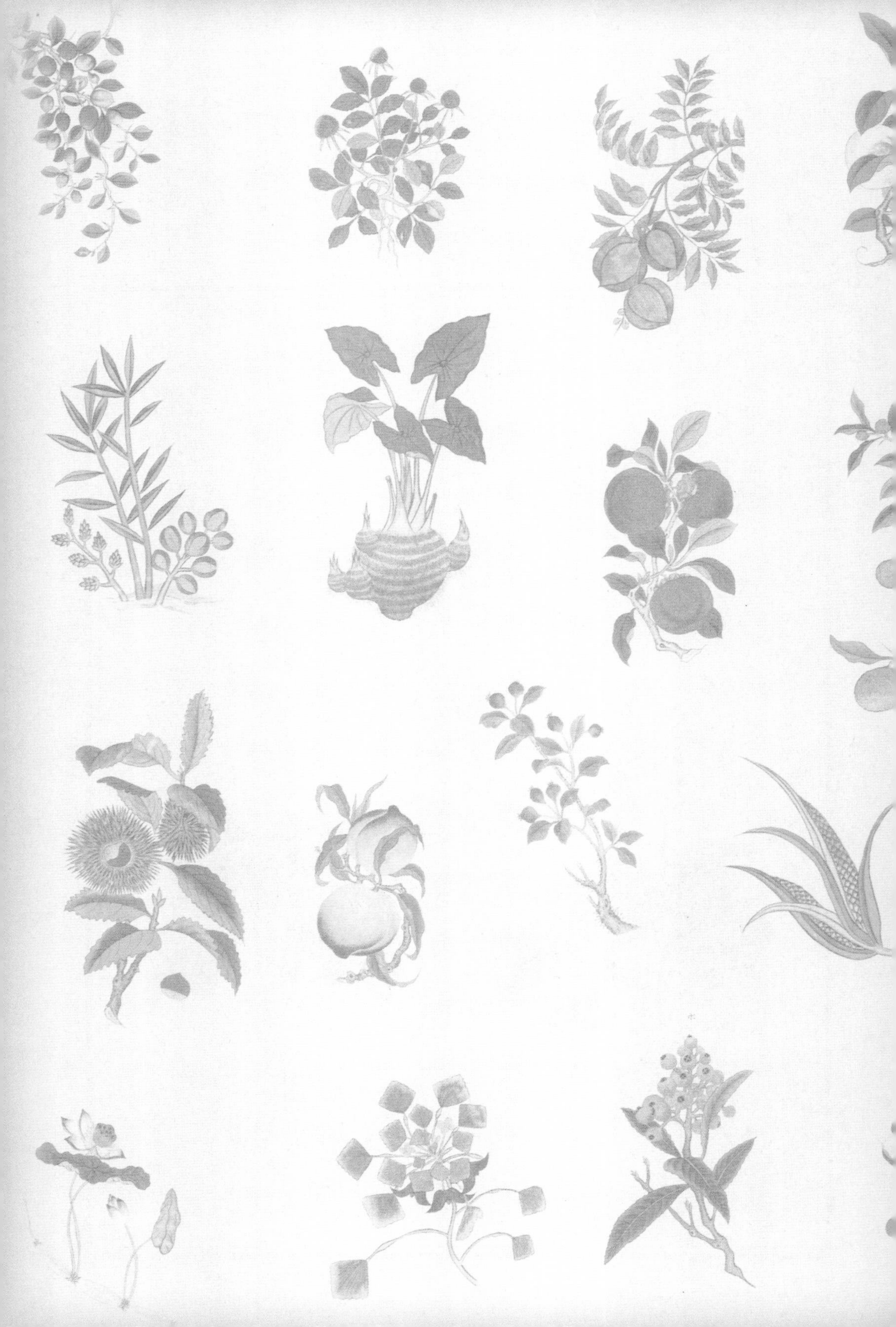

果

助疗济时　以养民生

我国的果树资源非常丰富。自古以来，果品就是食物的重要补充，如《素问·藏气法时论》所称“五果为助”。李时珍对果类的用途总结道：“熟则可食，干则可脯。丰俭可以济时，疾苦可以备药。辅助粒食，以养民生。”可见其在社会生活中的重要作用。

《金石昆虫草木状》“果部”一卷，对应《本草品汇精要》卷三十二至卷三十四，具体包括“上品”十五种，“中品”十三种，“下品”二十七种，共五十五种。其中图谱次序与原书略有不同。由于古人对植物果实的认识更多来自直观感知，因此本部除收录水果、坚果外，还将作为根茎的藕，作为块茎的芋，作为球茎的乌芋（即荸荠）、茨菇，作为种仁的鸡头实（即芡实）之类也一并列入。

本书以豆蔻为“果部”之首，反映出当时对这种产于南方，有着美丽花朵和辛香果实的植物的推崇。后又附豆蔻花和山姜花，皆有下气调中作用。以“豆蔻”为名的还有数种，除此处的豆蔻（又名草豆蔻）外，还有肉豆蔻、红豆蔻和白豆蔻等，后三种并见于本书“草部”卷六，详见前文导读。

《素问》中提到的“五果”都是原产于中原地区、最早被食用的果品，具体包括枣、李、栗、杏、桃，分别对应甘、酸、咸、苦、辛五味，入脾、肝、肾、心、肺五脏。《本草纲目》将李、杏、梅、桃、栗、枣六大类共十一种药物作为“五果类”，列于“果部”首卷。

其中，枣出自鼠李科的枣属植物，品种最为丰富，既可鲜食，又可制成多种干品。但干制的大红枣虽好，其食用亦有禁忌，如中满腹胀者、牙痛龋齿者不宜多食，还有认为不宜合生葱食用，可能因大枣含糖量高，果皮不易消化，食用过多会产生滞气、损齿等副作用。又有一种“波斯枣”，常附在大枣后，但和大枣不属一类，而是棕榈科植物海枣的果实，原产西亚、北非一带，又名番枣、千年枣、万岁枣、枣椰子等，药材名无漏子。

桃、杏、李是最有代表性的水果，皆可生津开胃，但因具有一定偏性，本草书中也提示不可多食。杏核仁原指“苦杏仁”，有一定毒性；后来又有特地栽培的甜味品种，药名“甜杏仁”，功效相似而无苦劣之性。而本书中又有“八担仁”，即巴旦杏仁，也有甜、苦两种，古时多用甜巴旦杏仁，有时也与甜杏仁混称。

梅在我国的利用历史极其悠久。除可观赏外，梅更多具有经济价值，在食品、医药和文化中占据显著地位。梅主要用其果实。在醋未发明前，梅是烹饪时最重要的酸味剂，《尚书》有言“若作和羹，尔惟盐梅”，盐咸梅酸，都是不可或缺的调味料。新鲜的梅子根据成熟度，分青梅和黄梅，可鲜食，可佐酒，可入菜。梅子还可制成酱、卤等物，以便长期保存，随时使用。加工品中，用盐腌渍者称白梅、盐梅或霜梅，糖腌者称糖梅，蜜渍后为梅煎，熏焙后成乌梅。其中，乌梅最常被作为药物使用。

“果部”中，记载了许多柑橘类水果，有橘、橙、柑、柚、香园（橼）等。其中橘在文化史上最为著名。如屈原的《橘颂》，吟咏“后皇嘉树，橘徕服兮。受命不迁，生南国兮”，盛赞橘树的气质、风骨。《晏子春秋》中称“橘生淮南则为橘，生于淮北则为枳”，比喻事物性质可随环境变化而改变。从这些艺术作品中，我们也可以看出橘主要生长在南方地区，且当时已经认识到橘、枳属于同类。但由于枳作为橙类的不成熟幼果，食用价值不高，一般只作药用，分类中多置于“木部”而不属“果类”。《神农本草经》中，“桔柚”同条并列；而从唐本草开始对橘、柚、柑、橙等进行辨别，并逐渐将条目分开。橘入药以皮为主，成熟果实的果皮称橘皮，以陈者为佳，故又名陈皮；幼果或未成熟果实的果皮为青皮。

人类对果品的认识和利用过程，既是探索开发自然的过程，也是文化交流融通的过程。“果部”中，大量品种都产自南方，通过引种或贸易，被更多人熟知并接受，如杨梅、荔枝、龙眼、橄榄、椰子等。还有张骞从西域带回的葡萄、胡桃、安石榴，汉代之后逐渐遍布中原。也有被现在市场上的商品名迷惑，误以为是国外水果的例子，如被称作车厘子的樱桃、被称作奇异果的猕猴桃，追溯它们的家乡，实际都是土生土长的本地果，而且早在先秦文献中就有记载。本卷还出现了甘蔗及其制品，即石蜜和沙糖。先秦时期，人们就已经种植甘蔗、饮用蔗浆，汉代开始从甘蔗中提炼饴饧。唐代时制糖技术逐渐成熟，石蜜和沙糖便始载于唐本草中。这里的“石蜜”为乳糖，是沙糖和牛乳一起炼制的。有学者认为，当时中国和印度在制糖方法上发生过交流。唐宋以后，制糖业的发展使得糖的品种和质量都得到极大提升，糖成为普通人都能享受的商品，并远销国外。本卷的图谱即反映出用甘蔗制取石蜜和沙糖的不同情景。

最后，“果部”记载的部分品种称谓与后世常用者有所不同，并由此产生一定问题。如“平波”，即苹果，音转又作“频婆”，别名为“柰”；而本书将“平波”与“柰”分列两条，不够确切。“庵罗果”按文献与图谱的描述，当指芒果，李时珍《本草纲目》又补充其别名“庵摩罗迦果”，言出佛书；但该名与余甘子的别名“庵摩落迦果”极易相混，为何出现这样的现象尚存疑义。“株子”出自《饮膳正要》，按《本草品汇精要》的描述，是金橘的一种，“大如弹丸者谓之金橘；锐而长者谓之牛奶金柑，即株子也”。但由于该名称少用，以致不少书籍、甚至《中药大辞典》将其作为“槠子”的别称，按槠子为橡子一类的种仁，但二者相差甚远。又“必思答”一药，亦出《饮膳正要》，称“出回回田中……叶如杏，其实如桃李”，李时珍亦未明此物，故收在“果部”附录中；一说此物即阿月浑子，就是我们现在熟悉的开心果，又名胡榛子、无名子，进一步证据仍待探究。

木瓜蜀州　柿

芋　烏芋

茨菰　枇杷葉眉州

荔枝　椑柿

乳柑子　甘蔗

石蜜　沙糖

桃核仁　杏核仁

胡桃　獼猴桃

金石昆蟲艸木狀

果

荳蔻 宜州　山薑花

藹實　橘

大棗　栗子

葡萄　蓬虆

覆盆子　芰實

橙子　雞頭實

櫻桃　梅實

銀杏　榲桲
必思荅　株子
楊梅　榛子
榧實　龍眼
棠毬子

菴羅果　海松子
平波　馬檳榔
椰子　椰子皮
青皮　柚子
香圓　八擔仁
林檎　李核仁
安石榴　梨
柰　橄欖泉州

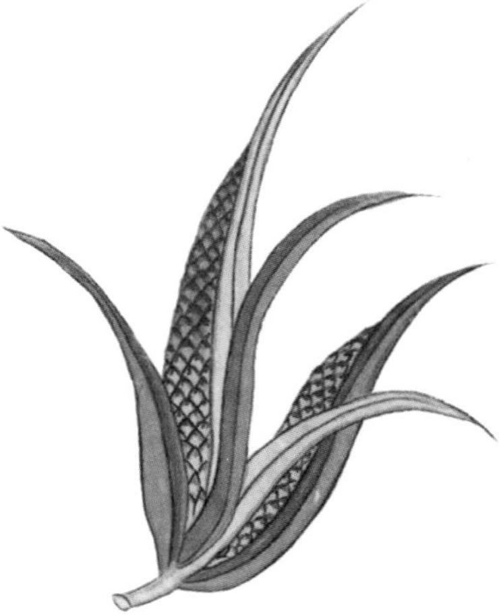

山薑花

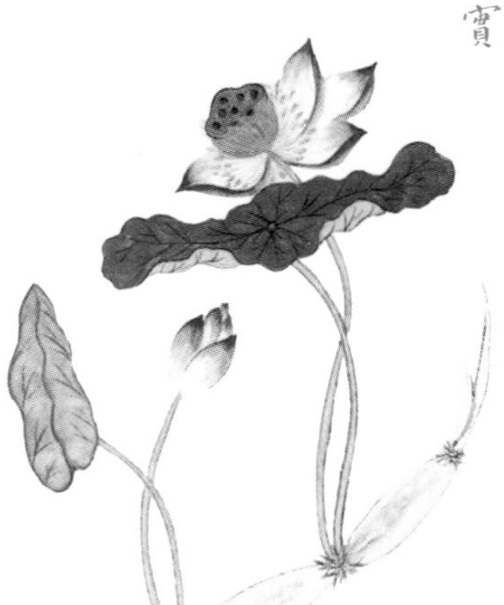

藕實

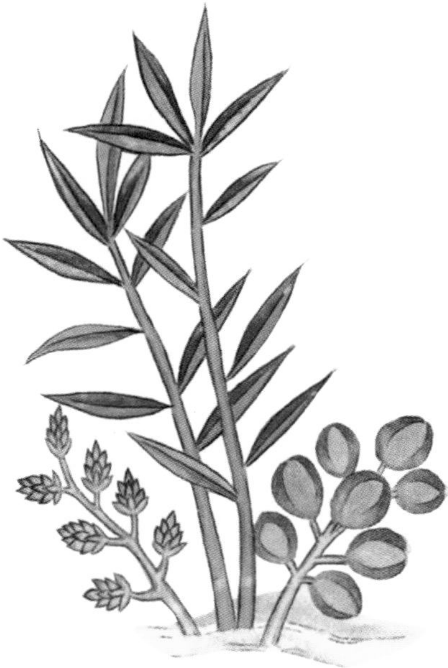

宜州荳蔻

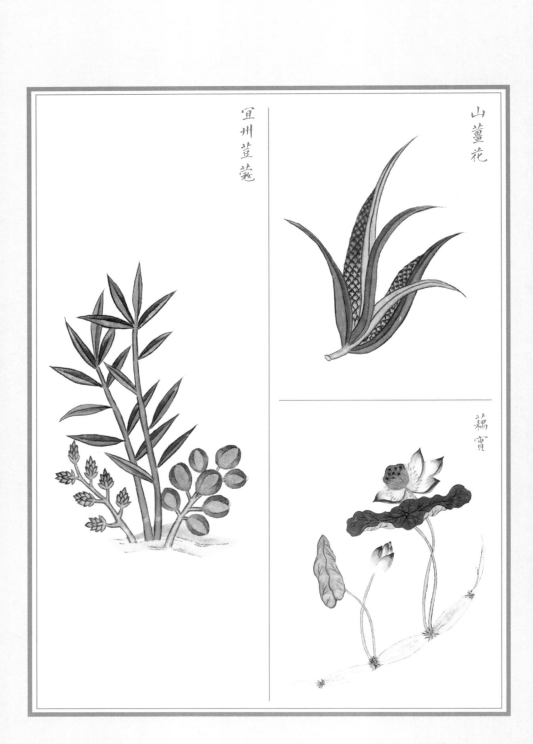

大棗

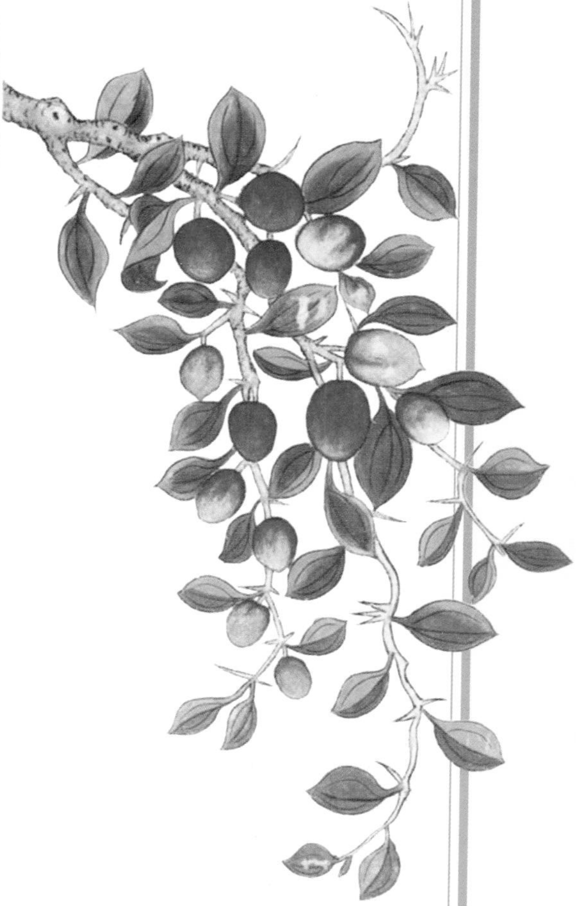

橘

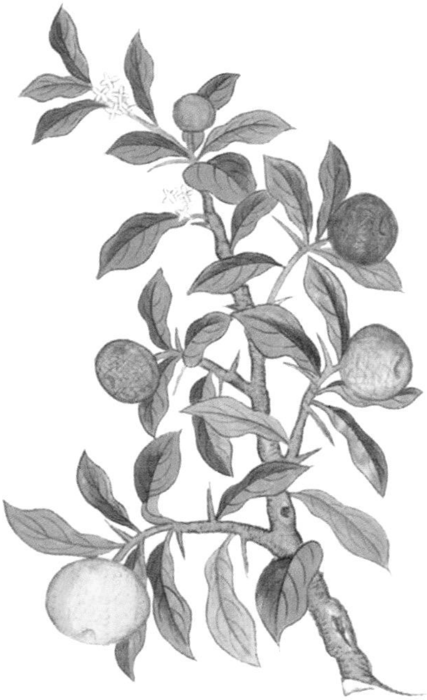

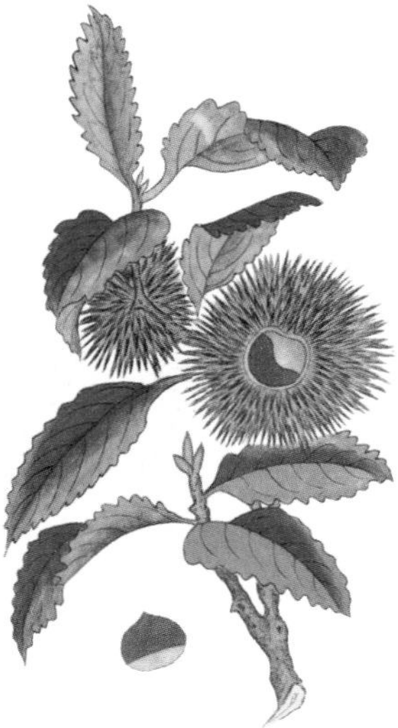

栗子

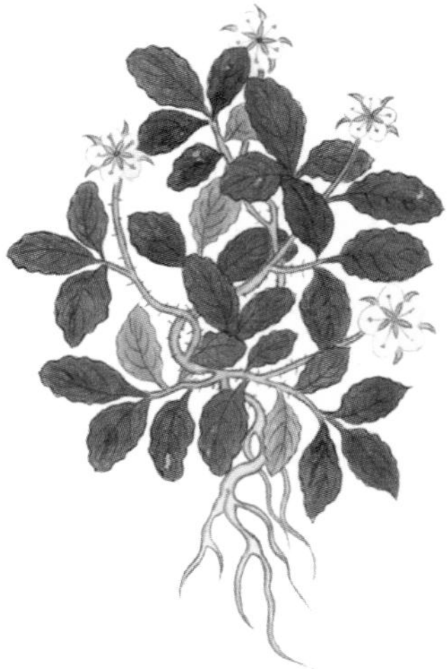

蓬蘽

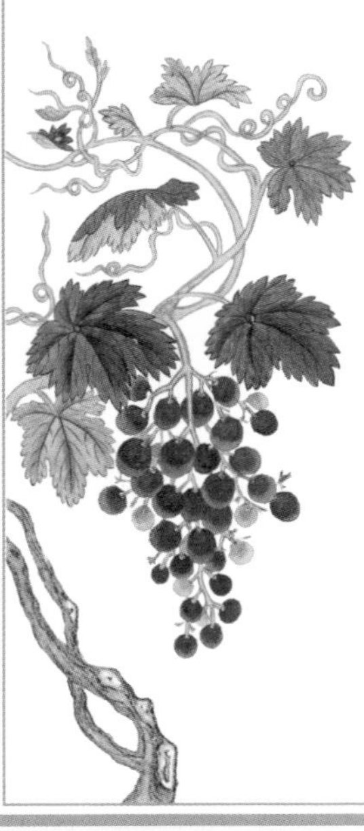

葡萄

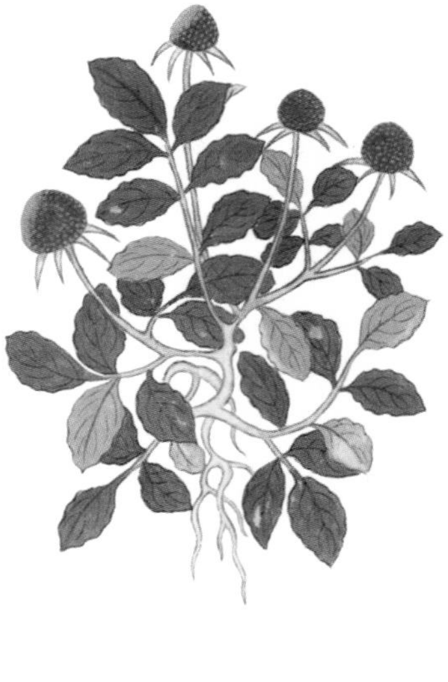

覆盆子

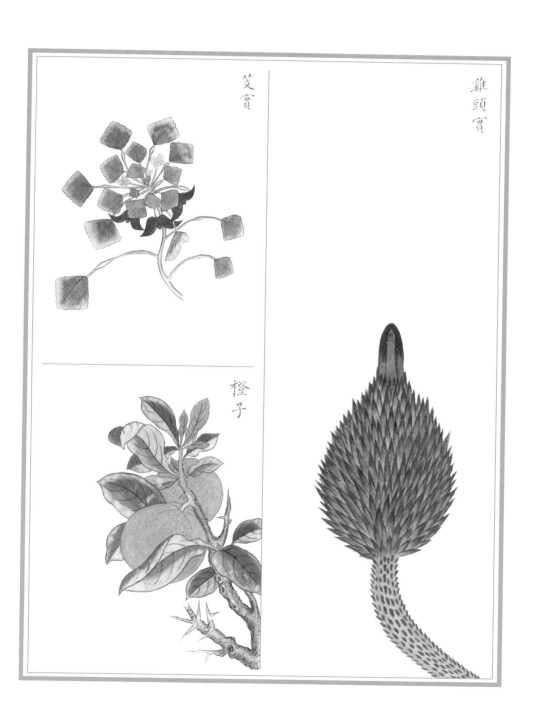

雞頭實

芰實

橙子

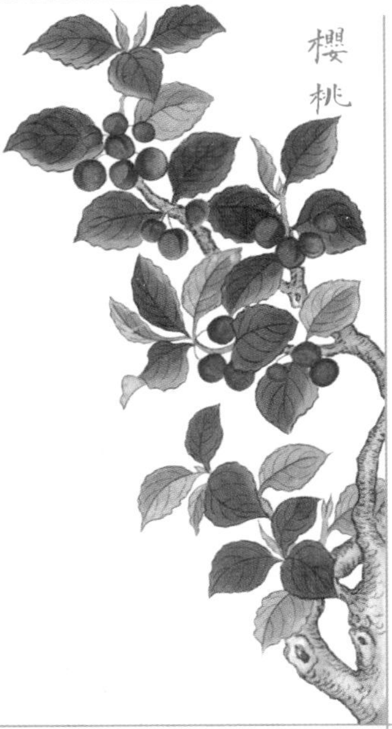

櫻桃

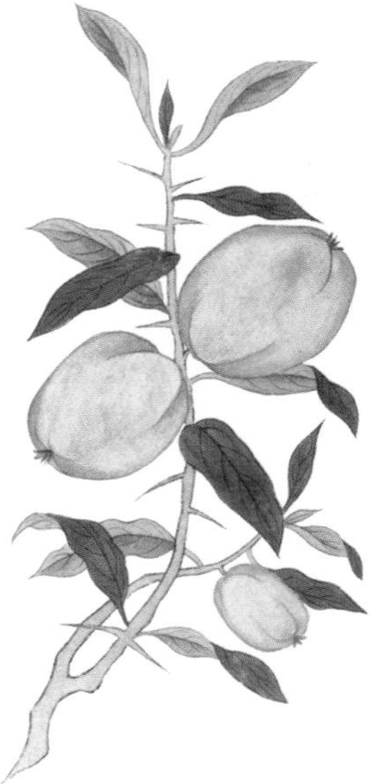

蜀州木瓜

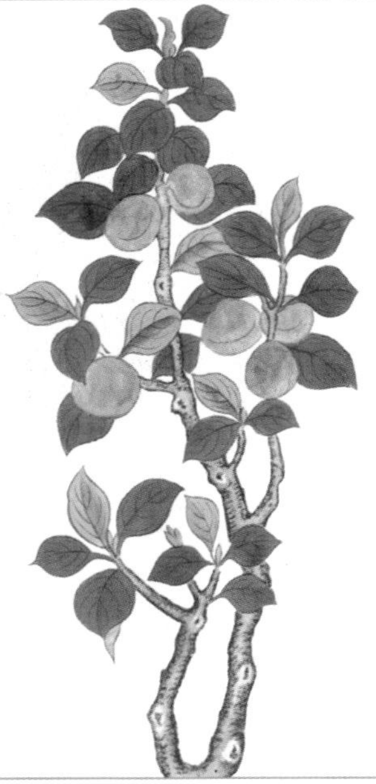

郢州梅實

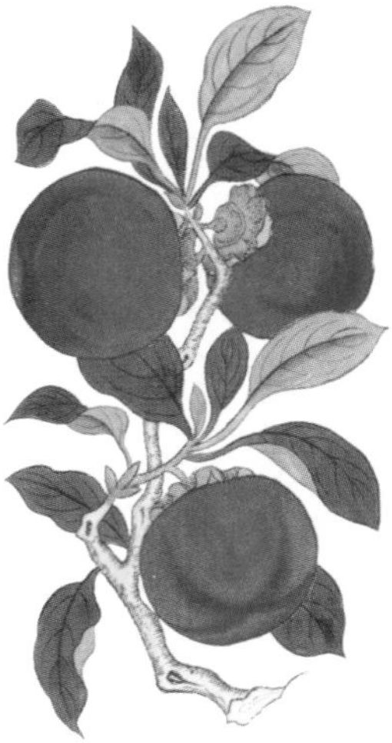

柿

芋

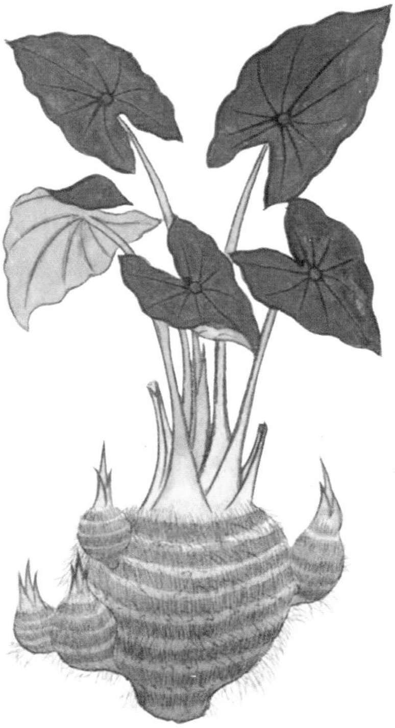

烏芋

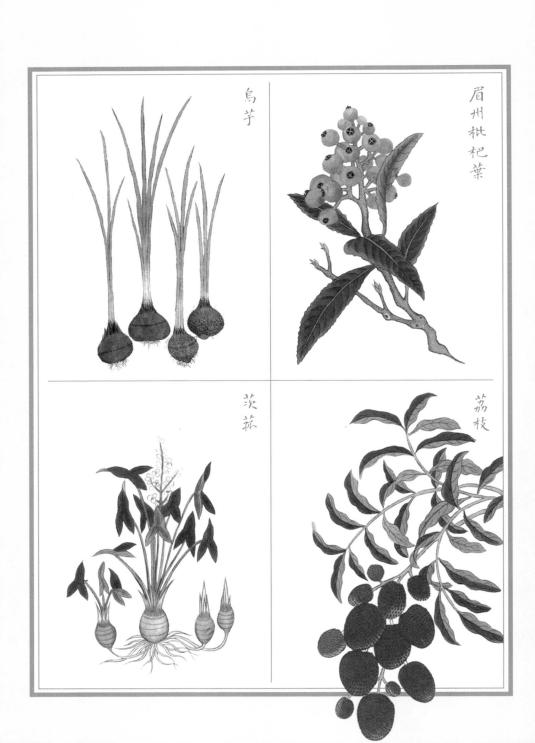

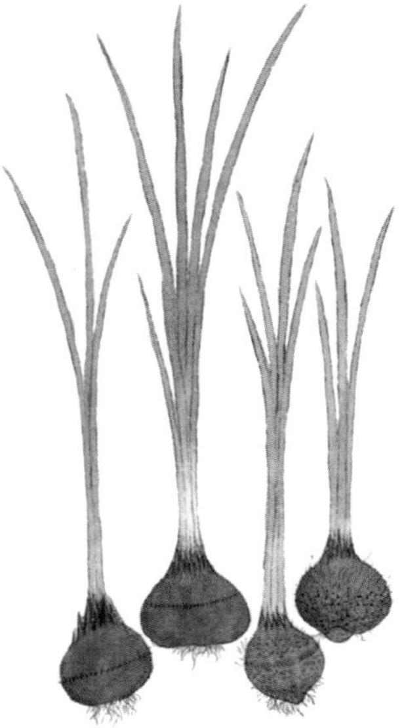

眉州枇杷葉

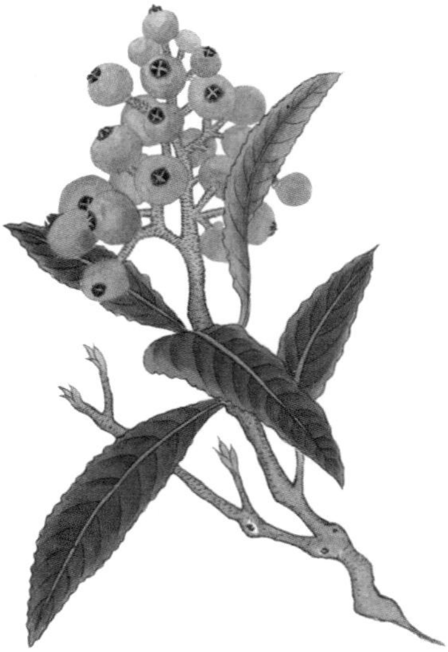

茨菰

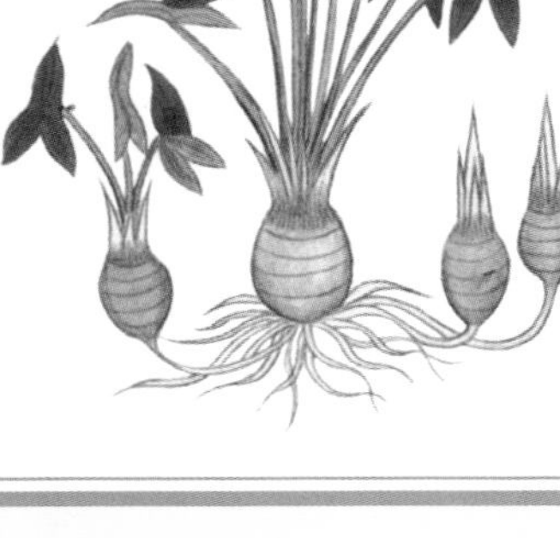

荔枝

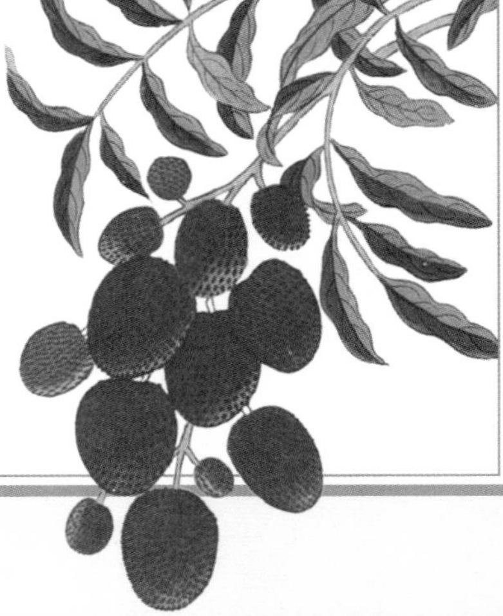

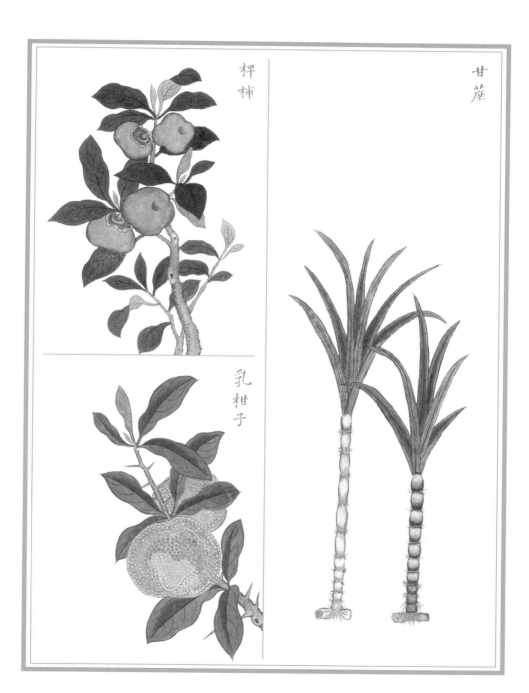

椑柿

乳柑子

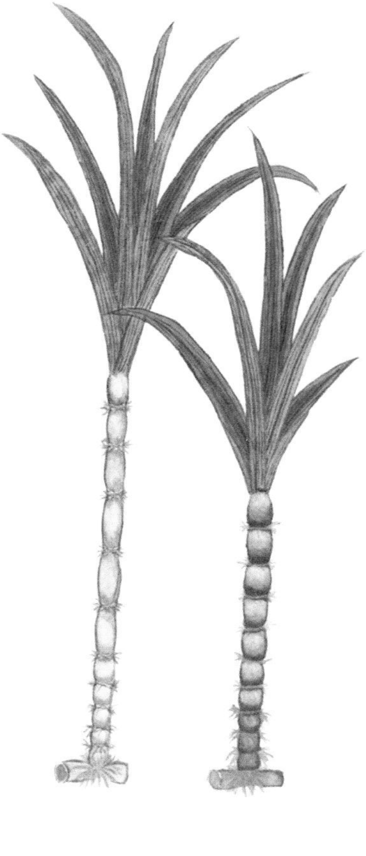

甘蔗

石蜜

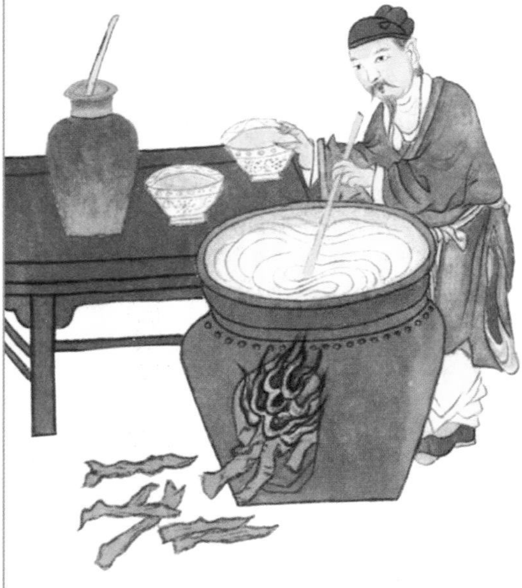

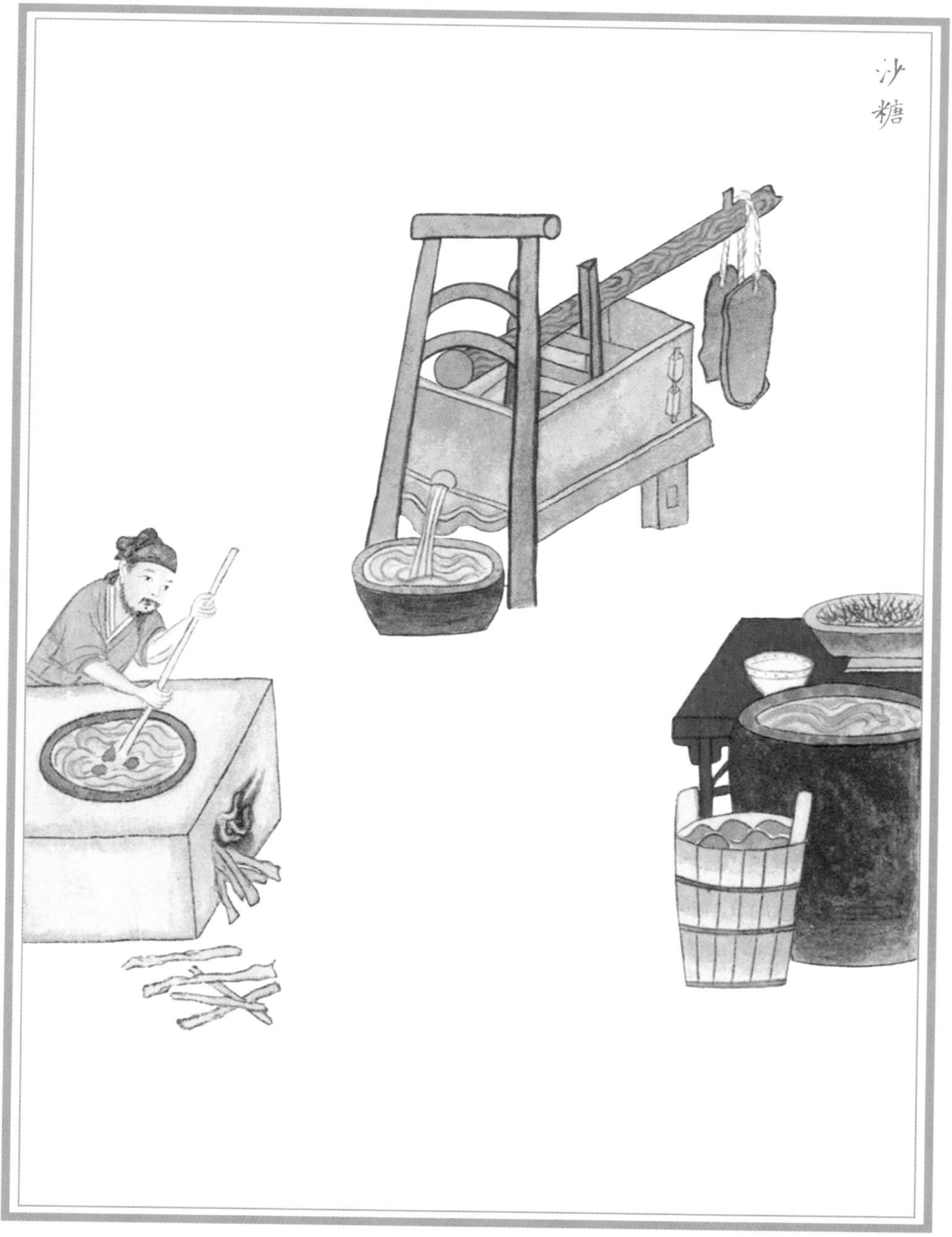
沙糖

杏核仁

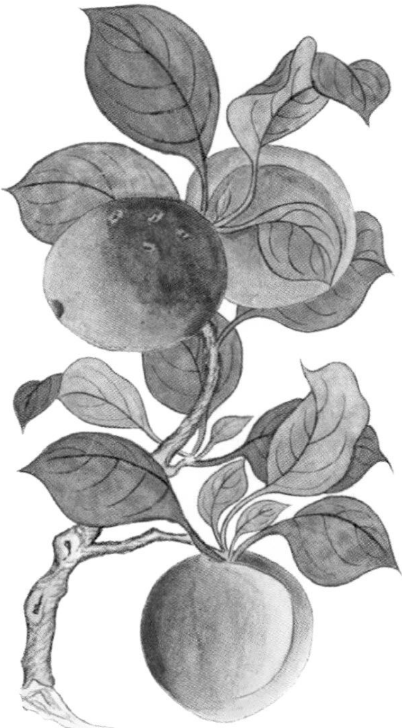

桃核仁

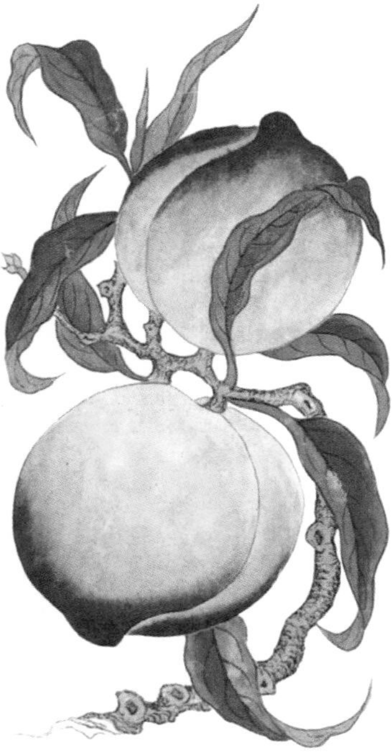

獼猴桃

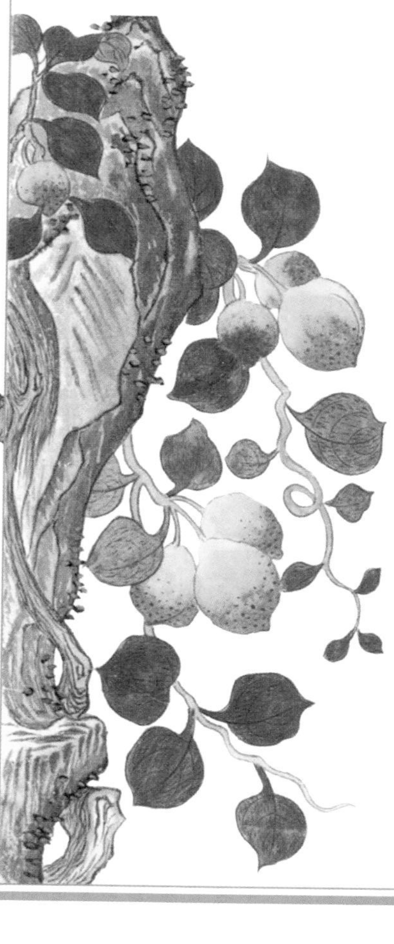

胡桃

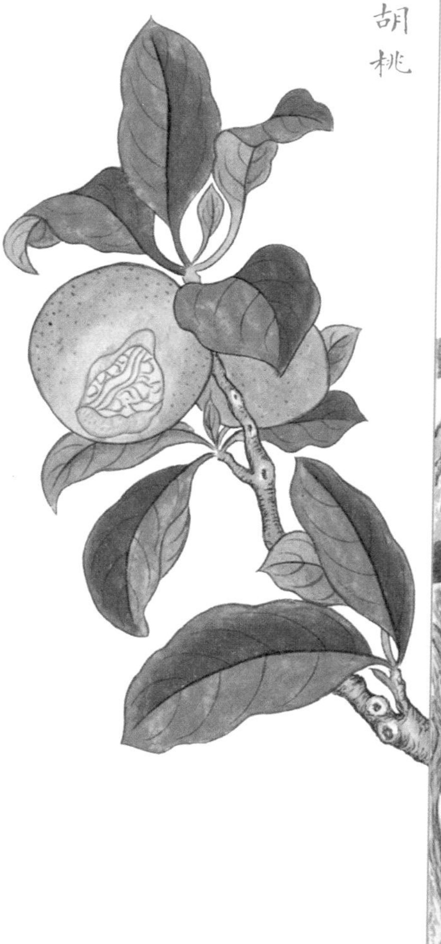

菴羅果

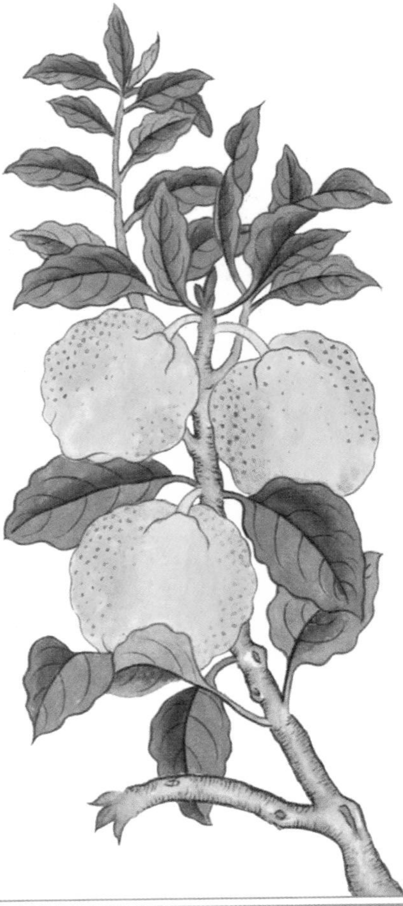

海松子

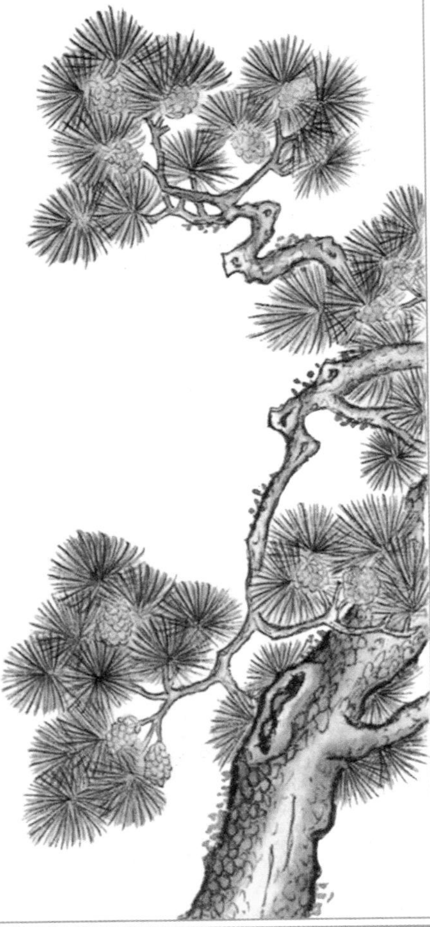

馬檳榔

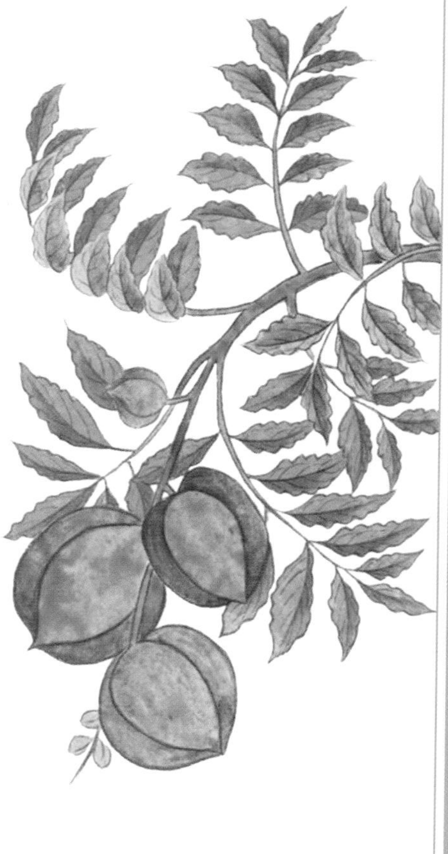

平波

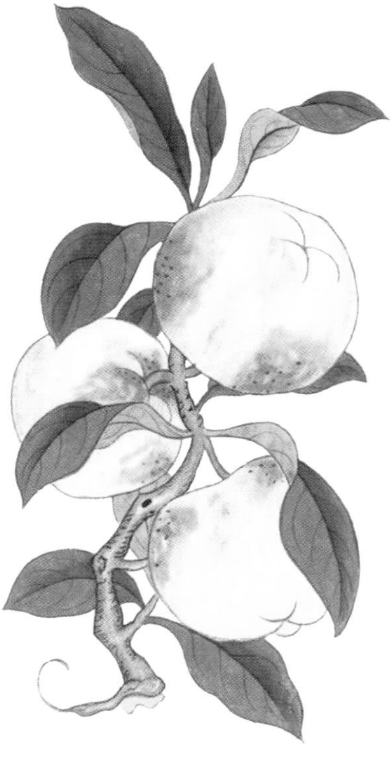

椰子

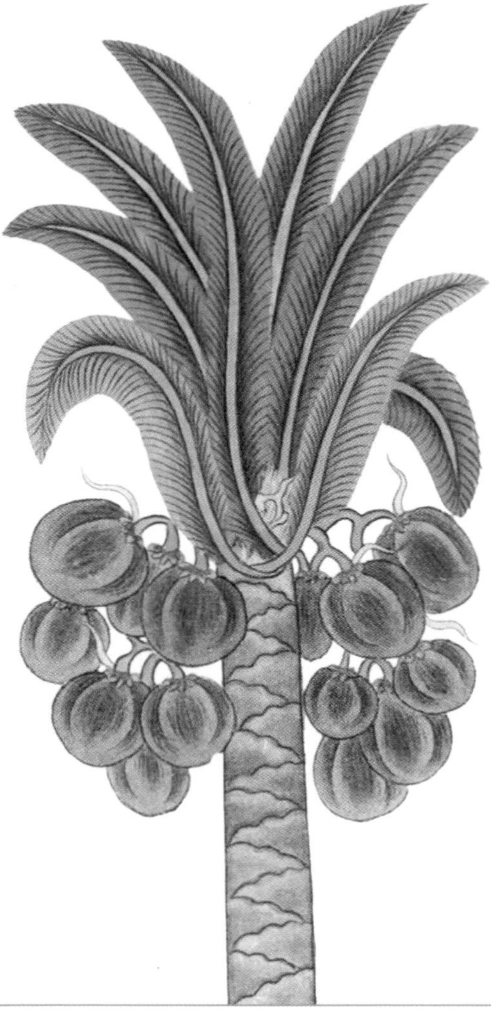

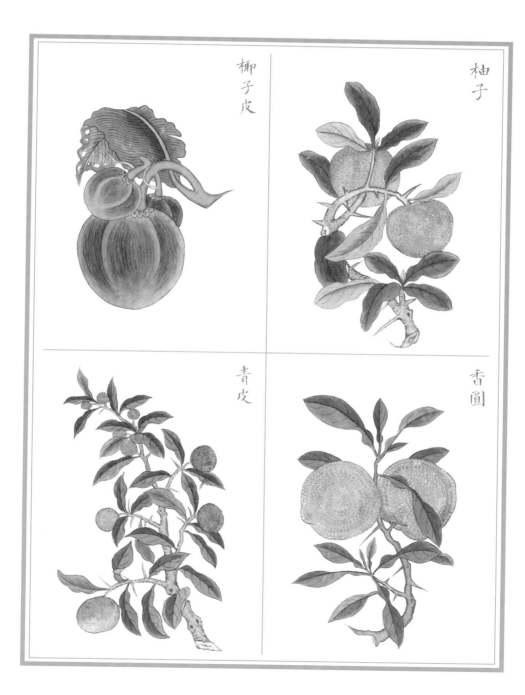

椰子皮

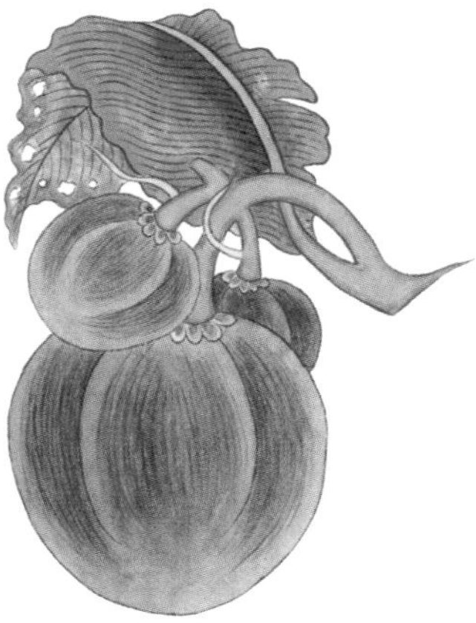

柚子

青皮

香圓

林檎

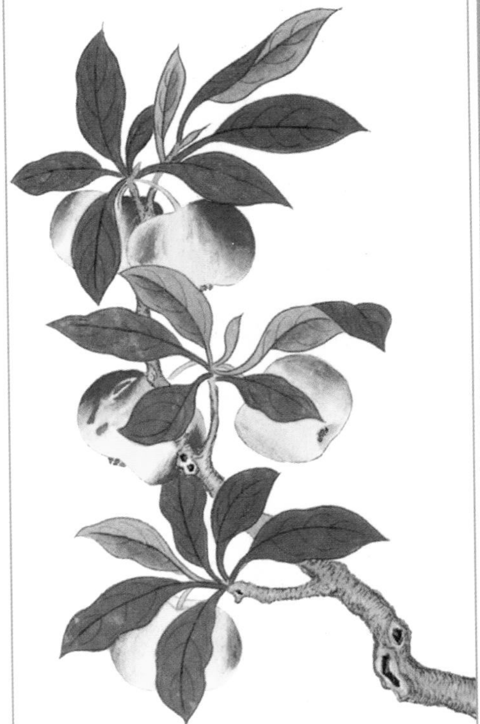

八擔仁

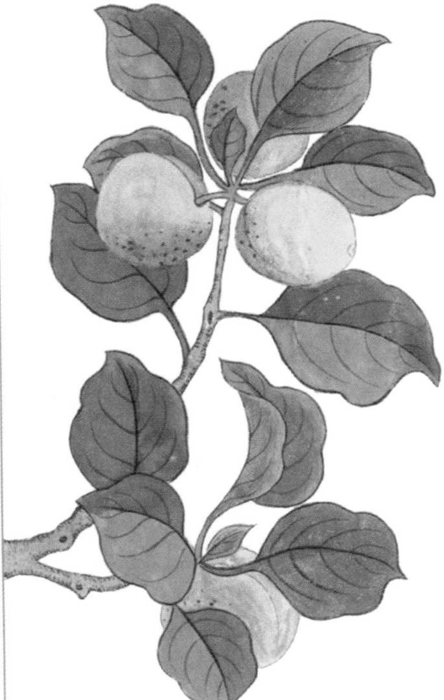

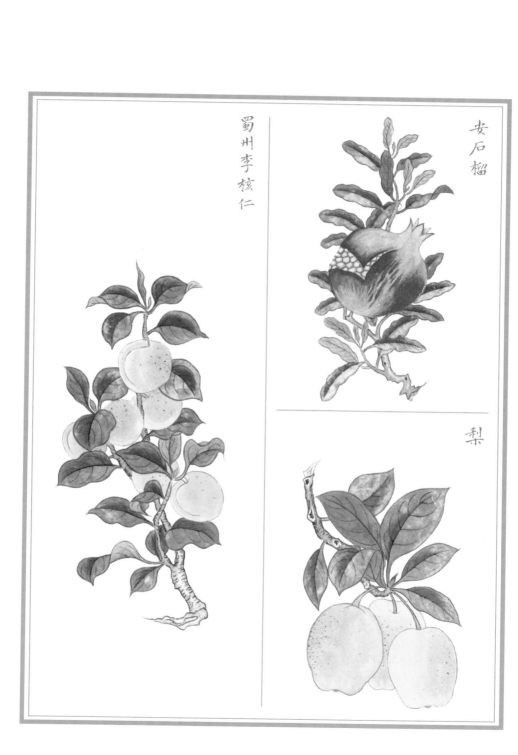

安石榴

梨

蜀州李核仁

銀杏

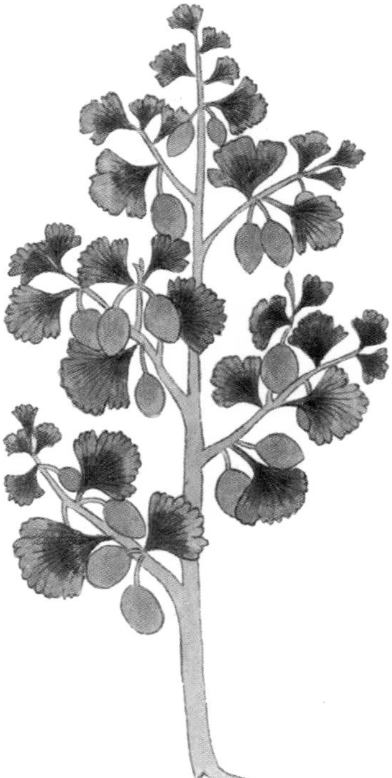

柰

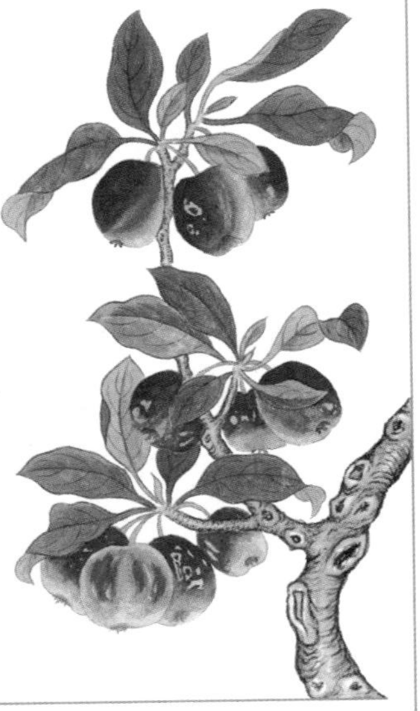

泉州橄欖

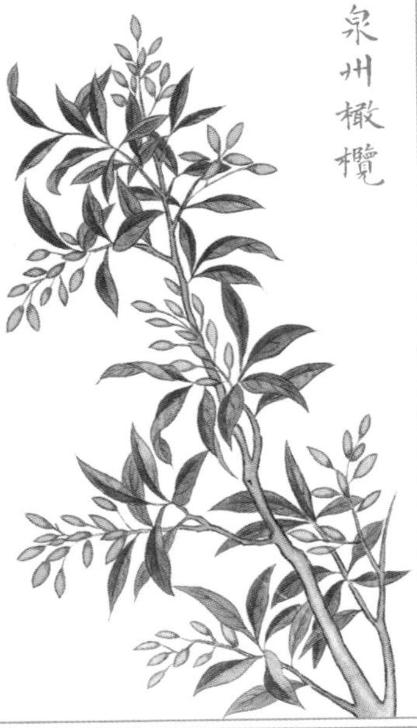

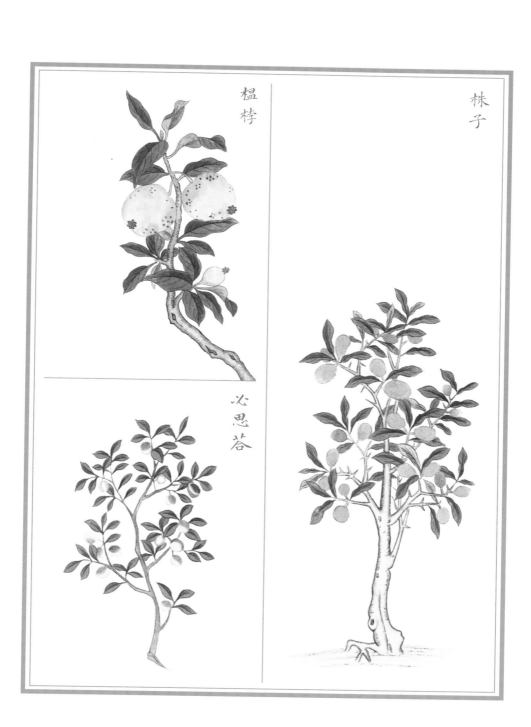

株子

榅桲

必思荅

楊梅

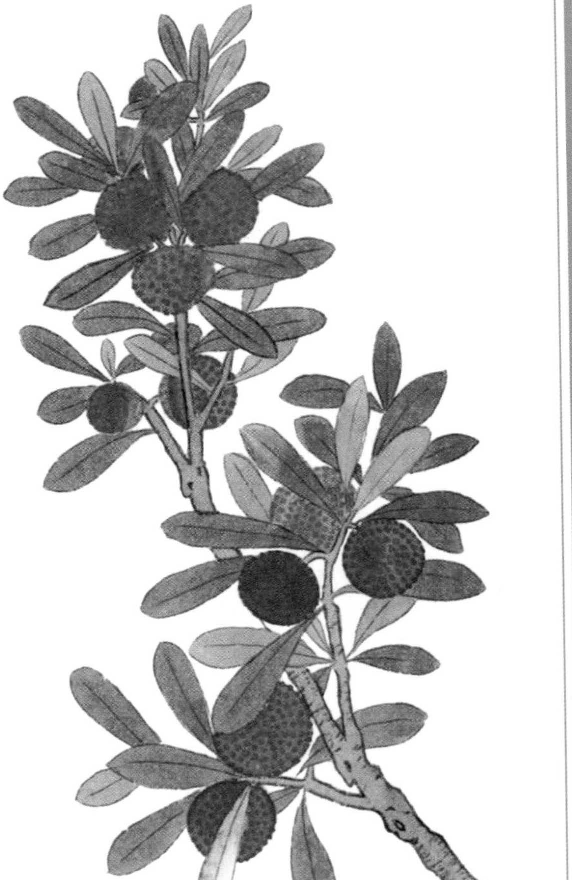

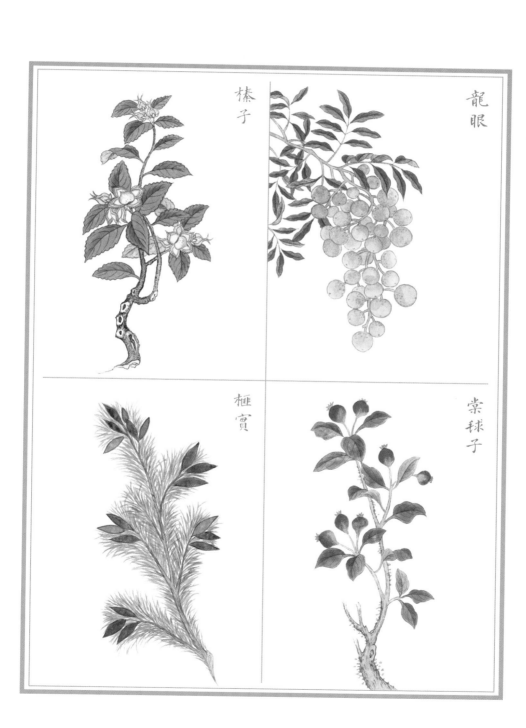

龍眼

榛子

棠球子

榧實

米谷

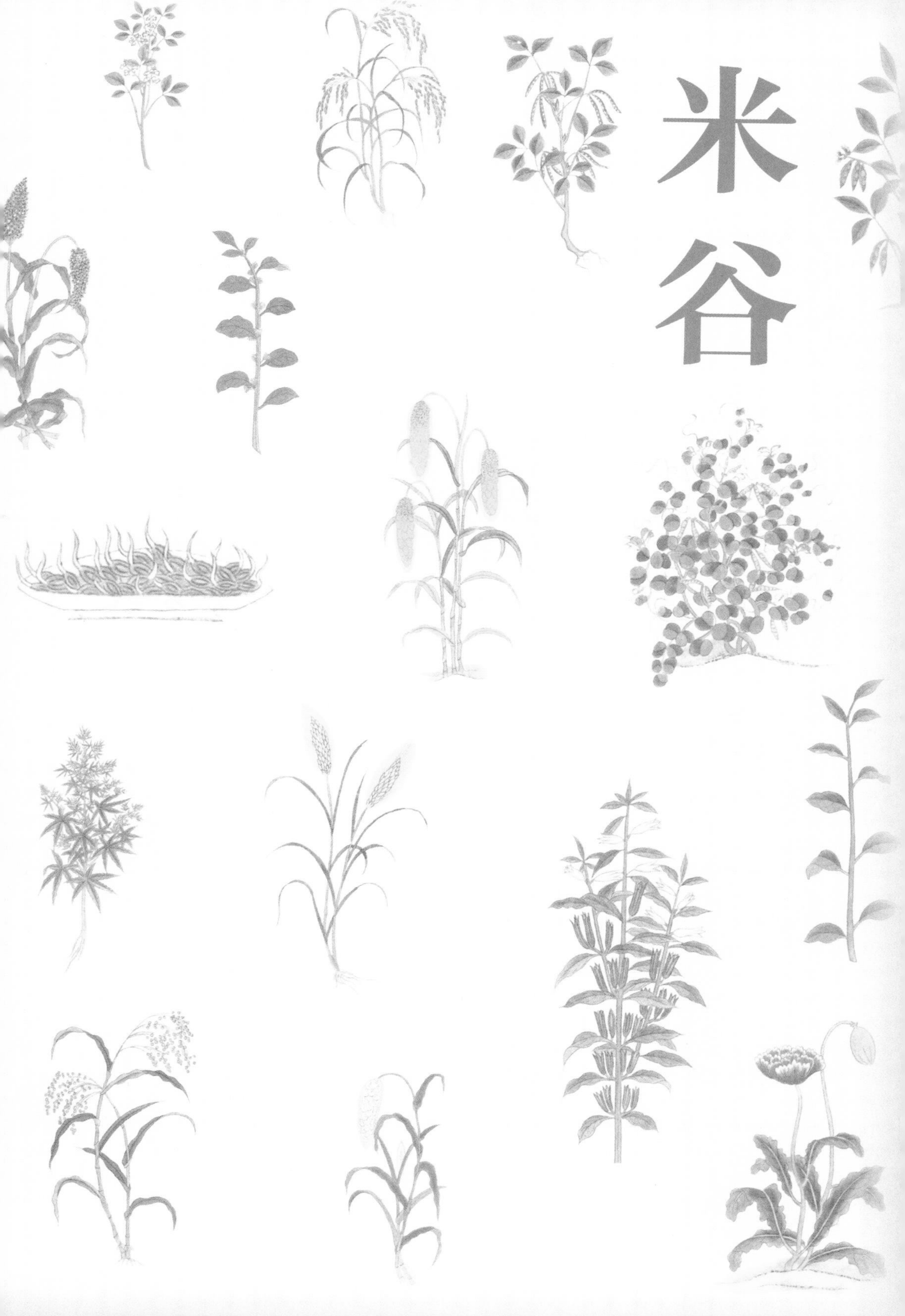

药食同源　米谷为本

在中国人的膳食结构中，米谷类历来都是最基础、最主要的成分，因此，《素问·藏气法时论》将饮食原则概括为："五谷为养，五果为助，五畜为益，五菜为充，气味合而服之，以补精益气。"从远古的茹毛饮血，发展到上古的"粒食"，再逐渐发展出更多品种的谷物米面，农业成为我们的立国之本。同时，通过饮食来养生防病的理念已深入国人的思想观念中，成为传统医药文化的重要组成部分。

本书"米谷部"一卷，对应《本草品汇精要》卷三十五至卷三十七，具体包括"上品"六种，"中品"十九种，"下品"六种，共三十一种米谷类药物。但未出现原书中的饴糖、酒、曲、豉、醋、酱等酿造品，因此数量略少，顺序亦稍有调整。

古代文献中，有"五谷""六谷""八谷""九谷"等说法，具体所指也有差别。如五谷就有麻黍稷麦豆、稻黍稷麦豆、稻稷麦豆麻等多种组合，反映出不同地域和时代对主要粮食作物的看法。

受《神农本草经》影响，历代采用三品分类法的本草文献多将"胡麻"列在"谷部"首位。本书"上品"六味，四种实际都是胡麻。胡麻的得

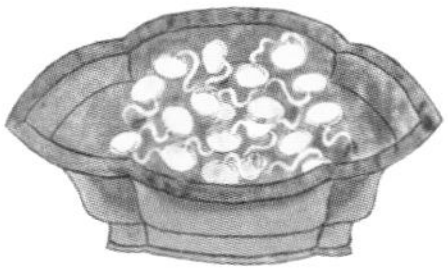

名素有争议。按陶弘景所言，胡麻是张骞通西域时从大宛得种而来，故以“胡”为名，但也有学者认为胡麻是中国原产，“胡”言其大或叶大于麻。总之，胡麻与“五谷”中的麻并非一物，当需明确。陶弘景又说，茎方者名巨胜，茎圆者名胡麻；而苏敬说，角作八棱者为巨胜，四棱者为胡麻，且“乌者良，白者劣”。但实际上，无论胡麻还是巨胜，都是芝麻的异名，即胡麻科植物芝麻的种子，因含大量油脂，又名油麻、脂麻。常用的芝麻有黑白两色，以黑色为佳。本书所绘“胡麻”“巨胜子”“油麻”三图，前二者为黑芝麻，后者为白芝麻。芝麻可补肝肾、益精血、润肠燥，是公认的养生抗老之品。古代笔记小说《幽明录》与《太平广记》均记载，东汉时有人入山采药，得二女子招待胡麻饭，半年后还乡，子孙已历七世，后来便以“胡麻饭”表示仙人的食物。胡麻叶名“青蘘”，又称巨胜苗，是芝麻的嫩茎叶，含有胶质，食之补益润燥，作汤沐浴，还可养发润肤。

同为上品药物的“麻蕡”，又名麻勃，基源为桑科植物大麻，指大麻的雌花序及幼嫩果穗；所结果实即是“麻子”，种仁称麻子仁，药名火麻仁。而五谷中的“麻”，也是指此类主要取用麻仁的大麻。东汉时期，我国学者就已认识到，大麻植株分雌雄两类：雄株称“枲”或“牡麻”，只开花，不结实，主要取用其茎皮纤维；雌株称“苴”或“子麻”，麻蕡、麻子都出自雌株。麻蕡有祛风止痛、安神定惊的功效；麻子仁可润肠通便、活血通淋，使用较为普遍，著名的经方麻子仁丸便以其为主药。但大麻的毒性也很明显，花穗强于种仁，《神农本草经》称“多食，令人见鬼狂走”，该反应主要来自大麻中的精神活性物质四氢大麻酚。大麻的亚种之一印度大麻，四氢大麻酚含量远较我国原产的火麻为高，在我国作为违禁植物。而麻蕡久服同样也会成瘾，必须严格控制；火麻仁也有中毒事件的报道，使用亦须留意。

“灰藋”为藜科植物，是常见的野菜品种，别名金锁天、灰藜、灰条、灰涤菜等。一般以全草入药，煮食、洗浴、捣敷皆可，有祛湿解毒的功效。其被归入“米谷部”上品，与《本草拾遗》有“子，炊为饭，香滑，杀三虫”的记载有关。但从使用情况看，似应置于“草部”或“菜部”更为合适。

本卷中最多的是各种豆类和谷类。豆类古称“菽”，是五谷中不可或缺的组成部分。我国是大豆的原产地。大豆又有黄、黑、白、褐、青等色之分，一般用黄豆榨油、造酱、做豆腐；以黑豆入药或做豉，有活血利水、祛风解毒等功效。黑大豆发芽后晒干，即制成大豆黄卷，可清热透表、利气除湿。还有一种穞豆，也称为黑豆或大豆，主要用于健脾益肾。其余各种豆类也为我们熟悉，如赤小豆、藊豆（即白扁豆）、菉豆（即绿豆）、白豆（即白饭豆、饭豇豆）、豌豆等。最后记载的青小豆一般被认为是绿豆的别名，也有本草文献将青小豆作为豌豆的别称之一，但按本书图谱，青小豆似与绿豆更为接近，可能是绿豆的另一品种。“米谷部”下品还有“腐婢”一药，有同名异物数种。如按陶弘景《本草经集注》的记载考证，当是马鞭草科植物豆腐木的茎叶；唐本草的注解云是葛花；《本草图经》认为是赤小豆花。现今收载于谷部，又参照其图谱，当指赤小豆花。

狭义的谷类包括稷、麦、稻等，多为禾本科植物。古时奉稷为百谷之长，称谷神为“稷”，以“社稷”指代国家。但稷的具体所指不是十分明确，一般粟或黍属的谷类都可称稷，本书中有粟米、黍米、丹黍米、青粱米、白粱米、黄粱米等，其中有黏性者称秫米，多用来酿酒。麦主要产于北方和中原地区，又分大麦、小麦、穬麦等，主要是面食的原料，也用来制曲。又有属蓼科植物的荞麦，也归入此类。稻的原产地之一在我国南方，我国也是世界上最早种植水稻的国家，浙江河姆渡遗址发现距今约七千年的人工种植水稻遗迹，而随着考古发现，这一历史还在不断提前。稻有粳稻、籼稻的不同变种，所产稻米又有黏与不黏之分，不黏者称粳米或秔米，黏者称糯米。此外，粟、麦、稻等各种谷类发芽后皆称“糵米”，即现在方剂中常用的谷麦芽，有消食化积、和胃的功效。

本卷还有一种特殊的植物“罂子粟”，观图谱中的花叶果实，即是用来提取鸦片的原材料罂粟。罂粟原产于西亚与南欧，在西方传统中有着重要的文化意义。它是古埃及农业女神和古希腊睡眠之神的象征。按本草文献记载，罂粟最迟在唐代就已传入中国，开始主要以种子入药，又有御米、象谷、米囊、囊子、罂粟米等别称。后来才用果壳入药，当时认为本品无毒，又有食用的传统和明显的治疗效果，故多归于“谷部”。但随着人们从罂粟果实中提取鸦片并耽于其成瘾性，药物就此转变为毒品，最终给人类带来了巨大的灾难与痛苦。因此，对于药物，如何合理、恰当地把握和利用，使其发挥最大疗效，同时降低其不良影响，仍是我们今天需要思考的问题。

丹黍米　白粱米
黃粱米　糵米
小麥　大麥
穬麥　蕎麥
藊豆　菉豆
白豆　糯稻米
稷米　腐婢
罌子粟　豌豆

金石昆蟲艸木狀

米穀

胡麻 晉州　巨勝子

青蘘　麻蕡麻子

油麻　灰藋

大豆　粟米

赤小豆　粳米

秫米　大豆黄卷

青粱米　黍米

青小豆

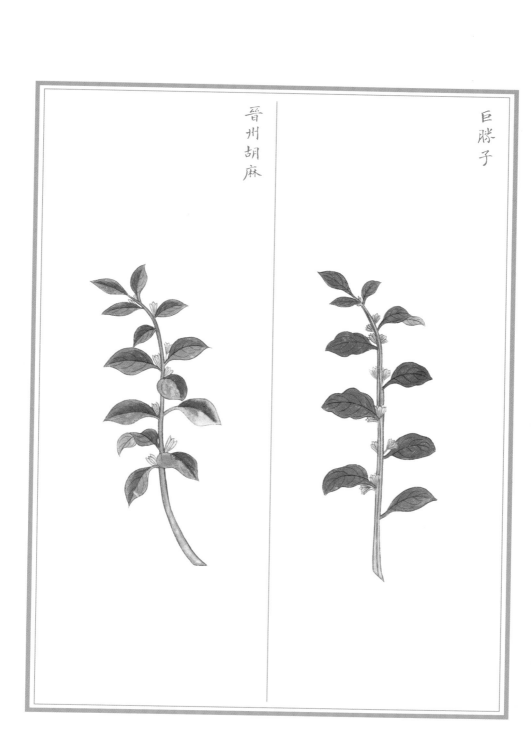

巨勝子

晋州胡麻

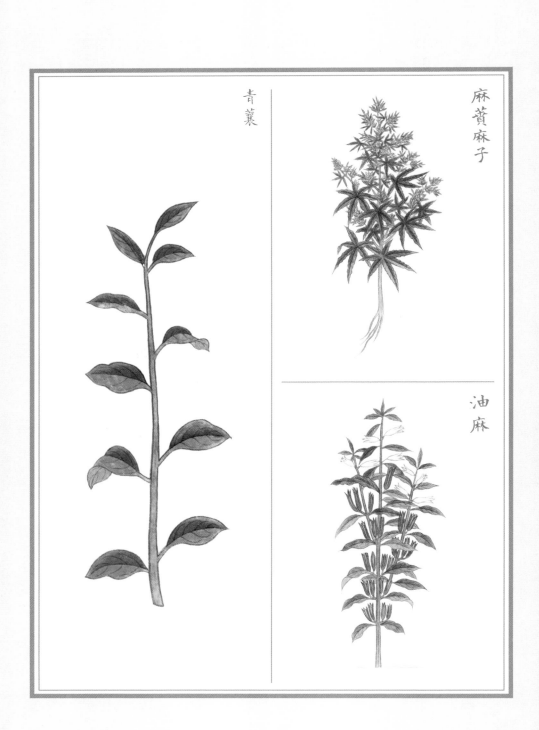

麻蕡麻子

油麻

青蘘

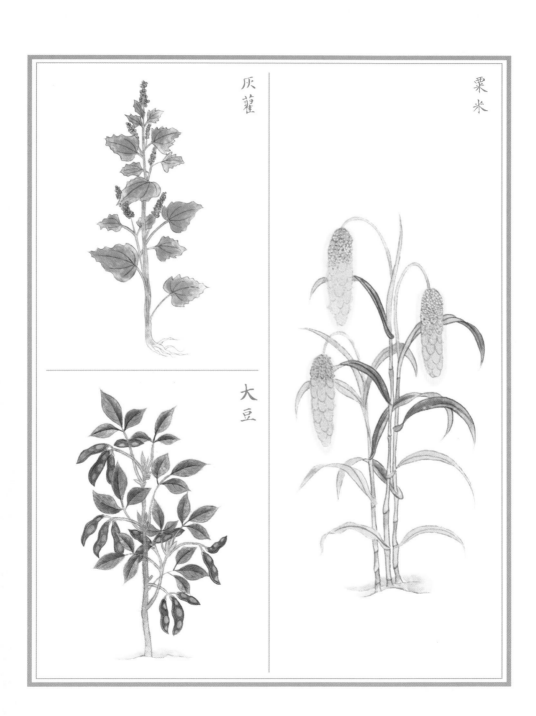

粟米

灰藋

大豆

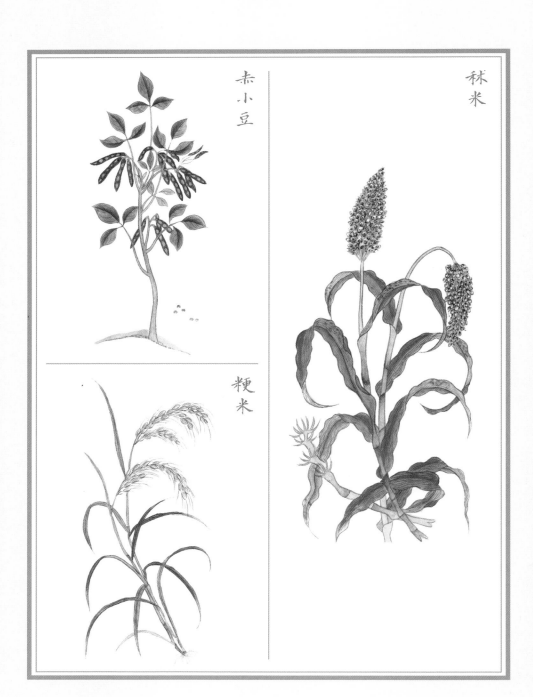

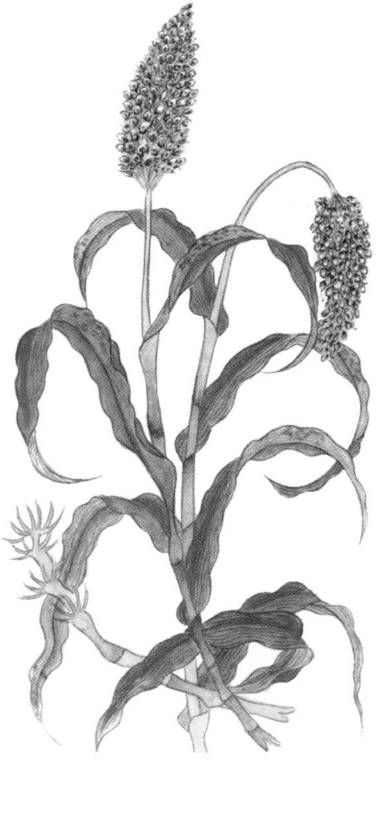

秫米

赤小豆

粳米

大豆黄卷

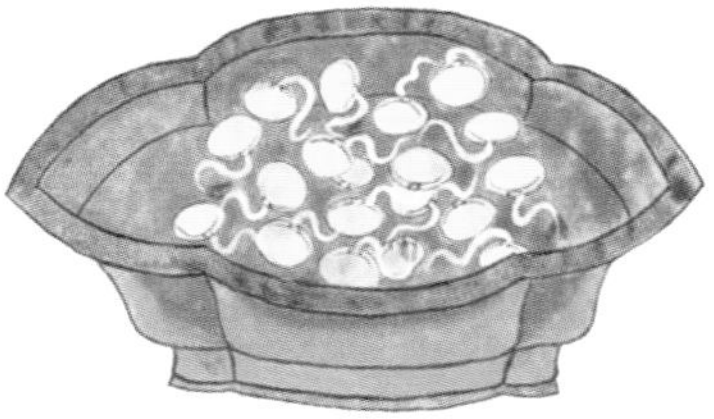

黍米

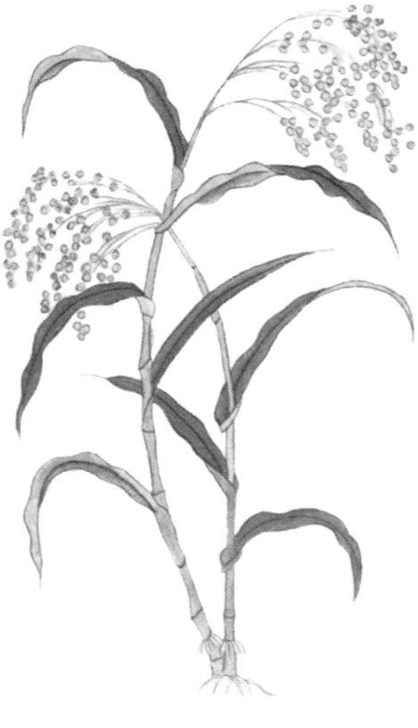

青粱米

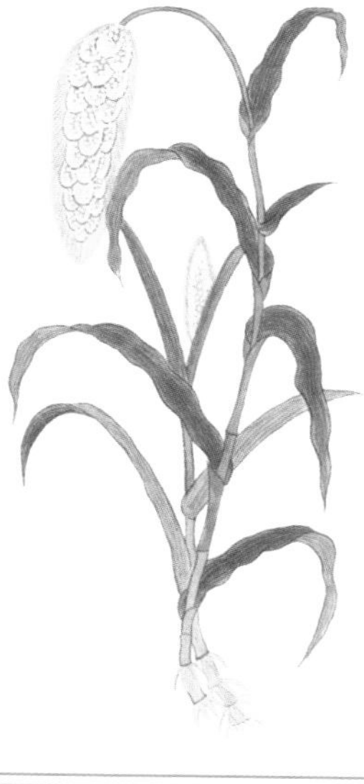

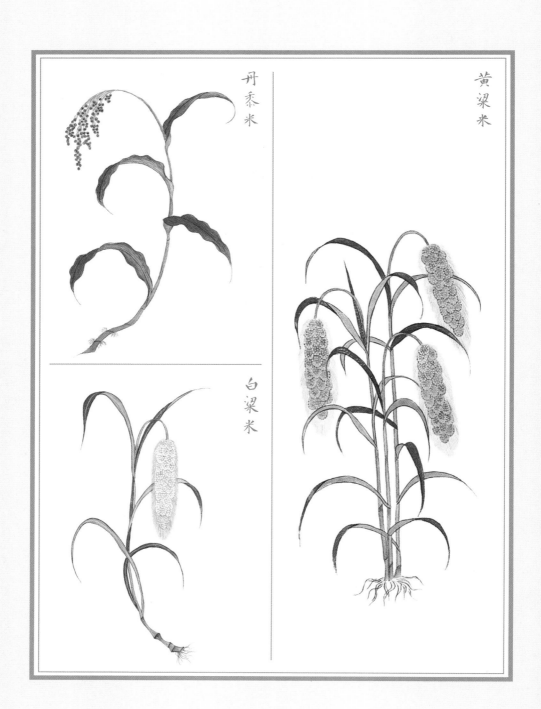

黄粱米

丹黍米

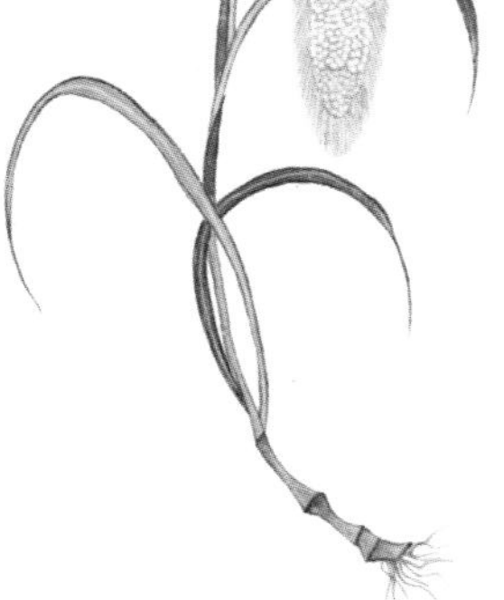

白粱米

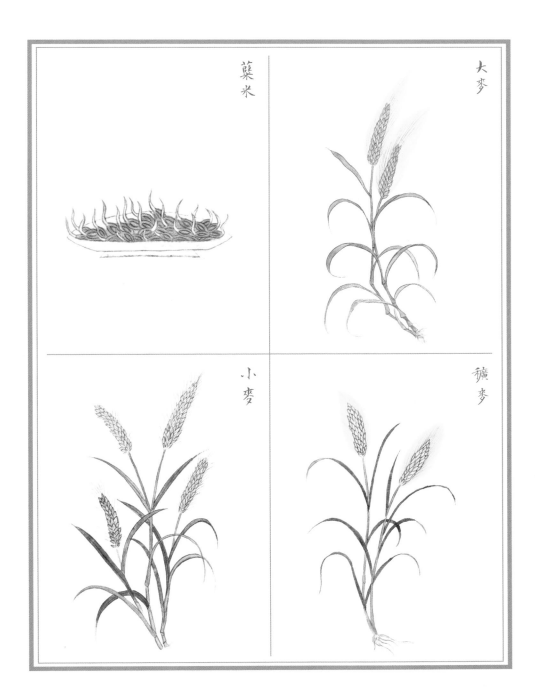

大麦

蘖米

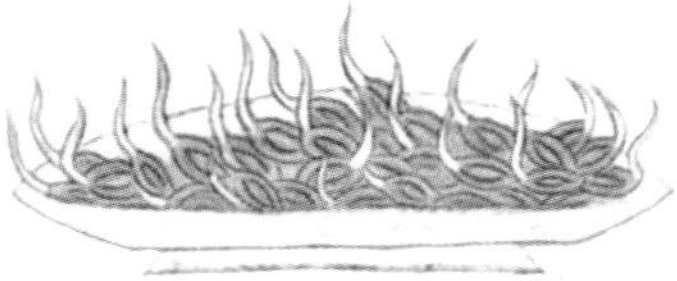

穬麦

小麦

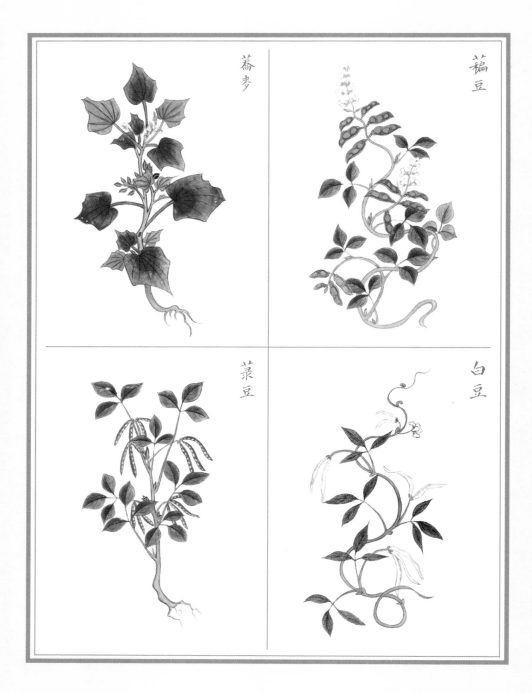

藊豆

蕎麥

白豆

菉豆

腐婢

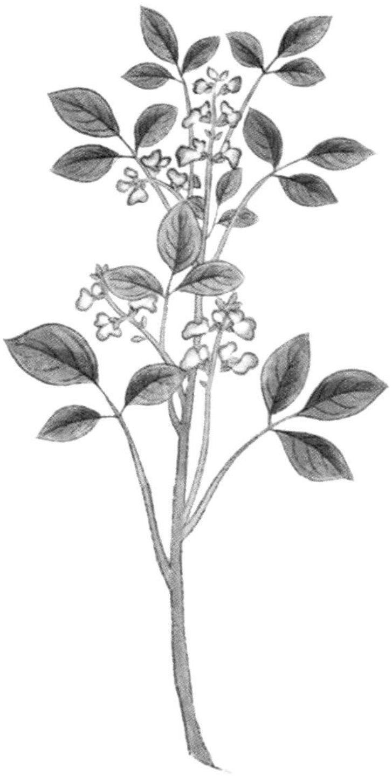

糯稻米

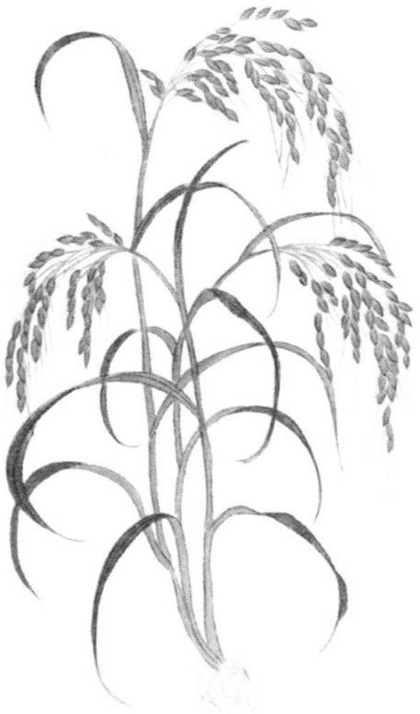

稷米

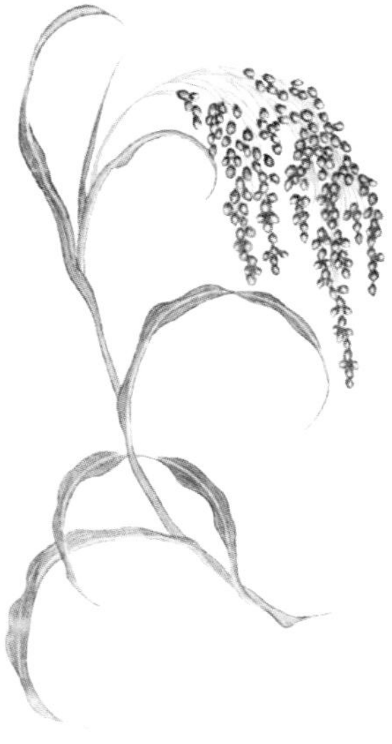

豌豆

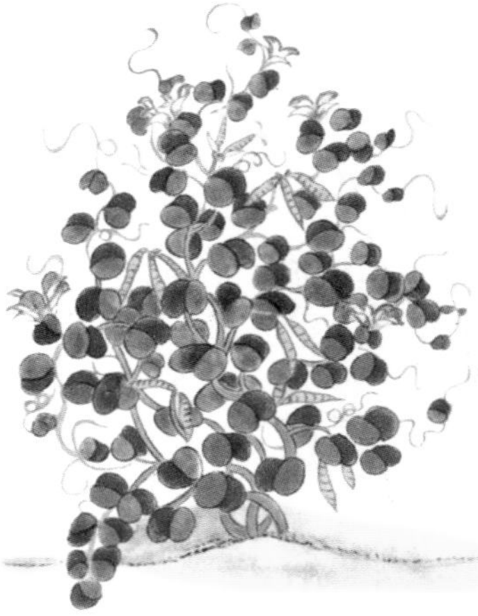

青小豆

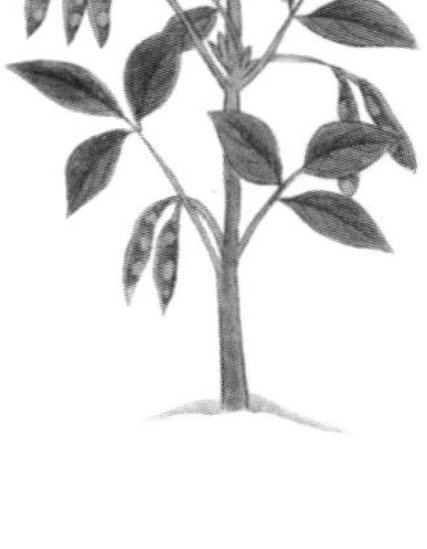

罂子粟

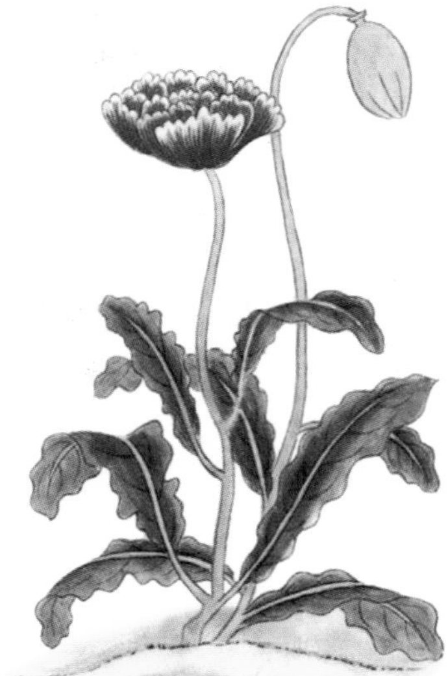

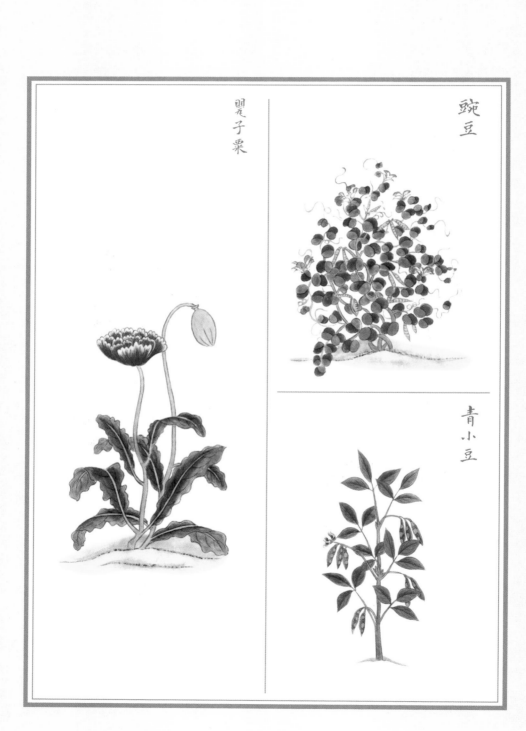

名称索引

金石一卷 丹砂金玉 造化之精

金石二卷 盐铁水土 各有所长

金石三卷 铜矿石卤 斟酌而用

鱼虫一卷 水族纷呈 各显其能

鱼虫二卷 百虫善用 奇效可成

兽一卷 兽畜卓卓 血肉有情

禽一卷

禽鸟栩栩　效合天人

草一卷—三卷

芳草萋萋　和缓得宜

草四卷—六卷

民俗象征　调和诸香

草七卷—九卷 草药之名 大有学问

外草一卷
外木曼一卷
野有蔓草
简便廉巧

木一卷—二卷
乔木香脂
异域同风

木三卷—四卷
根叶花实
皆有妙用

木五卷—六卷
小小果实
生活良伴

菜一卷

充列肴馔
五味杂陈

果一卷

助疗济时
以养民生

米谷一卷

药食同源
米谷为本

图书在版编目（CIP）数据

金石昆虫草木状 ：绝美中国博物手绘 / (明) 文俶绘 ；(明) 文从简，(明) 赵均书写 ；张苇航编著 . 北京 : 中信出版社，2025．1．-- ISBN 978-7-5217-6987-6

Ⅰ．R282-64

中国国家版本馆 CIP 数据核字第 2024TC7725 号

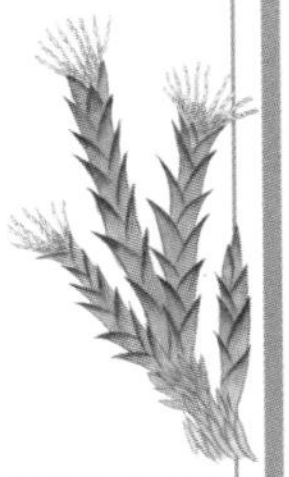

金石昆虫草木状
绝美中国博物手绘

著　　者：(明) 文俶绘　(明) 文从简　(明) 赵均书写　张苇航编著

出版发行：中信出版集团股份有限公司

（北京市朝阳区东三环北路 27 号嘉铭中心 邮编 100020）

承 印 者：北京启航东方印刷有限公司

开　　本：710mm×1000mm 1/16　印张：51　字数：220 千字

版　　次：2025 年 1 月第 1 版　印次：2025 年 1 月第 1 次印刷

书　　号：ISBN 978-7-5217-6987-6

定　　价：298.00 元

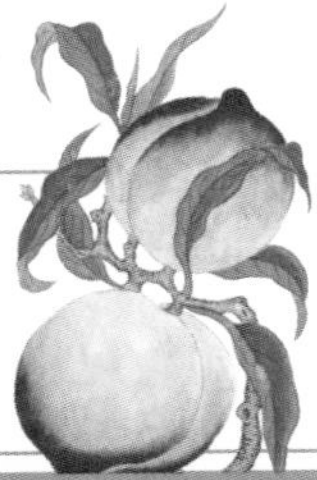